SCHRIFTEN AUS DEM GESAMTGEBIET DER GEWERBEHYGIENE
HERAUSGEGEBEN VOM INSTITUT FÜR GEWERBEHYGIENE IN FRANKFURT A. M.
NEUE FOLGE. HEFT 7, I. TEIL

Bleivergiftung und Bleiaufnahme

Ihre Symptomatologie, Pathologie und Verhütung mit besonderer Berücksichtigung ihrer gewerblichen Entstehung und Darstellung der wichtigsten gefahrbringenden Verrichtungen

von

Thomas M. Legge, M. D. Oxon
D. P. H. Cantab., kgl. ärztlicher Gewerbeinspektor; Dozent für Gewerbehygiene an der Universität zu Manchester

Kenneth W. Goadby, M. R. C. S.
D. P. H. Cantab., Patholog und Dozent für Bakteriologie am National-Zahn-Spital, Fabriksarzt in verschiedenen Bleihütten und Bleiweissfabriken in London-Ost

Übersetzt von
Dr. **Hans Katz** †

Herausgegeben und mit Anmerkungen versehen
von
Dr. **Ludwig Teleky**

Mit 6 Textabbildungen und 2 Tafeln

Nebst einem Anhang: Die deutschen und deutschösterreichischen Verordnungen zur Verhütung gewerblicher Bleivergiftung
Zusammengestellt im Institut für Gewerbehygiene von Else Blänsdorf

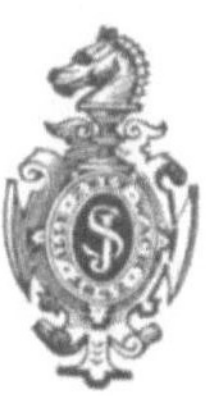

Springer-Verlag Berlin Heidelberg GmbH
1921

ISBN 978-3-662-34394-4 ISBN 978-3-662-34665-5 (eBook)
DOI 10.1007/978-3-662-34665-5

Vorwort des Herausgebers.

Seit Jahrzehnten ist keine Monographie über die Bleivergiftung erschienen. In Handbüchern schleichen sich einmal vor Jahren aufgestellte irrige Anschauungen wie eine ewige Krankheit fort. Die wenigen deutschen Ärzte und Gewerbehygieniker, die Bleivergiftungen aus reicher eigener Erfahrung kennen, legen ihre Anschauungen in Spezialarbeiten nieder, verfechten sie auf Tagungen und Kongressen; ihnen allen aber hat es bis jetzt an Zeit gemangelt, in eingehender Darstellung das ganze Gebiet der Bleivergiftung nach allen Richtungen hin zu behandeln, alle auftauchenden Fragen genauer zu studieren. So fehlt uns die zusammenfassende Darstellung der gewerblichen Bleivergiftung.

Ich hatte auf Grund praktischer Erfahrungen und theoretischer Erwägungen schon lange die Überzeugung, daß dem eingeatmeten Blei eine viel größere Rolle zukomme als dem von der Hand in den Mund gelangten. Aber die objektive Beweisführung war mir nicht möglich gewesen. Als ich das Buch von Legge und Goadby zum ersten Male im Jahre 1913 las, war ich nicht nur auf das höchste erfreut über diese vollständige Darlegung des ganzen Gebietes der Bleivergiftung und fast aller hierauf bezüglichen Fragen, sondern auch über die Stellungnahme gegenüber der für die ganze Praxis der Bekämpfung der Bleivergiftung so überaus wichtigen Frage der Wege, auf denen das Blei in den Organismus gelangt. Ist es doch der Mann, der vielleicht mehr als irgendein anderer über praktische Erfahrungen auf dem Gebiete der Hygiene der Bleivergiftung verfügt, ist es doch der ärztliche Chefinspektor Englands, der die für so viele neue Behauptung aufstellt, daß die Hauptsache bei Verhütung der Bleivergiftung nicht die persönliche Reinlichkeit des Arbeitenden, nicht Überkleider und Waschvorrichtungen seien, sondern die Verhütung der Staubeinatmung, die Verhütung der Staubentstehung.

Ich habe im Jahre 1913, nachdem mir das Institut für Gewerbehygiene in Frankfurt a./M. seine Unterstützung geliehen, das Übersetzungsrecht von den Verfassern erworben und die Übernahme des Verlags zugesagt hatte, Herrn Dr. Hans Katz, der bereits eine kleine Arbeit über Bleivergiftung aus meinem Universitätsseminar veröffentlicht hatte, veranlaßt, an die Übersetzung des Werkes zu gehen. Mit Eifer machte er sich an die Arbeit, die dem III. internationalen Kongresse für Gewerbekrankheiten in Wien, September 1914, vorgelegt werden sollte. Die Übersetzung lag in erster Niederschrift vor, die genauere Ausfeilung von Seite des Übersetzers, die Durchsicht durch mich war noch notwendig — da kam der Krieg.

Dr. Katz rückte ein; als Arzt einem Ulanenregiment zugeteilt, fiel er am 16. Juni 1915 im Alter von 28 Jahren an der russischen Front. Alle, die den lebhaften, fleißigen, lebensfrohen jungen Arzt gekannt, die seiner Begabung und seinem Fleiße eine glänzende Zukunft vorausgesagt haben, werden noch lange seiner gedenken.

Mir fiel die Aufgabe zu, die fast fertige Übersetzung zu vollenden, — dies, ebenso wie die Übersetzung selbst, eine keineswegs leichte Aufgabe, da oft alle medizinischen und technischen Wörterbücher auf diesem Gebiete im Stich lassen. Da nun die Zeit nicht mehr drängte, der Krieg ohnehin eine Verzögerung der Herausgabe des Werkes mit sich brachte, faßte ich den Entschluß, freie Zeit, die mir der Kriegsdienst ließ, dazu zu verwenden, das Buch dem deutschen Leser durch Berücksichtigung deutscher Verhältnisse näher zu bringen. Ich habe in den ersten 14 Kapiteln manchen Hinweis auf deutsche Fachleute, auf deutsche Ansichten angefügt, da mir die deutsche Literatur von den Verfassern all zu wenig berücksichtigt erschien. Ich habe in den letzten Kapiteln, den gewerbehygienischen, auf die deutschen und deutsch-österreichischen Verhältnisse in den betreffenden Gewerbebetrieben hingewiesen. Es lag mir ferne, eine genaue Darstellung meiner Auffassung in verschiedenen Fragen oder eine genaue Darstellung der betreffenden deutschen oder deutsch-österreichischen Verhältnisse geben zu wollen, mir lag nur daran, den Lesern des Buches über unsere Verhältnisse kurzen Aufschluß zu geben.

Ich hoffe dadurch das Werk der beiden englischen Gelehrten, die nachgelassene Übersetzerarbeit eines jungen Kollegen deutschen Lesern und deren Interesse näher gebracht zu haben.

Ausdrücklich betonen möchte ich, daß ich das englische Werk in wortgetreuer Übersetzung wiedergebe, doch mußte aus äußeren Gründen ein Teil der Abbildungen des englischen Originals weggelassen, ein Teil durch Abbildungen deutscher Einrichtungen ersetzt werden. Ich habe mich aber nicht für befugt gehalten, irgendeine Änderung im Aufbau des Werkes, in der Anordnung des Stoffes vorzunehmen. Die Verantwortung hierfür tragen ausschließlich die Verfasser selbst. Sollte aber trotz aller darauf verwandten Mühe irgendwo eine Wiedergabe technischer Beschreibung nicht ganz geglückt sein, so bitte ich den Leser, dies den großen mit einer solchen Übersetzung verbundenen Schwierigkeiten zugute zu halten.

Für ihre Unterstützung in einzelnen Fragen bin ich vor allem dem ehemaligen Direktor des Instituts für Gewerbehygiene in Frankfurt a/Main, Herrn Dr. E. Francke, dann den Herren Professoren J. Erdheim und E. Glaser, Herrn E. Honigmann, Herrn Dr. S. Peller in Wien zu Dank verpflichtet.

Das Institut für Gewerbehygiene in Frankfurt a/Main, durch dessen dankenswertes Entgegenkommen die Herausgabe dieses Buches überhaupt erst ermöglicht wurde, fügt der Übersetzung des englischen Werkes noch wertvolle Beigaben hinzu: zunächst eine Sammlung der deutschen und deutsch-österreichischen Verordnungen zur Verringerung der Bleigefahr, die dem Praktiker sehr willkommen sein wird. Als 2. Teil dieses Heftes wird eine Zusammenstellung der in deutscher und vieler in fremden Sprachen erschienenen Veröffentlichungen über die Bleivergiftung, ihre Entstehung, ihre Verhütung, ihre Klinik und ihre Behandlung folgen; sie wird für den Forscher auf diesem Gebiete von großem Nutzen sein. Der Bibliothekarin des Instituts, Fräulein Else Blänsdorf, die sich diesen mühevollen Arbeiten unterzogen, werden viele künftige Arbeiter auf diesem Gebiete Dank wissen.

Wien, Frühjahr 1921.

Teleky.

Vorwort der Verfasser.

Die Kenntnis des Gebrauches von Blei, die Pathologie der Bleivergiftung und die Mittel, dieser Gefahr vorzubeugen und sie zu verringern, haben in den letzten Jahren rasche Fortschritte gemacht und zu gesetzgeberischen Maßnahmen in allen Kulturländern geführt. Der gegenwärtige Zeitpunkt scheint geeignet, einen Überblick über die Gesamtlage zu gewinnen. Wir haben uns beide seit Jahren mit dem Gegenstand beschäftigt, in verschiedener Art: der eine (Legge) im Verwaltungsdienste, der andere (Goadby) vorwiegend durch Experimentaluntersuchungen, durch die er seine praktischen Kenntnisse, die er bei der Untersuchung von wöchentlich über 200 Bleiarbeitern gewann, ergänzte.

Die vorliegende Abhandlung beruht vor allem auf unseren eigenen praktischen Erfahrungen und auf der Arbeit, die in unserem Lande insbesondere durch die Mitglieder des Industriedepartements des Staatsamtes des Innern (Factory Departement of the Home Office), und durch Gewerbeärzte und Fabrikärzte bei periodischen Untersuchungen in Bleibetrieben geleistet wurde. Dieses Buch aber hat trotzdem keinen amtlichen Charakter.

Wir sind zwar vertraut mit der ungeheuren Literatur des Kontinents über die Gesetzgebung gegen die Bleivergiftung, waren aber der Meinung, daß eine eingehende Berücksichtigung derselben außerhalb des Rahmens dieses Buches liegt, außer soweit sie auf die ärztlichen Anschauungen über unsere Krankheit Bezug nimmt.

Die meisten im Folgenden erwähnten Vorbeugungsmaßregeln sind durchgeführt worden auf Grund von Verordnungen oder Sonderbestimmungen für die verschiedenen Industrien oder auf Grund der Bestimmungen des Fabriks- und Werkstättengesetzes von 1901. Gelegentlich jedoch, wo nach dem gegenwärtigen Stande unserer Erkenntnis besondere Verrichtungen den gewöhnlich anzuwendenden Bestimmungen nicht unterworfen werden konnten, haben wir andere Wege gezeigt, auf denen die Gefahr beschränkt werden kann. Wir haben diese Verordnungen und Gesetze nicht abgedruckt, weil sie ja jedem, der dieses Buch liest, in den Werken über unsere Fabriksgesetzgebung zugänglich sind.

Der praktische Wert der Experimentaluntersuchungen, die im Kapitel VI niedergelegt sind, das Licht, das diese über vieles verbreiten, was in der Entstehung der Bleivergiftung schwer verständlich erscheint, hat uns veranlaßt, deren Resultate mit solcher Ausführlichkeit wiederzugeben.

Von uns beiden ist Goadby verantwortlich für die Kapitel I bis III, V—XI, Legge für die Kapitel IV und XII—XVII. Aber das ganze Gebiet — mit Ausnahme des Kap. VI, das ausschließlich von Goadby stammt — ist von uns beiden gemeinsam bearbeitet worden.

Unser Dank gebührt der Sturtevant Engineering Comp. Lbd. London, den Herren Davidson & Co. Lbd. Belfast, der Zephir Ventilating Comp. Bristol und den Herren Enthoven and Son Lbd. Limehouse für die freundliche Überlassung von Zeichnungen und Lichtbildern.

September 1912.

Inhalt.

I. Geschichtlicher Rückblick.

Die Verwendung von Blei zu verschiedenen gewerblichen Zwecken und zum Malen war schon den Alten wohl bekannt. Plinius (1) erwähnt das Bleiweiß und seine Herstellung zu Malzwecken durch Zersetzung von Blei in irdenen, in Düngerhaufen versenkten Töpfen mit Essig. Agricola spricht von drei Formen des Bleies: Bleiweiß, einer Verbindung (vermutlich Wismut) und dem metallischen Blei selbst. Die Alchimisten kannten das Blei unter dem Namen „Saturn", ein Ausdruck, der die Leichtigkeit kennzeichnet, mit der die Edelmetalle Silber und Gold bei Zusatz zu geschmolzenem Blei unsichtbar werden.

Auch die Bleikolik war schon in alten Zeiten bekannt und wird ebenfalls von Plinius beschrieben; manche andere Schriftsteller berichten darüber und auch Hippokrates hatte offenbar Kenntnis davon. Nichtsdestoweniger wurde erst als Stockhausen (2) im Jahre 1656 die Kolik der Bleibergwerks- und Bleihüttenarbeiter den von geschmolzenem Metall ausgesandten Dämpfen zuschrieb, der Zusammenhang zwischen Blei und der sogenannten „Metallkolik" richtig erkannt und wurden deren Symptome direkt von der Vergiftung durch das Metall und seine Verbindungen hergeleitet. In der ersten Hälfte des sechzehnten Jahrhunderts gab Aethius eine Beschreibung einer „Bellon" genannten Art der Kolik, die häufig mit dem Genuß gewisser Weinsorten verbunden war. Tronchin (3) entdeckte im Jahre 1757, daß viele dieser Weine die Eigenschaft hatten, die unter Zusatz von Bleiglätte hergestellte Glasur der irdenen Gefäße, in denen sie eingelagert waren, aufzulösen.

In England beschreibt John Hunter (4) das häufige Vorkommen von „*trockenen Leibkrämpfen*" in der Festung Jamaica, das durch den Genuß von mit Blei verunreinigtem Rum verursacht wurde. Manche andere Schriftsteller haben in alten medizinischen Werken über die Ursache von Kolik, Lähmung und anderen Symtomen, die dem Genuß von Bleisalzen folgten, geschrieben. Da die Bleiverbindungen, hauptsächlich Bleiessig und Bleizucker vielfach medizinisch verwendet wurden, und zwar nicht selten in großen Dosen, ergab sich fortwährend Gelegenheit, die bei empfänglichen Personen auftretenden Symptome zu beobachten. Es ist aber hier nicht der Platz, die historische Seite der Frage der Bleivergiftung zu untersuchen. Wer sich dafür interessiert, wird einige wertvolle Angaben in Meillères Werk „Le Saturnisme (5)“ finden[1])

Blei war namentlich im 17. und 18. Jahrhundert, aber auch in der ersten Hälfte des 19. Jahrhunderts wegen seiner Wirkung auf das

---

[1]) Eine Geschichte der Bleivergiftung in den ältesten Zeiten gibt Merat, Traité de la colique metallique, Paris 1812, ferner in größerem Umfange L. Tanquerel des Planches, Traité des maladies de plomb ou saturnines, Paris 1839.

Von deutschen Autoren seien außer Stockhausen nach den Angaben Tanquerels noch Joh. Jacob Wepfer genannt, der als erster die Ursache der damals so häufigen durch mit Bleizucker verfälschten Wein verursachten Koliken erkannt hat (Misc. nat. curios 1671) — über Vorkommen derartiger Bleivergiftung in der Gegenwart vgl. M. Winter (Das österreichische Sanitätswesen 1909, Nr. 25) — ferner (nach Mitteilung Dr. E. Franckes) Paracelsus (1493—1541). Von der Bergsucht und den Bergkrankheiten. Gesamtausgabe von Huser 1589, V. Bd. und M. Pansa „De peripneumonia metallicorum oder vom Keichen der Bergleute“ Annaberg 1614.

Ferner seien erwähnt die Schriften des Wiener Arztes Dehaens (1745), des Wieners Stoll, die Arbeiten Weismanns und Zellers (in Hallers Disputat. Bd. III) und Ilsmanns (1725). Frankenberg gibt in seiner Übersetzung des Tanquerelschen Werkes noch folgende deutsche Autoren an: Fr. Hoffmann 1705, W. Wedel 1712, M. Alberti 1721, Matthisen-Greifswalde 1745, Büchner-Brand 1748, 1768, Ph. Ad. Böhmer 1762, Pokorny-Wien 1777, Fourage-Würzburg 1778, Laube-Frankfurt 1792, Barchewitz-Frankfurt 1793, Ludwig-Leipzig 1800, Ebell 1794, Kletten-Wittenberg 1810, Reutter-Leipzig 1812, Clarus-Leipzig, Günther 1810.

Bemerkt sei ferner, daß Ramazzini in seiner „De morbis artificum diatriba“ (1700) bei den Malern, zum Teil auch bei den Hüttenarbeitern die Symptome der Bleivergiftung beschreibt, daß es ihm aber nicht ganz klar ist, wie weit sie auf Blei, wie weit auf andere Substanzen oder Umstände zurückzuführen seien. Ackermann aber, der 1780 eine Übersetzung und Bearbeitung des Ramazzinischen Werkes herausgab, wobei eigentlich das letztgenannte nur das Gerippe für ein neues umfangreiches Werk abgab, kennt die Bleivergiftung genau, und erörtert sie eingehend bei den Hüttenarbeitern, den Töpfern, den Malern, den Zinn- und Bleigießern. — Dieselbe Erkenntnis findet sich auch bei Patissier (Traité des maladies des artisans, Paris 1822), der ebenfalls auf dem Werke Ramazzinis fußt. Auch Thackrah (The effects of Arts, Trades and Professions, 2. Aufl. London 1832) erwähnt die Bleivergiftung in den genannten Berufen, denen er noch die Bleiweißarbeiter hinzufügt, während er die ungünstigen Gesundheitsverhältnisse der Feilenhauer vor allem ihrer Unmäßigkeit zuschreibt; die Lettern, die aus Blei und Antimon bestehen, geben, wenn sie erhitzt werden, Dämpfe ab, die zur Handlähmung führen, weshalb die Buchdrucker sich davor hüten, zu setzen, bevor die Lettern kalt sind, und so verschont bleiben.

Von späteren deutschen Autoren, die ausführlicher über gewerbliche Bleivergiftung geschrieben, seien erwähnt A. C. L. Halfort, Entstehung, Verlauf und Behandlung der Krankheiten der Künstler und Gewerbetreibenden. Berlin 1845. — C. H. Brockmann, Die metallurgischen Krankheiten des Oberharzes, Osterode 1851, vor allem aber L. Hirt, Die Krankheiten der Arbeiter, Breslau 1871, dann Lewy, Die Berufskrankheiten der Bleiarbeiter, Wien 1873, H. Eulenburg, Handbuch der Gewerbehygiene, Berlin 1876, Ch. Heinzerling, Die Gefahren und Krankheiten der chemischen Industrie, Halle a. S. 1886 und Handbuch der Hygiene herausgg. v. Th. Weyl, VIII. Bd. Gewerbehygiene — Hygiene der chemischen Großindustrie, Anorganische Betriebe, Jena 1897; Th. Sommerfeld, Handbuch der Gewerbekrankheiten, Berlin 1898.

Auf neuere Arbeiten und die anderer Autoren mit Spezialarbeiten aus dem Gebiete gewerblicher Bleivergiftung wird an geeigneter Stelle hingewiesen werden. (T.)

Blut zu Heilzwecken im Gebrauch. In Hinblick auf den experimentellen Nachweis der Wirkung von Blei auf die Gewebe, besonders aber auf das Blut, ist diese empirische Verwendung von Interesse. Bleisalze wurden als blutstillend befunden und wurden auch — vornehmlich das Bleiazetat — wegen ihrer Eigenschaft Eiweiß gerinnen zu machen, zur Behandlung von Geschwüren verwendet. Ebenso war es auch bei der Behandlung von Fieber in Gebrauch, wobei möglicherweise die Darreichung eines Bleisalzes, wie z. B. des Bleiazetats die Gerinnbarkeit des Blutes erhöhte. Zwar folgten der Verwendung von Blei Koliken und andere Nebenerscheinungen, tatsächlich aber gibt es keine Krankheit des menschlichen Körpers, die nicht mit Blei in irgend einer Form behandelt worden wäre. So wurde z. B. Blei mit Zusatz von Arsen bei Malaria verabfolgt, bei Schwindsucht war seine Verwendung gang und gäbe. Der gegenwärtige Gebrauch von Diachylonpflaster ist ein Beispiel für fortdauernde medizinische Verwendung eines Bleisalzes, ebenso enthält das Schönheitswasser der britischen Pharmakopöe Opium und Blei [1]).

Die Chemie des Bleies.

Physikalische Eigenschaften. Das Blei gehört zur Gruppe der Schwermetalle und nimmt in der Reihe der Atomgewichte die Stelle zwischen Wismut und Thorium ein, sein Atomgewicht beträgt 206,4, seine Dichte 11,85 [2]). Seine Farbe ist blaugrau; bekannt ist seine Weichheit und die Fähigkeit, auf Papier eine Spur zurückzulassen. Blei schmilzt bei einer Temperatur von 325° C., bei dieser Temperatur tritt auch bereits ein gewisser (wenn auch bedeutungsloser) Grad von Verflüchtigung ein; der Dampf wird dann in Form eines Oxydes niedergeschlagen. Von der Flüchtigkeit des Metalles bei höheren Temperaturen, von 550° C. aufwärts, wird bei der Oxydation des Bleies aus einer Mischung von Blei mit Silber und Gold Gebrauch gemacht; das Bleioxyd oder die Bleiglätte wird teilweise vom Schmelztiegel absorbiert, doch der weitaus größere Teil wird von der Oberfläche des geschmolzenen Metalles, das sich dabei bildet, entfernt, während das Edelmetall im Schmelztiegel bleibt.

In chemischer Hinsicht ist das Blei ein vierwertiges Element und bildet eine Zahl von organischen Verbindungen, insbesondere durch die Vermittlung eines besonderen Oxydes, der Mennige. Blei bindet Alkalimetalle und Erdalkalien, in dieser Hinsicht dem Silber ähnlich,

---

[1]) In der Pharmkopoea Austriaca und der Ph. Germanica finden sich als vielgebrauchte Lösungen zu Umschlägen bei Entzündungen: Bleiwasser (Plumb. acet. bas. solut. in 2% Lösung), ferner ihm ähnlich Goulardsches Wasser (Pharm. Austriaca). Außer der Diachylonsalbe und dem Diachylonpflaster enthält auch das gewöhnliche Heftpflaster (Emplast. adhaesiv. Pharm. Aust. u. Germ) Bleiglätte. Vergiftungen durch Gebrauch von Bleisalben sind mehrfach in der Literatur verzeichnet. (T.)

[2]) Nach Hollemann (13. Aufl. 1916) Atomgewicht 207,1, Dichte 11,25. Schmelzpunkt 327° C. Siedepunkt 1525°. (T.)

und geht auch metallische Verbindungen mit Zink und Kupfer ein, auch in diesem Punkte dem Silber sehr ähnlich. Kleine Mengen von Blei, die in anderen Metallen vorkommen, z. B. eine schwache Spur davon in Gold, ändern deren physikalische Eigenschaften in hohem Grade, andererseits bewirkt der Zusatz einer ganz geringen Menge von anderen Metallen, wie z. B. von Antimon, zu Blei daß dieses hart wird, eine Tatsache, die bei der Herstellung von Geschossen Verwendung findet.

Eine ganze Anzahl von Oxyden des Metalles ist bekannt: zwei Arten von Monoxyden (Massicot und Bleiglätte), Bleihydroxyd und Superoxyde. Schwefelblei oder Bleiglanz stellt die Hauptform dar, in der Blei in der Natur vorkommt und aus der das reine Metall durch metallurgische Prozesse gewonnen wird.

Die Bleisalze können nachstehend eingeteilt werden:

1. Die Karbonate oder Hydrokarbonate (Bleiweiß), die bei einer großen Zahl von gewerblichen und anderen Verrichtungen Verwendung finden und die Ursache vieler Bleivergiftungen sind.

2. Die Azetate, das neutrale (Bleizucker) und basische, die hauptsächlich bei der Erzeugung von Bleiweiß, insbesondere bei der Umwandlung des metallischen Bleies in das kohlensaure Bleihydroxyd mittels Essigsäure und Essigdämpfen von Bedeutung sind.

3. Das Bleichromat, das als Farbstoff, z. B. in der Garnfärberei usw. benützt wird.

4. Die Nitrate und Chloride; das Bleichlorid (Chlorblei) wird namentlich als Oxydierungsmittel (beim Verbleien, Löten, Verzinnen von Metallen) verwendet.

5. Die Silikate, Borsilikate, Fluorborsilikate, die die mannigfachen zu optischen Instrumenten verwendeten Glas- und Kristallsorten und die verschiedenen in den Töpfereien gebrauchten Glasuren und Emailfarben bilden.

Außerdem gibt es noch eine große Menge anderer Verbindungen, die aber für uns von keinem besonderen Interesse sind.

Die Wirkung des Wassers auf Blei war auch schon den Alten bekannt, schon Plinius und Galen haben über diesen Gegenstand geschrieben. Zeitweilig und unter gewissen Bedingungen sind bis zu 20 mg Blei in einem Liter Wasser gefunden worden, wie bei der Epidemie in Bacup, oder 14 mg per Liter bei der Epidemie in Claremont. Bisserie (6) stellte im Jahre 1900 eine erschöpfende Untersuchung über den Einfluß von Wasser auf Blei an und kommt hierbei zu folgenden Schlußfolgerungen:[1])

1. Wasser und Salzlösungen greifen das Blei mehr oder weniger rasch an, sobald es in Verbindung mit einem anderen Metall, wie mit Kupfer, Eisen, Nickel ist oder als Lötmetall oder Bronze, wobei sich ein Hydroxyd bildet.

---

[1]) Vgl. hierzu auch: Wolffhügel, Wasserversorgung und Bleivergiftung. Arbeiten aus dem kais. Gesundheitsamt. 2. Bd., 1887. (T.)

2. Die Höchstwirkung wird durch leicht angesäuertes Wasser und durch Lösungen von Chloriden und Nitraten herbeigeführt. Bei diesen bedarf es nicht des Vorhandenseins anderer Metalle und wird, wenn das Wasser vollkommen mit Luft gesättigt ist, auch das reine Blei angegriffen.

3. Doppeltkohlensaure Salze und Kohlensäure üben an und für sich eine Wirkung auf feuchtes Blei aus; das hierbei gebildete kohlensaure Bleioxyd aber haftet fest auf der Metallfläche und verhindert eine weitere Einwirkung.

4. Sulfate wirken in derselben Weise, jedoch nur in geringem Grade.

5. Diese oben erwähnte schützende Wirkung wird jedoch wesentlich beeinträchtigt, sobald das Wasser, wenn auch nur schwach mit Nitraten oder organischen Bestandteilen versetzt ist. Pouchet hat nachgewiesen, daß bleierne Abzweigungsrohre, die an eisernen Wasserleitungsröhren angebracht waren, ein „Eisen-Blei-Element" bilden, bestimmte elektrochemische Veränderungen herbeiführen und hierdurch die Geschwindigkeit, mit der die Lösung von Blei im Wasserleitungswasser Platz greift, vergrößern.

Houston (7) unterscheidet in einem umfassenden und sehr ausführlichen Bericht über den Einfluß von Wasser auf Blei, der speziell zum Zwecke der Untersuchung der Verunreinigung von Trinkwasseranlagen durch Blei verfaßt wurde, zwei Arten der Einwirkung, nämlich die Lösung von Blei, die durch den Säuregehalt des mit Blei in Berührung kommenden Wassers bewerkstelligt wird, und eine zweite Art der Wirkung, die Erosion, die zu einem gewissen Grad durch die im Wasser enthaltene Luft herbeigeführt wird. Er kam zu dem Ergebnis, daß die bleilösende und die erosive Wirkung des Wassers auf metallisches Blei sich wesentlich voneinander unterscheiden und daß Schutzschichten oder bleischützende Substanzen Bleirohre vor dem lösenden Einfluß des Wassers nicht immer bewahren.

Die chemischen Eigenschaften der Bleisalze. Eine kurze Übersicht der Chemie der Bleiverbindungen mag wohl auch am Platze sein.

Ein lösliches Bleisalz, wie essigsaures oder salpetersaures Blei wird 1. durch Schwefelwasserstoff oder Schwefelalkali als ein braunes oder schwarzes Pulver niedergeschlagen, das in Ammoniumsulfid unlöslich ist. In verdünnter Lösung wird dieses Sulfid dennoch in mineralischen Säuren merklich gelöst und kann daher zu Irrtümern bei der Analyse Anlaß geben, zumal die Löslichkeit durch die Gegenwart gewisser Erdsalze deutlich erhöht wird. Das durch die Wirkung von Schwefelalkali auf ein lösliches Bleisalz gewonnene Sulfid ist weniger löslich als das entsprechende saure Sulfid. Lösliche Bleisalze werden auch durch Albumin oder Pepton niedergeschlagen; der sich ergebende Niederschlag hat keine konstante Zusammensetzung.

Unter gewissen Bedingungen werden bestimmte kolloidale Niederschläge gebildet, insbesondere bei Gegenwart von Schwefelkupfer oder Zinnober. 2. Schwefelsäure oder lösliche Sulfate erzeugen einen Niederschlag von Bleisulfat, der in einem Überschuß des ausfällenden Salzes oder der Schwefelsäure unlöslich, und in alkalischen Lösungen nur schwer löslich ist. Diese Methode ist die für die quantitative Bestimmung eines Bleisalzes allgemein angewendete. 3. Chromkali verursacht einen Niederschlag von Bleichromat, das in Säuren sehr wenig, in Laugen hingegen löslich ist. 4. Jodkali erzeugt ein gelbes Bleijodid, das beim Erhitzen gelöst wird, beim Abkühlen sich wieder niederschlägt und kristallisiert. 5. Alkalichlorid sowie Salzsäure erzeugen nadelförmige Kristalle von Bleichlorid, die sich beim Erhitzen lösen und beim Erkalten wieder ausfallen. 6. Kalisalpeter in Verbindung mit einem Kupfersalz (essigsaurem Kupfer) gibt einen Niederschlag von Kupfer-Blei-Kalinitrat, das in charakteristischen schwarzvioletten Würfeln kristallisiert. Diese Reaktion wird bei der qualitativen Bestimmung kleiner Mengen von Blei in organischen Flüssigkeiten angewendet (siehe S. 164).

Alle Niederschläge von Bleisalzen mit Ausnahme des Sulfids sind in gebundenen Alkalien, in essigsaurem, weinsaurem und zitronensaurem Ammonium löslich. Das Vorhandensein von Blei in einer großen Menge von Flüssigkeit kann ohne Verdampfung des ganzen Flüssigkeitsquantums nachgewiesen werden. Zu diesem Zwecke wird die bleihaltige Flüssigkeit mit Kupfersulfid, Zinnober oder Barytwasser versetzt. Meillère behauptet, daß er die Gegenwart selbst einer Menge von nur 1 mg Blei in 1000 cm^3 Wasser auf diese Weise ohne Verdampfung der Flüssigkeit festgestellt hat. Wo Blei in organischer Verbindung sich befindet, wie im Urin der an Bleivergiftung leidenden Personen, wird es durch Schwefelwasserstoff nicht zersetzt. Diese Methode ist daher in solchen Fällen nicht anwendbar, aber bei Untersuchungen von Wasser von Nutzen.

Elektrolytische Reaktionen. Bleilösungen werden durch den elektrischen Strom leicht zerlegt und geben einen Bleiniederschlag an der Kathode; gleichzeitig wird an der Anode das Hyperoxyd gebildet, die Reaktion ist sauer. Bei salpetersauren Lösungen fand Riche, daß die gesamte Bleimenge an der Anode abgelagert wird; von dieser Reaktion wird bei der Bestimmung des Bleigehaltes im Urin (vgl. S. 169) Anwendung gemacht.

Die Gegenwart von Kupfer bei der Elektrolyse reguliert die Fällung von Bleioxyd, indem das Kupfer allein an der Kathode abgesetzt wird, zugleich befördert das Vorhandensein einer geringen Menge von Kupfer die Vernichtung der organischen Substanzen.

Quellen.

1. Plinius, LXXXIII 11 N. c. v.
2. Stockhausen, De Litharg. Fumo etc. Goslar 1656.
3. Tronchin, De Colica Pictonum 1758.
4. John Hunter, Observations of Diseases of the Army in Jamaica (Beobachtungen über Krankheiten bei der Armee in Jamaica), London 1788.
5. Meillère, G., Le Saturnisme, Paris 1903.
6. Bisserie, Bull. Soc. Pharmacol. (Berichte der pharmakologischen Gesellschaft) Mai 1900.
7. Houston, Local Government Board Annual Report, 1901—2, supplement, vol. II.

II. Ätiologie.

Die Bleivergiftungen gewerblichen Ursprungs treten selten in akuter Form auf, vielmehr sind — praktisch gesprochen — alle Fälle, die zur Kenntnis der Werks- und Amtsärzte oder auch der allgemeinen Krankenhäuser gelangen, subakute oder chronische. Es liegt auch kein Grund vor, anzunehmen, daß die Arbeiterinnen in den Bleiindustrien öfter Bleiverbindungen als Abortivmittel verwenden als andere Personen.

Die Bleiverbindungen, denen die Vergiftungen bei gewerblichen Vorgängen zuzuschreiben sind, sind hauptsächlich das Bleihydrokarbonat oder Bleiweiß und die Bleioxyde, während eine verhältnismäßig kleine Anzahl von Fällen ihre Entstehung anderen Verbindungen, wie den Bleichromaten und -chloriden verdankt.

Vom gewerbehygienischen Standpunkt aus ist die Giftigkeit einer jeden Bleiverbindung erstens verkehrt proportional der Größe der kleinsten Partikel des verarbeiteten Materials und daher direkt proportional der Leichtigkeit, mit der solche Partikel sich in die Luft zu verbreiten geeignet sind; zweitens proportional der Löslichkeit in den normalen Flüssigkeiten des menschlichen Körpers, wie im Speichel, im Schleim des Schlundes, der Luftröhre, der Bronchien und im Magen- und Darmsaft usw.

Ein Beispiel für die Verschiedenheit der Größe der Teilchen der industriell verwendeten Bleiverbindungen bietet der Unterschied zwischen den Partikeln der in den Töpfereien gebrauchten gemahlenen Bleisilikate (Bleifritten) und den Partikeln von gewöhnlichem Bleiweiß. Durch mikrometrische Messungen hat einer der Verfasser (K. W. Goadby (1)) festgestellt, daß die durchschnittliche Größe der Partikel von Bleifritte die der Bleiweißteilchen zehnmal übertrifft. Ferner haben direkte Versuche, die mit gleichen Mengen beider Verbindungen derart angestellt wurden, daß die Art des Sichsetzens von aufgewirbeltem Staub unmittelbar in parallelen Lichtstrahlen verglichen werden konnte, gezeigt, daß im Bleiweißraum Staub schwebend vorhanden war noch 15 Minuten, nachdem die Luft im Fritteraum vollständig klar geworden war. Es hat sich übrigens als Erfahrungstatsache herausgestellt, daß dort, wo eine besondere Staubbildung vorhanden, und die Entfernung des Staubes durch Exhaustoren schwierig ist, Bleivergiftungen am häufigsten vorkommen. Der Zusammenhang zwischen staubbildenden Prozessen und dem Vorkommen der Bleivergiftungen wird in bezug auf die einzelnen Gewerbe in den Kapiteln XV bis XVII besprochen werden. Rauch und Dämpfe, die vom geschmolzenen Metall und von dessen Verbindungen ausgehen, wie z. B. von den Chloriden (bei der Verzinnung) sind bloß als eine besondere Art des Staubes anzusehen.

Die Wege, auf denen Blei oder dessen Verbindungen den Eintritt in den Körper finden können, sind theoretisch drei an der Zahl:

1. der Atmungstrakt,
2. der Magen-Darm-(Verdauungs-)trakt,
3. die Haut.

Durch viele Jahre haben die meisten Autoritäten daran festgehalten, daß gewerbliche Vergiftungen durch Bleiverbindungen direkt durch den Darmtrakt erfolgen, daß das Gift dem Munde hauptsächlich durch ungewaschene Hände, durch mit Bleistaub verunreinigte Nahrung und durch den Bleistaub, der in der Luft schwebt, zugeführt auf den Schleimhäuten des Mundes und Rachens abgelagert und dann verschluckt wird. Als Beweis dafür, daß der Bleistaub verschluckt werde, wurden die klassischen Symptome der Kolik bei der Bleivergiftung angeführt, wobei man in Ermangelung jedes experimentellen Nachweises von der Vermutung ausging, daß das verschluckte Blei als direkter Reiz auf den Verdauungstrakt wirke und auf diese Weise die Kolik, dann aber erst nach der Resorption vom Verdauungstrakt aus allgemeine Symptome verursache. Vieles von der früheren Behandlung der Bleivergiftung ist auf dieser Annahme aufgebaut; die Verabfolgung von schwefelsauren Limonaden und die Verordnung von Schwefelmagnesia und anderen ähnlichen Verbindungen als Heilmittel ist ein weiterer Beweis dafür, daß die Vergiftung in erster Linie als intestinale betrachtet wurde.

Eines der Hauptbedenken gegen diese Ansicht ist, abgesehen von den experimentellen Erfahrungen, die Tatsache, daß in jenen Gewerben, die sich mit der Bearbeitung des metallischen Bleies befassen, insbesondere mit Bleiwalzen, seit jeher nur wenige hygienische Vorkehrungen hinsichtlich des Waschens vor den Mahlzeiten, des Rauchens usw. getroffen wurden, und daß, trotzdem also bei diesen Gewerben die Hände mit einer Bleiverbindung (ölsaurem Blei) bedeckt werden und die Arbeiter häufig ihre Speisen mit ungewaschenen Händen essen und so reichlich Gelegenheit zur Aufnahme von Blei haben, doch bei diesen Beschäftigungen das Vorkommen der Bleivergiftung durchaus nicht so häufig oder so auffallend ist, wie in jenen Betrieben, die zur Staubbildung Anlaß geben, wie z. B. in der Bleiweißindustrie, in der spezielle Verhütungsmaßnahmen getroffen wurden, und wo das Auftreten der Bleivergiftung stets zur Staubeinatmung in Beziehung gebracht wurde.

Der Atmungstrakt. In einem Berichte über das Vorkommen der Bleivergiftung in der Farbenindustrie hat einer der Verfasser (T. M. Legge (2)) im Jahre 1902 das auffallende Vorkommen der Vergiftung bei den besonders viel Bleistaub hervorrufenden Arbeiten nachdrücklich betont. Entsprechend diesem Berichte wurde auf die Entfernung des Staubes durch Absaugung besonderes Augenmerk gerichtet. Mit der Einführung von vorbeugenden Maßnahmen erfuhr das Auftreten der Vergiftungen eine bemerkenswerte Abnahme, die in jenen Industriebetrieben eine endgültige war, wo eine wirksame Absaugung durchgeführt werden konnte (vgl. S. 46). Die Erfahrung zeigt, daß die Fälle von Bleivergiftung bei irgendeiner gewerblichen oder industriellen

Betriebsart stets auf jene Verrichtungen zurückzuführen sind, die die größte Menge Staub verursachen und bei denen deshalb die meiste Gelegenheit zur Einatmung des Bleistaubes geboten wird.

Die Untersuchungen von Duckering (3), auf die auf S. 198 Bezug genommen wird, zeigen uns, welche Menge von Staub sich bei gewissen gefährlichen Vorgängen in der Luft vorfindet. Seine Untersuchungsergebnisse bekräftigen die aus der allgemeinen Erfahrung abgeleitete Ansicht, daß stauberzeugende Vorgänge ganz besonders zu dem Vorkommen der gewerblichen Vergiftungen in Beziehung stehen. Der enge ursächliche Zusammenhang zwischen der Verunreinigung der Luft durch Staub und den Vergiftungen ist unleugbar; in einer ziemlichen Anzahl von Fällen sind Personen, die in einer gewissen Entfernung von Bleibetrieben wohnten, an Bleivergiftung erkrankt, obwohl sie keiner Beschäftigung, die sie in Berührung mit Blei bringen konnte, nachgingen, so daß nur die Infektion durch die staubhaltige Luft als einzige Erklärung übrig bleibt. Der Weg, auf dem der in der Luft befindliche Bleistaub in den Körper tatsächlich Eintritt erhält, ist daher von besonderer Bedeutung; jeder der beiden Wege ist offen: der Verdauungstrakt und die Atmungswege.

Die Versuche eines der Verfasser (K. W. Goadby) zur experimentellen Erzeugung der Bleivergiftung bei Tieren haben den schlagenden Beweis erbracht, daß der eingeatmete Staub weit gefährlicher war und Krankheitserscheinungen viel früher hervorbrachte als die direkte Aufnahme einer viel größeren Menge derselben Bleiverbindung durch den Mund in den Magen- und Darmkanal. Es unterliegt keinem Zweifel, daß das Hauptagens bei der Verursachung der Bleivergiftung der in der Luft suspendierte Staub oder Rauch bildet. Daß eine gewisse Menge den Weg direkt in den Magen findet, sei nicht geleugnet, aber auf Grund experimenteller Beweise glauben wir, daß mehr durch die Lunge als durch den Magen die Aufnahme des Bleies stattfindet (vgl. S. 84).

Die folgende Tabelle bietet ein spezielles Beispiel des Vorkommens der Bleivergiftung in einer Bleiweißfabrik und zeigt die ätiologische Bedeutung des Staubes in klarer Weise. Die Zunahme der verzeichneten Vergiftungsfälle sowohl als auch der Symptome von Bleiaufnahme, die jedoch nicht so heftig waren, um die befallenen Personen an der Fortsetzung der gewohnten Beschäftigung zu hindern, stand im Zusammenhang mit dem Umbau jenes Teiles der Fabrik, in dem die Verpackung des trockenen Bleiweißes viele Jahre hindurch betrieben worden war. Die baulichen Änderungen machten die Abtragung einiger Stockwerke notwendig, die alle gänzlich mit Bleistaub imprägniert waren. Vor Inangriffnahme des Umbaues wurde die Möglichkeit des Entstehens einer beträchtlichen Gefahr erkannt; deshalb wurden strenge Vorkehrungen getroffen und die beim Umbau beschäftigten Arbeiter unter besondere Aufsicht gestellt. Nichtsdestoweniger ergab sich ein Zuwachs in der Zahl der berichteten Fälle, die alle milde Formen von Kolik zeigten; alle betroffenen Personen erholten sich und waren in kurzer Zeit wieder imstande, zu ihrer Arbeit zurückzukehren.

Tabelle I. Bleivergiftungen in einer Bleiweißfabrik.

(Die Ziffern beziehen sich auf die wöchentliche Untersuchung der Gesamtzahl der Arbeiter. Zum Beispiel erscheint ein Mann, der dreimal an Anämie erkrankte, in der Spalte 7 dreimal angeführt.)

Jahr	Gesamtzahl der Untersuchungen	Gesamtzahl der Vergiftungen	Fälle bei staubbildenden Arbeitsverrichtungen	Fälle bei anderen Verrichtungen	Fälle von Arbeitsausschluß	Fälle von Anämie	Fälle von Tremor	Bleisaum
1905	5,464	9	8	1	20	78[2]	249[2]	311[2]
1906[1]	5,096	18	16	2	9	256	215	532
1907	4,303	4	3	1	6	62	81	38
1908	3,965	4	3	1	5	40	25	11

Meillère (4) stößt bei dem Versuche zu zeigen, daß die Aufnahme des Bleistaubes durch die Lunge eine Hypothese sei, daß sie zwar vorkommen könne, aber nicht von praktischer Bedeutung sei, auf große Schwierigkeiten. Er zitiert eine Anzahl von Ansichten und Versuchen verschiedener Beobachter über die Aufnahme des Bleies durch die Schleimhäute des Mundes, der Speiseröhre, Konjunktiva usw. und kommt zur Annahme, daß die Absorption von Blei in der Mehrheit der Fälle vornehmlich auf den Darmkanal beschränkt sei.

Die übliche Ansicht geht dahin, daß beim Durchgang der eingeatmeten stauberfüllten Luft durch die Nase die größeren Teilchen zu allererst auf der Schleimhaut in den Höhlen der Nase abgelagert werden, daß ferner eine weitere Ablagerung an der hinteren Wand des Rachens und im Schlunde erfolge, wo die Wirbel, die durch den durch die Nasenlöcher eingeatmeten Luftstrom verursacht werden, die Niederschlagung der feineren Teilchen begünstigen. Sollte schließlich eine kleine Menge Zutritt zum Kehlkopf finden, so werde sie hier auf der Schleimhaut abgelagert und in der Folge ausgeworfen, so daß nur ein im Verhältnis zur Gesamtmenge sehr geringer Teil den Weg in die Lunge finden könne.

Bei allen anstrengenden Arbeiten wächst die Atmungszahl durch die an die Körpermuskeln gestellten besonderen Anforderungen und die Tiefe der Atmung nimmt zu. Doch auch unter diesen Umständen neigen Meillère und andere der Ansicht zu, daß der Staub an der Mundschleimhaut abgelagert und in der Folge verschluckt werde. Das Ergebnis experimenteller Untersuchungen aber ist diesen Ver-

[1]) Fortschreiten der baulichen Änderungen, einschließlich des Abreißens des mit Bleiweißstaub imprägnierten „Bleistockwerkes“.

[2]) Diese Zahlen beziehen sich nur auf ein Halbjahr, da die Inspektion im Juni 1905 aufgenommen worden war.

mutungen gerade entgegengesetzt. In erster Linie ist es, wenn Staubteilchen den Weg in die Lunge nicht leicht finden sollen, schwer zu verstehen, wie die Lunge selbst der Sitz so reichlicher Ablagerungen von Kohle sein kann und auch von Kiesel bei der Pneumokoniose der Steinschleifer. Die Durchsetzung der Lunge mit Kohlenteilchen, insbesondere bei den Bewohnern der Städte ist zu allgemein bekannt, um mehr als flüchtig erwähnt werden zu müssen. Aber überdies haben Untersuchungen gezeigt, daß feiner in der Luft befindlicher Staub leicht die Lunge erreicht. Armit (5) hat nachgewiesen, daß bei der Nickelkarbonylvergiftung Nickel direkt in die Lunge gelangt und hier abgelagert wird, so zwar daß die Metallpartikel leicht im Lungengewebe selbst gezeigt werden können. Weiter erweisen die Versuche (vgl. S. 87), daß Bleiweiß und andere Formen des Bleistaubes bestimmt Zutritt zur Lunge finden und daß sie eingeatmet alle Symptome von Bleivergiftung bei den ihrer Einatmung ausgesetzten Tieren herbeiführen. — Bleiweiß, Bleiglätte oder Mennige sind nicht leicht im Wasser suspendierbar und es bedarf langdauernden Mischens, um eine Suspension herbeizuführen. Große Schwierigkeiten finden sich beim Niederschlagen von Bleistaub durch Wasser, wie der folgende Versuch zeigt: Fünf Gefäße werden in einer Reihe aufgestellt; in das erste bringt man gemahlenes trockenes Bleiweiß; die anderen drei füllt man mit Wasser und legt derart Rohre unter die Oberfläche des Wassers, daß die Luft vom ersten Gefäß die ganze Wassersäule in jedem folgenden Gefäße passieren muß. In dem letzten Gefäße befindet sich mit Schwefelwasserstoff gesättigte verdünnte Salpetersäure. Wird die ganze Gefäßreihe nun an eine Luftpumpe angeschlossen, langsam Luft mit der Stärke der gewöhnlichen Atmung durchgesaugt und gleichzeitig das Bleiweißpulver im ersten Gefäß geschüttelt, sodaß die Luft mit dem feingepulverten Staub voll beladen wird, so erkennt man bald den Bleigehalt der durch das letzte Gefäß der ganzen Reihe durchstreichenden Luft an der Schwärzung der Lösung. Auf diese Weise wurde die Anwesenheit von Bleistaub in der Luft nach ihrem Durchgang durch vier je 5,8 cm hohe Wassersäulen und etwa $2^1/_2$ m eines nassen Gummischlauches von 0,6 cm Durchmesser nachgewiesen. Ein solcher Versuch widerlegt die Theorie, daß fein zerteiltes Pulver zur Gänze oder doch zum großen Teile in dem oberen Teile des Atmungstraktes abgelagert wird.

Die Bleipartikel, die in Gewerbebetrieben in der Luft vorhanden sind, sind außerordentlich klein und beträgt bei gemahlenem Bleiweiß die durchschnittliche Größe der Teilchen weniger als $^1/_{1000}$ mm. Schließlich ist es Tanquerel (6) und Stanski (7) gelungen, experimentell Bleivergiftung durch Einblasen von Bleistaub in ein in eine Tracheotomiewunde eingeführtes Rohr herbeizuführen. Es ist demnach kein Zweifel möglich, daß die Lunge den hervorragendsten Weg für die Bleiaufnahme, insbesondere bei gewerblichen Vergiftungen bildet. Daraus ergibt sich aber, — und dies ist ja in der gegenwärtig geübten Praxis in umfassender Weise gezeigt worden — daß die Verminderung des

Staubes in den Werkstätten und Fabriken mittels Absaugung stets und ausnahmslos von einer Verringerung der Zahl der Fälle von Plumbismus gefolgt sein muß.

Der Verdauungstrakt. Wir haben uns mit der Aufnahme auf dem Wege durch die Lunge befaßt und hervorgehoben, daß eine solche Einatmung von Staub von größerer Wichtigkeit bei der Entstehung von gewerblichen Bleivergiftungen ist, als die Aufnahme durch den Verdauungstrakt. Aber doch kann diese letztere bei gewöhnlichen Betriebsverhältnissen eintreten und ist durchaus nicht zu vernachlässigen. Einer der interessantesten und wichtigsten Beweise für die Aufnahme von Blei durch den Magen-Darmkanal ist in den bedeutenden Epidemien von Bleivergiftung zu finden, die infolge der Verunreinigung von Wasserleitungen entweder an der Quelle oder an einem bestimmten Orte ihres Verlaufes zur Beobachtung gelangt sind. Wir haben schon gesehen, daß die Elektrolyse bei der Lösung von Blei im Wasser eine wichtige Rolle spielen dürfte und haben von Gautier (8) gelernt, daß der Kohlensäuregehalt des Wassers nicht notwendigerweise das einzige Moment ist, das die Lösung von Blei fördert.

In dieser Hinsicht wird ein wichtiger Fall von Thresh (9) beschrieben, in dem keineswegs weiches, sondern Wasser von 30° Härte in einer Familie Bleivergiftung hervorrief. Das fragliche Wasser färbte deutlich Lakmuspapier rot und enthielt einen sehr hohen Prozentsatz von Nitraten; die vorhandenen Bleiverbindungen oder Bleisalze konnten deshalb leicht vom Verdauungskanal absorbiert werden (vgl. S. 88).

In allen Fällen von durch Wasser verursachten Bleivergiftungen war die Menge des im Wasser vorhandenen Bleies gering; da aber solches Blei durch Kochen wohl nicht entfernt wird, war die Menge des von den einzelnen Personen aus der verunreinigten Quelle konsumierten Wassers wahrscheinlich groß. Da die Zeichen der Vergiftung erst nach Ablauf einer geraumen Zeit sich einstellten, war wahrscheinlich eine viel größere Menge Blei aufgenommen worden, als aus der einfachen Feststellung hervorgehen könnte, daß das Wasser 1,299 mg pro 1 Liter enthielt.

Über eine Anzahl von Fällen, in denen Diachylon als Abortivmittel verwendet wurde, liegen Berichte vor, und sind die Symptome in diesen Fällen stets ganz dieselben, die bei schweren Formen auch der gewerblichen Vergiftung vorkommen. In fast allen Fällen war Kolik das erste Symptom, später gefolgt von Lähmungen verschiedener Art, Erblindung, Albuminurie, Retinitis albuminurica, Melancholie, Enzephalopathie, und erlagen nicht wenige der befallenen Personen der Vergiftung. In den meisten der Berichtsfälle wurde die Fehlgeburt erzielt, aber bei einzelnen, so auch bei einem Falle, in dem drei Dutzend Diachylonpillen in einem Monat genommen worden waren, stellte sich zwar Bleivergiftung, Kolik und Lähmung, aber keine Fehlgeburt ein.

Unter 15 Berichtsfällen über den Gebrauch von Diachylon zeigten 14 und zwar meist einen deutlichen und breiten Bleisaum. — Dies hat besonderes Interesse, da ein solcher Saum nicht durch Berührung des Bleies mit der Mundschleimhaut hervorgerufen worden sein kann. Denn das Mittel wird in Form von Pillen rasch geschluckt und es ist nur wenig Gelegenheit geboten, daß Partikel im Munde zurückbleiben könnten. Das Vorhandensein des Bleisaumes deutet daher auf eine Ausscheidung des Bleies, das in den Eingeweiden resorbiert wurde, aus dem Blutumlauf hin. Über den Bleisaum wird noch später gesprochen werden. (Vgl. S. 123).

Es haben — praktisch gesprochen — alle Fälle von Vergiftung durch Wasser und durch Genuß von Bleiverbindungen Kolik hervorgerufen, Ferner wird die Kolik in allen, aus früheren Zeiten berichteten Fällen von Bleivergiftung, sogar in den ältesten Fällen, die in der historischen Einleitung erwähnt wurden, hervorgehoben und da die Vergiftung in jenen Fällen ausnahmslos durch das Verschlucken des Giftes eingetreten war, so ist die Annahme begründet, daß aus diesem Zusammentreffen der Glauben entstanden ist, daß Blei verschluckt werden müsse, um gastro-intestinale Symptome hervorzurufen. Hierbei wurde der Tatsache keine Aufmerksamkeit geschenkt, daß in einigen Fällen unzweifelhafter Bleiaufnahme durch die Haut infolge des Gebrauches von Haarwässern Kolik eingetreten war. Gastrointestinale Symptome können also auch ohne den direkten Genuß des Giftes herbeigeführt werden, und ist die Kolik eher ein Symptom allgemeiner Blutinfektion als Folge eines lokalisierten Reizes auf die Darmschleimhaut. Diese Frage steht aber in näherer Beziehung zur Pathologie als zur Ätiologie und wird daher im Kapitel über Pathologie behandelt werden. Es sei aber hier des Umstandes Erwähnung getan, daß eine Anzahl von Beobachtern, zuletzt Meillère, es als ein Axiom hingestellt haben, daß die experimentelle Erzeugung der Bleivergiftung bei Tieren kein Urteil und keinen Schluß auf die bei Industriearbeitern verursachte Bleivergiftung gestatten. Solchen Behauptungen muß sofort entgegengetreten werden. In der Mehrheit der von Meillère erwähnten Versuche war zwar die zu Versuchszwecken verabreichte Bleimenge groß, viel größer in der Tat, als notwendig ist, um kleine und doch charakteristische Wirkungen herbeizuführen; im allgemeinen wurde statt einer chronischen eine akute Bleivergiftung erzeugt; selbst wo eine chronische Vergiftung eintrat, war das Bild regelmäßig durch schwerere Anfangssymptome getrübt. Andererseits aber zeigt die Betrachtung der verschiedenen Tierversuche mit bemerkenswerter Einhelligkeit die Gleichheit der hier und beim Menschen beobachteten Symptome und haben, wie man später in dem der Pathologie gewidmeten Abschnitte sehen wird, die Versuche eines der Verfasser (K. W. Goadby) diese Gleichheit bestätigt. In der Tat stimmt die von Mott herrührende Beschreibung eines Falles von Enzephalopathie, die nach einer chronischen Bleivergiftung aufgetreten war, wirklich in jeder Einzelheit mit der Symptomenreihe überein, die bei diesen Versuchstieren beobachtet wurde. Gewisse leichte Unterschiede, wie z. B. hinsichtlich der zuerst angegriffenen Muskeln wurden beobachtet, aber praktisch genommen ist es stets der funktionell entsprechende Muskel (dessen physiologische Wirkung der des betreffenden menschlichen Muskels gleicht), der bei den Tieren angegriffen wird — nicht so sehr der in anatomischer Hinsicht übereinstimmende. Demgemäß werden bei der Katze die Rückenmuskeln, und besonders der Quadriceps extensor zuerst durch Vermittlung der vorderen Schenkelnerven affiziert. Dieser Streckmuskel leistet bei der Streckung des Kniegelenkes nur geringe Arbeit, so daß die Arbeitsleistung in keinem Verhältnis zur Größe des Muskels steht. Die Streckmuskeln der Vorderfüße werden zuletzt schlaff, das Hinterbein wird zuerst ergriffen.

Der Löslichkeit der Bleisalze im Magensafte wurde große Aufmerksamkeit geschenkt, wobei die Mehrzahl der bezüglichen Versuche mit künstlichem Magensafte vorgenommen wurde. Die gegenwärtig gebräuchliche Methode, die durch die verbesserten gesetzlichen Vorschriften vom August 1900 für die Töpfereien und Porzellanfabriken vorgeschrieben wird, beruht auf einer gewissen Berücksichtigung der Physiologie der Verdauung.

Die in der Verordnung II beschriebene Methode setzt fest, daß die Ermittlung der in der Bleifritte vorhandenen Bleimenge auf folgende Weise erfolgen soll:

Eine gewogene Menge trockenen Materiales ist eine Stunde lang bei Zimmertemperatur mit dem tausendfachen Gewicht einer 0,25%igen wässerigen Salzsäurelösung ununterbrochen zu schütteln. Diese Lösung wird sodann eine Stunde lang stehen gelassen und durch ein Filter filtriert. Das in dem klaren Filtrat enthaltene Bleisalz ist dann als Bleisulfid niederzuschlagen und als Bleisulfat zu wägen.

Diese Methode beruht auf der Annahme, daß die Löslichkeit eines Bleisalzes im Magensaft die Hauptursache der Bleivergiftung in den Töpfereien bilde, und daß bei Untersuchung mit der angegebenen Salzsäurelösung mit einer für diesen Zweck genügenden Genauigkeit die Menge des aus einer gegebenen Probe im Magen lösbaren Bleies bestimmt werde. Die Temperatur, bei der jedoch diese Messung gemacht wird, nämlich Zimmertemperatur, ist beträchtlich niedriger als die Körperwärme und die Menge des bei jener Temperatur gelösten Bleies geringer als die bei der normalen Körpertemperatur (37° C) lösbaren. Praktisch genommen wird innerhalb einer Stunde bei 37° C doppelt so viel gelöst als bei gewöhnlicher Zimmertemperatur (ungefähr 15° C) — Thomason (11), der einige Versuche in dieser Beziehung machte, gibt an, daß sich die Menge des bei 15° C gelösten Bleioxydes zu bei 37° gelösten wie 2,35 : 4,54 verhält. Bei einer anderen Untersuchung fand man, was ebenfalls von beträchtlicher Bedeutung ist, daß Essigsäure bei 15° C 1,97%, bei 37° C 3,53 löste. Bei Milchsäure waren die Zahlen 2,28 bei 15° C, 3,53 bei 37° C. Die Angabe über die Löslichkeit irgendeiner Substanz durch den Magensaft ist demnach zu niedrig, wenn die Substanz bei einer geringeren, als der Körpertemperatur, behandelt wurde.

Die Frage der Löslichkeit eines Bleisalzes in dem Mageninhalt ist im Hinblick darauf, daß kleine Mengen von Staub verschluckt werden, wichtig. Abgesehen von der Salzsäure sind aber auch andere Substanzen im Magensafte vorhanden, der demnach keineswegs nur eine stark verdünnte wässerige Lösung der mineralischen Säure darstellt. Ferner ist der Magensaft, ausgenommen in pathologischen Fällen, in den Perioden der Verdauungsruhe nicht sauer, wenn nicht ein Säuregehalt durch das Vorhandensein von Gärungssäuren — wie Essig-, Milch- und Buttersäure — hervorgerufen wird.

Die Einwirkung des Magensaftes auf Blei wird direkt durch die Menge der außer der Salzsäure vorhandenen organischen Säuren und durch die Gegenwart von Nährstoffen in unverdautem und halbverdautem Zustand beeinflußt. Bei der Betrachtung der Aufnahme von Bleiprodukten durch den Gastro-intestinaltrakt soll der normale Verdauungsvorgang nicht außer Acht gelassen werden, nämlich die Aufeinanderfolge von Vorgängen, die sich während der Verdauung der Nahrung abspielen. Beim Verschlucken der Nahrung und nachher noch durch 15 bis 20 Minuten ist im Magen keine Säure vorhanden (? T.), und erst nach dieser Zeit beginnt allmählich die Absonderung der Salzsäure. Sowie die Verdauung fortschreitet und die verschluckte Menge teilweise gelöst wird, passieren die in gelöstem Zustand befindlichen Teile in Intervallen die Pförtneröffnung — es geht nicht der gesamte Mageninhalt so geradewegs durch den Pylorus wie durch ein gewöhnliches gerades Abflußrohr. Sowie jeder Teil der Nahrungsmasse fortschreitend den Pförtner passiert, kommt er im Zwölffingerdarm mit dem Pankreassaft und mit der Galle in Berührung, wobei diese alkalischen Flüssigkeiten rasch die Reaktion des Speisebreies ändern und andere Fermente, Trypsin usw. wirksam werden lassen. Im weiteren Fortschreiten des Speisebreies durch die Eingeweide übt dann auch der Darmsaft seine Wirkung aus[1]). Schließlich wird der flüssige Inhalt der Eingeweide durch die Ileo-zökalklappe weiter befördert. Während des Durchganges vom Pförtner bis zur Ileo-zökalklappe macht die Reaktion des Darminhaltes Änderungen durch, von einer alkalischen im Zwölffingerdarm und im oberen Teile des Jejunum zu einer saueren bei der Ileozökalklappe. Praktisch gesprochen findet im Magen selbst keine Resorption statt; eine kleine Menge Wasser und derart leicht flüchtige Flüssigkeiten wie Alkohol mögen resorbiert werden, aber die Hauptresorption beginnt erst, wenn die Nahrung den Magen verlassen hat; — es enthält ja auch der Magen keinen Mechanismus für die Resorption der Nahrung. Die Funktion der Aufnahme der Verdauungsprodukte wird durch den Dünndarm ausgeübt, bis schließlich die Stoffe durch die Ileo-zökalklappe den Dick-

---

[1]) Vgl. hierzu auch F. Auerbach u. H. Pick, Arbeiten a. d. kaiserlichen Gesundheitsamt Bd. 45, 1913. (T.)

darm erreichen; dort werden hauptsächlich Wasser und eiweißhaltige Flüssigkeiten und in Lösung befindliche Substanzen in einem gewissen Umfang resorbiert, aber die resorbierte Menge ist im Vergleich zu der, die im Dünndarm resorbiert wurde, unverhältnismäßig klein.

Diese Grundzüge der Physiologie der Verdauung müssen berücksichtigt werden, wenn die Aufnahme von Bleisalzen im Gastro-intestinaltrakt besprochen wird.

Wird menschlicher Magensaft direkt dem Magen eines Menschen entnommen und Blei seiner Einwirkung unterworfen, so gelangen bestimmte Mengen von Blei in Lösung und, sonderbar genug, ist in normalem Magensaft Bleisulfat ebenso löslich wie Bleiweiß und Bleiglätte. Die folgenden zwei Tabellen zeigen das Ergebnis der Untersuchung der direkten Wirkung von menschlichem Magensaft auf Blei. Speziell zu bemerken ist, daß der Saft aus dem Magen von Personen stammte, denen nach vorausgegangenem zwölfstündigem Fasten eine einfache Versuchsmahlzeit verabreicht worden war; der Saft war demnach in normalem Zustand. Die Proben ergaben nun bei normalem Magen folgende Resultate:

Bleisulfat	0,080%
Bleiweiß	0,048%
Bleiglätte	0,040%

Bei einer zweiten Verdauungsprobe, bei der die Untersuchung des Inhaltes zeigte, daß der Patient unter dem als Hyperchlorhydrie bekannten Zustand litt, waren die Resultate:

Bleisulfat	0,046%
Bleiweiß	0,042%
Bleiglätte	0,340%

Eine sehr große Zahl von Versuchen wurde auch zu dem Zwecke angestellt, um die Löslichkeit von ungefritteter Bleiglasur und Bleiweiß bei künstlicher Verdauung zu bestimmen, wobei die Verdauungsproben derart vorgenommen wurden, daß sie, soweit als möglich, in jeder Einzelheit dem gewöhnlichen Mageninhalt glichen. Die verwendete Verdauungsprobe war folgende:

Trockene Brotkrume	140 g
Salzsäure	5 Kubikzentimeter
Milchsäure	0,1 „
Essigsäure	0,1 „
Pepsin	1,2 g
Milch	1200 Kubikzentimeter.

Mit diesem Gemenge wurden Versuche vorgenommen; in jedem Falle wurde die Menge in zwei Teile geteilt; beide Portionen wurden bei Körpertemperatur unter mehrstündigem Schütteln belassen und am Ende dieser Zeit die eine Portion der Analyse unterworfen; die andere Portion wurde neutralisiert, doppeltkohlensaures Natron und Pankreasferment beigesetzt und die Mischung noch weitere $2^1/_2$ Stunden bei Körpertemperatur belassen. Am Ende dieser Zeit wurde diese Pankreasverdauung untersucht.

Fünfunddreißig Untersuchungen wurden angestellt. Bei Verwendung von 1 g Bleiweiß, schwankte die als Bleioxyd in dem saueren Verdauungsbrei vorgefundene Bleimenge zwischen 2 und 3%, während die nach der Pankreasverdauung vorgefundene Bleimenge zwischen 4 und 6,5% der zugesetzten Bleiverbindung schwankte. Bei Vermehrung der zugesetzten Bleimenge auf 12 g, d. i. 1%, wuchs die bei der Verdauungsprobe vorgefundene Menge nur von 1,5 bis zu 2%. Mit anderen Worten, bei Zusatz von größeren Mengen von Blei wuchs das Verhältnis der Löslichkeit nicht in direktem Verhältnis zur zugesetzten Menge. Wo eine direkte Pankreasverdauung ohne vorausgehende Magenverdauung eingeleitet wurde betrug die gelöste Menge Blei nur etwa 0,2% des hinzugefügten Quantums; sie war demnach viel kleiner als die Menge, welche nach vorausgegangener sauerer Verdauung gelöst wurde. Daraus folgt, daß bei normaler Aufeinanderfolge der Verdauung die Löslichkeit fortschreitet, nachdem der Mageninhalt neutralisiert und das Pankreasferment hinzugesetzt wurde, während als das Ergebnis der alleinigen Pankreasverdauung nur eine sehr langsame Wirkung eintritt. Einige von Thomason (12) beschriebene Versuche bestätigen, obgleich sie ohne spezielle Rücksichtnahme auf den physiologischerweise fortschreitenden Verdauungsvorgang angestellt wurden, deutlich den berührten Punkt. Bei einer Mischung von Magensaft, Milch und Brot wurden nämlich 5% Blei gelöst, während bei alleiniger Anwendung von Pankreassaft nur 0,4% gelöst wurden, eine bemerkenswerte Bekräftigung des eben Besprochenen.

Die Schwierigkeit, das bei diesen Verdauungsversuchen anwesende Blei zu bestimmen, ist tatsächlich sehr groß; da die verschiedenen Flüssigkeiten eiweißartiger Natur eine verschiedene Fähigkeit Blei niederzuschlagen, haben, so ist es schwierig, die Menge Blei, die in einer gegebenen Menge von Verdauungsflüssigkeit vorhanden ist, zu bestimmen; ja noch mehr, bei Anstellung eines solchen Verdauungsversuches kann ein großer Teil des Materials in einer rein mechanischen Weise an die suspendierten Fettröpfchen der Milch gebunden werden, und wenn man versucht, die Flüssigkeit von den anderen Teilen des Verdauungsbreies zu trennen, so wird zweifellos durch die Filtrierung Blei entfernt, das zu allererst löslich geworden und als ein Albuminat niedergeschlagen worden war. Ein Bleialbuminat kann man auf leichte Art in folgender Weise bilden: Man macht eine 5%ige Lösung von Eiweiß in physiologischer Kochsalzlösung, fügt 0,02% Salzsäure hinzu und dann eine 10%ige Lösung von Bleichlorid solange, als ein Niederschlag sich bildet. Der Niederschlag wird dann filtriert und in einem Dialysator mit angesäuertem Wasser gewaschen, bis keine Spur von Blei im Spülwasser gefunden wird. Ein Teil dieser Substanz, in destilliertes Wasser gebracht, bildet eine opaleszierende Lösung, die leicht durch das Filter hindurchgeht und mit dem Millonschen Reagenz die Proteinreaktion, mit Ätzkali und Schwefelwasserstoff die Bleireaktion gibt, wobei aber sehr große Mengen der mineralischen Säure notwendig sind, um eine Färbung mit Schwefelwasserstoff herbeizuführen. Blei, das in den Magen Zutritt findet, sei es in Wasser gelöst oder als feiner Staub verschluckt, wird aller Wahrscheinlichkeit nach erst in eine lösliche Substanz, ein Chlorid, Azetat oder Laktat, verwandelt, diese Verbindung wird dann entweder durch den im Magen vorhandenen Schleim oder die Proteinbestandteile der Nahrung oder durch die teilweise verdaute Nahrung niedergeschlagen (Bleipeptonate mögen in derselben Weise gebildet werden wie die oben beschriebenen Albuminate). In dieser Form oder als eine Eiweiß- oder andere organische Verbindung passiert das Blei den Pylorus und wird durch die Wirkung des Pankreassaftes wieder niedergeschlagen und wieder verdaut. Eine Betrachtung der Wirkung des künstlichen Magensaftes und der richtig kombinierten Versuche von Magen- und Pankreasverdauung weisen darauf hin, daß die Form, in der Blei resorbiert wird, nicht ein Chlorid, sondern eine organische Verbindung ist, die erst gebildet und während des normalen Verdauungsprozesses allmählich zerlegt und in dieser Weise von den Eingeweiden zusammen mit den gewöhnlichen Bestandteilen der Nahrung resorbiert wird. Dixon Mann (13) hat gezeigt, daß ungefähr zwei Drittel des durch den Mund aufgenommenen Bleies in den Fäzes ausgeschieden werden, und daß das restliche Drittel ebenfalls langsam, aber nur teilweise ausgeschieden wird. Dieser Punkt ist im Hinblick auf die gewerblichen Vergiftungen vermutlich gastro-intestinalen Ursprunges von großer Bedeutung und die Betrachtung der angeführten Versuche läßt vermuten, daß die Verdauung von Albuminaten oder Peptonaten in gewissem Umfange die Grundlage ist, die die Ausscheidung bestimmter Mengen des Bleies durch die Fäzes bedingt. Diese Änderung der Löslichkeit hat zweifellos einen Einfluß auf die von verschiedenen mit Blei gefütterten Tieren gezeigte Immunität und erklärt vielleicht die Tatsache, daß manche von den durch lange Zeiträume mit Blei gefütterten Versuchstieren keine Symptome von Vergiftung zeigten (s. S. 88), während Kontrolltiere, denen eine weit kleinere Bleimenge auf andere Art und durch die Lunge zugeführt wurde, schnell Vergiftungssymptome entwickelten. Hinsichtlich des Einflusses von Pepsin auf die Löslichkeit des Bleies herrscht Meinungsverschiedenheit. Oliver (14) ist der Ansicht, daß Pepsin auf die Löslichkeit des Bleies im Magensaft verzögernd wirkt und Thomasons Versuche unterstützen auch diese Ansicht, obgleich es schwer ist, einzusehen, warum die Wirkung von Pepsin allein von so ungemeiner Bedeutung sein soll. Die Sache wird auch dadurch kompliziert, daß andere der Nahrung zugesetzte Stoffe den oben beschriebenen Pepsineinfluß verhüllen können. Albumosen und Peptone sind in physiologischer Hinsicht rücksichtlich ihrer Wirkung auf Blei als wichtiger anzusehen als Pepsin und es ist interessant, daß Rambousek (15) gefunden hat, daß, wenn man Blei in Form von Bleiweiß der Einwirkung einer 1 %igen Lösung von Salzsäure aussetzt, bei Anwesenheit von Peptonen mehr Bleiweiß gelöst wird, als durch die verdünnte Säure allein; und dieselbe Wirkung wurde auch auf metallisches Blei beobachtet.

Tabelle II. Rambouseks Tabelle.

Lösung: je 100 cm^3	Substanz	Zeit	Gelöste Menge als metallisches Blei wiedergegeben
a) 1,0 % Pepton 0,1 % HCl	Bleiweiß 10 g	3 Tage bei 37° C	0,1471 g
b) 1,0 % Pepton 0,1 % HCl	Metallisches Blei 4 g	"	0,0330 g
c) 0,1 % HCl	Bleiweiß 10 g	"	0,0983 g
d) 0,1 % HCl	Metallisches Blei 4 g	"	0,0194 g
e) 0,3 % Na_2CO_3	Metallisches Blei 4 g	"	keine
f) 0,3 % Na_2CO_3	Bleiweiß	"	"
g) 0,3 % Na_2CO_3 0,5 % NaCl	Bleiweiß	"	"
h) 0,3 % Na_2CO_3 0,5 % NaCl	Metallisches Blei	"	"

Die auf S. 18 erwähnten Versuche stimmen zweifellos mit denen Rambouseks überein. Abgesehen von der Anwesenheit von Peptonen muß auch die Wirkung von Kohlensäure in Betracht gezogen werden, da sowohl bei Magen- als auch bei Pankreasverdauung eine Steigerung der Löslichkeit eintrat, wenn während der Zeit der Verdauung Kohlensäure durchtrat. Die ganze Frage der Löslichkeit in den Flüssigkeiten des Magens und des Verdauungskanales bedarf einer vollkommenen Revision, nicht nur hinsichtlich des Bleies, sondern bezüglich einer ganzen Zahl anderer Metalle, einschließlich des Arseniks.

Der Mechanismus der Bleiabsorption. Es erübrigt, den Endvorgang bei der Resorption von Bleiteilchen oder Bleilösungen im tierischen Körper zu betrachten. Die experimentelle Phagozytose von Bleiteilchen, wie auch kleinster Partikel irgendwelcher Substanz, die in einer isotonischen Lösung suspendiert sind, kann direkt unter dem Mikroskop beobachtet werden. Bleipartikel zeigen keine Ausnahme von der Regel und man kann wahrnehmen, daß weiße Blutkörperchen im „hängenden Tropfen", der aus einer isotonen Salzlösung und Serum besteht, Bleipartikel in sich aufnehmen, und kann durch geeignete Mittel das so aufgenommene Blei nachgewiesen werden[1]). Bei einem solchen Versuche

[1]) Paul Schmidt (Deutsches Archiv für klinische Medizin, Bd. 96, 1909) hat gezeigt, daß das Blei vor allem an die geformten Elemente des Blutes gebunden ist und zwar der Hauptsache nach an die weißen Blutkörperchen. Er kommt zur Anschauung, daß das Blei zum Teil in feinster Suspension ungelöst vom Magen-Darmkanal resorbiert wird; das gelöste wird nach Aufnahme in den alkalischen Säftestrom wieder ausgefällt oder doch zu einer kolloidalen Masse umgewandelt, so daß das Blei im wesentlichen in ungelöster Form zur Ablagerung im Lymphapparat des Darmes, bzw. bei Inhalation des Halses und der Lungen gelangen muß. Von hier wird es durch Leukozyten und Strömung in Bruchteilen abgetragen, wohl auch kolloidal gelöst. Zerfallsprodukte der roten Blutkörperchen werden sodann in den Kapillargebieten (Organen) abfiltriert, wodurch neue Depots (Organdepots) geschaffen werden. Von diesen tritt dann weiterer Abbau ein. Man kann also geradezu von einer bis zur Eliminierung unaufhörlichen Wanderung des Bleies im Körper reden. (T.)

verliert ein großer Teil des Bleies, das von den einzelnen Blutkörperchen aufgenommen wird, rasch die Eigenschaft, mit Schwefelwasserstoff einen schwarzen Niederschlag zu geben und ist offenbar in eine organische Verbindung, ein Peptonat oder Albuminat verwandelt worden.

In dem Abschnitte über die Chemie des Bleies wurde bemerkt, daß kolloidale Lösungen von Blei durch Schwefelwasserstoff nicht niedergeschlagen werden und daß Albuminate und Peptonate des Bleies vermutlich kolloidale Form besitzen. Es findet demnach augenscheinlich die direkte Aufnahme des Bleies in den Körper durch die Phagozytose statt, und wird es in demselben in eine kolloidale Form umgewandelt, in der es vermutlich durch die Niere und die Eingeweide, hauptsächlich aber die letzteren, abgesondert wird.

Eine weitere Bestätigung von der Einschließung von Bleiteilchen durch amöboide Zellen kann man gewinnen, wenn Teile der Eingeweide von Versuchstieren untersucht werden; in den Lymphdrüsen können Bleipartikel an der Innenseite der Wände und sogar in den Zellen gesehen werden. Es folgt aber daraus durchaus nicht, daß diese Teilchen von Bleisulfiden, die in den Zellen sich vorfinden, in situ gebildet wurden; wahrscheinlicher ist es, daß das Blei in dem Darmtrakt selbst in ein Sulfid verwandelt und in der Folge von den amöboiden Zellen aufgenommen wurde.

Möglich ist auch eine andere Lösung, nämlich, daß die in der Eingeweidewand zu sehenden Partikel Bleiteilchen sind, die in das Eingeweide selbst ausgeschieden werden und daß die Pigmentierung der Gefäßwände und Zellen durch jene Bleipartikel verursacht wird, die vom Blut in das Lumen der Verdauungsorgane eintreten, nachdem sie während ihrer Wanderung in ein Sulfid umgewandelt worden sind.

Die örtliche Beschränkung der Färbung auf den Dickdarm, besonders die Gegend des Appendix bei Tieren (Katzen) dient zur Unterstützung dieser Theorie. Den Dickdarm nahe der Ileozökalklappe, den Appendix und auch die Drüsen in der unmittelbaren Nachbarschaft findet man gefärbt und findet auch, daß sie Blei in größeren Mengen enthalten als irgend ein anderer Teil des Darmes. In extremen Fällen kann der ganze Dickdarm graublau gefärbt sein. Die Blutgefäße des Gekröses in dieser Gegend sind ebenfalls derart mit Bleipartikelchen angefüllt. Wenn jedoch ein Bleisalz, wie Bleikarbonat oder Bleioxyd Zutritt zum Magen findet, kann es leicht durch die im Magen vorhandene freie Salzsäure in ein Chlorid umgewandelt werden; und wenn hier außerdem eine chronische Aziditätsdyspepsie (Hyperchlorhydrie) besonders von der Gärung erregenden Form vorliegt, bei der freie Milchsäure und andere organische Säuren innerhalb des Darmes gefunden werden, so unterliegen kleine Mengen von Blei, die als Staub verschluckt werden, der Lösung und Umwandlung in Chloride oder Laktate. Die Absonderung von saurem Magensaft aus den Magendrüsen greift nicht unmittelbar nachdem der erste Nahrungsbissen verschluckt worden ist, Platz, sondern es mag zwanzig Minuten oder eine halbe Stunde dauern, bevor der Mageninhalt eine saure Reaktion hat. Bleisalze, die vorher verschluckt worden sind, können während dieser ganzen Zeit dem Nahrungsbrei einverleibt werden und so der Resorption entgehen.

Wenn aber im Magen in Lösung befindliches oder suspendiertes Blei mit der Nahrung vermischt und zur gleichen Zeit der Wirkung der verschiedenen Eiweißbestandteile derselben und der Einwirkung der Säuren unterworfen wird, so hat dies zur Folge, daß sich ein Albuminat oder Peptonat des Bleies leicht bildet und als solches niemals vom Magen direkt resorbiert werden kann; praktisch genommen tritt keine Resorption im Magen ein und bei Vorhandensein von eiweißhaltiger Nahrung fällt gelöstes Blei als ein organisches unlösliches Salz aus. Der mit kleinen Bleimengen imprägnierte Nahrungsbrei steigt weiter in den Darm hinab, wo die weitere Verdauung stattfindet. Während die Masse den Darm passiert, läuft die Wirkung schrittweise auf das Wiederauftreten von Säure hinaus, aber gleichzeitig wird eine gewisse Menge von Schwefelwasserstoff gebildet und zwar ein Teil davon durch die Zersetzung des schwefelhaltigen Teiles der Proteinmoleküle durch gewöhnliche Hydrolyse und Darmfermente, ganz unabhängig von einer bakteriologischen Wirkung. Ein Teil des in dem Speisebrei vorhandenen Bleies mag für die Resorption freigesetzt werden. Die Galle soll bei der Lösung des Bleies in vitro behilflich sein.

Bei Versuchen, die von einem der Verfasser angestellt wurden und über die später berichtet wird, wurde gezeigt, daß in einer isolierten Darmschlinge die Resorption eines löslichen Bleisalzes (Chlorides) stattfindet, wenn hierbei keine Speise in der Schlinge zugegen ist. Während des Durchganges der Speisemasse durch den Darm wird mehr und mehr Schwefel frei und ergibt sich eine Gelegenheit für die Fixierung des Bleies als Sulfid, jedoch auch als Sulfid bleibt es schwach löslich. Vermutlich jedoch wird der größte Teil des Bleies lange vorher resorbiert, ehe es jene Stellen erreicht, an denen freier Schwefel oder Schwefelwasserstoff für die Bildung eines Sulfides vorhanden ist. Es ist sehr wahrscheinlich, daß Blei, ebenso wie eine Anzahl anderer Schwermetalle, einschließlich Arsenik, allmählich in dem oberen Teile des Darmes resorbiert und in dem unteren wieder ausgeschieden wird. Eine derartige Hypothese wird zweifellos durch die bemerkenswerte Färbung des Dickdarmes und der Ileozökalklappe stark unterstützt.[1])

---

[1]) Auch Blum hat darauf hingewiesen und, wenn wir nicht irren, als erster dargetan, daß das im Körper befindliche Blei in Bleikarbonat umgewandelt wird und im Magendarmkanal zur Ausscheidung kommt. Dieses Blei aber wird „soweit es wenigstens durch die Schleimhaut der oberen Verdauungswege hindurchtritt, dort gleichsam reaktiviert, indem aus den niedergeschlagenen Bleiverbindungen im Magen das verhältnismäßig leicht lösliche Bleichlorid entsteht und im Dünndarm sich ebenfalls Umsetzung mit Eiweißsubstanz oder Fett und anderen Derivaten vollzieht, die das Blei von neuem resorbierbar und damit gefährlich machen. Es besteht also gewissermaßen ein Kreislauf des Bleis im Organismus" . . . „Ein mehr oder weniger großer Anteil wird, wie ja auch die Untersuchungen ergeben haben, mit den Fäzes hinweggeschafft, so daß eine allmähliche Entlastung des Organismus von Blei doch eintritt." (T.)

Der genaue Vorgang der Resorption des Bleies aus seinen Verbindungen mit Eiweiß oder Pepton als Bleipeptonat oder Albuminat ist gegenwärtig sehr schwer festzustellen; Bleialbuminat ist ohne Zweifel in Wasser oder physiologischer Kochsalzlösung und im Eiweiß unlöslich. Der Prozeß der Resorption von metallischem Blei durch den Gastro-intestinal-Kanal ist weiter sehr nahe verwandt der Resorption von anderen Schwermetallen und die Tatsache, daß Tiere, nachdem ihnen sehr große Dosen von Bleisalzen durch den Mund verabfolgt worden waren, an den Darmwänden Hämorrhagien zeigten, außer solchen an anderen Stellen des Körpers, mit gelegentlichen deutlichen Geschwüren, deutet auf eine lokalisierte koagulierende Wirkung auf die Gefässe in der Darmwand als die wahrscheinliche Ursache der Ulzeration hin. Eine Untersuchung dieses Problems der Bleiresorption durch den Darm — vermutlich wird nur eine ganz geringfügige Teilmenge von Blei, wenn überhaupt, von dem Magen direkt resorbiert — ist von namhafter Bedeutung für die Hintanhaltung jener Bleivergiftungen, die dem Verschlucken von Blei zuzuschreiben sind. Keine Arbeit soll in der Frühe in einer Bleifabrik begonnen werden, ohne vorherige Nahrungsaufnahme, da, wenn Nahrung aufgenommen wurde, die Gelegenheiten zur Resorption von Blei bedeutend verringert werden und von allen Speisen ist als am meisten wirksam Milch oder Milchkakao zu empfehlen.[1])

Die Aufnahme von Staub durch die Lunge ist wahrscheinlich ein außerordentlich komplizierter Vorgang und bieten Armits Versuche mit Nickelkarbonyl vielleicht dazu den Schlüssel. Er fand, daß bei Nickelkarbonylvergiftungen das flüchtige Produkt an der Oberfläche der Lungenalveolen zerlegt wurde, worauf der metallische Teil in die Lunge selbst eintrat, um eventuell durch das Serum resorbiert zu werden.

Aus den pathologischen und histologischen, auf Seite 84 beschriebenen Untersuchungen und aus dem Umstande, daß Bleipartikel sehr leicht von den weißen Blutkörperchen aufgenommen werden, können wir schließen, daß die Resorption der feinen Bleipartikel, die zu der Lunge Zutritt erhalten, durch Vermittlung dieser Phagozytenzellen Platz greift, da solche Zellen bekanntlich in den Alveolen der Lunge vorhanden sind. Die in den Lungen der Stadtbewohner aufgespeichert vorgefundenen Kohlenteilchen zeigen, daß eine derartige Übertragung

[1]) Auch Blum (Untersuchungen über Bleivergiftung und ihre Verhütung in industriellen Betrieben, Frankfurt a. Main 1900) legt dar, daß es unser Bestreben sein muß, beim Bleiarbeiter den „Bestand an freier und auch an gebundener Säure zu vermindern und die Resorption herabzusetzen. Beides ist auf die Dauer nur durch eine geeignete Regelung der Diät möglich . . . Am besten wird man tun, wenn man eine die Salzsäuresekretion wenig anregende und resorptionshemmende Kost verabreicht, die doch genügend schmackhaft ist, um auf die Dauer willig genommen zu werden. Hierzu scheinen nach obigem gerade schleimige Speisen und Mehlbrei passend zu sein. Vor Beginn der Arbeit die schleimigen Speisen zu geben, empfiehlt sich darum, weil sonst der Arbeiter, der zu Hause sein Frühstück genommen hat, mit seinem an freier Salzsäure reichen Mageninhalt seine gefährliche Beschäftigung beginnt.“ (T.)

von Teilchen aus den Alveolen in die inneren Teile der Lungentrabekel ein konstantes Phänomen ist, und es ist daher um so leichter zu verstehen, wie rasch und leicht feine Partikel, die nicht selbst zu Entzündungen reizen, von den Geweben aufgenommen werden können. Sobald einmal die Partikel in das Innere der Lungenalveolen gelangt sind, sind sie der Wirkung des Blutserums in dem normalen Prozeß der Durchspülung der Gewebe durch die ausgeschiedene Lymphe unterworfen und mögen die Bleipartikel dann wirklich in die feineren Blutbahnen übertragen und so in den allgemeinen Kreislauf gebracht werden. Solche Teilchen, die in der Lunge fixiert bleiben, unterliegen der allmählichen Resorption und trägt die beständige Anwesenheit von Kohlensäure, die durch den Blutstrom zur Lunge gebracht wird, zweifellos beträchtlich zu ihrer Lösung bei; es ist demnach überflüssig, die Notwendigkeit irgendeiner verborgenen Zwischenwirkung einer organischen Säure für die Lösung des eingeatmeten Bleies in den Lungen anzunehmen.

Bei der Resorption der Bleisubstanz durch den Darm mag sie direkt in den Blutstrom in einer ähnlichen Weise gelangen: durch die Lymphgefäße, die Lymphkanäle und so in den Ductus thoracicus und schließlich in den allgemeinen Kreislauf. Auf der anderen Seite wird eine gewisse Menge, wahrscheinlich ein beträchtlicher Teil durch die Pfortaderzirkulation aufgenommen und direkt in die Leber selbst übertragen. Die chemische Analyse der Leber unterstützt diese Ansicht, ebenso auch die beträchtliche schädigende Einwirkung auf die Leber, wenn die Vergiftung vom Darmkanal aus durch Verabfolgung von großen Dosen einer hochgradig löslichen Bleiverbindung stattgefunden hat. Nach Sternberg (16) findet die Ausscheidung des Bleies aus der Leber zum Teile durch die Galle statt. Dies ist wahrscheinlich, es gibt jedoch zurzeit keinen experimentellen Beweis zur Bekräftigung dieser Ansicht. Wenn eine solche Auscheidung stattfindet, ist die Form, in der das Blei abgesondert wird, vermutlich. eine solche, in der es durch den Verdauungsprozeß nicht weiter löslich ist. Andererseits kann es sich in einer solchen löslichen Form befinden, daß es vom Darm wieder resorbiert werden kann, so daß auf diese Weise ein beständiger Kreislauf vollführt wird. Aber eine solche Theorie bedarf noch einer gründlichen Bestätigung durch experimentelle Nachweise, ehe sie als sicher angesehen werden kann.

Darüber besteht aber kein Zweifel, daß das Blei, wie auch immer es aufgenommen worden ist, im Körper an vielen Stellen in kleinsten Mengen aufgespeichert verbleibt und besteht eine genaue Analogie mit Arsenik in der merkwürdigen Ausscheidung des Metalles durch die Fäzes. Cloetta (17), den Dixon Mann zitiert, hat entdeckt, daß Hunde, obgleich sie eine größere Menge Arsenik als 0,0035 g täglich nicht nehmen konnten ohne Vergiftungserscheinungen zu zeigen, nichtsdestoweniger Arsenik in viel größeren Dosen nehmen konnten, wenn es ihnen in fester Form verabreicht wurde, und er war imstande, die Dosis bis auf 2 g im Tag zu vergrößern, ohne daß sich toxische

Symptome zeigten. Die Untersuchung des Urins und der Fäzes zeigte, daß während die Menge des durch den Urin ausgeschiedenen Arseniks sich verringerte, die in den Fäzes sich steigerte, und ebenso verringert sich bei Bleivergiftungen, wenn Blei irrtümlich in großer Dosis verschluckt wurde, die Menge des durch den Urin ausgeschiedenen Bleies rapid, obgleich der Patient noch an den Folgen der Bleivergiftung zu leiden hat. Die auf Seite 102 erwähnten Versuche wiesen ständig auf die Auscheidung von Blei durch den Darm hin und war, praktisch genommen, bei allen Tieren, die an chronischer Vergiftung zu leiden hatten, stets eine deutlich merkbare dunkle Färbung, die auf Blei zurückzuführen war, in dem oberen Teil des Zökums vorhanden. Diese Färbung und die Ausscheidung des Bleies durch den Dickdarm ist ohne Zweifel auch beim Menschen vorhanden. In einem von Little (18) beschriebenen Fall, in dem Diachylon verabfolgt worden war, kam ein verabreichtes Schwefelmagnesium enthaltendes großes Klysma schwarz gefärbt zurück. Eine detailliertere Darstellung der Versuchsergebnisse und eine Betrachtung über die Auscheidung von Blei sind einem anderen Kapitel vorbehalten, aber es ist unmöglich, die Ätiologie der Krankheit zu besprechen, ohne auch die allgemeinen histologischen Wege der Bleiaufnahme und Ausscheidung in Betracht zu ziehen.

Die Resorption von Blei durch die Haut. Ein heftiger Streit ist über die Frage der Resorption von Blei durch die unversehrte Haut entstanden. Es wurde nachgewiesen, daß Mittel wie Belladonna bei Anwendung auf die Haut eine Pupillenerweiterung herbeiführen können; eine Salizylsäure enthaltende Salbe, die auf die Haut gebracht und gründlich verrieben wurde, hatte das Auftreten von Derivaten der Salizylsäure in Urin zur Folge; in genügender Menge auf die Haut gebrachtes und verriebenes Quecksilber kann Speichelfluß verursachen; auch noch eine große Zahl anderer Mittel kann angeführt werden, die alle bei Einreibung auf die heile Haut die physiologische Wirkung des betreffenden Mittels herbeiführen[1]).

Es liegt nun kein Grund vor, das Blei aus der Kategorie der durch die Haut resorbierbaren Mittel auszuschließen und es können, wie verschiedene Beobachter gezeigt haben, Tiere durch Anbringung eines Pflasters von Bleiazetat auf die Haut vergiftet werden. Von diesen Versuchen seien die von Canuet (19) und Drouet (20) an Kaninchen erwähnt. Einige Beobachter, unter denen Manouvrier (21) hervorgehoben sei, versuchten den Nachweis, daß die Lähmung der

[1]) Erwähnt sei hier, daß sich in der Literatur eine größere Anzahl von Fällen findet, bei denen die Aufnahme von Blei durch die Haut zu schwerer Vergiftung führte: Müller (Wien. klin. Wochenschr. 1895, p. 458) berichtet über einen Fall, in dem die jahrelange Anwendung von „Elisabethkugeln", die 37% Bleiweiß, weiter Kreide, Alaun, Kampfer enthalten, als Kosmetikum zu schwerer Bleivergiftung führten; zahlreich sind die Vergiftungsfälle durch bleiweißhaltige Schminken.

Trotzdem aber möchten auch wir die Resorption durch die Haut als Quelle gewerblicher Bleivergiftung als praktisch bedeutungslos ansehen. (T.)

Hände öfter an der rechten Hand bei Rechtshändern und an der linken Hand bei Linkshändern vorkomme, und ausgehend von den verschiedenen, die Resorption des Bleies durch die unverletzte Haut zeigenden Versuchen, suchen sie eine Beziehung zwischen der Läsion der Nerven und der direkten Resorption durch die Haut der Hand herzustellen.

Gegen die Annahme dieser Theorie können viele Bedenken erhoben werden. Bleiarbeiter, die ständig mit bloßen Händen mit gelöstem Blei manipulieren, zeigen nicht häufiger Radialislähmung als Personen, die der Einatmung von Bleistaub oder Dämpfen ausgesetzt sind; im Gegenteil kommen gerade schwere Fälle von Lähmung und Nervenerkrankungen im allgemeinen mehr bei Personen vor, die der fortgesetzten Einatmung von minimalen Quantitäten von Blei durch den Atmungstrakt ausgesetzt sind. Je mehr die Arbeiter dem Staub ausgesetzt sind, um so größer ist die Zahl der Fälle von Anämie und Kolik, während in anderen Industrien, wie bereits gezeigt wurde, wo Blei als ölsaure Verbindung tagaus, tagein lange Jahre hindurch auf die Hände der Arbeiter kommt, Lähmung und sogar Kolik selten unterlaufen; mit anderen Worten, Personen, die der Resorption von Blei durch ihre Hände besonders ausgesetzt sind, zeigen ein viel selteneres Vorkommen von Bleivergiftung aller Art, als die dem Bleistaub ausgesetzten. Außerdem deutet die Pathologie der Radialislähmung und ähnlicher Formen der Parese darauf hin, daß der dem ergriffenen Muskel zugehörige Nerv nicht primär affiziert wird, sondern daß die anfängliche Ursache eine Hämorrhagie in die Nervenscheide ist, die die schließlichen degenerativen Veränderungen herbeiführt. Die Hämorrhagie, nicht eine Erkrankung der Nerven selbst, ist die primäre Läsion.

Quellen.

1. Goadby, K.W.: A Note on Experimental Lead Poisoning. Journal of Hygiene, Band IX Nr. 1, April 1909.
2. Legge, T. M.: Report on the Manufacture of Paints and Colours containing Lead (Cd. 2466) 1905.
3. Duckering, G. E.: Journal of Hygiene, Band VIII. Nr. 4. September 1908.
4. Meillère, G.: Le Saturnisme, Kap. IV. Paris 1903.
5. Armit, H. W.: Journal of Hygiene, Band VIII. Nr. 5. November 1908.
6. Tanquerel des Planches: Traité des Maladies de Plomb ou Saturnines. Paris 1839.
7. Stanski: loc. cit.
8. Gautier: Intoxication Saturnine, etc. Académie de Médecine, VIII. November 1883.
9. Thresh, J. C.: The Lancet, S. 1033. Oktober 1905.
10. Ebenda: 5. Jänner 1909.
11. Thomason: Report of the Departemental Committee on Lead Manufacture: Earthenware, China, Band II. Beilage S. 61, 1910.
12. Ebenda.
13. Dixon Mann: Forensic Medicine and Toxicology, S. 495, 1908.
14. Oliver, Sir T.: Lead Poisoning (Goulstonian Letbures) 1891.
15. Leymann: Die Bekämpfung der Bleigefahr in der Industrie. S. 38, 1908.
16. Sternberg: International. Congress für Gewerbekrankheiten, Brüssel, 1910.
17. Cloetta: Dixon Manns Forensic Medicine and Toxicology. S. 463.
18. Little: The Lancet, 3. März 1906.

19. Canuet, T.: Thèse, Paris 1825, Nr. 202. Essai sur le Plomb.
20. Drouet: Thèse, Paris 1875. Recherches Expérimentales sur le Rôle de l'Absorbtion Cutanée dans la Paralysie Saturnine.
21. Manouvrier: These, Paris 1873, Nr. 471. Intoxication par Absorption Cutanée.

III. Empfänglichkeit und Immunität.

Eine große Zahl giftiger Substanzen, zu denen auch das Blei gerechnet werden kann, sind in derselben Dosis nicht für alle Individuen in gleicher Weise giftig. Man pflegt solche Leute, die verminderte Resistenz an den Tag legen, oder (mit anderen Worten) deren Gewebe nur in geringem Maße den giftigen Wirkungen solcher Substanzen Widerstand zu leisten vermögen, empfänglich zu nennen. Andererseits kann man — jedoch ist es wissenschaftlich nicht korrekt — von Immunität gegenüber derartigen giftigen Substanzen sprechen. Besonders bei Leuten, die gegen Bleivergiftung im größeren Grade als ihre Mitmenschen widerstandsfähig sind, spricht man besser von einer Toleranz gegenüber den Giftwirkungen als von einer teilweisen Immunität.

Der Grad der Widerstandsfähigkeit gegenüber der giftigen Wirkung des Bleies zeigt innerhalb einer beliebigen Bevölkerung beträchtliche Verschiedenheiten. So zeigt z. B. in einer Gemeinde, die eine mit Blei verunreinigte Wasserleitung benutzt, nur ein kleiner Bruchteil der Leute, die dieses Wasser trinken, Vergiftungserscheinungen. Außer der individuellen Idiosynkrasie gibt es natürlich noch andere Faktoren, die die Giftwirkung bestimmen mögen, so z. B. wenn Wasser, das über Nacht in einem Leitungsrohr gestanden hat, am Morgen geschöpft wird. Aber sogar dann, wenn alle störenden Faktoren bei der durch Wasser vermittelten Bleivergiftung ausgeschaltet sind, kann man immer verschiedene Grade der Empfänglichkeit unter den Leuten, die das Wasser benutzen, beobachten.

Blei unterscheidet sich also nicht von anderen Giften, denen gegenüber manche Leute Idiosynkrasie zeigen. So können ganz kleine Dosen von Arsenik an empfänglichen Individuen Koliksymptome hervorrufen. Eine beschränkte Zahl von Individuen ist gegenüber manchen Drogen, z. B. Cannabis indica höchst empfänglich, während andere große Dosen davon ohne irgend ein Zeichen einer Vergiftung zu sich zu nehmen vermögen. Es ist wohl bekannt, daß auch bei empfänglichen Personen die geringste Menge einer bestimmten Droge, welche Vergiftungserscheinungen hervorruft, allmählich steigt, wenn durch lange Zeit hindurch Mengen, die noch nicht imstande sind, merkliche Symptome der Vergiftung zu erzeugen, gegeben werden. In dieser Hinsicht wurde eine Reihe von Versuchen mit Arsenik angestellt, besonders von Cloetta (1), der fand, daß die Arsenikdosis für Hunde allmählich erhöht werden konnte, wenn sie per os gegeben wurde, oftmals bis zu der sonst tödlichen Dosis, daß aber, wenn hierauf eine unter der tödlichen Minimaldosis liegende Dosis subkutan injiziert wurde, akute Symptome einer Arsenikvergiftung auftraten.

Wir zeigen in einem späteren Kapitel, daß die Bleiausscheidung bei Leuten, die dem Metall gegenüber tolerant sind, vermittelst des Darmtraktes stattfindet und daß wahrscheinlich alle Individuen, die in der Bleiindustrie bei gefahrbringenden Verrichtungen tätig sind ohne Krankheitssymptome darzubieten, eine Art Gleichgewichtszustand zwischen der Giftaufnahme und seiner Ausscheidung erlangt haben[1]). Selten ist man imstande, bei solchen Leuten eine Bleiausscheidung durch die Niere festzustellen. Gelegentlich jedoch zeigen solche Individuen, nachdem sie eine geraume Zeit in einem gefährlichen Betriebe tätig waren, plötzlich Vergiftungserscheinungen, und die Nachforschung enthüllt häufig die Tatsache, daß irgendein störender Faktor, sei es eine interkurrente Krankheit, Alkoholmißbrauch usw., dazwischengetreten ist, oder daß das Einatmen einer großen Staubmenge das jähe Auftreten der Symptome einer allgemeinen Bleivergiftung herbeigeführt hat. Andererseits lehrt die Erfahrung aller Fachleute, die sich mit der Untersuchung von Bleiarbeitern befassen, daß, wenn auch ein Arbeiter in der ersten Zeit seiner Beschäftigung Zeichen von Bleiaufnahme — wohl zu unterscheiden von Erscheinungen einer Bleivergiftung! — darbietet, er später geringere Symptome des Einwirkens der giftigen Substanzen erkennen läßt. Ja es ist sogar ein geringer Grad einer ausgesprochenen Bleivergiftung in den ersten Zeiten der Beschäftigung in einem Bleibetriebe durchaus kein ernstes Hindernis für die allmähliche Erwerbung der Toleranz, da die sorgfältige Behandlung des Arbeiters zurzeit, während er die Gifttoleranz erwirbt, ihm oft über diese Periode hinweghilft und ihn befähigt, den Gefahren, die mit dieser Arbeit gewöhnlich verbunden sind, zu widerstehen.

Das früheste Symptom der Bleiaufnahme ist Anämie. Die Anämie ist nicht sehr hochgradig, und die Verringerung der Zahl der roten Blutkörperchen geht selten unter 2 Mill. auf einem mm^3, der Hämoglobingehalt hält sich etwa zwischen 75 und 80%. Es kommt zu einem geringen Schwund des Fettpolsters in der Wangengegend und auch an den übrigen Körperteilen, aber davon abgesehen, bestehen keinerlei deutliche klinische Symptome einer Vergiftung. Besitzen solche Leute ein schlechtes Zahnfleisch, so macht sich rasch eine blaue Linie bemerkbar. Ist jedoch das Zahnfleisch in gutem Zustande, dann ist es ungewöhnlich, in diesem frühen Stadium irgend ein Zeichen einer Bleiablagerung zu bemerken.

Leute, die allmählich die Gifttoleranz erwerben, durchlaufen das

---

[1]) Schon Hermann (1867, Archiv f. Anatomie, Physiologie und wissenschaftliche Medizin) weist auf diesen Gleichgewichtszustand hin. Es geht die Ausscheidung des Bleis der Aufnahme in dem Grade parallel, daß das Blut und der Organismus nicht den für die eigentlichen Vergiftungserscheinungen notwendigen Bleigehalt erreichen. Diese müssen sofort eintreten, wenn die Ausscheidung des Bleis durch die Nieren etwa plötzlich auch nur unbedeutend verlangsamt wird. (T.)

Stadium der Anämie ohne irgend besondere Erscheinungen von Koliken oder Lähmungen darzubieten; ohne irgend eine Behandlung kehren der Hämoglobingehalt und die Zahl der roten Blutkörperchen allmählich wieder zu einem mehr oder weniger normalen Zustande zurück. Während dieser Periode, also zu einer Zeit, wo das Blut eine Verringerung seiner Korpuskularelemente und seines Farbstoffgehaltes zeigt, kann man, wenn man danach sucht, basophile Granula finden, die aber in der Regel verschwinden, wenn das Blut wieder auf etwa 4 Mill. rote Blutkörperchen per mm^3 und 80% Hämoglobin zurückgekehrt ist. In einem solchen Falle hat sich Toleranz gegenüber der Giftwirkung des Bleis entwickelt, eine Toleranz, die man als partielle Immunität, hervorgerufen durch wiederholte subminimale toxische Dosen, auffassen kann. Andererseits schreiten in einer Anzahl von Fällen, die ausgesprochene Empfänglichkeit zeigen, die Blutveränderungen weiter fort und bieten keine Erscheinungen automatischer Regeneration. Bei solchen Leuten können sogar nach einem so kurzen Zeitraume wie 4—6 Wochen, während welcher sie der Bleiaufnahme ausgesetzt waren, deutliche Koliksymptome auftreten. Die Entfernung eines solchen Individuums aus dem Bereich der Giftwirkung des Bleis gibt gewöhnlich in kurzer Zeit Aufklärung über die Natur dieser Symptome; sie können aber gelegentlich noch einige Monate nach der Entfernung von der Einwirkung des Giftes fortbestehen. Ein derartiges Individuum muß als mit besonderer Empfänglichkeit behaftet gelten und sollte in keinem Betriebe Verwendung finden, in dem irgend eine Bleigefahr besteht.

Soweit Statistiken in diesem Punkte verwendbar sind, zeigen sie, daß eine erhöhte Toleranz gegenüber der Giftwirkung des Bleis während der Arbeit allmählich erworben wird, dadurch, daß die Zahl der Fälle in den Giftstatistiken an Häufigkeit ziemlich beträchtlich mit der Zahl der Arbeitsjahre abnimmt. Wie aus dem Kapitel, das sich mit der Statistik der Bleivergiftungen befaßt (S. 47), zu ersehen ist, kommt die größte Zahl der Fälle bei Personen vor, die nur eine kurze Zeit mit Blei gearbeitet haben. Andererseits machen sich die Folgen der Bleivergiftung in der Regel nur nach langdauernder Einwirkung des Giftes geltend. Es ist wichtig, sich in Erinnerung zu rufen, daß die verschiedenen Formen der Lähmung selten auftreten, ohne daß das Individuum einer langdauernden Bleiaufnahme ausgesetzt gewesen wäre, und weiter, daß das Blut solcher Personen bei sorgfältiger Untersuchung in der Regel Zeichen einer lang andauernden Vergiftung aufweist. Wenn man daher Maßregeln ergriffe, um das Vorhandensein einer solchen andauernden Vergiftung festzustellen und die Menge des absorbierten Giftes zu vermindern, indem man das Individuum gleichzeitig einer eigenen Behandlungsart unterwirft, so könnte eine große Zahl von Fällen von Paralyse, Enzephalopathie und von Todesfällen vermieden werden, die auf die Beschäftigung mit Blei und seine Verarbeitung zurückzuführen sind.

Besondere Empfänglichkeit kann sich auch an mehreren Mitgliedern einer Familie zeigen, Oliver (2) erzählt, daß er mehrere Mitglieder einer Familie gekannt habe, die an Bleivergiftung litten und starben. Auch zu unserer Kenntnis sind mehrere derartige Fälle von Familien mit hochgradiger Empfänglichkeit gelangt. In einem Falle zeigten zwei Brüder, die in einer Schicht arbeiteten, Vergiftungssymptome, obwohl niemand anderer in dieser Schicht irgendwelche ähnliche Symptome aufwies. Ein dritter Bruder, der in das Werk eintrat, nachdem die beiden anderen dasselbe verlassen hatten, wurde mit Rücksicht auf die Empfänglichkeit, die sich an seinen beiden Brüdern gezeigt hatte, unter besondere Kontrolle gestellt; 6 Wochen nach seinem Eintritte in den Betrieb zeigte er Vergiftungserscheinungen, obgleich ihm eine Arbeit gegeben wurde, die ihn nur in ganz geringem Grade der Bleiaufnahme aussetzte. In einem anderen Betriebe erkrankten drei Brüder, zwei Töchter und der Vater, alle innerhalb eines Zeitraumes von 4 Jahren an Bleivergiftung; der Vater hatte drei Kolikanfälle, schließlich beiderseits Handlähmung; eine Tochter hatte einen Kolikanfall, die andere drei Anfälle; die drei Brüder litten insgesamt an Koliken und Anämie, und einer hatte schon früh Symptome von Schwäche im Handgelenk. Es war absolut kein Anhaltspunkt dafür vorhanden, daß diese Leute sorgloser oder dem Bleistaub mehr ausgesetzt gewesen wären als irgendeine der Personen, mit denen sie arbeiteten, oder daß die Arbeit selbst, mit der sie beschäftigt waren, mehr geeignet war, bei ihnen Erkrankungen hervorzurufen, als bei ihren Arbeitsgenossen. Personen mit heller Gesichtsfarbe und rotem Haar haben sich der Bleivergiftung gegenüber als empfänglicher erwiesen als dunkelhaarige Personen.

In einem Betriebe, der uns gut bekannt ist, ist eine Anzahl italienischer Arbeiter beschäftigt. Diese zeigen eine wesentlich geringere Empfänglichkeit gegenüber der Bleivergiftung als ihre englischen Kameraden, solange sie ihrer nationalen Lebensweise treu bleiben; sobald sie jedoch diese aufgeben und besonders wenn sie sich dem Alkoholismus ergeben, zeigen sie auffallend rasch eine verminderte Resistenz. In der Tat gingen alle Fälle von Saturnismus, die in den letzten 10 Jahren unter den Italienern in diesem Betriebe vorkamen, mit Alkoholismus Hand in Hand. Es ist möglich, daß die relativ große Menge Gemüse in der Nahrung dieser Italiener die Ausscheidung des Bleies beeinflußt. Es besteht jedoch ein gewisser Grund zur Annahme, daß es sich hier um eine der Rasse eigentümliche Immunität gegenüber der Bleivergiftung handelt.

Der folgende Fall aus demselben Betriebe illustriert einen Punkt, der schon erwähnt wurde, nämlich die allmählich erworbene Toleranz gegenüber dem Gifte und das Bestehen eines unsicheren Gleichgewichtszustandes. Das betreffende Individuum, ein Mann von 20 Jahren, begann am 2. August 1905 zu arbeiten. Nach $1^1/_2$ Monaten stand er 7 Wochen lang wegen Bleivergiftung in Behandlung, hatte einen besonders tiefblauen Saum rings um seine Zähne und einen verminderten Hämoglobingehalt von 75%. Die Symptome schwanden unter gewöhnlicher Behandlung, und es wurde ihm eine andere Arbeit in dem Betriebe zugewiesen, wobei er nur einem Minimum von Bleiaufnahme ausgesetzt war. Bei dieser Arbeit blieb er während der letzten Zeit, die er in diesem Betriebe verbrachte. Er arbeitete ganz gut fort bis Juni 1906, wo er wieder 2 Wochen lang in Behandlung stand, dieselbe blaue Linie und Anämie zeigte und sein Blut basophile Granula aufwies. Wiederum stand er im Januar und Februar 1909 5 Wochen hindurch in Behandlung, hatte wieder den tiefblauen Saum und basophile Granula im Blut. Am 7. November 1911 bekam er, ohne Anämie oder einen blauen Saum gehabt zu haben, einen leichten Kolikanfall. Während dieser Arbeitsperiode war sein Blut achtmal untersucht worden, und bei jeder Untersuchung hatte es basophile Granula gezeigt. Der Kolikanfall war ein äußerst milder. Es ist kein Grund zur Annahme vorhanden, daß er sich alkoholischen Exzessen ergeben hätte. Aber es besteht doch ein gewisser Grund, zu beachten, daß er seit ungefähr 1 Monat an einer fortschreitenden Lungenphthise litt. Kein anderer von den Arbeitern, die in derselben Schicht arbeiteten und dieselbe Arbeit machten, akquirierte während dieser Periode eine Vergiftung. Dieser Fall zeigt am Anfang bestehende stärkere Empfänglichkeit, dann teilweise Toleranz und schließlich das Zusammenbrechen einer solchen teilweisen Toleranz.

Bei experimentellen Untersuchungen über Bleivergiftung durch einen der Verfasser (K. W. G. (3)) wurde auch die Frage der subminimalen und der minimalen toxischen Dosis einer Betrachtung unterzogen. Tiere, die der Inhalation von Bleistaub ausgesetzt wurden, erlagen ohne Unterschied den Einwirkungen des Giftes, wenn die gegebene Dosis 0,1 bis 0,3 mg pro l der eingeatmeten Luft ausmachte und wenn die Tiere dreimal in der Woche $^1/_2$ Stunde lang der Inhalation ausgesetzt wurden; wenn andererseits der Bleigehalt der Luft weniger als $^1/_{100}$ mg pro l betrug, dann traten die Vergiftungserscheinungen sehr verzögert auf, und mehr als einmal trat, nachdem zuerst Gewichtsverlust eingetreten war, Wiedergewinnung des verlorenen Gewichtes ein, und wiesen die Tiere, während sie offenkundige Erscheinungen der Bleiaufnahme darboten, keine ausgesprochenen Lähmungserscheinungen auf. Diese Beobachtungen sind geeignet, solche klinisch beobachtete Tatsachen, wie sie in dem oben erwähnten Falle angeführt wurden, zu bekräftigen. Natürlich geben sie jedoch keinen Maßstab für die Menge von Bleistaub, die man als für die Menschen unschädlich bezeichnen könnte.

Blei ist vor allem ein kumulatives Gift; nach dem Tode vorgenommene Analysen der Eingeweide zeigen, daß es besonders in gewissen Teilen des Körpers aufgestapelt werden kann, vor allem in den Knochen, im roten Knochenmark und Gehirn, in einem gewissen Ausmaße in der Leber, der Milz und den Nieren. Jeder Umstand, der auf die normale Ausscheidung des Bleies störend einwirkt, verursacht die Anwesenheit einer viel größeren Menge Blei im Körper als es gewöhnlich der Fall ist; und wenn außerdem eine vermehrte Menge des Giftes eingeatmet wird, so stellen sich mehr oder weniger akute

Symptome ein. Die Lokalisation der Bleiablagerung ist deshalb von einer gewissen Wichtigkeit.

Meillère und Richer (4) geben eine Analyse des Bleigehaltes der verschiedenen Organe des Körpers, aber ihr Resultat stimmt mit der Mehrheit der anderen Beobachter nicht überein. Sie fanden, daß besonders das Haar eine große Menge Blei enthält. Sie scheinen das Knochensystem nicht untersucht zu haben. Nächst dem Haar scheint die Leber die größte Bleimenge enthalten zu haben. Wynter Blyth (5) fand 117,1 mg Blei im Gehirn eines Menschen, der an Encephalopathie starb. In einem anderen Falle fand er 0,6 g in der Leber, 0,003 g in der Niere und 0,072 g im Gehirn. Hougounencq (6) untersuchte die Organe eines Menschen, der an Bleivergiftung gestorben war, und fand die größte Menge Blei im Dickdarm.

Dickdarm . .	0,2150 g	Leber . . .	0,0050 g
Dünndarm . .	0,0430 »	Gehirn . . .	0,0003 »

in Lunge, Magen, Nieren und im Herzen fanden sich bloß Spuren.

Dixon Mann (7) beschreibt einige Untersuchungen, bei denen in Fällen von chronischen Bleivergiftungen Jodkali verabreicht wurde; während der ganzen Dauer der Untersuchungen wurden Fäces und Urin dreimal wöchentlich analysiert. Er fand auf diese Weise, daß eine beträchtliche Menge Blei durch den Darm ausgeschieden wurde. Er verordnete sodann dem Patienten 2 g Bleiazetat dreimal täglich durch 5 Tage und fand, daß die Fäces am 1. Tage 0,1762 g, 0,17411 g am 2. Tage enthielten. Am 4. Tage war der Bleigehalt bereits auf 0,0053 gr und am 6. Tage auf 0,0006 g gesunken. Die größte Menge Blei, die jemals an einem Tage aus dem Urin gewonnen wurde, betrug etwas über 0,001 g. Die durchschnittliche Gesamtmenge, die in den Fällen von chronischer Bleivergiftung gefunden wurde, betrug ungefähr 3 mg, während die größte zu einem bestimmten Zeitpunkt im Urin gefundene Menge nur 0,9 mg betrug.

Welche Bleimengen im Gehirn vorhanden sein müssen, um eine akute Vergiftung hervorzurufen, ist nicht bekannt, und es ist wahrscheinlich, daß eine sehr geringe Menge sehr ernste Wirkungen zu erzeugen vermag; anschließend daran sei eine Gruppe von Beobachtungen angeführt, in denen man bei Personen, die an Gehirnaffektionen verbunden mit anderen Vergiftungserscheinungen gestorben waren, nach Blei suchte, ohne daß die postmortale Untersuchung des Gehirnes durch chemische Methoden die Anwesenheit von irgendwelchen Mengen Blei ergeben hätte. In dem Falle, den Mott berichtet (vgl. S. 75), fand sich überhaupt kein Blei im Gehirne vor[1]).

[1]) Bei einem im Kolikanfalle verstorbenen alten Mann fand Ludwig (Winter, Österr. Sanitätswesen 1909) im Hirn und den Knochen nur minimale Spuren von Blei, hingegen auf 1 kg Leber, Milz, Niere, Magen und Darm 0,0733 g metallisches Blei. Sternberg berichtet über einen Fall von tödlicher Bleivergiftung mit Enzephalopathie, bei dem im Gehirn gar kein, in der Leber nur unwägbare Spuren von Blei vorhanden waren. (Wien. klin. Wochenschr. 1910.) (T.)

Es sind keine Anhaltspunkte für die Annahme vorhanden, daß die Immunität gegenübar der Bleivergiftung von der Fixierung und der Aufstapelung des an sich giftigen Metalles in einer nicht giftigen Form in irgendeiner besonderen Situation im Körper abhängig sei, sondern vielmehr wird die besonders reichliche Aufstapelung von Blei in einer bestimmten Lage im Körper in einem gegebenen Falle von Vergiftung abhängen:

1. Von der Art der Verbindung, die die Vergiftung hervorruft, und 2. von der Eintrittspforte des Giftes[1]).

---

[1]) Bemerkenswert erscheinen mir die Versuche von Dauwe (Archives internationales de pharmacodynamie et de thérapie. Vol. XVII, 1907, p. 387): Injektion der doppelten tödlichen Dosis in die Ohrvene eines Kaninchens. Dann Ausblutung und darauf Infusion von Kochsalzlösung. Wenn die Ausblutuug sofort beginnt oder spätestens 30 Sek. nach der Injektion des Giftes, wird das Tier gerettet. Wenn 1 Min. 30 Sek. nachher, bleibt das Tier zwar längere Zeit am Leben, geht aber doch an Saturnismus zugrunde. Wird das Blut früher als 1 Min. 30 Sek. nach der Injektion einem anderen Tiere eingespritzt (transfundiert), tritt bei dem anderen Tiere schwere Vergiftung ein, findet die Transfusion nach 2 Minuten statt, nur ganz leichte Erscheinungen. Läßt man das Tier 2 Minuten nach der Injektion ausbluten, so findet man im Blute nur Spuren oder ganz kleine Mengen von Blei. Folgerung: Das Gift ist schon 1 Min. 30 Sek. bis 2 Min. nach der Injektion intrazellulär fixiert. Das gilt aber, wie wir hinznfügen wollen, nur für schwere akute Vergiftungen, aber selbst die Annahme, daß es sich bei chronischer Vergiftung ähnlich verhält, würde an unseren weiteren Ausführungen kaum etwas ändern. In welchen Organen ist es nun „fixiert?" Knochen, Hirn, Leber, Milz, Niere. Die in den verschiedenen Organen gefundene Menge scheint verschieden zu sein in verschiedenen Fällen, und Schattenfroh hat in einer Wiener Enquete mit Recht darauf hingewiesen, daß von der Art der Aufnahme wohl auch die Stelle des Depots und die Verteilung im Körper abhängig ist. Da das Blut aus den Magen- und Darmgefäßen erst die Leber passiert, ehe es in den übrigen Körper gelangt, so wäre es ganz begreiflich, daß von verschlucktem Blei eine größere Menge in der Leber deponiert wird als von eingeatmetem (in die Lunge gelangtem), das von der Lunge direkt zum Herzen und in den übrigen Körper gelangt. Es würde dies auch die größere Gefährdung durch die Einatmung als durch Schlucken erklären (wenigstens teilweise).

Wieso und wann kommt es nun zum Entstehen einer Bleivergiftung?

Erlenmeyer (Zeitschrift f. experimentelle Pathologie u. Therapie XIV. 1913, S. 310) und Straub (Deutsche med. Wochenschrift. 1911, S. 1469) sehen nicht in dem retinierten Blei, sondern in dem den Körper durchströmenden Blei das pathogene Moment, andere in der retinierten Menge. Gegen die Bedeutung retinierter Mengen spricht schon das Moment, daß wir im Gehirn von an Enzephalopathie Verstorbenen unter Umständen überhaupt kein Blei finden (Sternberg, Wien. kl. Wochenschr. 1910). Auch glaubt Erlenmeyer den Nachweis geführt zu haben, daß wenigstens in seinen Tierexperimenten eine Retention überhaupt nicht stattfindet. Beim Bleistrom kommt nun zweierlei in Betracht: Dichte und Zeitdauer. Erlenmeyer legt das Gewicht auf die erstere, Straub auf die letztere. Wir möchten hierzu folgendes bemerken: Jedenfalls findet, wie auch Erlenmeyer angibt, in vielen Fällen eine tatsächliche Retention statt. Wir würden glauben, in fast allen Fällen. Und von den Depots geht dann allmählich ein Teil in das Blut und damit in den Kreislauf über. So kommt es — auch nach Aufhören der Bleiarbeit — zu einer Schädigung durch das nun bleihaltige, den Körper durchströmende Blut. Dies erklärt es uns, wieso nicht mit Aufhören der Bleiarbeit auch die Fortschritte einer Erkrankung: z. B. einer Bleilähmung aufhören, wieso sich noch wochen- oder monatelang nach Aufhören der Bleiaufnahme zeitweise Spuren von Blei im

Die Frage des Nachweises des Bleies im Körper wird im Kapitel über die chemische Untersuchung behandelt. Es handelt sich hier in diesem Zusammenhang nur darum, zu zeigen, daß womöglich immer eine chemische Feststellung der Bleimenge, die in den Organen anwesend ist, vorgenommen werden sollte, wo ein Zweifel an der Diagnose besteht.

Gewisse Beobachter, unter ihnen Gautier (8) sind der Meinung, daß Spuren von Blei sich auch bei normalen Individuen finden lassen. So fand Gautier bei einer Ratte (mus decumanus) 2 mg Blei in 60 gr Leber. Er meint, daß von manchen Leuten wenigstens 0,5 mg Blei täglich verschluckt werden dürften, die mit der Nahrung in den Körper

---

Urin finden können, wieso noch lange Zeit nach Aufhören jeder Bleiarbeit — allerdings in sehr seltenen Fällen — plötzlich Krankheitserscheinungen (Enzephalopathie) auftreten.

Ob die Dichte des Bleistromes oder die Zeitdauer, während der er den Körper durchströmt, von Einfluß? Dies scheint mir keine gegensätzliche Frage, wenn auch die Annahme, daß das Produkt beider: also die Menge, die den Körper passiert hat, von ausschlaggebender Bedeutung sei, nicht ganz bewiesen ist. So einfach scheinen die Verhältnisse nicht zu liegen. Wir müssen vielmehr annehmen, daß das Blei, ohne daß es dauernd deponiert wird, bei seiner Passage die verschiedenen Zellsysteme schädigt (Sternberg), wie ja auch der Alkohol die Körperzellen schädigt, ohne daß er dauernd in ihnen deponiert bleibt. Je nach der Größe dieser Schädigung gehen die Veränderungen rascher oder langsamer zurück, auch verschieden rasch in einzelnen Zellsystemen, wie ja auch deren Schädigung verschieden rasch eintritt. Bei der akuten Form der Bleivergiftung, wenn größere Mengen Blei in kürzerem Zeitraum in den Körper gelangen, treten die Erscheinungen von seiten des Magendarmtraktes in den Vordergrund, ähnlich wie auch bei der akuten Quecksilbervergiftung das Bild durch Erscheinungen von seiten des Magendarmtraktes beherrscht wird. Wir wollen es unerörtert lassen, ob die Einwirkung auf das sympathische Nervensystem erfolgt, oder ob es die Darmmuskulatur und die Darmgefäße sind, auf die das Blei unmittelbar einwirkt. Hingegen tritt die Bleilähmung meist erst nach längerer Bleieinwirkung auf, es gehen ihr fast stets eine Reihe von Kolikanfällen voraus, es bedarf also einer längeren Zeitdauer des Bleistromes, ehe es zu diesen Erkrankungen kommt. Die Nervenzellen scheinen langsamer, dafür aber auch nachhaltiger angegriffen zu werden, ihr „Gedächtnis" für die Bleieinwirkung scheint ein besseres zu sein. Bei einem Arbeiter, der einmal eine Bleilähmung gehabt hat, kommt es bei später wieder einsetzender Bleiaufnahme in verhältnismäßig kurzer Zeit und ohne daß andere Vergiftungserscheinungen vorhergegangen wieder zu Lähmungserscheinungen.

Wir könnten uns extremste Fälle vorstellen, und sie kommen ja auch vor, in denen es durch die Kleinheit der auf einmal den Körper durchströmenden Bleimengen zwar nicht zu Darmerscheinungen, durch die stets wiederholte Einwirkung solcher kleinster Mengen und das bessere „Gedächtnis" der Nervenzellen aber zu Lähmungen kommt. Bei der Quecksilbervergiftung finden wir hierfür das Analogon: kleinste Mengen durch Jahrzehnte eingeatmeter Quecksilberdämpfe, die nie Diarrhöen oder Stomatitis veranlaßten, führen schließlich zur Nervenerkrankung, dem Quecksilberzittern. Welche Stellung hier den Erkrankungen der Großhirnrinde einzuräumen ist, möchte ich unentschieden lassen, es scheint mir, als ob sie eine Mittelstellung einnehmen würden, als ob aber zum Entstehen einer Enzephalopatie noch andere Momente, vielleicht eine Prädisposition, hereditäre Belastung für Nervenerkrankungen, notwendig wäre. Überhaupt müssen wir ja bedenken, daß nicht nur die Empfindlichkeit gegen Blei, wie überhaupt gegen jedes Gift, eine individuell verschiedene ist, sondern daß auch bei verschiedenen Individuen die Empfindlichkeit verschiedener Organsysteme eine verschiedene ist. (T.)

gelangen, da eine Anzahl von Nahrungsmitteln der Verunreinigung durch Blei ausgesetzt ist. Nahrungsmittel in verzinnten Dosen (Konserven), zumal in solchen, die erst verlötet werden, nachdem der Inhalt in die Büchse gebracht worden war, gewisse Konservenfrüchte in sauren Säften enthalten oft kleine Mengen Lötzinn locker in den Büchsen; bei den Früchten insbesondere mag auch der natürliche Säuregehalt allmählich das Blei aus der Lötmasse lösen.

Die Menge des sogenannten normalen Bleies muß, wenn man sie überhaupt finden kann, sehr gering sein und wird sicherlich noch viel geringer sein bei einer normalen Person, als bei einer solchen, die einer ausgesprochenen Bleivergiftung ausgesetzt war. Solche experimentelle Ergebnisse bekräftigen die klinischen Beobachtungen, daß eine Person, die der Aufnahme kleiner Mengen Blei ausgesetzt war, eventuell Toleranz gegenüber dem Metall an den Tag legt, sodaß sie schließlich dem Vielfachen der Dosis widerstehen kann, die imstande ist, beim ersten Male eine Vergiftung zu erzeugen.

Solche Umstände sind die natürlichen Faktoren in der Vorbeugung der Vergiftung und es kann, wenn ihnen rechtzeitig die genügende Aufmerksamkeit gewidmet wird, der Arzt, der mit Bleibetrieben zu tun hat, durch die richtige Behandlung und den Wechsel in der Beschäftigung die natürlichen Schutzkräfte so unterstützen und kräftigen, daß die Empfänglichkeit verringert wird und der Grad der Toleranz zu einer sehr beträchtlichen Höhe anwachsen kann. Wir wollen damit nicht sagen, daß die Wirksamkeit der Absaugevorrichtungen in den Bleibetrieben in irgendeiner Weise gering geschätzt oder verringert werden dürfte. Wir wünschen bloß zu versichern, daß gewisse natürliche Schutzkräfte des Körpers zweifellos existieren, durch die empfängliche Leute schließlich weniger empfänglich werden und daß durch geeignete Mittel diese Schutzkräfte vermehrt werden können.

Empfänglichkeit und Immunität gegenüber der Bleivergiftung kann weiter nach der Art der aufgenommenen Bleiverbindung, ferner in ihren Beziehungen zu Alter und Geschlecht untersucht werden. Alle Bleiverbindungen sind nicht in gleichem Grade giftig. Die leichter löslichen Verbindungen sind giftiger als die schwer löslichen. Andererseits können Verbindungen Vergiftungen hervorrufen, welche auf den ersten Blick keine giftige Wirkung zu haben scheinen, z. B. würde gefrittetes Blei oder Bleisilikat, eine Substanz, die in der Töpferei vielfach zur Glasur verwendet und dadurch gewonnen wird, daß man Bleiglätte und Silikat zusammenschmilzt, beim ersten Anblick als eine ganz unschädliche Substanz erscheinen. Infolge ihrer Herstellungsweise jedoch ist es keine reine Verbindung von Blei und Kieselsäure, sondern enthält Bleioxyd, metallisches Blei usw. in seiner Masse eingeschlossen. Einer von uns (K. W. G.) hat experimentell bewiesen, daß eine solche Verbindung auf die Gewebe des Körpers wirken könne, wenn sie subkutan injiziert und sogar, wenn sie inhaliert wird; sie vermag so allmählich ausgesprochene Erscheinungen von Bleivergiftung hervorzurufen, aber in einem viel geringeren Maße als die giftigeren

Bleiverbindungen. Die Feinheit der Teilchen, die die Bleiverbindung aufweist, ist ein anderer Faktor, der die giftige Natur beeinflußt; die feineren Partikelchen finden ihren Weg in die Lunge leichter als die groben. Verschiedene unterstützende Momente können ebenfalls die Empfänglichkeit eines Individuums bestimmen, und es bedürfen einige davon der Erwähnung, da sie wahrscheinlich als ausgesprochene prädisponierende Faktoren wirken. So kann man Alter und Geschlecht und ebenso gewisse Krankheiten als für die Bleivergiftung prädisponierende Momente auffassen.

Alter. Man nimmt an, daß jugendliche Personen in höherem Grade zur Bleivergiftung neigen als Erwachsene. Doch ist es schwer, darüber bestimmte Daten zu erhalten, da die Dauer der Beschäftigung als ein störender Faktor in der Schätzung der Empfänglichkeit junger Individuen auftritt. Sie können in einem Bleibetriebe 1 Jahr oder noch länger gearbeitet haben, ohne irgendwelche Vergiftungssymptome gezeigt zu haben, und treten diese erst später beim Erwachsenen auf, obgleich es sehr wahrscheinlich ist, daß die Bleiaufnahme in der früheren Periode stattgefunden hat. In dem Berichte der Regierungs-Comission über die Verwendung des Bleies in den Töpfereien (Beilage XII) werden die Zahlen der Erkrankungen jugendlicher Personen für die Jahre 1899—1909 mit 19,3 pro Mille, die der Erwachsenen mit 18,8 angegeben. Aber die Zahlen, auf denen diese Verhältnissätze aufgebaut sind, sind zu klein, um einen Schluß ziehen zu lassen. Die allgemeinen klinischen Anschauungen der Fabriks- und der Amtsärzte in den verschiedenen Bleibetrieben gehen nach unserer Meinung dahin, daß die Empfänglichkeit junger Leute fast zweimal so groß ist wie die der Erwachsenen, und es bestehen gewisse Anhaltspunkte für die Annahme, daß die Gewebe eines Erwachsenen nach beendetem Wachstum sich bereitwilliger der Aufnahme und Ausscheidung giftiger Bleimengen anpassen als die Gewebe eines jungen Individuums.

Geschlecht. Frauen sind gegenüber der Bleivergiftung empfänglicher als Männer, und es ist festgestellt, daß bei Bleivergiftungen, die vom Trinkwasser herrühren, verhältnismäßig mehr Frauen (besonders schwangere Frauen) und Kinder befallen wurden als Männer. Oliver hat von einer solchen Epidemie berichtet, wo die wachsende Zahl der Fehlgeburten und Frühgeburten zur Entdeckung der Tatsache führte, daß das Wasser mit Blei verunreinigt war. Die nähere Beziehung der Bleivergiftung zur Fehlgeburt ist wiederholt, besonders von Oliver in der Bleiweißindustrie bereits vor 20 Jahren festgestellt worden.

Oliver führt auch die Wirkung auf Kaninchen an (9), Glibert auf Meerschweinchen (10); in den Versuchen, die einer von uns anstellte (K. W. G.) — wir berichten darüber auf S. 101 —, abortierten alle Tiere, denen man während der Schwangerschaft Blei gegeben hatte. Ferner gingen von acht solchen Tieren, mit einer Ausnahme, alle an Bleivergiftung zugrunde, nicht in Folge des Abortus, sondern einige Zeit später, obwohl eine weitere Bleizufuhr nicht erfolgte. Dies bestätigt die wohlbekannte abortive Wirkung des Diachylon, und unzweifelhaft verursacht das Blei, das im mütterlichen Blute kreist, den Abortus. Ferner haben Beobachter, die den Fötus in solchen Fällen untersuchten, die Anwesenheit von Blei im Fötus selbst nachgewiesen. Oliver (11) fand, daß mit Bleinitrat bestrichene Eier nicht ausgebrütet wurden; es stellte sich beim Öffnen der Eier heraus, daß die Embryonen nur eine beschränkte Entwicklungsstufe durchgemacht hatten und dann gestorben waren, während aus Kontrolleiern, die mit Leim bestrichen waren, lebende Küchlein zur Welt kamen. Nach dem, was später mit Beziehung auf die sonderbare Wirkung des Bleies auf das Blut festgestellt wird, ist der Mechanismus des Abortus leicht verständlich. Es ist wahrscheinlich, daß es auch in der Plazenta Hämorrhagien gibt, sowie in den anderen Teilen des menschlichen Körpers. Die Wirkung des Bleies auf die Frauen ist nicht nur während der Schwangerschaft offenkundig. Eine beträchtliche Zahl von Frauen, die mit Blei zu arbeiten haben, leiden an Amenorrhöe und oft an Perioden von Menorrhagien und Dysmenorrhöe, die in der Regel die beunruhigenderen Symptome bilden. Die Einwirkung des Bleies auf uterine Funktionen existiert jedoch nur so lange, als die konstante Aufnahme des Giftes stattfindet und über manche Fälle wird berichtet, wo Frauen, nachdem sie nacheinander während der Beschäftigung in Bleibetrieben abortiert hatten, schließlich (nach Aufgabe der Bleiarbeit) eine normale Schwangerschaft durchmachten und ein lebendes Kind zur Welt brachten. Diese Umstände haben eine starke Analogie zu der Reihe von ähnlichen Vorkommnissen bei Syphilis[1]).

[1]) Sicher scheint auch mir die Wirkung des Bleies auf die Sexualfunktionen der Frauen. In der Wiener Gremialkrankenkasse der Buchdrucker und Schriftgießer kommen bei den starker Bleivergiftungsgefahr ausgesetzten Gießereihilfsarbeiterinnen Aborte und Frühgeburten relativ dreimal so häufig vor, wie unter den nicht gefährdeten Druckereihilfsarbeiterinnen. Von den Arbeitern einer Wiener Flaschenkapselfabrik waren früher unter den Putzerinnen die Bleivergiftungsfälle ungeheuer häufig, viel seltener unter den übrigen Arbeiterinnen der Fabrik. Es kamen in den Jahren 1902—1906 vor unter den

	Entbindungen	Fehl- und Frühgeburten	Gebärmutterblutungen
Putzerinnen	34	15	2
übrigen Arbeiterinnen	129	20	12

Daß Frauen überhaupt empfindlicher gegen Bleivergiftung sind als Männer, erscheint mir nicht bewiesen, genügendes Material über Männer und Frauen mit genau gleicher Beschäftigung, das eine Entscheidnng dieser Frage ermöglichen würde, liegt nirgends vor. Aber auch wenn dies der Fall wäre, so wäre zu bemerken, daß die Fabrikarbeiterinnen gewöhnlich sozial und intellektuell auf einer tieferen Stufe stehen als die männlichen Fabrikarbeiter und dieser Umstand allein schon zu einer stärkeren Gefährdung infolge Nichtbeobachtung gewerbehygienischer Vorschriften führt, worauf Maximilian Sternberg (Erfahrungen über gewerbliche Bleivergiftung in Wien, Das österr. Sanitätswesen 1906) hingewiesen hat. Körperlich herabgekommene, blutarme, stark unterernährte jugendliche Frauen scheinen mir allerdings — sowie alle besonders schwächlichen und schlecht genährten Personen — besonders empfindlich gegen Bleiwirkung zu sein. Der wohl von allen Gewerbehygienikern geforderte besondere Schutz der Frauen vor Bleivergiftungen ist in der Wirkung des Bleies auf die Sexualfunktionen der Frau begründet. (T.)

Im Bericht des Komitees über den Gebrauch des Bleies in Töpfereien sind einige Untersuchungen verzeichnet, die hinsichtlich der Möglichkeit einer Wirkung der Bleiaufnahme bei Männern als eine prädisponierende Ursache für Kindersterblichkeit und Frühgeburten angestellt wurden. Die beigegebenen Tabellen sind nicht sehr überzeugend und bestehen nach unseren eigenen Beobachtungen nur sehr wenig Anhaltspunkte für die Annahme, daß ein männlicher Bleiarbeiter weniger Aussicht hat, Kinder zu erzeugen, oder daß seine Kinder mit größerer Wahrscheinlichkeit kränklich sind, als die von Arbeitern in irgend welchen anderen industriellen Betrieben. Wir sprechen hier von der Wirkung des Bleies unter den Bedingungen, wie sie hierlands bei seinem Gebrauch allgemein üblich sind. Beim Fehlen jeglicher Vorsichtsmaßregeln, besonders was die tägliche Aufnahme des Staubes betrifft, mag eine Wirkung auf die Nachkommenschaft auch bei männlichen Bleiarbeitern zu Tage treten, wie von Chyzer (12) in dem Töpfereigewerbe Ungarns, das als Hausindustrie betrieben wird, gezeigt wurde[1]). Ein sehr störender Faktor in der Einschätzung der höheren Empfänglichkeit bei Frauen als bei Männern in manchen Bleiindustrien ist der Umstand, daß die gefährlichere Arbeit von Frauen geleistet wird. so z. B. in den Töpfereien die Prozesse des Farbenaufstäubens und des Putzens.

Prädisponierende Ursachen der Bleivergiftung. Bei Bleivergiftung kann so wie bei vielen anderen Krankheiten eine Zahl von prädisponierenden und unterstützenden Momenten angeführt werden, welche die Empfänglichkeit des Individuums gegenüber der Giftwirkung des Metalls oder seiner Verbindungen steigern, oder die Funktionen des Körpers so modifizieren, daß eine kleinere Giftdosis größere Veränderungen herbeiführen kann, als es sonst der Fall wäre.

So kann man gewisse Krankheiten dadurch als prädisponierend ansehen, daß sie die allgemeine Widerstandskraft der menschlichen Gewebe gegenüber der Einwirkung des Bleies herabsetzen und manche Ausführungen im Kapitel über die Pathologie werden zugleich zeigen, wie ernstlich gewisse Erkrankungen in dieser Richtung mitwirken.

Seine ganz besondere Wirkung übt das Blei auf das Blut und die Wand der Blutgefäße aus; es läßt sich daraus schließen, daß jede Krankheit, die besonders die Intima der Blutgefäße zu affizieren ver-

[1]) In der Schrift Chyzers „Über die im ungarischen Tonwarengewerbe vorkommenden Bleivergiftungen", Schriften der ungarischen Vereinigung für gesetzlichen Arbeiterschutz Heft 1, findet sich keine Angabe, die eine solche Auffassung stützen würde. Abortus und schwerste Bleierkrankung der Kinder sind häufig. Die Tonwarenindustrie wird als Heimarbeit betrieben, die Wohn- und Arbeitsräume sind mit Bleistaub erfüllt. Fand doch Chyzer in dem Polster und dem Jäckchen eines Säuglings Blei, der ganze Inhalt der Wiege an Wäsche usw. dürfte fast 1,0 g Blei enthalten haben. Vater, Mutter und Kinder zeigten Zeichen von Bleivergiftung. Man kann also aus diesen Fällen nichts auf die Wirkung der Bleivergiftung des Vaters auf die Nachkommenschaft schließen, da ja doch ebenso wie der Vater auch die Mutter und die Kinder direkter Bleivergiftung ausgesetzt sind. Auch was sich sonst hierüber in der Literatur findet, erscheint uns nicht beweisend, auch die Tierexperimente nicht. (T.)

mag, auch imstande ist, die Disposition zur Bleivergiftung zu erhöhen. Und da die Ausscheidung des Bleies bis zu einem gewissen Ausmaß durch die Niere erfolgt, so kann jede Krankheit, welche das Nierenepithel oder im allgemeinen die Ausscheidungsfunktion der Niere schädigt, dieses Organ empfänglicher machen für die reizende Wirkung des im Blute kreisenden Bleies. In gleicher Weise kann jener Zustand der Bleiaufnahme, bei dem zwischen Aufnahme und Ausscheidung ein solches Gleichgewicht besteht, daß kein deutliches Symptom einer Bleivergiftung auftritt, leicht durch das Dazwischentreten einer Nebenursache umgestoßen werden, die im Zusammenwirken mit der Bleiaufnahme das Auftreten von Bleivergiftungssymptomen beschleunigt. Vor allem muß chronischer Alkoholismus, der an und für sich bestimmte Veränderungen in der Niere hervorruft, die man mit freiem Auge unmöglich von den Wirkungen der Bleivergiftung unterscheiden kann, offenbar als eine prädisponierende, wenn nicht sogar als auslösende Ursache für die Bleierkrankung der Niere gelten. In Tierexperimenten zeigte sich, daß die Hinzugabe von Alkohol zur Nahrung eines Tieres, daß einer chronischen Bleiaufnahme ausgesetzt war, das Auftreten der ausgesprochenen Bleivergiftung beschleunigte; mit anderen Worten, die Latenzperiode der Bleivergiftung, d. h. der Widerstand, den die Gewebe gegenüber der Giftwirkung des Bleies leisten, wird durch die Hinzuführung eines zweiten Reizes, des Alkohols, beträchtlich verringert. Bei einigen Versuchen, in denen Blei in einer Form verwendet wurde, die zu den am wenigstens giftigen gehört, wurden die Tiere, die lediglich der Einwirkung dieser Verbindungen ausgesetzt waren, nicht vergiftet, unterlagen aber, wenn man ihrer Nahrung Alkohol zusetzte. Dieses experimentelle Ergebnis wird vollauf unterstützt durch die klinischen Beobachtungen aller jener, die Erfahrung in der industriellen Bleivergiftung haben, daß Fälle von Kolik und Handgelenkslähmung häufig bei Bleiarbeitern kurz nach Alkoholexzessen beobachtet werden. Daher sollten Individuen, die des Alkoholismus verdächtig sind, in keinem Betriebe beschäftigt werden, wo sie Gefahr laufen, sich der Aufnahme von Bleistaub auszusetzen.

Solche Krankheiten, wie Syphilis und Gicht haben dadurch, daß sie eine erhöhte arterielle Spannung oder eine ausgesprochene Erkrankung der Intima der Gefäße hervorrufen, die Tendenz, die Arterien in fast der gleichen Weise, wie es das im Blut zirkulierende Blei tut, zu schwächen und müssen im Hinblick darauf als prädisponierende Ursache gelten.

Bei Personen, die in Bleibetrieben beschäftigt sind, ist allgemein eine Art von Toleranz entwickelt; wenn die Funktionen des Körpers normalerweise fortschreiten, so besteht zwischen Ausscheidung und Aufnahme ein Gleichgewichtszustand, und es bildet, wie wir später sehen werden, der Darm den Hauptkanal für die Ausscheidung des Bleies aus dem Körper. Daraus folgt, daß jede Krankheit, welche geeignet ist, Obstipation oder chronische Trägheit der normalen Darmfunktionen zu erzeugen, auch die Tendenz hat, die Wiederstandsfähigkeit des Individuums gegenüber der Bleivergiftung herabzusetzen.

Über die verschiedenen Arten der Darmerkrankungen chronischer Natur, so z. B. chronischer Dysenterie, Colitis u. dgl. sind nicht viel Worte nötig. Die prädisponierende Wirkung von Krankheitszuständen der oberen Partien des Darmtraktes darf jedoch nicht übersehen werden, ganz besonders die der Affektionen der Mundhöhle selbst. Diese spezielle Art der Infektion, oft in der Bezeichnung „Mundinfektion", „oral sepsis" mitinbegriffen, ist abgesehen davon, daß sie Anämie hervorruft, auch eine konstante Ursache von Darmstörungen und figuriert als solche unter den besonders prädisponierenden Ursachen der Bleivergiftung[1]).

Was die Gicht anbetrifft, so ist die Sache nicht so klar. Garrod (13) hat gefunden, daß Gicht unter den Zimmermalern verbreitet sei, und es wurde allgemein bestätigt, daß Bleivergiftungen zu dieser Krankheit prädisponieren. Nach der Meinung einer beträchtlichen Zahl von Beobachtern ist jedoch die Gicht unter Leuten, die in Bleiweißfabriken oder in Bleischmelzereien arbeiten, keineswegs allgemein. Es scheint vielmehr Grund zur Annahme vorhanden zu sein, daß sie unter Leuten, die im Malergewerbe beschäftigt sind, recht verbreitet ist, aber nicht unter solchen, die mit der Herstellung von Farben beschäftigt sind. Nach den Versuchen, die einer von uns (K. W. G) ausgeführt hat, scheint es wahrscheinlich, daß das Auftreten von Gicht unter den Malern mit dem Gebrauch von Terpentin, das bei den gewöhnlichen Verrichtungen in der Malerei reichlich, nicht aber in anderen Bleibetrieben verwendet wird, in Verbindung gebracht werden kann; außerdem hat sich bei Tierversuchen herausgestellt, daß die Einatmung von Terpentindämpfen ganz bestimmte Veränderungen sowohl in der Niere als auch im allgemeinen Stoffwechsel hervorruft.

Unterernährung. Unterernährung gilt als eine prädisponierende Ursache — praktisch genommen — für alle Arten von Krankheiten; bei einer chronischen Intoxikation, wie es die Bleivergiftung ist, bildet Unterernährung und Entkräftung mit der sehr beträchtlichen Herabsetzung aller Lebenskräfte des Körpers eine wesentlich prädisponierende Ursache der Vergiftung so sehr, daß sogar der Beginn der Arbeit ohne vorherige Nahrungsaufnahme direkt als Ursache der Vergiftung wirken kann. Ja mehr, experimentell hat einer von uns (K. W. G.) (14) gefunden, daß ein Tier, das mit Milch, die Bleinitrat enthält, gefüttert wurde, keine Vergiftungserscheinungen darbot, während das Kontrolltier, das eine viel kleinere Dosis in Wasser bekam, die ganz charakteristischen Vergiftungserscheinungen zeigte.

Anämie. Von der Anämie ist schon gesagt worden, daß man ihr sehr häufig bei Personen begegnet, die Blei aufnehmen, und sie bildet gewöhnlich einen Hauptfaktor im Symptomenkomplex der Bleikachexie. Da die Wirkung des Bleies besonders gegen das Blut und die blut-

[1]) Hier wie auch noch später finden wir Vorgängen und Veränderungen in der Mundhöhle eine Bedeutung zugemessen, die ihnen tatsächlich nicht zukommen dürfte, über die wir auch bei anderen Autoren keinerlei Angaben finden. (T.)

erzeugenden Organe gerichtet ist, indem es die Zahl der roten Blutkörperchen und den Hämoglobingehalt herabsetzt, und die Organe, von denen frische Blutkörperchen gebildet werden, angreift, so wirkt eine Krankheit oder ein Zustand, der von Anämie infolge einer anderen Ursache als der Bleiaufnahme begleitet ist, als ein ausgesprochen prädisponierendes Moment für die Entwicklung von Vergiftungserscheinungen bei einem Bleiarbeiter.

Unter den Arten der Anämie können zwei Typen von besonderer Wichtigkeit unterschieden werden. Erstens die Chlorose, jene Form der Anämie, die besonders bei jungen Mädchen vorkommt; sie ist oft von intestinalen Stauungen begleitet, Bleianämie bei chlorotischen Personen, ist immer ernster wie einfache Bleianämie. Daher sollten junge Mädchen, die an Chlorose leiden, in einem gefährlichen Bleibetriebe nicht beschäftigt werden, bevor die Anämie behandelt worden ist. Die zweite Art der Anämie, welche nach ihrer Häufigkeit ebenfalls als prädisponierend für Bleivergiftung gelten kann, ist die sekundäre chronische septische Anämie. Anämie von diesem Typus gleicht, wie William Hunter (15) gezeigt hat, der eigentlichen idiopathischen oder Addison-Anämie, oft „perniziöse Anämie" genannt; einer von uns hatte Gelegenheit in den eigenartigen Typus Einblick zu gewinnen, bei dem sekundäre Anämie im Gefolge von septischen Affektionen des oberen Respirationstraktes, besonders chronischen Eiterungsprozessen der Nebenhöhlen der Nase, des Gaumens, der Schleimhäute des Mundes und des Schlundes auftritt.

Die häufigsten Formen dieser sekundären Anämie sind den chronischen Eiterungen im Nasenrachenraum und chronischen Infektionen des Zahnfleisches und der Kieferalveolen — diese letzteren oft unter dem Namen „pyorrhoea alveolaris" zusammengefaßt — zuzuschreiben. Dieser Ausdruck ist ein äußerst unpassender, da er eine Eiterentleerung von den Zahnfleischrändern und Zahnhöhlen bedeutet, wobei die Zähne oftmals ausfallen [1]).

Die Krankheit beginnt als eine infektiöse Gingivitis entlang den Rändern des Zahnfleisches, schreitet fort zu einer rarefizierenden Ostitis des Alveolarfortsatzes, oft auch des Knochenkörpers selbst. Die Affektion ist selten schmerzhaft; daher befindet sich in der Regel das Individuum ganz in Unkenntnis darüber, daß irgendeine chronische Eiterung besteht, und nimmt daher von der Erkankung gar keine oder nur wenig Notiz. So kann sich fortschreitende Anämie entwickeln ohne Kenntnis ihrer Ursache, teils infolge der Absorption der betreffenden Bakterien und ihrer Produkte durch die alveolaren Blutgefäße, teils durch das konstante Verschlucken des Eiters und der Bakterienprodukte, welche verschiedene Formen chronischer Magendarmerkrankungen hervorrufen. Aus der Mundhöhle und den von den Zahnfleischrändern ausgehenden Eiterungen sind schon zahlreiche Bak-

---

[1]) Die folgende Anschauung über die Bedeutung des Pyorrhoea alveolaris wird wohl nur wenig Anhänger unter den deutschen Fachleuten finden. (T.)

terien isoliert worden, und in einer neueren Arbeit hat einer von uns (K. W. G.) (16) mit Erfolg gewisse Bakterien isoliert und als direkte Ursachen der Arthritis deformans festgestellt, einer Krankheit, die gelegentlich, aber ohne hinreichende Gründe der Bleivergiftung zugeschrieben wurde. Arthritis verschiedener Form kann bei Personen vorkommen, die in Bleibetrieben tätig sind. Aber in allen diesen Fällen hatten wir Gelegenheit nachzuweisen, daß hier irgend eine unverkennbare Quelle für die septische Infektion vorhanden gewesen sei; nie konnten wir nachweisen, daß die Arthritis mit der Bleiarbeit zusammenhänge. Es ist sehr wichtig, die Aufmerksamkeit jener, die sich mit der Prophylaxe der Bleierkrankungen abgeben, von den Gefahren dieser Beschäftigungen auf diesen chronisch septischen Zustand der Mundhöhle hinzulenken; es möge als allgemeine Regel gelten, daß, wo die blauen Linien längs des Zahnfleisches erscheinen, sich das Zahnfleisch im Zustande chronischer Infektion befindet und das Auftreten dieses Bleisaumes bloß eine sekundäre Wirkung ist. Nur äußerst selten ist eine blaue Linie bei Leuten mit intaktem Zahnfleisch und reinen Zähnen zu finden[1]), aber obgleich man oft die Aufmerksamkeit auf die Tatsache gelenkt hat, daß bei einem Individuum ein Bleisaum entsteht, dessen Zähne normal sind, wird von der Anwesenheit oder Abwesenheit eines Eiterungszustandes der Zahnfleischränder keine oder nur wenig Notiz genommen. Ja mehr noch, so ein Eiterungszustand kommt nicht immer in einem auffälligen Entzündungsprozeß der Zahnfleischränder zum Ausdruck, sondern es kann eine sehr beträchtliche Zerstörung des Alveolus und des interdentalen Knochens ohne irgend welche auffällige Symptome ihrer Gegenwart bestehen, solange nicht der Fall einer sorgfältigen Untersuchung unterzogen worden ist. Diese Spezialpunkte waren der Gegenstand von Untersuchungen eines von uns. Bei den Tieren, die der Einwirkung einer mit Bleistaub gemengten Luft ausgesetzt waren, zeigte sich niemals eine blaue Linie, obgleich alle sonst üblichen Symptome der Bleivergiftung in Erscheinung getreten waren. Sobald jedoch irgendeine leicht eiternde Verletzung des Zahnfleisches durch eine Einimpfung erzeugt worden war, indem man von einem Falle von infektiöser Gingivitis eines Menschen isolierte Bakterien in das Zahnfleischgewebe von Tieren überimpfte, dann gestattete diese Einimpfung und jede eiternde Verletzung, die zugleich örtlich entstand, die Entwicklung eines blauen Saumes und man konnte nur bei so behandelten Tieren experimentell die Burtonische Linie erzeugen.

Es besteht kein Zweifel, daß jede chronisch septische Infektion die Disposition zur Bleivergiftung durch die Produktion einer sekundären Anämie erhöhen kann; es ist daher nicht rätlich, in einem gefährdeten Betriebe Leute arbeiten zu lassen, die an einer infektiösen

[1]) Ich sah gar nicht selten bei Leuten mit gutem Gebiß und intaktem Zahnfleisch Bleisaum. Er tritt dort besonders schön und deutlich auf. Rascher allerdings kommt es zum Entstehen eines Bleisaumes bei Leuten mit aufgelockertem Zahnfleisch, schlechten Zähnen und schlechter Mundpflege. (T.)

Affektion des Mundes leiden. Daraus folgt also, daß die Pflege von Mund und Zahnfleisch bei allen mit Blei beschäftigten Leuten streng durchgeführt werden sollte, da selbst die bloß mechanisch gegebene Leichtigkeit für die Anhäufung von Belag rings um die Zähne geeignet ist, die Menge des Bleistaubes, die im Munde zurückbehalten werden kann, zu vermehren. Der Bleistaub wird allmählich gelöst und absorbiert mit Hilfe der bakteriellen Säuren, die stets entlang den Zahnfleischrändern entstehen, sobald Speisenreste in den Zahnzwischenräumen zurückbehalten werden.

Einen weiteren Punkt von Wichtigkeit bilden die Infektionen des oberen Respirationstraktes, namentlich die konstante Aufnahme von Bakterien fermentativer Art. Auf diese Weise kann der Mageninhalt in einen Zustand der Hyperazidität geraten, und werden alle kleinen Bleimengen, die verschluckt werden, dadurch sofort in der Zeit zwischen den Mahlzeiten löslich gemacht.

Von den anderen Arten der Anämie, die als prädisponierende für die Bleivergiftung auftreten können, braucht nur wenig gesagt zu werden, da sie entweder in Begleitung anderer schwerer Symptome erscheinen oder weil sie bei uns nur selten vorkommen. Da aber alle Formen der Anämie, besonders die septische Anämie, das Malariafieber usw. mit der Zerstörung der roten Blutkörperchen Hand in Hand gehen, so ist die Anwesenheit basophiler Granula in den roten Blutkörperchen solcher Personen ein konstantes Merkmal und darf nicht mit der basophilen Körnelung verwechselt werden, die ihren Ursprung der Bleivergiftung verdankt.

Im Anschluß an die erwähnten Krankheiten, von denen man sagen kann, daß sie zur Bleivergiftung prädisponieren, ist eine Reihe von anderen Erkrankungen genannt worden, für die die Wirkung des Bleies die Prädisposition schaffen soll. Es ist zweifellos eine Tatsache, daß, wo es zu chronischer Anämie, Auszehrung, Verlust des subkutanen Fettgewebes, verminderter Muskelkraft und allgemeiner Herabsetzung des Stoffwechsels kommt, das so erkrankte Individuum erhöhte Empfänglichkeit gegenüber bestimmten Infektionskrankheiten zeigen kann; unter diesem Gesichtspunkte ist auf die Verbindung von Schwindsucht mit Bleiaufnahme Gewicht gelegt worden. Über diesen Punkt wird im nächsten Kapitel gesprochen.

Wenn man die schwierige Frage der Prädisposition zur Bleivergiftung zugleich mit den entsprechenden Fragen der Empfänglichkeit und Immunität zusammenfaßt, so kann man auf jeden Fall gewisse Tatsachen deutlich feststellen:

1. Zweifellos besteht eine individuelle Empfänglichkeit und Immunität gegenüber der Bleivergiftung in derselben Art, wie man eine individuelle Empfänglichkeit und Immunität gegenüber der Vergiftung durch viele andere Metalle und Gifte nachweisen kann. Deshalb kann ein Individuum, das bei gegebener gleicher Gelegenheit für die Infektion frühzeitig Zeichen von Bleiaufnahme zeigt, als empfänglich betrachtet werden.

2. Frauen sind gegen Blei wenigstens zweimal und wahrscheinlich sogar dreimal so empfänglich wie Männer. Ein großer Teil dieser Empfänglichkeit ist bestimmt durch die besondere Wirkung, die das Blei auf die weiblichen Sexualorgane übt.

3. Gewisse Krankheiten prädisponieren zur Bleivergiftung, besonders solche, die Stoffwechselstörungen hervorrufen, vor allem die Anämie.

4. Viele in Bleibetrieben beschäftigte Personen werden gegenüber der Bleiaufnahme allmählich tolerant und widerstehen mit der Zeit viel größeren Dosen, als es im Beginne der Einwirkung hätte möglich sein können, doch kann bei jeder solchen Person das Gleichgewicht zwischen Aufnahme und Ausscheidung von dem diese Toleranz abhängt, leicht durch das Dazwischentreten von Krankheiten oder eine plötzliche Steigerung der Aufnahme eine Störung erfahren.

Quellen:

1. Cloetta: Dixon Mann's Forensic medicine and Toxicology, S. 463.
2. Oliver, Sir T.: Diseases of Occupation, S. 142.
3. Goadby, K. W.: Departemental Committee on Lead Poisoning etz. in China and Earthenware Manufacture, Anhang Nr. XXV.
4. Meillère und Richer: Meillère's le Saturnisme, Paris 1903.
5. Blyth: Abstract of Proc. Chem. Soc., 1887—88.
6. Hougounencq: Meillères le Saturnisme, S. 73.
7. Dixon Mann: British Medical Journal, 1893.
8. Gautier: Société de Biologie, April 1903.
9. Oliver Sir T.: British Medical Journal, 13. Mai 1911, S. 1096.
10. Glibert D. J.: Le Saturnisme Expérimental. Extrait des Rapports Annuels de l'Inspection du Travail, Brüssel 1906.
11. Oliver, Sir T.: Diseases of Occupation, S. 139.
12. Chyzer, B.: Über die im ungarischen Tonwarengewerbe vorkommenden Bleivergiftungen. G. Fischer, Jena 1908.
13. Garrod: The Lancet 1870.
14. Goadby K. W.: Departmental Committee on Lead Poisoning etc. in China and Earthenware Manufacture, Anhang Nr. XXV.
15. Hunter, William: Severest Anaemias.
16. Goadby, K. W.: The Lancet, 11. März 1911.

IV. Statistik der Bleivergiftungen[1]).

Die statistische Verarbeitung der den Behörden gemeldeten Fälle von Bleivergiftung wurde zwischen den Jahren 1900 und 1909 im allgemeinen in der gleichen Art durchgeführt. Die Vergleichung der so gewonnenen Daten bietet mit Rücksicht auf die Größe des Materials — nahezu 7000 Fälle — großes Interesse im Hinblick auf:

1. Die Zu- oder Abnahme in jeder der 18 Kategorien von Gewerben;

---

1) Hauptsächlich auf den von den Gewerbeärzten (certifying factory surgeons) während des Dezenniums 1900—1909 erstatteten Berichten fußend.

2. die Schwere und Zahl der Anfälle, d. i. ob erst-, zweit-, drittmalig oder ob chronisch; und

3. die Hauptsymptome.

Die Anzeigepflicht wurde zuerst durch § 29 des Fabrik- und Werkstättengesetzes vom Jahre 1895 angeordnet, der in der Folge bei Zusammenfassung der Fabriksgesetze vom Jahre 1901 als § 73 in das Gesetz aufgenommen wurde. Dieses Gesetz verpflichtet jeden praktischen Arzt, der einen Patienten behandelt oder zu einem gerufen wird, von dem er glaubt, daß er an einer in einer Fabrik oder Werkstätte zugezogenen Bleivergiftung leidet, den Fall sogleich dem Zentralgewerbeinspektor (Chief Inspektor of Factories) im Ministerium des Innern (Home Office) anzuzeigen; eine ähnliche Verpflichtung ist dem Besitzer einer Fabrik oder Werkstätte auferlegt, der eine schriftliche Meldung über jeden solchen Fall dem Gewerbearzt und Fabriksinspektor des Bezirkes zu übersenden hat. Der Form nach besteht eine nahe Ähnlichkeit zwischen diesem Paragraphen und dem die Anzeigepflicht vorschreibenden des Gesetzes über Infektionskrankheiten (Anzeigepflicht); aber während die Symptome dieser Krankheiten innerhalb wohlbekannter Grenzen scharf bestimmte sind, ist bei Bleivergiftung die Differenzialdiagnose nicht selten aus einer Menge mannigfacher gewöhnlicher Schmerzen — Kopfschmerz, Anämie, Rheumatismus, Leibschmerzen — zu machen; und dabei gibt es keine präzise Regel, worin eigentlich die Bleivergiftung besteht.

Die Anzeige des praktischen Arztes ist in der Regel keine über jeden Zweifel erhabene Mitteilung darüber, daß wirklich ein Fall von Bleivergiftung vorliegt. In der Regel folgt deshalb der Anzeige eine Untersuchung des Gewerbearztes und des Inspektors, um festzustellen, ob schon in Kraft befindliche Vorschriften an der betreffenden Arbeitsstelle verletzt worden sind und ferner, inwieweit Unachtsamkeit von seiten des Erkrankten mitgewirkt hat. Die auf den ärztlichen Berichten beruhenden Daten bilden die Grundlage der Einreihung in die Tabellen der offiziellen Berichte der Fabrikinspektoren. Eine kurze Erklärung der bei der Bearbeitung angewandten Methode scheint jedoch erforderlich. Die Fälle stellen alle Krankheitsfälle dar, die während eines Jahres angezeigt wurden bei Personen, über die nicht während der vorher verflossenen 12 Monate berichtet wurde; demnach ist die Zahl der in einem Jahre ausgewiesenen Personen und Fälle die gleiche. Wo der Zwischenraum zwischen zwei Berichten über dieselbe Person mehr als 12 Monate betrug, wurde der neuerliche Anfall wieder ausgewiesen. Die Zahl solcher zweiter Anfälle von Personen, die bereits früher in einem Berichte angeführt wurden, belief sich auf 284 (4,2%), und ein Teil derselben, wahrscheinlich nicht mehr als 100, war sicher zwei- oder dreimal in die Gesamtsumme von 6,638 Fällen einbezogen. Fälle, in denen ein augenscheinlicher Irrtum in der Diagnose vorlag, oder in denen der Gewerbearzt die Richtigkeit der Diagnose bestritt (besonders wenn die Anzeige zunächst von dem Unternehmer und nicht von einem praktischen Arzte erstattet worden war), wurden von der Statistik ausgenommen. Die Zahl dieser beziffert sich auf 458 (6,8%). Andere wieder, die zwar recht sehr zweifelhaft schienen, bei denen es sich jedoch um nichts anderes als um Meinungsverschiedenheiten zwischen zwei Ärzten handelte, wurden als zweifelhaft bezeichnet und aufgenommen. Deren Zahl betrug 424 (6,3%).

Die Einteilung der Industrien wurde mit Rücksicht auf den Weg, auf welchem die Vergiftungen vermutlich zustande gekommen waren, vorgenommen, und zwar:

a) Bleidämpfe (1—4),
b) Hantierung mit metallischem Blei (5 und 6),
c) Staub von Bleiverbindungen (7—14) und
d) Bleifarben (15—17).

Wir messen aber diesem Versuch, die Ursachen zu bestimmen, nur geringe Bedeutung bei, da aus unseren Untersuchungen hervorgehen wird, daß wir fast alle Fälle als das Ergebnis der Einatmung entweder von Dämpfen oder Staub ansehen.

Die Berichte beschreiben nicht bloß den einzelnen Anfall, sondern auch den Allgemeinzustand des Patienten zur Zeit des Anfalles. Sehr häufig wurde gleichzeitig eine Anzahl von Symptomen: Kolik, Anämie und verschiedene Grade von Lähmung, als vorhanden angegeben und in diesen Fällen wurde jedes einzelne dieser Symptome in die entsprechende Rubrik eingetragen. Die Gesamtzahl der Symptome übersteigt daher bedeutend die Zahl der Fälle, das beeinträchtigt aber nicht die Richtigkeit der Wertung eines jeden von ihnen als Teil der berichteten Gesamtzahl. Die Berichte geben aber keinen so detaillierten Aufschluß, wie er etwa aus Spitalberichten gewonnen werden könnte; besonders gilt dies von den Symptomen der Lähmung und Enzephalopathie.

Tabelle III zeigt die Zahl der in den statistischen Aufstellungen enthaltenen Berichtsfälle für jedes der Jahre 1900 bis 1909. An der Gesamtzahl der Fälle hat eine Abnahme um 47,7% stattgefunden. In den einzelnen Industrien ist der springende Punkt der, daß das Vorkommen einer beträchtlichen Abnahme auf jene Industrien beschränkt ist — vornehmlich Bleiweiß-, Ton- und Porzellan-, Abziehbilder- und Farbenindustrien —, in denen auf Grund von Verordnungen oder Spezialbestimmungen direkte Staubabsaugung und periodische ärztliche Untersuchung der Arbeiter angeordnet worden war. Wo aber entsprechend der Natur der Arbeitsprozesse bei dem gegenwärtigen Stande unserer Kenntnisse es als unausführbar erkannt worden war, lokale Absaugungsvorrichtungen anzuwenden, und wo die periodische Untersuchung der Arbeiter mangelte, wie in den Bleihütten[1]) und den Farben verwendenden Gewerben, da lag eine Tendenz zur Vermehrung der Zahl der Fälle vor. Beim Wagenbau ist die Vermehrung der Fälle zum Teil der wachsenden Bedeutung der Automobilindustrie zuzuschreiben.

[1]) Diese ist jetzt nach der Verordnung vom 12. August 1911 vorgeschrieben.

Tabelle III. Anzeigen über Bleivergiftung (auf Grund des § 73/1901), 1900—1909.

Industrie	Gesamtziffer 1900—1909		1909		1908		1907		1906		1905		1904		1903		1902		1901		1900	
	Berichtete Fälle																					
Bleivergiftungen	6762	275	555	30	646	32	578	26	632	33	592	23	597	26	614	10	629	14	863	34	1058	38
1. Hüttenbetriebe und Bleischmelzen	412	13	66	5	70	2	29	2	38	1	24	1	33	1	37	2	28		54	3	34	1
2. Messingarbeiten	75	4	5		6		9	1	11		5	1	10	1	15		5		6	1	3	
3. Bleiplatten und Bleiröhren	109	3	9	2	14		6		7		9		7		11		12		17		17	1
4. Installateure und Spengler	217	12	28		27		20	2	16	4	24	2	21	3	26		23	1	23		9	
5. Druckerei	200	17	21	1	30	2	26	3	16	2	19	4	15		13	2	19		23	1	18	2
6. Feilenhauerei	211	10	8		9	2	10		15		12		20	4	24	2	27	1	46	7	40	3
7. Verzinnen und Emaillieren	138	2	21		10		25		18	1	14	1	10		14		11		10		5	
8. Bleiweiß	1295	31	32	2	79	3	71		108	7	90	1	116	2	109	2	143	1	189	7	358	6
9. Mennige	108		10		12		7		6		10		11		6		13		14		19	
10. Porzellan- und Tonwaren	1065	57	58	5	117	12	103	9	107	4	84	3	106	4	97	3	87	4	106	5	200	8
10a. Keramische Abziehbilder	48		1		2		10		5		5		3		3		2		7		10	
11. Glasschneiden und -polieren	48	9	4	2	3	1	4		4	1	3		—		4		8	2	11	3	7	
12. Emaillierung von Eisen	52	1	3		7		6		4		2		3		4		3	1	9		11	
13. Elektrische Akkumulatoren	285	6	27	2	25	1	21		26		27	1	33		28		16	1	49	1	34	
14. Farben und Anstriche	422	7	39	2	25		35	1	37		56	1	32	1	39	1	46		56		56	1
15. Wagenbau	697	41	95	6	70	3	70	3	85	7	56	3	49	4	74	5	63	1	65	4	70	5
16. Schiffsbau	269	10	27	1	15		22	1	26	1	32	2	48		24	1	15	1	28	1	32	2
17. Verwendung von Farben in andern Industrien	452	18	42		47	1	49	2	37	3	49	2	27	3	46	1	44	1	61		50	5
18. Andere Industrien	659	20	57	2	78	5	56	2	66	2	70	1	53	3	40		64		89	1	86	4

Die großen Zahlen beziehen sich auf letale und nicht letale, die kleineren nur auf letale Fälle.

Der Vollständigkeit halber folgen unten die Zahlen für 1910 und 1911. Die Hauptsummen können mit denen für jedes einzelne der Jahre 1900 bis 1909 verglichen werden; jedoch nicht die Zahlen für alle einzelnen Industriegruppen. So wurde die Bezeichnung der Nr. 7 in „Verzinnung von Metallen" und von Nr. 12 in „Emaillierung" geändert, infolge von erweiterten gesetzlichen Bestimmungen, so daß diese jetzt auch Fälle umfassen, die früher in Nr. 18 unter „anderen Industrien" ausgewiesen wurden.

Industrie	1911		1910		Industrie	1911		1910		Industrie	1911		1910	
Bleivergiftung	669	37	505	38	Verzinnen von Metallen	13	1	17		Elektrische Akkumulatoren	24	1	31	
Bleihütten	48	3	34	5	Emaillierung	19	2	17		Farben und Anstriche	21		17	1
Messingarbeiten	9	1	7		Bleiweiß	41	2	34	1	Kutschen-u. Wagenanstriche	104	5	70	6
Bleiplatten und -röhren	12		4		Mennige	13	1	10		Schiffsbau	36	6	21	2
Installateure und Spengler	37	2	25	1	Porzellan- und Tonwaren	92	6	77	11	Verwendung von Farben in andern Industrien	56	1	51	3
Druckerei	32	2	33	4	Keramische Abziehbilder	1		1		Andere Industrien	8		47	3
Feilenhauerei	18	2	9	1	Glasschneiden und -polieren	5		—						

Tabelle IV zeigt die Schwere der Erkrankungen, wie sie vom Arzte festgestellt wurde, deren Zahl und die Hauptsymptome. Das subjektive Element tritt hiermit in den Charakter der Berichte ein, und Symptome, die ein Arzt als leicht beschreibt, mag ein anderer als mittleren Grades oder gar als schwer ansehen. Im allgemeinen jedoch sind unter den »leichten« Fällen verstanden:

1. Fälle von Kolik ohne Komplikation und von verhältnismäßig kurzer Dauer;
2. Anämie im Jugendalter, verstärkt durch die Beschäftigung und
3. eines der beiden Erstgenannten mit leichter Schwäche der Streckmuskeln der Hand.

„Mittlere“ Fälle schließen ein:

1. Eine Verbindung von Kolik mit Anämie;
2. schwere Anämie;
3. teilweise Lähmung und
4. Fälle, in denen allgemeine Schwäche vorliegt.

„Schwere“ Fälle umfassen:

1. Ausgesprochene Lähmung;
2. enzephalopathische Zustände, Konvulsionen, Sehnervenentzündung und Geisteskrankheit;
3. schwere Untergrabung der Gesundheit in Verbindung mit Lähmung, Nierenkrankheiten und Arteriosklerose.

Die Anzeigen wurden während des Anfalles erstattet, über die eventuellen nachherigen Folgeerscheinungen wurde keine Mitteilung gemacht, außer im Falle eines neuerlichen späteren Berichtes über neuerliche Bleiaufnahme. Von den Anfällen wurden nur jene gezählt, die mit Arbeitsunfähigkeit verbunden waren. Rasch vorübergehende Anfälle, die der Erkrankung mit Arbeitsunfähigkeit vorangegangen, sind in der Regel außer Betracht geblieben. Es war notwendig festzusetzen, von welcher Zahl von Anfällen angefangen, die Erkrankung als „chronische Bleivergiftung“ betrachtet werden könne. Alle die in Spalte 9 enthaltenen Fälle sind entweder drittmalige Anfälle oder Fälle von chronischer Bleivergiftung. Unter den Hauptsymptomen stellen die unter den Überschriften „von Seite des Verdauungstraktes“, „Lähmungen“, „Gehirnerscheinungen“ und „Rheumatische oder arthralgische“ ziemlich genau das relative Vorkommen dieser Symptome in Fällen von Bleivergiftung in Großbritannien dar; die unter den Überschriften „Anämie“ und „Kopfschmerz“ sind wertvoll beim Vergleiche des Vorkommens bei beiden Geschlechtern, aber sie kommen vermutlich weit häufiger vor als die Ziffern angeben; jene unter „Tremor“ und „andere“ sind weniger wertvoll. In „andere“ sind eingeschlossen „Gicht“, „Nephritis“ oder „Schlaganfall (Hirnblutung)“, sodaß die Einreihung unter diese Rubrik eher eine chronische als eine leichte Form der Bleivergiftung anzeigt. Die Schlußfolgerungen aus der Tabelle sind leicht zu ziehen, da im allgemeinen die Momente, welche die Schwere der Symptome verursachen, sich auch in den Rubriken „Zahl der Anfälle“ und „Hauptsymptome“ bemerkbar machen. Es

Tabelle IV. Analyse der Berichte der Gewerbeärzte über

Beschäftigung	Gesamtzahl		Schwere der Symptome						Wievielter	
			Schwer		Mittel		Leicht		Erstmalig	
	Männer	Frauen	M.	Fr.	M.	Fr.	M.	Fr.	M.	Fr.
1. Hüttenbetriebe und Bleischmelzen.										
Fälle	411	—	104	—	105	—	197	—	276	—
Prozent	100	—	25,3	—	25,6	—	47,9	—	67,2	—
2. Messingarbeit.										
Fälle	70	4	26	2	20	1	22	1	40	3
Prozent	100	—	37,1	—	28,6	—	31,5	—	57,1	—
3. Bleiplatten und -röhren.										
Fälle	102	4	25	1	29	1	47	2	72	3
Prozent	100	—	24,5	—	28,4	—	46,1	—	70,6	—
4. Installateure und Spengler.										
Fälle	186	30	65	6	49	6	65	16	114	22
Prozent	100	100	34,9	20,0	26,3	20,0	34,9	53,3	61,3	73,3
5. Druckerei.										
Fälle	190	6	55	—	43	1	82	5	118	6
Prozent	100	—	28,9	—	22,6	—	43,2	—	62,1	—
6. Feilenhauerei.										
Fälle	174	34	85	8	34	5	48	21	49	24
Prozent	100	100	48,9	23,5	19,5	14,7	27,6	61,8	28,2	70,6
7. Verzinnen und Emaillieren										
Fälle	84	53	26	13	27	16	31	24	50	31
Prozent	100	100	31,0	24,5	32,1	30,2	36,9	45,3	59,5	58,5
8. Bleiweißerzeugung.										
Fälle	1167	76	317	27	235	11	593	33	961	56
Prozent	100	100	27,2	35,5	20,1	14,5	50,8	43,4	82,4	73,7
9. Mennigeerzeugung.										
Fälle	108	—	30	—	31	—	45	—	90	—
Prozent	100	—	27,8	—	28,7	—	41,7	—	83.3	—
10. Porzellan und Tonwaren.										
Fälle	490	572	102	86	158	181	216	286	297	469
Prozent	100	100	20,8	15,0	32,2	31,6	44,1	50,0	60,6	82,0
10a. Keramische Abziehbilder.										
Fälle	20	28	2	5	2	8	15	15	17	27
Prozent	100	100	10,0	17,9	10,0	28,6	75,0	53,6	85,0	96,4
11. Glasschneiden u. -polieren.										
Fälle	47	—	20	—	11	—	16	—	21	—
Prozent	100	—	42 5	—	23,4	—	34,0	—	44,7	—
12. Emaillieren von Eisen										
Fälle	38	14	6	6	19	4	13	3	31	11
Prozent	100	100	15,8	42,9	50,0	28,6	34,2	21,4	81,6	78,6
13. Elektrische Akkumulatoren										
Fälle	281	—	58	—	70	—	151	—	222	—
Prozent	100	—	20,6	—	24,9	—	53,7	—	79,0	—
14. Farben- und Anstreichmittelerzeugung.										
Fälle	397	21	111	2	104	4	176	15	290	16
Prozent	100	100	27,9	9,5	26,2	19,0	44,4	71,5	73,1	76,2
15. Wagenbau.										
Fälle	678	3	176	—	187	—	293	1	405	2
Prozent	100	—	26,0	—	27,6	—	43,2	—	59,8	—

Bleivergiftungen vom 1. Januar 1900 bis 31. Dezember 1909.

Anfall				Hauptsymptome													
Zweitmalig		Drittmalig oder chronisch		von Seite des Verdauungstraktes		Anämie		Kopfschmerz		Lähmung		Gehirnerscheinungen		Rheumatismus		Andere	
M.	Fr.	M.	Fr.	M.	Fr.	M.	Fr.	M.	Fr.	M.	Fr.	M.	Fr.	M.	Fr.	M.	Fr.
65	—	64	—	325	—	99	—	18	—	99	—	9	—	66	—	11	—
15,8	—	15,6	—	79,1	—	24,1	—	4,4	—	24,1	—	2,2	—	16,1	—	2,7	—
11	1	17	—	57	4	28	3	16	3	28	2	—	—	9	1	3	—
15,7	—	24,3	—	81,4	—	40,0	—	22,9	—	40,0	—	—	—	12,9	—	4,3	—
17	—	11	1	82	2	28	1	9	1	26	2	2	—	11	1	1	1
16,7	—	10,8	—	80,4	—	27,5	—	8,8	—	25,5	—	2,0	—	10,8	—	1,0	—
30	1	32	3	146	25	58	14	23	10	46	7	10	—	21	4	8	—
16,1	3,3	17,2	10,0	78,5	83,3	31,2	46,7	12,4	33,3	24,7	23,3	5,4	—	11,3	13,3	4,3	—
29	—	33	—	144	6	41	3	22	1	36	—	8	—	18	—	8	—
15,3	—	17,4	—	75,8	—	21,6	—	11,6	—	18,9	—	4,2	—	9,5	—	4,2	—
39	4	78	6	104	23	50	17	15	2	80	3	7	—	16	—	20	3
22,4	11,8	44,8	17,6	59,8	67,7	28,7	50,0	8,6	5,9	46,0	8,8	4,0	—	9,2	—	11,5	8,8
18	16	15	6	65	49	33	12	9	3	19	13	4	2	8	4	1	—
21,4	30.2	17,9	11,3	77,4	92,5	39,3	22,6	10,7	5,7	22,6	24,5	4,8	3,8	9,5	7,5	1,2	—
108	9	49	3	1003	59	286	8	51	5	126	7	59	6	98	7	14	2
9,3	11,8	4,2	3,9	85,9	77,6	24,5	10,5	4,4	6,6	10,3	9,2	5,1	7,9	8.4	9,2	1,2	2,6
8	—	8	—	87	—	28	—	8	—	14	—	9	—	13	—	3	—
7,4	—	7,4	—	80,6	—	25,9	—	7,4	—	13,0	—	8,3	—	12,0	—	2,8	—
91	65	87	17	318	430	93	183	78	181	147	79	26	43	52	67	39	8
18,6	11,4	17,7	3,0	64,9	75,2	19,0	32,0	15,9	31,6	30,0	13,8	5.3	7,5	10,6	11,7	8,0	1,4
2	—	—	1	16	25	2	8	6	14	1	8	—	2	5	2	—	1
10,0	—	—	3,6	80,0	89,3	10,0	28,6	30,0	50,0	5,0	28,6	—	7,1	25,0	7,1	—	3,6
9	—	17	—	28	—	9	—	2	—	14	—	2	—	4	—	9	—
19,1	—	36,2	—	59,6	—	19,1	—	4,2	—	29,8	—	4,2	—	8,5	—	19,1	—
7	2	—	—	37	8	3	5	2	2	3	3	—	1	6	1	—	—
18,4	14,3	—	—	97,4	57,1	7,9	35,7	5,3	14,3	7,9	21,4	—	7,1	15,8	7,1	—	—
40	—	13	—	255	—	7,0	—	10	—	34	—	5	—	12	—	2	—
14,2	—	4,6	—	90,8	—	24,9	—	3,6	—	12,1	—	1,8	—	4,3	—	0,7	—
61	3	39	2	344	19	121	8	36	2	81	1	8	1	43	2	7	—
15,4	14,3	9,8	9,5	86,7	90,5	30,5	38,1	9,1	9,5	20,4	4,8	2,0	4,8	10,8	9,5	1,8	—
127	—	114	1	537	2	178	—	109	—	157	1	16.	—	79	—	23	—
18,7	—	16,8	—	79,2	—	26,3	—	16,1	—	23,2	—	2,4	—	11,7	—	3,4	—

Beschäftigung	Gesamtzahl		Schwere der Symptome						Wievielter	
			Schwer		Mittel		Leicht		Erstmalig	
	Männer	Frauen	M.	Fr.	M.	Fr.	M.	Fr.	M.	Fr.
16. Schiffsbau.										
Fälle	261	—	93	—	51	—	108	—	181	—
Prozent	100	—	35,6	—	19,5	—	41,4	—	69,0	—
17. Verwendung von Farben in andern Industrien.										
Fälle	405	42	127	11	97	7	174	22	238	36
Prozent	100	100	31,4	26,2	23,9	16,7	43,0	52,4	58,8	85,7
18. Andere Industrien.										
Fälle	528	114	160	37	117	22	230	52	329	93
Prozent	100	100	30,3	32,5	22,2	19,3	43,6	45,6	62,3	81,6
Gesamtzahl der Fälle	5637	1001	1588	204	1389	269	2522	996	3800	799
Prozent	100	100	28,2	20,4	24,7	26,9	44,7	49,5	67,4	79,8

Um die Größe der Tabelle zu verkleinern, wurden die Kolonnen, die bei jeder Beschäftigungs-
Anfalles nicht festgestellt worden war, ausgelassen. Von jenen waren 170,

ist in jenen Industrien, in denen die schweren Fälle den Durchschnitt übersteigen in Messingwerken, Bleigießereien, Druckereien, Feilenhauereien, Verzinnungen, Glasschleifereien, Schiffbau, Verwendung von Farben in anderen Industrien, die Zahl der chronischen Fälle von Bleivergiftung merklich über dem Durchschnitt, und ebenso ist die Zahl der Fälle mit einzelnen bestimmten schweren Symptomen (gewöhnlich Lähmung) über dem Durchschnitt. Eine Ausnahme von dieser Regel bildet die Porzellan- und Tonwarenerzeugung, wo die schweren Fälle beträchtlich unter dem Mittel sind, während unter den Männern die Zahlen für chronische Bleivergiftung und Lähmung auffallend hoch sind. Man kann aber dessenungeachtet sehen, daß das Verhältnis der leichten Fälle auch in dieser Industrie sich unter dem Mittel hält (? T.). Andererseits hält sich die Schwere unter dem Durchschnitt bei den Bleihütten, der Erzeugung von Bleiweiß und Mennige, der Abziehbildererzeugung, dem Emaillieren, der Erzeugung von elektrischen Akkumulatoren, von Farben und Anstrichen und bei der Wagenlackiererei, und die Symptome in diesen Industrien sind im allgemeinen häufiger Kolik als ein stärkerer Grad von Lähmung; aber ein schweres Symptom, das über dem Durchschnitt steht, ist bei ihnen im allgemeinen die Enzephalopathie. Die Erklärung dieser Differenzen hängt unseres Erachtens von zwei Faktoren ab:

1. Dauer der Beschäftigung, mit der natürlich das Alter des Arbeiters im Zusammenhange steht.
2. Gelegenheit zur Einatmung von Bleistaub.

Je länger die Beschäftigung mit Blei dauert, um so wahrscheinlicher ist es natürlich, daß bei fortschreitender Bleiaufnahme die Bleivergiftung zu einer chronischen wird und mit Lähmung, deren

Anfall				Hauptsymptome													
Zweitmalig		Drittmalig oder chronisch		von Seite des Verdauungstraktes		Anämie		Kopfschmerz		Lähmung		Gehirnerscheinungen		Rheumatismus		Andere	
M.	Fr.	M.	Fr.	M.	Fr.	M.	Fr.	M.	Fr.	M.	Fr.	M.	Fr.	M.	Fr.	M.	Fr.
41	—	24	—	207	—	77	—	27	—	54	—	8	—	23	—	4	—
15,7	—	9,2	—	79,3	—	29,5	—	10,3	—	20,7	—	3,1	—	8,8	—	1,5	—
83	4	71	1	329	36	108	21	40	13	110	12	10	1	41	3	8	1
20,5	9,5	17,5	2,4	81,2	85,7	26,7	50,0	9,9	31,0	27,2	28,6	2,5	2,4	10,1	7,1	2,0	2,4
85	14	86	5	428	91	161	42	58	18	121	15	17	6	43	15	15	—
16,1	12,3	16,3	4,4	81,1	79,8	30,5	36,8	11,0	15,8	22,9	13,2	3,2	5,3	8,1	13,2	2,8	—
871	119	758	46	4512	779	1473	325	539	255	1190	153	200	62	568	107	176	16
15,5	11,9	13,4	4,6	80,0	77,8	26,1	32,5	9,6	25,5	21,1	15,3	3,5	6,2	10,3	10,7	3,1	1,6

art die Ziffer der Fälle zeigten, bei denen a) die Schwere, b) die Wiederholungszahl des von diesen 245. Die Gesamtzahl ist jedoch in Kolonnen 2 u. 3 enthalten.

hervorragendstem Merkmal, verbunden ist. Die Dauer der Beschäftigung der einzelnen Männer in dem betreffenden Berufe ist in der Feilenhauerei, der Porzellan- und Tonwarenerzeugung viel länger als z. B. in der Bleiweißfabrikation, und ebenso natürlich auch länger als in verhältnismäßig neuen Industrien, wie der Erzeugung elektrischer Akkumulatoren und der Abziehbildererzeugung. So war in einem Jahre die Altersverteilung und die Beschäftigungsdauer der in den drei Industrien erkrankten Arbeiter folgende:

Industrie	Altersverteilung		Beschäftigungsdauer	
	Unter 30 Jahren Prozent	Über 30 Jahren Prozent	Unter 5 Jahren Prozent	Über 5 Jahren Prozent
Porzellan und Tonwaren .	59,4	40,6	52,2	47,8
Bleiweiß . .	45,7	54,3	86,8	13,2
Feilenhauer .	22,9	77,1	—	100,0

Personen, die bei der Erzeugung von Bleiweiß und Mennige, elektrischen Akkumulatoren, Farben und den als „andere“ angeführten Industrien beschäftigt sind, sind vor allen dem Staub von Bleiverbindungen ausgesetzt, die leicht resorbiert werden. Deshalb werden sich, wenn die Vorkehrungen unzulänglich sind, rasch Vergiftungserscheinungen einstellen, die manche Arbeiter veranlassen, nach einem Anfalle anderweitige Beschäftigung zu suchen. Die so entstandene Vergiftung führt eher zu Kolik oder, wenn die aufgenommene Menge groß oder das

Individuum besonders empfänglich war, eher zu Hirnsymptomen als zu Lähmung. Hingegen ist die Langsamkeit des Einsetzens der Symptome im Falle der Messingarbeiter, Bleigießer, Drucker, Feilenhauer und Zinnarbeiter mehr das Ergebnis des Einatmens von Dämpfen oder Staub von metallischem Blei als von Bleiverbindungen, wenn überhaupt die Einatmung von Bleiverbindungen stattgefunden hat, so doch nur in geringerer Menge und über einen langen Zeitraum verteilt — und deshalb kommt es zu einer allmählichen Untergrabung der Konstitution, zu Lähmung, Arteriosklerose und Nierenkrankheiten. Die zwei angeführten Faktoren geben augenscheinlich auch eine genügende Begründung für die Unterschiede in der Schwere und Zahl der Anfälle zwischen Männern und Frauen. Wenn die zweit- und drittmaligen Anfälle bei Frauen verhältnismäßig seltener sind als bei Männern, so läßt sich daraus der Schluß ziehen, daß im allgemeinen auch der Anfall weniger heftig ist, und dies ist auch in den Zahlen zum Ausdruck gebracht. Zerebrale Symptome, Enzephalopathie, wozu auch Kopfschmerz hinzugerechnet werden kann, sind bei Frauen mehr als doppelt so häufig wie bei Männern. Dies könnte auf Idiosynkrasie zurückgeführt werden, es kann aber auch einfach das Ergebnis kurzdauernder Beschäftigung junger Arbeiterinnen bei Arbeitsvorgängen sein, bei denen Staub von Bleiverbindungen vorkommt.

Im allgemeinen sind Anfälle im ersten oder zweiten Jahre der Beschäftigung am häufigsten. So ereigneten sich von 2195 Berichtsfällen in den vier Jahren 1904 bis 1907, über die die entsprechenden Daten vorliegen, 898 in den ersten zwei Jahren (und von diesen kamen 672 im ersten Jahre vor), d. h. $^3/_7$ von allen Fällen stammten aus den ersten zwei Jahren der Beschäftigung, $^4/_7$ aus allen übrigen Jahren. Leider ist es unmöglich, Angaben darüber zu machen, wie dieses Verhältnis für die einzelnen Altersperioden und bei den einzelnen Beschäftigungen ist. In einzelnen Fabriken, so z. B. in Bleihütten beträgt die durchschnittliche Dauer der Beschäftigung ungefähr dreizehn Jahre. Die Angaben über die Dauer der einem Anfall vorangehenden Beschäftigung wurden den Berichten über jene Fälle, die in der Bleiweißindustrie im Jahre 1898 vorkamen, entnommen, entstammten also einem Jahre, in dem eine Zahl neuer Arbeiter aufgenommen worden war, um die im Juni abgeschaffte Frauenarbeit zu ersetzen, und in dem die Verhältnisse hinsichtlich der Entfernung des Staubes von den gegenwärtigen grundverschieden waren. Infolgedessen muß man annehmen, daß die Ziffern nur ein Bild geben, wie sich die Verhältnisse unter den schlechtmöglichsten äußeren Bedingungen gestalten. Bei 155 Anfällen betrug die Dauer der Beschäftigung wie festgestellt wurde: in 3 Fällen weniger als 1 Woche, in 8 von 1 Woche bis zu 1 Monat, in 62 von 1—3 Monaten; in 44 von 3 bis 6 Monaten, in 12 von 6—12 Monaten und in 26 ein Jahr und darüber.

Es wurde versucht den Wert des § 73 des Fabrikgesetzes vom Jahre 1901 (Anzeigepflicht) zu diskreditieren, mit dem Hinweis darauf, daß der Prozentsatz der Fälle, in denen ein gewisser Grad von Lähmung vorliegt, sehr hoch ist im Verhältnis zu den Zahlen, die von anderen Beobachtern gefunden wurden. Die Punkte, auf die bisher Gewicht gelegt wurde, erstens Dauer der Beschäftigung, zweitens die verschiedenen Arten und Mengen von Bleistaub und -dämpfen, werden genügen, um die mitgeteilten Zahlen zu erklären und ihren Wert richtig einzuschätzen. Hierzu sollte noch ein anderer Faktor, wenn auch von geringerer Bedeutung beigefügt werden, nämlich der Umfang, in dem einzelne Muskeln beansprucht werden. Bei Feilenhauern z. B. unterliegt es keinem Zweifel, daß die krampfhafte Haltung der linken, den Meißel haltenden Hand und die der rechten durch das Halten des schweren Hammers auferlegte Arbeit die Art der Lähmung, besonders die der Muskeln des Kleinfinger- und Daumenballens und der Finger bestimmen.

Schwierig ist es jedoch mit Sicherheit zu sagen, ob solche Eintragungen in den Berichten, wie „Schwäche der Arme und Beine", „Schwäche der Arme", „Muskelschwäche" usw. als beginnende Lähmung anzusehen sind[1]).

Art der Lähmung	1910			1911		
	Lähmung	Schwäche der Arme oder Verlust der Kraft	Insgesamt	Lähmung	Schwäche der Arme oder Verlust der Kraft	Insgesamt
1	2	3	4	5	6	7
Arme und Beine, ganz	—	—	—	2	—	2
Arme und Beine, teilweise	4	6	10	1	4	5
Beine, ganz	—	—	—	—	—	—
Beine, teilweise	4	4	8	—	6	6
Beide Unterarme, ganz	15	—	15	27	—	27
Beide Unterarme, teilweise	19	30	49	20	44	64
Rechter Unterarm, ganz	8	—	8	5	—	5
Rechter Unterarm, teilweise	6	4	10	4	7	11
Linker Unterarm, ganz	3	—	3	2	—	2
Linker Unterarm, teilweise	2	1	3	1	7	8
Finger	3	—	3	7	—	7
Neuritis (einschl. Taubheit der Hände oder Arme)	5	—	5	5	—	5
Andere (einschl. der Lähmung des Deltamuskels, der Sprachmuskeln, lokomotorischen Ataxie und allgemeinen Lähmung)	1	—	1	4	2	6
	70	45	115	78	70	148

[1]) Während der Jahre 1910 und 1911 bemühte man sich die Fälle derart einzuteilen, daß die wirkliche Lähmung so weit als möglich von den mehr oder weniger unbestimmten Bezeichnungen unterschieden wurde; das Ergebnis siehe in der nachstehenden Tabelle. Es ist aber kaum zweifelhaft, daß in den meisten in den Spalten 3 und 6 angeführten Fällen leichte Grade von Parese vorhanden waren.

Da die Bleivergiftung eine deutliche Tendenz zeigt, die durch den Nervus radialis und bestimmte andere Nerven versorgten Muskeln anzugreifen, mußte man dazu kommen, all diese Bezeichnungen als gleichbedeutend mit teilweiser Lähmung anzusehen.

Tabelle V läßt eine weitgehende Übereinstimmung in allen 6 Jahren erkennen.

Tabelle V. Formen der Lähmung: 1904—1909.

Form der Lähmung 1		Gesamt 2	1909 3	1908 4	1907 5	1906 6	1905 7	1904 8
Arme und Beine	ganz . . .	12	2	2	1	2	1	4
	teilweise .	62	13	7	9	13	9	11
Arme	ganz . . .	3	—	—	1	—	1	1
	teilweise .	25	5	7	1	3	5	4
Beide Vorderame	ganz . . .	162	29	33	29	28	24	19
	teilweise .	334	59	70	56	56	43	50
Rechter Vorderarm	ganz . . .	39	11	6	7	4	8	3
	teilweise .	62	9	17	14	11	5	6
Linker Vorderarm	ganz . . .	14	2	2	4	1	3	2
	teilweise .	22	4	1	4	6	4	3
Finger.		36	3	3	7	10	6	7
Neuritis (einschl. Taubheit der Hände oder Arme) .		32	7	8	3	3	5	6
Andere (mit Einschluß von Lähmung des Deltamuskels, der Sprachmuskeln, lokomotorischer Ataxie)		10	3	1	3	1	—	2
		813	147	157	139	138	114	118

Ist es schon schwierig, alle als „Lähmung“ bezeichneten Fälle in die richtige Rubrik einzureihen, so ist es noch schwieriger zu bestimmen, was unter der Bezeichnung „Enzephalopathie“ zusammengefaßt werden soll. Wir haben sie auf epileptiforme Anfälle, Sehnervenentzündung (ohne Komplikation durch Epilepsie) und verschiedene Formen der Geistesstörung beschränkt.

Tabelle VI auf S. 55 ist interessant, da sie zeigt, wie völlig konstant die Zahlen von Jahr zu Jahr sind.

Abgesehen von der Industrie der Porzellan- und Tonwaren, bei der über die Zahl der bei den einzelnen Arbeitsprozessen und den verschiedenen Arten der Ware beschäftigten Personen bei drei verschiedenen Gelegenheiten Bericht erstattet wurde und bei der dann die Berichte des Gewerbearztes es ermöglichten, die Fälle der Vergiftung in derselben Weise einzuteilen, ist es schwierig, das Verhältnis der Fälle von Bleivergiftung zur Arbeiterzahl genau zu bestimmen. Sogar bei der Ton- und Porzellanwarenindustrie muß vielen Umständen Rechnung getragen werden. Die vorkommenden Vergiftungsfälle sind nicht gleichmäßig über alle Fabriken verteilt. So waren unter 550 Töpfereien in den Jahren 1904 bis 1908 fünf für 75 Fälle, 173 für die

Gesamtzahl der Fälle (517) verantwortlich zu machen, während von den restlichen 377 Betrieben keine Fälle angezeigt wurden.

Tabelle VI. Enzephalopathie.

Symptom	1911	1910	1909	1908	1907	1906	1905	1904
Epilepsie	6	16	12	15	14	11	12	15
Neuritis optica . . .	2	3	3	2	3	7	5	4
Geistesstörung . . .	5	2	2	1	6	3	1	2
	13	21	17	18	23	21	18	21

Ähnliche Verhältnisse wurden in allen anderen Industrien vorgefunden. Einzelne Betriebe können infolge der speziellen Fabrikationsmethode oder besonderen Art der Arbeit eine Häufigkeit der Bleivergiftung aufweisen, die zu der in der Industrie im allgemeinen vorhandenen in gar keinem Verhältnis steht. Es ist natürlich die Überwachung und Hintanhaltung dieser besonders in die Augen springenden Gefahrquellen durch die Fabrikanten und Fabrikinspektoren, die zu der bemerkenswerten erwähnten Verminderung der Fälle, z. B. in den Bleiweißwerken und der keramischen Industrie geführt hat.

Die statistischen Aufstellungen der Unternehmer ermöglichen nicht leicht eine genaue Schätzung der Zahl der der Gefahr der Bleivergiftung ausgesetzten Personen, da sie nicht die Arbeitsvorgänge differenzieren und in fast allen Betrieben, in denen Blei verwendet wird, einige von den in den Bericht aufgenommenen Personen damit nicht in Berührung kommen.

Tabelle VII. Relative Häufigkeit der Fälle von Bleivergiftung in bestimmten Industrien im Jahre 1910.

Erzeugung von	Zahl der Untersuchungen	Wahrscheinliche Anzahl der beschäftigten Personen	Zahl der angezeigten Fälle	Verhältnis der Erkrankungen auf 1000 Beschäftigte
Bleiweiß	77,752	1,495	34	22
Mennige	8,096	675	10	15
Email	3,064	766	17	22
Metallverzinnung	1,475	492	17	34
Elektrische Akkumulatoren	13,065	1,089	31	28
Farben	19,081	1,590	17	11
Ton- und Porzellanwaren .	78,560	6,547	77	12

In jenen Industrien, in denen periodische ärztliche Untersuchungen der bei Bleiarbeit beschäftigten Personen erfolgten, kann die relative Häufigkeit der Erkrankungen berechnet werden. Sie muß jedoch hierbei bloß als annähernd richtig angesehen werden, da z. B. in der Fabrikation elektrischer Akkumulatoren die ärztliche Untersuchung

Tabelle VIII. Bleivergiftung in Ton- und Porzellanwarenwerken.

(Porzellan, Steingutwaren, Ziegel, Majolika, ordinäre Töpferware, Porzellangeräte und elektrische Bedarfsartikel, sanitäre Einrichtungsgegenstände.)

Arbeitsprozesse	Zahl der beschäftigten Personen	Angezeigte Fälle, Durchschnitt pro Jahr			Erkrankungen auf tausend Beschäftigte im Jahresmittel		
	1907	1907-1910	1903-1906	1899-1902	1907-1910[1]	1903-1906[2]	1899-1902[3]
Im Glasierraum							
Glasierer:							
Männer . . .	786	17	18	26	22	23	34
Frauen . . .	150	6	4	7	40	30	68
Glasierergehilfen:							
Männer . . .	463	3	3	7	7	7	15
Frauen . . .	397	13	18	17	33	46	45
Verputzer:							
Männer . . .	115	1	2	3	9	20	30
Frauen . . .	461	15	18	30	33	41	65
Gesamtzahl: Männer .	1346	21	23	36	15	17	27
Gesamtzahl: Frauen . .	1008	34	40	54	34	42	58
Einsetzer Männer .	2291	16	12	33	7	5	14
Einsetzer Frauen .	120	1	1	1	8	10	14
Majolikamaler Männer	28	—	—	—	—	—	—
Majolikamaler Frauen	358	6	8	10	13	14	20
Grundierer Männer .	58	1	—	1	17	—	17
Grundierer Frauen .	157	1	1	4	6	5	13
Farbenaufstäuber Männer	14	—	—	—	—	—	—
Farbenaufstäuber Frauen	143	—	1	4	—	7	33
Emailfarben- u. Glasurerzeuger (-bläser) Männer	51	—	—	1	—	—	36
Emailfarben- u. Glasurerzeuger (-bläser) Frauen	288	3	3	2	10	14	12
Farbenmacher u. -reiber Glasur- oder Farbenmischer Männer	371	5	5	6	13	13	17
Farbenmacher u. -reiber Glasur- oder Farbenmischer Frauen	55	1	1	1	18	48	114
Andere, mit Blei in Berührung kommende Personen: Männer . . .	327	2	1	2	6	5	11
Andere, mit Blei in Berührung kommende Personen: Frauen . . .	132	1	2	4	8	21	75
Gesamtzahl: Männer .	4504	44	41	80	10	9	19
Gesamtzahl: Frauen . .	2361	45	57	80	19	25	37
Männer und Frauen . .	6865	89	98	160	13	15	25

[1]) Berechnet auf Grund der Beschäftigungsberichte für 1907.
[2]) „ „ „ „ „ „ 1904.
[3]) „ „ „ „ „ „ 1900.

auf die Personen beschränkt ist, die beim Streichen, beim Gießen, beim Bleischmelzen oder irgendeiner, eine Berührung mit trockenen Bleiverbindungen verursachenden Arbeit beschäftigt sind, während die angezeigten Erkrankungen auch einige Personen umfassen, die bei anderen, als den genannten Prozessen tätig sind. (Tabelle VII, Seite 55.)

Wie oben erwähnt, ermöglicht die genaue Kenntnis der Zahl der in einigen Prozessen der Ton- und Porzellanwarenindustrie beschäftigten Personen die Verhältniszahlen für diese Industrie als Beispiel der ja auch in allen anderen Bleiindustrien zu beobachtenden verschiedenen Gefährdung in verschiedenen Arbeitsprozessen zu verwenden. (Tabelle VIII, Seite 56.)

Tabelle IX. Hauptsymptome als Todesursache in 264 Totenscheinen über Bleivergiftung angegeben.

Industrie	Enzephalopathie	Chronische Nierenentzündung	Gehirnblutung	Lähmung	Bleivergiftung	Phthisis	Pneumonie, Bronchitis, Herzschwäche, Kolik, Hernie und Aneurysma	Insgesamt
Bleihütten	1	6	—	3	5	1	1	17
Messingwerke	—	3	—	1	1	—	1	6
Bleiplatten und -röhren	—	1	—	—	1	—	1	3
Installateure und Spengler	2	3	—	1	2	1	2	11
Druckerei	3	3	—	2	5	1	3	17
Feilenhauerei	1	11	2	2	2	1	—	19
Verzinnen und Emaillieren	—	1	—	—	1	—	—	2
Bleiweiß	13	2	2	4	2	1	3	27
Porzellan und Tonwaren	8	24	14	3	6	2	—	57
Glasschleifen	1	6	—	—	1	—	1	9
Elektrische Akkumulatoren	2	1	—	1	—	—	2	6
Farben und Anstriche	4	1	—	—	2	1	3	11
Wagenbau	1	8	5	6	10	3	4	37
Schiffsbau	1	4	1	—	1	1	—	8
Verwendung von Farben in anderen Industrien	—	3	1	4	6	1	2	17
Andere Industrien	1	2	1	—	11	–	2	17
Gesamtzahl	38	79	26	27	56	13	25	264
Durchschnittliches Todesalter	32	43	47	43	44	38	40	—

Die Abnahme der Zahl der tödlichen Fälle, die auf Bleivergiftung zurückgeführt werden, läuft nicht, wie dies vielleicht mit Rücksicht darauf, daß es in überwiegender Mehrzahl Todesfälle an chronischer Bleivergiftung sind, erwartet würde, parallel mit der Verringerung der Zahl der Fälle. So betrug in den fünf Jahren 1905 bis 1909 die Zahl der Todesfälle 144, im Vergleich zu 131 in den vorausgegangenen fünf Jahren, obgleich die Zahl der Erkrankungsfälle von 3,761 auf 3001 sank. Unseres Erachtens ist dies auf die wachsende Neigung zurückzuführen, chronische Nephritis und sogar (ohne genügende Rechtfertigung) Phthisis und Pneumonie in den Totenscheinen von Bleiarbeitern auf Bleivergiftung zurückzuführen. Kopien aller Totenscheine, in denen Bleivergiftung als direkte oder indirekte Todesursache angeführt ist, erhält der Zentralgewerbeinspektor. Alle Todesfälle gewerblichen Ursprungs sind in die Berichte aufgenommen. Bei einer Gesamtzahl von 264, die genau verfolgt werden können, erscheinen in den Totenscheinen enzephalopathische Symptome in 38 Fällen (10,6 %) Brightsche Krankheit (chronische Nierenentzündung), Gehirnblutung, Lähmung oder chronische Bleivergiftung entweder allein oder in Verbindung mit engverwandten Symptomen in 188 Fällen (71,0 %); Phthisis in 13 Fällen (5,0 %), und andere Krankheiten, wie Pneumonie usw. in 25 Fällen (9,4 %). Tabelle IX bringt die relative Häufigkeit in den verschiedenen Gruppen von Industrien, und was vorweggenommen werden soll, das verschiedene Durchschnittsalter bei dem der akuten oder chronischen Bleivergiftung zuzuschreibenden Tode zur Darstellung.

Tabelle X. Vergleichende Sterblichkeit nach einzelnen Todesursachen bei in bestimmten Beschäftigungen tätigen Männern. 1900—1902.

Beschäftigung	Todesursache											
	Alle Ursachen	Alkoholismus	Gicht	Phthisis	Krankheiten des Nervensystems	Krankheiten des Zirkulationssystems	Krankheiten des Respirationssystems	Krankheiten des Verdauungssystems	Bright'sche (Nieren-) Krankheit	Andere Krankheiten des Harnsystems	Bleivergiftung	Unfälle
1	2	3	4	5	6	7	8	9	10	11	12	13
Alle Männer	1000	16	2	186	105	145	174	57	35	17	1	59
Drucker	994	8	3	300	111	125	131	55	42	15	2	21
Feilenhauer	1700	14	—	387	225	198	325	78	134	26	56	46
Kupferarbeiter	1090	7	3	162	104	139	357	45	24	21	3	51
Bleiarbeiter	1408	38	—	165	134	222	309	14	160	—	102	52
Wagenbauer	824	4	4	129	113	129	150	46	39	14	8	29
Tonwaren	1493	8	—	285	131	219	473	57	33	20	10	33
Glas	1260	7	4	283	131	177	268	54	53	16	8	31
Anstreicher u. Installateure	1114	13	8	213	133	105	168	31	74	20	23	50

Die statistischen Ausweise über die Todesursachen nach Berufen in den alle zehn Jahre erscheinenden Supplementheften des Statistischen Amtes (2) sind von Bedeutung, nicht bloß deshalb, weil sie den Vergleich zwischen den Industrien hinsichtlich der Sterblichkeit an Bleivergiftung ermöglichen, sondern auch wegen der Feststellung der anderen Todesursachen, die sehr häufig auf den Totenscheinen von Bleiarbeitern sich finden und die, wenn sie im Verhältnis zum allgemeinen Vorkommen bei männlichen Arbeitern besonders häufig erscheinen, mit einem gewissen Grad von Wahrscheinlichkeit den verderblichen Wirkungen des Bleies auf einzelne lebenswichtige Organe zugeschrieben werden müssen. So gibt die Tabelle X eine Liste von Beschäftigungen, bei denen die Sterblichkeit an Bleivergiftung in den Jahren 1900—1902 mindestens doppelt so groß war als im Durchschnitt der Bevölkerung. Sie zeigt die Sterblichkeit, die eintreten würde, wenn die männliche Bevölkerung in der speziellen Industrie genau denselben Altersaufbau hätte wie die Gesamtheit. Es ist hierbei die Jahressterblichkeit in der Rubrik „Alle Männer" mit 1000 angenommen, die der in einzelnen Industrien beschäftigten Männer als eine Verhältniszahl hiervon berechnet. Diese „Sterblichkeitszahl" von 1000 setzt sich zusammen aus der Sterblichkeit an verschiedenen Ursachen, von denen bloß jene, die eine Beziehung zur Bleivergiftung zu haben scheinen, in der Tabelle angegeben sind.

Die Annahme, daß, weil Bleiarbeiter an gewissen Krankheiten häufiger sterben als „alle Männer", solche Krankheiten die Folgeerscheinungen von Bleivergiftung sein müssen, ist unhaltbar, wenn nicht andere Ursachen für die betreffenden Krankheiten ausgeschlossen werden können. Für das Übermaß der Todesfälle an Schwindsucht und Erkrankungen der Atmungsorgane bilden die Arbeitsbedingungen und der Umstand, daß die Arbeiter der Einatmung von mineralischem und metallischem Staub oder Verunreinigungen der Luft in der Töpferei, Löterei, in Druckereien und Feilenhauereien, ausgesetzt sind, eine genügende Begründung. Der Wert dieser Ziffern wird noch weiter dadurch verringert, daß jede die Summe der Todesfälle aus einer großen Anzahl von Beschäftigungsarten angibt, die unter der Bezeichnung der betreffenden Berufsgruppe zusammengefaßt werden, von denen jedoch einige in keinerlei Berührung mit Blei kommen. Mit Ausnahme der auffallend größeren Zahl von Todesfällen an Brigthscher Krankheit unter den Bleiarbeitern sind die Ziffern zu schwankend, um daraus Schlußfolgerungen hinsichtlich der „Folgeerscheinungen" der Bleivergiftung ziehen zu können. Diese Zahl jedoch — 160 — im Vergleich zu 35 bei „allen Männern" bildet einen deutlichen Beweis, wenn es überhaupt eines solchen bedarf, daß die chronische Brigthsche Krankheit eine Folgeerscheinung der Bleivergiftung ist. Nach der Pathologie der Bleivergiftung ist anzunehmen, daß die Granularatrophie der Niere auf sklerosierende Veränderungen zurückzuführen ist, die in ihrer Substanz durch mikroskopisch kleine Hämorrhagien verursacht wurden. Es besteht aber nur sehr geringe Wahrscheinlichkeit dafür, daß diese interstitielle Veränderung mit einer tubulären Nephritis begonnen hat oder ihr eine solche vorausgegangen ist. Während wir einerseits nicht leugnen wollen, daß gewisse parenchymatöse Veränderungen mit der Bleivergiftung verbunden sein können, glauben wir doch nicht, daß sie von der Art sind, die zur großen weißen Niere führt, und wir würden daher diese Krankheit als Folgeerscheinung ausschließen. Wenn aber die chronische Brigthsche Krankheit als Folgeerscheinung der Bleivergiftung angesehen wird, muß auch die Kette der damit verbundenen Symptome, vornehmlich arteriosklerotische Veränderungen, die zu Gehirnblutung und Retinitis albuminurica führen, ebenfalls als solche anerkannt werden. Ausgenommen den Fall, daß granuläre Nephritis bei einem Bleiarbeiter vor Beginn der Beschäftigung mit der Bleiarbeit festgestellt worden wäre, erachten wir den Versuch des Nachweises, daß ein derartiger Zustand bei einem Bleiarbeiter vom Blei unabhängig ist, für aussichtslos, trotz seiner verhältnismäßigen Häufigkeit als Todesursache auch ohne jeden Zusammenhang mit der Beschäftigung.

Ein anderer Zustand, der ohne weiteres als Folgekrankheit anerkannt werden kann, ist die Sehnervenentzündung, die einem Anfalle von Enzephalopathie nachfolgt. Keineswegs sind aber Geistes- und nervöse Krankheiten, Gicht, perniziöse Anämie ganz im allgemeinen als Folgeerscheinungen anzusehen, da muß vielmehr jeder einzelne Fall für sich und in bezug auf seine Eigenheiten betrachtet und bei den beiden erstgenannten Syphilis als Ursache ausgeschlossen werden.

Zwischen Ursache und Begleiterscheinung muß auch sorgfältig unterschieden werden, bevor man Krankheiten bakteriologischen Ursprunges, wie Phthisis oder Pneumonie, oder irgendwelche andere Krankheiten, von denen anzunehmen ist, daß die Beschäftigung mit Blei dazu prädisponiere, als Folgeerscheinung von Bleivergiftung bezeichnet. Die Behauptung, daß eine Person durch Bleivergiftung entkräftet wurde, ist kein Beweis dafür, daß die Schwächung der Konstitution die Ursache davon war, daß der Bazillus Zutritt zur Lunge fand oder daß die eingetretene Krankheit einen letalen Ausgang nahm. Eine solche Behauptung kann in jedem Falle nur als Vermutung angesehen werden. Der Beweis dafür, daß die Bleibeschäftigung zur Phthisis prädisponiert habe, kann unseres Erachtens weder bei Lebzeiten durch das Vorhandensein von klinischen Symptomen, noch in deren Ermangelung durch den Nachweis von Blei in den Geweben nach dem Tode geführt werden.

Für die Klassifizierung der Todesursachen ist es allgemeine Regel, von mehreren in dem Totenscheine angegebenen Krankheiten die Krankheit von längster Dauer auszuwählen. Ausnahme von dieser Regel bildet es, daß bestimmte, gewöhnlich als konstitutionelle Leiden bekannte Erkrankungen vor den anderen erwähnten Krankheiten den Vorzug haben. Nach dem 35. Lebensjahre sind in den Totenscheinen über einen Todesfall an Bleivergiftung fast immer noch andere Krankheiten angeführt, die auch sonst als Todesursache eine Rolle spielen.

Aber weder Phthisis noch Pneumonie noch eine akute Erkrankung des Herzens oder der Lunge, noch ein Herzklappenfehler oder irgend ein febriler Zustand kann eine direkte Beziehung zur Bleivergiftung haben, d. h. deren Folgeerscheinung sein.

Quellen:

1. Annual Reports of the Chief Inspector of Factories since 1898, especially for 1909, S. 19.
2. Supplement to the Sixty-fifth Annual Report of the Registrar-Generel on the Mortality in Certain Occupations in the Three Years 1900, 1901, 1902 by Dr. John Tathan, S. CXIX-CXXII, Cd. 2619.

Anmerkung.

Es wäre aber ganz verfehlt, der Statistik der Bleivergiftung große Genauigkeit zuzubilligen. Vor allem sind es nur gewisse Erscheinungen der Bleivergiftung, die in die Statistik aufgenommen werden, und zwar die akuteren und auffallenderen: die Bleikolik, die Enzephalopathie und die Bleilähmung. Schon die Schwierigkeit in der Differentialdiagnose macht es unmöglich, die auf Blei zurückzuführenden Nierenerkrankungen und Gefäßerkrankungen richtig zu erfassen. Die beste Bürgschaft gegen Einbeziehung anderer Erkrankungen in die Statistik gibt da noch die englische Statistik, wenigstens nach der Richtung hin, daß nur halbwegs sichergestellte Vergiftungen in sie aufgenommen werden. Da jeder Fall vom amtlichen Gewerbearzt überprüft wird, wird eine Anzahl von Fehldiagnosen ausgeschieden (6,8 %), eine andere Anzahl (6,3 %) sind zweifelhaft. Diese Kontrolle aber verbürgt nur die Ausscheidung von Fehldiagnosen, sie gibt keine Bürgschaft für die vollständige Erfassung aller Fälle, und es wird auch von englischer Seite zugegeben, daß nur die schwereren Fälle zur Anzeige gelangen. Dies letztere geht auch daraus hervor, daß gerade in der englischen Statistik die Bleilähmungen einen so auffallend großen Prozentsatz bilden, einen weit größeren als in anderen Berechnungen, obwohl auch in diesen stets die Bleilähmung besser erfaßt wird als manche andere Erscheinungen. So findet man bei Tanquerel 6,7 % Lähmungen, in einer nach dem Wiener Material von mir im Jahre 1909 vorgenommenen Zusammenstellung 4,87 % Lähmungen, bei der gegenwärtigen englischen Statistik aber 21,1 % bei den Männern, 15,3 % bei den Frauen. Gewiß hat der Verfasser recht, wenn er, gegen meine auf dem Berliner Hygiene-Kongreß 1907 (Berichte dieses Kongresses und Zeitschrift für soziale Medizin, III. Bd.) und später (Zur Kasuistik der Bleilähmungen, Deutsche Zeitschrift für Nervenheilkunde, 37. Bd.) vorgebrachte Auffassung polemisierend darauf hinweist, daß die Dauer und die Art der Beschäftigung auf das Zustandekommen von Lähmungen von größter Bedeutung sei. Aber dadurch allein läßt sich doch nicht das ganz im allgemeinen so häufige Auftreten der Lähmungen in der englischen Statistik erklären. Gehen wir von den Bleilähmungen als Basis aus, so kommen wir zu dem Schlusse, daß in England ungefähr nur $^1/_4$ der vorkommenden Bleivergiftungen zur Anmeldung gelangt. Darstellungen oder Ausweise über die Bleivergiftungen, die auch nur den Anspruch auf teilweise Vollständigkeit erheben, gibt es in Deutschland und Österreich nicht, da in diesen Ländern keine Anzeigepflicht für diese Erkrankung besteht. In den Berichten der Gewerbeinspektoren beider Länder finden sich immer nur vereinzelte Fälle angeführt, die durch Zufall zur Kenntnis der Inspektoren gekommen sind, hingegen findet sich reiches monographisches Material in Untersuchungen und Veröffentlichungen über einzelne Berufe, einzelne Betriebe und Krankenkassen, deren Wert für eine richtige Erfassung der Bleivergiftungen nach dem oben über die englische Statistik Gesagten nicht überschätzt werden darf, ebenso wie ihr kaum jene praktische Bedeutung für die Prophylaxe zukommt, die ihr von mancher Seite zugeschrieben wird. Das Fehlen einer Gesamtübersicht hat man auf mannigfache Art und Weise zu ersetzen gesucht. Für Preußen hat Heymann (Zeitschrift des Kgl. preußischen statistischen Landesamtes 1905, S. XX) und nach ihm Kaup (Archiv für soziale Hygiene, 1911) Zusammenstellungen über die in Krankenanstalten behandelten Fälle von Bleivergiftung bei Männern gemacht; die Zahl der Frauen ist so gering, daß von ihrer Einbeziehung Abstand genommen werden konnte.

Es wurden folgende Zahlen ermittelt:

	Überhaupt		Bleiweiß- und Bleifarbenfabriken		Blei- und Zinkhütten		Maler und Anstreicher		Polygraphische Gewerbe		Töpfer		Installateure, Rohrleger	
	Fälle	Tage	Fälle	Tage	Fälle	Tage	Fälle	Tage	Fälle	Tage	Fälle	Tage	Fälle	Tage
1895	1120	—	312	—	200	—	347	—	32	—	—	—	31	—
1899	1601	—	310	—	250	—	460	—	66	—	—	—	38	—
1900	1509	—	360	—	176	—	378	—	67	—	—	—	33	—
1901	1359	—	282	—	186	—	339	—	57	—	—	—	32	—
1902	1202	—	327	—	151	—	399	—	66	—	—	—	28	—
1904	1050	27943	134	2871	121	2418	391	12246	58	—	9	223	45	975
1905	1103	26965	157	3675	163	3212	390	10183	57	—	16	445	29	651
1906	898	22855	160	3742	115	2172	286	7709	41	—	27	836	36	923
1907	920	23586	177	4180	120	2792	283	6629	58	—	26	729	22	546
1908	900	21150	172	3950	121	2951	259	6211	55	—	18	428	33	751

Nach Kaups Schätzung wird in den Krankenhäusern höchstens $^1/_4$ der vorkommenden Bleivergiftungsfälle behandelt.

Im Jahre 1912 haben die preußischen Gewerbeaufsichtsbeamten, gestützt auf den § 343 der R.-V.-O., der den Krankenkassen die Pflicht auferlegt, den Gewerbeaufsichtsbeamten auf Verlangen Auskunft über die Zahl und Art der Erkrankungen zu geben, der aber erst am 1. Januar 1914 in Kraft treten sollte, sich an die Krankenkassen mit dem Ersuchen gewendet, ihnen Mitteilung von allen gewerblichen Erkrankungen durch Blei, Phosphor, Arsen und Quecksilber zu machen. Die eingelangten Auskünfte waren nur sehr unvollständig, trotzdem ergaben sich für das Jahr 1912: 1119 Fälle von „Bleikrankheit". Die Fälle von „Bleisaum" und möglicherweise auf Blei zurückzuführenden Erkrankungen wurden in die von E. Francke (Zentralblatt für Gewerbehygiene, 1913) verfaßte Zusammenstellung nicht aufgenommen. Von diesen Erkrankungen betrafen 254 Maler und Anstreicher, 276 Arbeiter in Bleiweiß- und Bleifarbenfabriken, 216 Buchdrucker, 189 Bleihütten-, 67 Zinkhüttenarbeiter, 47 Arbeiter in der keramischen Industrie, 17 Arbeiter in Akkumulatorenfabriken, 53 Arbeiter in verschiedenen anderen Industrien. In Bayern besteht Anmeldepflicht.

Erfaßt die englische Statistik nach dem oben Gesagten nur die schweren Fälle, bringen die Zusammenstellungen Kaups und Franckes nach ihrem Urmaterial nur einen geringen Teil der vorkommenden Bleivergiftungsfälle zu unserer Kenntnis, so haften der Krankenkassenstatistik, die noch immer die vollkommenste Erfassung der Bleivergiftungsfälle zu sein scheint, mannigfache Fehler an. Die Diagnosenstellung der Kassenärzte läßt alles zu wünschen übrig. In solchen Berufen, in denen bekanntermaßen Blei zur Anwendung gelangt, werden von den Ärzten allzu häufig Bleivergiftungen diagnostiziert; als typisch mögen hierfür die Buchdrucker gelten. Ich sah unter Buchdruckern in meiner Kassenordination noch kaum ein Leiden, bei dem nicht von Ärzten die Diagnose Bleivergiftung gestellt worden wäre: selbstverständlich bei allen Magen- und Darmkrankheiten (Magengeschwüren und akuten Blinddarmentzündungen), dann aber auch bei verschiedenen Hautkrankheiten (Furunkel, Ekzeme), bei Tuberkulose und akuter Gingivitis. Hingegen wird Bleivergiftung sehr häufig auch in schweren Fällen übersehen, wenn sie in einem Berufe vorkommt, bei dem die Verwendung von Blei nicht allen Ärzten bekannt ist (auch Anstreicher gehören hierzu), oder gar in solchen Berufen, bei denen Bleivergiftung nicht zu erwarten ist. Dieser Umstand beeinträchtigt wohl ungemein den Wert unserer Statistik, und werde ich hierauf noch bei einzelnen Berufen zu sprechen kommen. Besonders häufig und entschuldbar sind Fehler in der Differentialdiagnose zwischen Bleivergiftung und gewissen Magendarmkrankheiten: akutem und chronischem Magenkatarrh, Magengeschwür, chronischer Verstopfung, Gallensteinkoliken. Die Hoffnung aber, die Statistik dieser Erkrankungen zur Korrektur der Statistik der Bleivergiftung heranziehen zu können, geht deshalb nicht ganz in Erfüllung, weil die Häufigkeit dieser Erkrankungen auch bei Nicht-Bleiarbeitern eine sehr große ist und die Differenzen zwischen den einzelnen Jahren so große sind, daß sie nur in solchen Berufen, bei denen die Zahl der Bleivergiftungen eine große und bei denen alle oder mindestens der größte Teil der Berufsangehörigen der Bleivergiftungsgefahr ausgesetzt ist, in die Betrachtung mit einbezogen werden können.

Wir haben bis jetzt den guten Willen des Kassenarztes und der Fabriksärzte vorausgesetzt. Die Sachlage erfährt natürlich eine weitere Komplikation, wenn der Kassenarzt infolge seiner Stellung zum Unternehmer oder Arbeiter mit der Diagnose „Bleivergiftung" zurückhaltend sein muß, wenn er die Diagnose „Bleivergiftung", soweit es irgend geht, vermeidet, und sich bei Krankmeldung darauf beschränkt, nur die rein klinische Diagnose „Kolik", „Anämie" od. dergl. zu stellen, dabei aber das die Ursache feststellende Beiwort „Bleikolik", „Bleianämie" wegläßt. Auch bei den von seiten der Staatsverwaltung vorgeschriebenen ärztlichen Untersuchungen in gewerblichen Betrieben kann man nur dann eine genaue Feststellung tatsächlicher Verhältnisse erwarten, wenn der Arzt vollständig unabhängig vom Unternehmer und Arbeiter ist. So hat in jenen oberschlesischen Zinkhütten, in denen seit Jahren kein Bleivergiftungsfall verzeichnet worden war, eine kreisärztliche Untersuchung bei 20,5% der untersuchten (883) Arbeiter Zeichen von Bleierkrankung ergeben.

Der Statistik der Allgemeinen Arbeiter-Kranken- und Unterstützungskasse und des Verbandes der Genossenschaftskrankenkassen in Wien, die weitaus die Mehrzahl aller bleigefährlichen Berufe und Betriebe Wiens umfaßt, haften nur die oben gekennzeichneten Fehler an, die aus der Diagnosenstellung des vom Unternehmer und vom einzelnen Arbeiter unabhängigen Kassenarztes entspringen. Es sei deshalb deren Statistik hier wiedergegeben (Tabelle 1).

Tabelle 1 bringt eine Übersicht über die bei den einzelnen Genossenschaftskrankenkassen und den Industriegruppen der Allgemeinen Arbeiter-Kranken- und Unterstützungskasse 1902—1913 vorgekommenen Vergiftungsfälle, Tabelle 2 über die durch diese Vergiftungen verursachten Krankentage. Tabelle 3 versucht die verschiedenen Berufe — soweit dies möglich — in Hauptgruppen zusammenzufassen. Tabelle 4 zeigt uns das Verhältnis der Erkrankten zur Zahl der Erkrankungen; da die Kasse aber diese Zusammenstellung für jedes Jahr gesondert vornimmt, so erscheint die Wiedererkrankungshäufigkeit zu niedrig. Es gibt viele Bleikranke, die Jahr für Jahr akute oder gesteigerte Bleierscheinungen aufweisen. Bei einer Berechnung des Wiedererkrankungsprozentes für einen größeren Zeitraum, für 5 oder 10 Jahre, würde das Wiedererkrankungsprozent viel größer erscheinen.

Die Gründe der Abnahme der Bleivergiftung in den einzelnen Berufen werden in den Bemerkungen zum XIV.—XVII. Kapitel dargelegt. Wir werden dort sehen, daß die Ursachen sehr verschieden sind: bei Malern und Anstreichern der anfangs spontan einsetzende, dann aber durch behördliche Vorschriften verallgemeinerte Ersatz der Bleifarben durch ungiftige, bei Seidenfärbern das Verbot des Beschwerens der Seide mit Blei, bei den Frauen der Allgemeinen Arbeiter-Kranken- und Unterstützungskasse die Assanierung der fast allein Bleivergiftung unter Frauen hervorrufenden Metallkapselfabrik, bei Feinzeugschmieden, zu deren Krankenkasse die Feilenhauer gehören, der teilweise Ersatz der Bleiunterlagen bei den letzteren durch Bleilegierungen und Zinkunterlagen sowie durch Einführung des Maschinenbetriebes, bei Buchdruckern eine schärfere Diagnosenstellung. Bei allen Arbeitern aber dürfte die gerade in den Jahren von 1906 an besonders eifrig betriebene Aufklärung der gefährdeten Arbeitergruppen zur Befolgung der Regeln der persönlichen Prophylaxe und damit zur Verminderung der Bleivergiftungsfälle mitgewirkt haben.

Über die Gefährdung einzelner Arbeitergruppen nach den Ausweisen der Dresdner Ortskrankenkasse gibt Tabelle 5 Auskunft.

Tabelle 1. Statistik der bei der Allgemeinen Arbeiterkranken- und Unterstützungskasse und der bei dem Verbande der Genossenschaftskrankenkassen Wiens vorgekommenen Vergiftungsfälle mit mineralischen Substanzen bzw. Bleivergiftungsfälle.

(Jene Krankenkassen, die im ersten Jahrfünft 20 und mehr mineralische Vergiftungen mit **Arbeitsunfähigkeit auswiesen** und jene Gruppen von Krankenkassen bzw. Industrien, die 40 und mehr **auswiesen**, werden in der folgenden Tabelle **gesondert angeführt**.)

bei den einzelnen Genossensch. - Krankenk. bzw. den Industriegruppen der Allg. Arbeiterkrankenkasse.	Erkrankungen mit Erwerbsunfähigkeit infolge: Vergiftung mit mineralischen Substanzen							Bleivergiftung				
	1902	1903	1904	1905	1906	1907	1908	1909	1910	1911	1912	1913
Gießer	10	9 (1)	3	6	7	8	6	10	9	7	1 (1)	2
Gürtler	8	10	6 (1)	7 (1)	8	5	1	3	9	5 (2)	1	1
Sonstige metallverarbeit. Genossenschaftskrankenkassen	12	13	7	7 (2)	3	5	8 (2)	2 ⟨2⟩	4	4	6 (2)	8
Metallverarbeitende Unternehmungen d. Allg. Arbeiterkrankenkasse	120 (85)	112 (80)	155 (120)	127 (85)	170 (124)	38	43	30 ⟨3⟩	26	29	32	27
Feinzeugschmiede	13	14 (2)	21	17 (1)	11	9	7	8 ⟨1⟩	3	4	8	8
Mechaniker	1	6	10 (1)	4	5	4	6	3 ⟨1⟩	5	4	3	4
Masch.-Werkzeug- u. dgl. Fabr. d. Allg. Arb.-Krankenk.	99	68	77	62	74 (3)	51	36	31 ⟨1⟩	24	40	40	28
Posamentierer	4 (4)	4 (4)	5 (4)	8	16 (13)	9 (8)	1 (1)	1	—	—	1 (1)	—
Seidenfärber	5	8	20 (1)	20	7	5	1	2 ⟨4⟩	—	—	—	—
Drechsler	14	1	—	4 (1)	1	—	1	1 ⟨1⟩	—	—	—	3
Holz, Horn u. dgl. Verarb. der Unternehm. d. Allg. Arb.-Krankenkasse	9	8	10	9	9	4	5	—	1	1	—	1

Hafner	7	6	9	9	5	—	—	1	4 (1)	4	2	1
Spengler	5	5	4	14	11	9	4	8 (1) ⟨1⟩	4	2 (1)	2	1
Zimmermaler	125	163	197	198	252	208	167	143	138	110	115	85
Baugewerbe d. Allg. Arb.-Krankenk.	14	17	26	14	10	15	23	7	3	—	18	6
Buchdrucker	149 (17)	160 (10)	153 (16)	174 (14)	138 (9)	114 (7)	82 (7)	87 (16)	84 (11)	56 (6)	34 (3)	45 (2)
Lithographen	1 (1)	10	2	5	6 (1)	6 (1)	4	1	—	—	3 (1)	4 (3)
Sonst. Genossensch.-Krankenkassen	8	20 (5)	12 (2)	11 (3)	6	12	22 (6)	5 (1) ⟨4⟩	2	4 (2)	7 (3)	5 (5)
Sonst. Betr. d. Allg. Arb.-Krankenk.	25	17	36	20	31 (2)	35	26	30 ⟨6⟩	19	31	20	21
Frauen d. Allg. Arb.-Krankenkasse	—	—	—	—	—	112 (112)	87 (87)	49 (49) ⟨3⟩	13 (13)	9 (9)	2 (2)	8 (8)
Summe	629 (107)	651 (102)	753 (145)	716 (105)	770 (152)	649 (128)	530 (103)	422 (67) ⟨27⟩	348 (25) ⟨65⟩	310 (20) ⟨48⟩	295 (13) ⟨48⟩	258 (18) ⟨21⟩
Mineral. Vergift. mit Erwerbsfähigkeit	164 (10)	257 (19)	274 (37)	275 (24)	345 (30)	316 (29)	212 (23)	215 (28)	182 (21)	159 (6)	134 (8)	103 (4)

Anmerkung: Die ( ) Zahlen bedeuten die in den anderen Zahlen enthaltenen Frauen. Von 1907 an war es leider nicht mehr möglich, die Frauen der Allgemeinen Arbeiterkrankenkasse nach Berufsgruppen aufzuteilen.

Die Zahlen von **1902—1908** bedeuten Vergiftungen mit mineralischen Substanzen, es sind (die Hutmacherkrankenkasse mit der geringen Zahl von Quecksilbervergiftungen wurde weggelassen, 1902 bis 1913 ergibt sie folgende Zahlen: 5, 5, 12, 2, 2, 2, 5, 3, 3, 4, 4, 6) zum weitaus größten Teil Bleivergiftungen; von **1909** an war es uns möglich, die Bleivergiftungen von den übrigen zu trennen, von diesem Jahre an bedeuten die in den Hauptkolonnen gebrachten Zahlen Bleivergiftungen, die in eckigen Klammern (nach Kassen getrennt nur im Jahre 1909 gebracht) andere Vergiftungen mit mineralischen Substanzen, hingegen war es nicht möglich, die Trennung nach Geschlecht und Vergiftungsart lückenlos durchzuführen und genauestens anzugeben, wie viele von den erkrankten Frauen an anderer als Bleivergiftung erkrankt waren, mit Ausnahme der in der drittletzten Zeile angeführten. Die Zahl der übrigen ist aber so klein, daß einer genaueren Feststellung hier keine Bedeutung zukommt.

Unter den Nicht-Bleivergiftungen spielen eine große Rolle die Quecksilbervergiftungen. 1909—1913 ohne die oben erwähnten 20 bei Hutmachern weitere 55, die wohl bis auf wenige Ausnahmen (nur bei zwei finden sich diesbezügliche Angaben) gewerbliche Vergiftungen (vgl. meine Veröffentlichung über die Autopreßgaslampe, Wiener Arb. a. d. Geb. d. sozial. Medizin, Heft 2 1912), dann finden sich drei Nitrobenzolvergiftungen und einzelne Säurevergiftungen. In der überwiegenden Mehrzahl als Selbstmordversuche sind wohl die Phosphorvergiftungen und die 25 Lysolvergiftungen aufzufassen, ebenso die Laugenvergiftungen (42), von denen aber wohl einige äußere Laugenverätzungen sein dürften.

Tabelle 2. Krankentage an mineralischen Vergiftungen beim Verband der Genossenschaftskrankenkassen und der Allgemeinen Arbeiter-Kranken- und Unterstützungskasse.

	Männer	Frauen		Männer	Frauen
1902	12679	2482	1908	10101	2831
1903	11859	2975	1909	7635	2708
1904	10969	3989	1910	7728	1321
1905	13738	2999	1911	8228	917
1906	14143	3654	1912	7771	281
1907	12107	3154	1913	6943	633

Tabelle 3. Erkrankungen an Bleivergiftung nach Berufen.

	Krankheitsfälle				Krankentage			
	1910	1911	1912	1913	1910	1911	1912	1913
Anstreicher, Maler, Lackierer, Farbenreiber usw.	147	115	139	95	3261	2869	3332	2149
Polygraphische Gewerbe . . .	84	56	37	49	1489	1568	816	1574
Metallarbeiter[1])	94	101	93	86	2400	2513	2015	2063

Tabelle 4. Bleivergiftungen beim Verband und der Allg. Arbeiter-Krankenkasse.

	Erkrankte	Erkrankungen	Krankentage
1909	354	422	9371
1910	294	348	7643
1911	260	308	7612
1912	256	295	7292
1913	240	258	6592

Tabelle 5. Bleivergiftungen der unter Bleigefahr stehenden männlichen Mitglieder der Ortskrankenkasse zu Dresden 1911. (Nach „Das Malergewerbe“, dargestellt vom Verbande der Maler, Anstreicher, Lackierer, Tüncher usw., Hamburg 1913.

	Durchschnittl. Mitgliederstand	Blei-vergiftungen	Blei-erkrankungs-%
Arbeiter der chem. Industrie .	927	1	0,10
„ „ Metallindustrie . .	17480	15	0,08
Maler, Lackierer, Anstreicher, Vergolder	1884	59	3,10
Arbeiter der Holzindustrie . .	608	1	0,10
Filz- und Strohhutmacher . . .	535	1	0,20
Arbeiter im Baugewerbe . . .	316	4	1,20
Buchdrucker (Setzer u. Drucker)	2192	37	1,70
Schriftgießer	59	2	3,40
Arbeiter im polygr. Gewerbe .	448	1	0,20
Markthelfer und Austräger . .	3823	1	0,02
Arbeiter im Handelsgewerbe . .	2270	2	0,08

(T.)

[1]) Hier sind die Frauen der Allg. Arbeiterkrankenkasse mitgezählt. (1909 entfallen von 49 Fällen unter den Frauen 47 auf diese Berufsgruppe.)

V. Pathologie.

Die Pathologie der Bleivergiftung hat den Gegenstand wissenschaftlicher Untersuchung von dem Augenblick an gebildet, da man herausgefunden hatte, daß ein sicherer Zusammenhang zwischen bestimmten Krankheitssymptomen und der Vergiftung durch dieses Metall oder seine Salze besteht. Eine akute Vergiftung, verursacht z. B. durch zufälliges Verschlucken von größeren Dosen Bleisalz oder durch Benützung von Bleisalz zu verbrecherischen Zwecken, ruft im allgemeinen eine Reihe von Symptomen hervor, die verschieden sind von jenen, die wir bei gewerblichen Bleivergiftungen antreffen. Es ist jedoch schwer zu verstehen, warum so viele Autoren sich bemüht haben, eine ganz scharfe Grenzscheide zwischen akuter und chronischer Vergiftung zu suchen. Wenn der weitere Verlauf einer akuten Vergiftung verfolgt wird, sieht man häufig die akute Vergiftung übergehen in eine subakute und schließlich eine chronische Vergiftung. Alle Symptome der Lähmung, der Enzephalopathie und selbst der Nieren-Degeneration wurden bei Personen beschrieben, die zuerst an einer akuten Vergiftung erkrankt waren.

Die direkte Wirkung eines Bleisalzes, wie z. B. des Azetates auf die Schleimhäute des Magens ist eine kaustische, und die Aufmerksamkeit des Beobachters scheint sich allzusehr auf das konzentriert zu haben, was tatsächlich eine sekundäre Wirkung des Bleisalzes ist und nicht auf das, was unmittelbar zusammenhängt mit der Vergiftung durch das Metall selbst.

Eine ganze Reihe von Versuchen wurde in der einen oder anderen Richtung gemacht — hauptsächlich durch Fütterung oder Einspritzung von erheblichen Mengen löslicher Bleiverbindungen, — jedoch mit einer oder zwei bemerkenswerten Ausnahmen haben diese Experimente nicht zu einer weiteren Aufhellung der wirklichen Pathologie der Bleivergiftungen geführt. Die Behauptung ist nicht selten aufgestellt worden, daß kein bestimmter Zusammenhang zwischen den Symptomen, die man an Tieren bemerkt, und den an Menschen beobachteten besteht; Wahrheit aber ist, daß die massigen Dosen, die man den Tieren eingibt, ganz andere sind, und auch nicht dieselben Erscheinungen hervorrufen können wie die langsamen Vergiftungen, die beim Menschen beobachtet werden; doch der weitere Verlauf der Mehrzahl von Fällen akuter Bleivergiftung zeigt, daß die hervorgerufenen Symptome identisch mit den ernsteren Symptomen sind, die man in Fällen von chronischer Bleivergiftung gewerblichen Ursprungs beobachtet. Der Hauptgrund, der zu jener merkwürdigen Anschauung führt, ist der, daß die Gewebe, die in die Hände des pathologischen Anatomen bei Sektionen oder bei histologischer Untersuchung gelangen, in der Regel von chronischen Vergiftungen stammen, bei welchen die akuten Erscheinungen bereits in subakute oder chronische übergegangen sind und bei denen, wenn irgendwelche deutliche Veränderungen in den Frühstadien der Vergiftung existiert haben, diese bereits lange verschwunden sind oder durch sekundäre Erscheinungen so sehr verdunkelt wurden, daß von den primären krankhaften Erscheinungen nichts mehr zu bemerken ist.

Eine kritische Sondierung der großen Literatur, die über Bleivergiftung veröffentlicht wurde, widerlegt die Anschauung, daß akute und chronische Vergiftung sich pathologisch-anatomisch wesentlich unterscheiden, und es gibt Beobachter, die identische pathologische Veränderungen bei akuter und bei chronischer Bleivergiftung beschrieben haben. Es ist unmöglich, die ganze existierende Literatur anzuführen. Kobert (1) kommt, die allgemeine Wirkung des Bleies auf den tierischen Körper kurz zusammenfassend, zu folgender Behauptung: „Das Blei wirkt besonders auf die quer gestreifte und die glatte Muskulatur, das Epithelium der ausscheidenden Drüsen, die Neuroglia des zentralen Nervensystems, und es ist im wesentlichen ein Protoplasmagift."

Wir stützen unsere Ansichten auf bestimmte Versuche, die so angestellt wurden, daß die Art der Bleieinwirkung nach jeder Richtung ähnlich derjenigen war, die man in Bleiindustrien beobachten kann. Der einzige Unterschied, auf den man hinweisen könnte, wäre ein gradueller; da jedoch die Reihe der hervorgerufenen Symptome in jeder Hinsicht mit der übereinstimmt, die beim Menschen beobachtet wird, so kann dieser Einwand als hinfällig bezeichnet werden. Die Tatsache, daß sich die Symptome in kürzerer Zeit als bei gewerblicher Vergiftung entwickeln, ist nur auf die Intensität der Vergiftung zurückzuführen.

Es soll nun der Versuch gemacht werden, die Literatur über die Pathologie der Bleivergiftung zu überblicken, und da diese Literatur eine große Ausdehnung hat, so wollen wir die pathologischen Feststellungen der verschiedenen Beobachter, so weit als möglich, in vier verschiedenen Hauptgruppen zusammenfassen; nämlich die Wirkung auf:

Magen-Darmtrakt,
Nervensystem,
Harnorgane,
Gefäßsystem.

Magen-Darmtrakt. Das früheste Hauptsymptom bei allen Formen der Bleivergiftung ist die Unterleibskolik, die ersten Beobachter haben ihr Hauptaugenmerk auf die Pathologie dieser Erscheinung gerichtet und führten die Kolik auf verschiedene Ursachen zurück.

Oliver (2) beobachtete bei mit Blei vergifteten Tieren, daß die Därme unregelmäßig kontrahiert waren und schreibt die Schmerzen der Unterleibskolik der unregelmäßigen Zusammenziehung der Gedärme zu, von der Annahme ausgehend, daß das Blei auf das Muskelgewebe des Darmes gewirkt habe. Er beobachtete auch Verfärbungen im Dünn- und Dickdarm, deren Ursache Blei war, sowie eine bedeutende Menge von im Dickdarm nachweisbaren Blei. Wir konnten die Verfärbungen nur im Dickdarm bemerken.

Dixon Mann (3) wies darauf hin, daß die Fäzes $^{2}/_{3}$ der Bleimenge enthielten, die durch den Mund eingenommen wurde, und behauptete, daß das Blei in die Gedärme wieder ausgeschieden wurde. Eine Reihe anderer Beobachter schließen sich dieser Ansicht an. Neue Werke bestätigen ebenfalls diese Annahme, und ohne Zweifel wird Blei auf diesem Wege ausgeschieden.

Stockvis (4) hat gelegentlich kleine Geschwüre und Epitheldefekte im Dünndarm bemerkt; diese, so glaubt er, sind auf kleine Hämorrhagien zurückzuführen.

Ménétrier (5), zitiert von Meillère, beschreibt eine Art von Drüsenatrophie des Magens, der man bei Bleivergiftungen begegnet. Er sagt, daß die alkoholische Gastritis, die sich meist auch bei Personen mit Bleigastritis (neben dieser letzteren) findet, die Differentialdiagnose sehr schwierig macht. Dieser Beobachter stimmt mit vielen anderen überein, welche viele angebliche Erscheinungen der chronischen Bleivergiftung der häufigen Verknüpfung mit dem chronischen Alkoholismus zuschreiben. Die besondere Form der Veränderung der Magenschleimhaut, die auf Bleivergiftung zurückzuführen ist, bezeichnet Ménétrier als „une sclérose regulière, intertubulaire, se recontrant d'une manière diffuse et générale dans la muqueuse gastrique“ (eine regelrechte Sklerosierung des zwischen den Drüsen befindlichen Gewebes, die sich weitverbreitet in der Magenschleimhaut findet).

Er behauptet weiter, daß diese Sklerosierung der Magenschleimhaut früher eintritt als die Erkrankung der Nieren.

Kussmaul und Meyer (6) beschreiben einen chronischen Intestinalkatarrh mit chronisch degenerativen Veränderungen in der Schleimhaut, die sehr ähnlich sind den von Ménétrier beschriebenen Veränderungen.

Tanquerel (7) neigt zu der Ansicht, daß die Kolik nicht von Gedärmkrämpfen (Spasmen) begleitet sei und bemerkt, daß kein klinischer Beweis von Gedärmkrämpfen bei der Rektaluntersuchung während des Kolikanfalles gefunden wurde. Bernard (8) aber weist darauf hin, daß Gedärmkrämpfe häufig mit „Aufblähung“ des Mastdarmes verbunden sind.

Eine andere Ursache der Kolik wird von Bokai (9) angenommen, nämlich die Hypersensibilität der Intestinalnerven, und er führt als Beweis die Verringerung der Schmerzen, nach der Anwendung von Morphium an. Es ist nicht unwahrscheinlich, daß die Hypersensibilität des nervösen Systems des Darmes Hand in Hand geht mit den Gefäßkonstriktionen, deren Existenz bereits nachgewiesen wurde, während überdies verschiedene Beobachter degenerative und subakute entzündliche Veränderungen im sympathischen Nervensystem des Unterleibes, hauptsächlich in dem Gebiet des Splanchnikus und dem Solar-Ganglion gefunden haben. Die Wirkung von gefäßerweiternden Mitteln auf die Kolikschmerzen beweist die enge Verbindung, die zwischen den vasomotorischen Veränderungen und den akuten heftigen Schmerzen besteht.

Riegels (10) untersuchte 200 Kolikfälle. Er konstatierte, daß in allen Fällen Grund für die Annahme vorhanden war, daß die Gefäßkontraktion im Gebiete des N. splanchnicus, als Folge einer Reizung der gefäßverengernden Nerven, durch die Bleiwirkung hervorgerufen war. Ebenso wurde eine bestimmte Gastritis beschrieben, die derjenigen, welche durch Arsenik hervorgerufen wird, in mancher Beziehung ähnlich ist mit Verdickungen in der Submukosa des Magens und des Darmes. Verbunden mit dieser Enteritis ist Endarteritis, Atrophie der Drüsen und Lieberkühnschen Follikeln. Im Dickdarm sowohl als auch im Ileum war eine deutlich bemerkbare Enteritis vorhanden, die auch zu Veränderungen in der Darmmuskulatur führte.

Verschiedene andere Autoren beschreiben degenerative Prozesse mit zirrhotischen Veränderungen im Magendarmtrakt. — Unter diesen beschreibt Galvini (11) einen Todesfall infolge schwerer chronischer Bleivergiftung, bei welchem äußerste Kachexie, Perihepatitis, Perisplenitis, Atrophie des Magens, der Leber und der Milz und chronische sklerosierende Peritonitis („saturnine“ Peritonitis) gefunden wurde. In Verbindung mit den allgemeinen Veränderungen in der Bauchhöhle wurde eine deutliche Entzündung und Sklerosierung im Plexus solaris bemerkt. Es soll eine ganz bedeutende Ähnlichkeit der Beschaffenheit der Peritonealhöhle und ihrer Organe bei Bleivergiftung und Baryumvergiftung bestehen. Bei einigen Versuchstieren, über die berichtet wird, wurden deutliche Entzündungszustände des Dünn- und Dickdarmes vorgefunden und in nicht wenigen Fällen deutliche Geschwüre und Zeichen von frischen Hämorrhagien zerstreut durch den ganzen Darmtrakt. Sklerosierende Prozesse wurden nicht konstatiert, jedoch wurde als gemeinsame Erscheinung bei allen Tieren, gleichgültig ob dieselben durch Einatmung, Einspritzung oder Fütterung vergiftet worden waren, das Fehlen beinahe jeden Fettes in der Peritonealhöhle festgestellt. Das Netz war eine außergewöhnlich dünne Membran, ohne die geringste Spur von Fett.

Nervensystem. Vielleicht das älteste klassische Symptom der Bleivergiftung ist die „Töpferlähmung“ oder die „Fallhand“ („wristdrop“), die auf eine Erkrankung der Nerven der Streckmuskeln der Hände zurückzuführen ist; diese führt zur Unmöglichkeit, das Handgelenk oder die Finger zu strecken und schließlich zur Entwicklung einer charakteristisch deformierten Hand infolge der Kontraktion der ihrer Antagonisten beraubten Beugemuskeln.

Das Zustandekommen der Streckerlähmung war der Gegenstand vieler Kontroversen. Die einen betrachten die Erkrankung als zentralen Ursprunges mit dem Sitze in den oberen motorischen Neuronen oder deren Verbindungen im Rückenmark. Die anderen gehen von der Ansicht aus, daß die Lähmung in der Hauptsache peripherer Natur ist. Tanquerel (12), dessen klassisches Werk über Bleivergiftungen noch immer die beste Beschreibung der Erkrankungen vom klinischen Standpunkte aus enthält, beschreibt eine damit verknüpfte Erkrankung der peripheren sensibeln Nerven, die in ausgesprochene

Anästhesie oder Hyperästhesie ausgeht, und es ist kein Zweifel, daß Sensibilitätsstörungen, obgleich dieselben bei Bleivergiftungen keineswegs häufig sind, gelegentlich auftreten und auf Erkrankungen der peripheren Nerven zurückzuführen sind. Hier und da kann allgemeine periphere Neuritis vorkommen, aber auch diese ist weniger häufig als die alkoholische oder andere Formen toxischer peripherer Neuritis.

Nach der Ansicht der meisten Beobachter, die die Neuritis als peripheren Ursprunges ansehen, ist die Erkrankung der motorischen Nerven als eine aufsteigende Neuritis der peripheren Nerven anzusehen, die schließlich die Spinalganglien in Mitleidenschaft zieht; Pal (13) hat sie als Polyneuritis bezeichnet, während Westphal (14), Dejerine (15), Eichhorst (16), Ramond (17) und andere vor allem die Erkrankung der peripheren Nerven als das Primäre ansehen. Marie und Babinski (18) entwickelten die Theorie einer zentralen Erkrankung und unterstützen dieselbe durch den Hinweis auf das augenscheinliche Auftreten der beiderseitigen Lähmung und die Analogie mit verschiedenen Fällen von Poliomyelitis. Vulpian nud Stieglitz (19), die das Rückenmark von verschiedenen bleivergifteten Tieren untersuchten, beschrieben Vakuolenbildung in den Zellen der Vorderhörner.

Die Ansicht, daß die Erkrankung spinalen Ursprunges sei, wurde zuerst von Erb (20) aufgestellt, der, ohne sich auf die elektrischen oder histologischen Veränderungen, die man bei Bleivergiftung findet, zu beziehen, seine Theorie auf die Ähnlichkeit mit den Erkrankungserscheinungen bei Poliomyelitis aufbaute. Das Rückenmark von einzelnen Personen, die an Bleivergiftung starben, zeigte leichte Veränderungen in den Vorderhörnern.

Eine andere Theorie der Nervenerkrankung bei Bleivergiftung ist zuerst von Hitzig (21) aufgestellt, später von Boerwinkel (22) und Eichhorst (23) vertreten worden. Sie bringt die ersten Erscheinungen der Erkrankung in Beziehung zur Zirkulation und glaubt nicht notwendigerweise eine Schädigung der Nerven selbst annehmen zu müssen. Potain (24), der seine Beobachtungen auf die anatomische Verteilung der Blutgefäße stützt, führt aus, daß aus den Beugemuskeln, ausgenommen den Supinater longus, das Blut durch die Vena mediana cephalica entleert wird, während das aus den Streckern durch die Venae interosseae abgeführt wird; ein eigenartiges Verhältnis, das deshalb so besonders auffällt, weil der Supinator longus in den meisten Fällen von der Lähmung nicht mitergriffen wird.

Das Vorhandensein von Muskellähmung und die Verbindung, die zwischen Nervenschädigung und Muskellähmung besteht, hat zu Untersuchungen des Nervensystems Veranlassung gegeben, und der Pathologie der Bleivergiftung wurde gerade nach dieser Richtung hin mehr Aufmerksamkeit gezollt, als nach irgend einer anderen. Es sind viele kasuistische Mitteilungen über solche Fälle in der Literatur zu finden, und die Untersuchung des Rückenmarkes wurde in vielen Fällen ausgeführt, sowohl in Fällen von allgemeiner Lähmung oder Demenz mit Ergriffensein der Muskulatur des Stammes, als auch der der Extremitäten.

Viele Beobachter, die histologische Untersuchungen angestellt haben, haben Kernveränderungen in den Vorderhörnern des Rückenmarkes, wie bei Poliomyelitis gefunden. Eine kleine Anzahl nur aus den gesamten Fällen von Lähmung gehören hierher. Vulpian (25), Oppenheimer (26), Oeller (27) und andere haben degenerative und proliferative Änderungen in der grauen Substanz des Rückenmarkes beschrieben. Stieglitz (28) hat durch Versuche an Tieren Entzündungsprozesse in den Vorderhörnern hervorgerufen, Vakuolenbildung in den Ganglienzellen und Degeneration in den Ganglien der vorderen Wurzeln. In den gelähmten Muskeln wurden degenerative Veränderungen gefunden; die Muskelkerne werden spindelförmig, das interstitielle Gewebe degeneriert, die Muskeln werden atrophisch, lassen sich nur schlecht färben, zeigen unregelmäßige Streifen, und die Muskelbündel werden undeutlich und verschwommen.

Kaum zwei Beobachter sind über die vorkommenden feineren Nervenbeschädigungen einig, und daher variieren auch die verschiedenen Theorien, die sich auf den pathologischen Befund stützen, sodaß es gar nichts Ungewöhnliches ist, daß von zwei Beobachtern der eine dieselben elektrischen Reaktionen und histologischen Veränderungen als peripheren, der andere als zentralen Ursprunges bezeichnet. Andererseits wurde in den ersten Beobachtungen von Hitzig (29) die besondere Aufmerksamkeit auf die Blutgefäße und ihren möglichen Zusammenhang mit der Erkrankung gelenkt. Überdies, wie dies schon angeführt wurde, haben ältere Ärzte das Blei als blutstillendes Mittel, Styptikum und Hämostatikum wegen seiner eigenartigen Wirkung auf das Blut verwendet.

Wahrscheinlich infolge der verbesserten histologischen Methoden der Untersuchung des Nervengewebes wurde erneuerte Aufmerksamkeit den Nervenfasern und Nervenzellen zugewendet mit dem Resultate, daß bei der sehr großen Anzahl von Beobachtungen sehr verschiedene Nervenerkrankungen als Folge der Bleivergiftung angesehen wurden.

Andererseits wurden die Beobachtungen von Hitzig über die mit der Lähmung verbundene Entzündung der Blutgefäße durch verschiedene voneinander unabhängige Gelehrte bestätigt. Westphal (30) führt einen Fall von chronischer Bleivergiftung an, der infolge von Enzephalopathie mit dem Tode endete; er beschreibt eine chronische Entzündung in den kleinsten und zartesten Blutgefäßen, die eine Degeneration und Ödem im Gehirn zur Folge hatte; auch trat gleichzeitig eine Degeneration der Ganglienzellen in der Umgebung auf. Chvostek (31) schreibt über einen ähnlichen Fall, wobei Degeneration des Gehirns und etwas Ödem beobachtet worden war. Kolisko (32), der das Gehirn eines Mädchens, das an Enzephalopathie starb, untersuchte, fand chronisches Ödem des Gehirns und des Rückenmarkes; die Verhältnisse glichen ganz denjenigen, die Hitzig als chronische zerebrale Hypertrophie beschrieben hat.

Quensel (33) fand bei einem Mann, der an Enzephalopathie gestorben war, Leptomeningitis, Atrophie der Hirnrinde mit Degeneration der parenchymatösen Elemente der Zellen und Nervenfasern, degenerative Veränderungen an den Blutgefäßen, Kernzerstörungen und Pigmentierung der Zellen und Ödem. Nissl (34) beobachtete kleine Körnchen, die nach ihm benannt sind, in den Ganglienzellen der Rinde mit parenchymatöser Degeneration. Diese Fälle waren nicht von Lähmung begleitet, auch ist die Enzephalopathie keineswegs immer durch Lähmung der Muskel kompliziert. — Berchthold (35) beschreibt einen Fall von typischer spastischer Paraplegie, der auf Blei zurückzuführen ist und bemerkt, daß die kortikalen Neurone nur wenig beschädigt waren, das Gift hatte vor allem die peripheren Segmente geschädigt.

Sorgo (36) beschreibt einen Fall von progressiver spinaler Muskelatrophie, der auf Bleiwirkung zurückgeführt wurde, und bei welchem die Degeneration des Rückenmarkes eine auffallende Erscheinung war.

Stieglitz (37) macht bei seiner Beschreibung des Entzündungsprozesses, der durch Blei bei Tieren hervorgerufen wird, besonders aufmerksam auf deutliche kleine entzündliche Veränderungen in der grauen Gehirnmasse und Vakuolenbildung, die in den Ganglienzellen des Vorderhorns des Rückenmarkes auftritt. Prevost und Binet (28) andererseits beschreiben eine Entzündung der peripheren Nerven, die nach einmonatiger Verabreichung von Blei an Kaninchen aufgetreten ist. Sie erzeugten Veränderungen, die sie als „Bleipolyneuritis" bezeichneten, mit primärer Affektion der motorischen Nerven. Was das Gehirn anbelangt, so gehen die Ansichten der verschiedenen Autoren, ebenso wie die über andere Teile des Körpers, sehr weit auseinander. Wenn die verwendete Dosis bei den Experimenten sehr groß war und das Tier rasch vergiftet wurde, so hat man sehr wenig gefunden, und einige betrachten dies als einen Beweis gegen die Annahme des zentralen Ursprungs der Bleilähmung. In Fällen von chronischer Vergiftung (hauptsächlich chronischer gewerblicher Vergiftung) andererseits, bei denen sich Gelegenheit zu einer pathologisch-anatomischen Untersuchung ergab, wurden deutliche atrophische Veränderungen sowohl im Gehirn als auch im Rückenmark gefunden, ferner in den motorischen Nerven, die die erkrankten Muskeln versorgen, und durch das ganze nervöse System, und zwar in solchem Umfange, daß man sie als Poliomyelitis anterior älteren Ursprunges beschrieben hat, Vakuolisation und Degeneration der Ganglienzellen und verschiedene andere pathologische Veränderungen verbunden mit Nervendegeneration.

Wenn man die gesamte Literatur Revue passieren läßt, so kommt man zu dem Resultate, daß bei alten und weit fortgeschrittenen Fällen Giftwirkung ausnahmslos im Zentralnervensystem gefunden wird, während in den weniger vorgeschrittenen Fällen deutlich Veränderungen in den peripheren Nerven sich finden. Nur in einigen wenigen Fällen haben einige Beobachter Hämorrhagien im Nervengewebe bemerkt, und eine der wichtigsten Beobachtungen über diesen Punkt ist die sorgfältige Beschreibung eines tödlichen Falles von Bleivergiftung in einem Krankenhause von Mott (39), bei welchem ein deutliches Nachgeben der Gefäßwände mit kleinen Hämorrhagien in der Hirnrinde vorhanden war. Über diesen Fall wird ausführlich auf Seite 75 berichtet.

In unseren Aufzeichnungen über die durch einen von uns (K.W.G.) gemachten Versuche (auf S. 95) sind die Hämorrhagien, die in den vorderen Ästen der Kruralnerven von bleivergifteten Katzen vorkommen, beschrieben. Diese Tiere zeigten einen deutlichen Verlust an Kraft in den Hinterbeinen, der sich in der Unfähigkeit zu springen zeigte, sowie andere Symptome, entsprechend der „Fallhand" beim Menschen. Bei diesen Tieren wurde keine so bedeutende Degeneration oder Veränderung im Rückenmark gefunden, daß sie eine Lähmung hätte erklären können, während der Druck auf die Nervenbündel, der durch das Nachgeben der Gefäßwände hervorgerufen wurde, und die damit verbundene Exsudation offenbar genügend waren, um eine Kompression hervorzurufen und dadurch eine Beeinträchtigung der Funktion der Nerven.

Keine von den pathologischen Veränderungen, die von verschiedenen Beobachtern beschrieben wurden, — wie parenchymatöse und interstitielle Veränderungen im Gehirn, Zerstörung der vorderen grauen Substanz und schließlich die degenerativen Veränderungen in den Muskelgruppen, die makroskopische und mikroskopische Atrophie der Muskelbündel mit der fibrillären Degeneration und anderen Veränderungen —, stehen in Widerspruch mit der Ansicht, daß Hämorrhagie und Exsudation die einleitenden ersten Veränderungen sind; tatsächlich wurden bei den Versuchstieren in den ersten Stadien immer kleine Hämorrhagien konstatiert, sehr häufig, bevor irgend welche Symptome bemerkbar waren.

Diese Theorie wurde durch die Arbeit von Glibert (40) bestätigt und seine dazu gehörigen Zeichnungen, die fibröse Veränderungen in den Lungen, Hyperplasie, Kongestion und Emphysem, zirrhotische Veränderungen der Leber und — wie er beschreibt — Blutstase durch Verlängerung und Erweiterung der Kapillaren zeigen; all dies ist eine weitgehende Bestätigung unserer Theorie über die Hämorrhagien. Eine weitere Bestätigung wurde gewonnen durch die Beobachtung der Wirkung der Bleiverbindungen auf das Blut selbst. Seit frühester Zeit wurde Blei als blutstillendes Mittel verwendet, und spätere Beobachtungen haben erst die Tatsache kennen gelehrt, daß das Blei Eiweiß und Peptone leicht zum Gerinnen zu bringen imstande ist. Bei chronischer Bleivergiftung zeigt sich weiter eine deutliche Zunahme der Gerinnungszeit des Blutes. Glibert hat in seiner Arbeit, auf welche bereits Bezug genommen wurde, darauf verwiesen, daß bei Bleivergiftungen die roten Blutzellen eine größere Dehnbarkeit besitzen. Ganz abgesehen davon, ist es ganz unzweifelhaft, daß deutliche Veränderungen in den roten Blutkörperchen vorkommen; eine Art von Ikterus tritt bei Bleivergiftungen gewöhnlich auf, die Anämie bei Bleivergiftung ist auf den Zerfall von Blutkörperchen zurückzuführen, Urobilin kann im Urin vermehrt auftreten, und bei einigen Fällen ist Hämatoporphyrin in beträchtlichen Mengen vorhanden. Das Knochenmark wird bei Bleivergiftung deutlichen entzündlichen Veränderungen unterworfen, und dürfte dies wahrscheinlich die Ursache von den merkwürdig schmerzenden Arthralgien sein, die oft als klinisches Symptom angeführt werden. Alle pathologischen Erfahrungen, die herangezogen werden können, weisen unverkennbar darauf hin, daß das Blut derjenige Bestandteil ist, der zuerst durch das Blei angegriffen wird, und es ist daher nicht überraschend, daß die Blutgefäße an zweiter Stelle degenerative Veränderungen erfahren. Es ist wahrscheinlich, daß diese degenerativen Veränderungen, besonders jene, die mit der erhöhten Gerinnbarkeit verbunden sind, die Veränderung in der Viskosität, die Zerstörung der Blutkörperchen selbst und das zweifellose Durchdringen von, wenn auch ganz kleinen Quantitäten von Bleisalz durch die Gefäßwände das Nachgeben der kleineren und allgemein schwächeren Blutgefäße verursacht. Bei der histologischen Untersuchung der Versuchstiere zeigte es sich, daß die kleinsten Venen früher als die Arteriolen nachgeben.

Der nachstehende Fall von chronischer Bleienzephalitis, mit der Untersuchung des Nervensystems von Mott (41) beschrieben, hat eine große Tragweite für die allgemeine Pathologie der Bleivergiftung und hat den Vorzug, so sorgfältig beschrieben zu sein, daß wir ihn in seiner ganzen Länge zitieren, um so mehr, als er einige besondere Merkmale, die im Zusammenhange mit der Pathologie der Bleivergiftung stehen, zeigt.

Der Patient war ein Wagenlackierer, 41 Jahre alt. Die Familiengeschichte ist nicht von besonderem Interesse. Er war seit seiner frühesten Jugend Maler. Die weitere Anamnese bietet nichts Besonderes. Einmal wurde er wegen Vergrößerung der Leber behandelt. Ist verheiratet. Hat keine Kinder. Seine Frau war Witwe, sie hatte 4 Kinder, bevor sie ihn heiratete.

Vor Eintritt des Anfalles von Enzephalitis, der schließlich mit dem Tode endigte, litt er an Kolik und hartnäckiger Verstopfung. Der Beginn des letzten Anfalles von Bleivergiftung war von einem epileptischen Anfall begleitet, von welchem er sich jedoch erholte, sodaß er seine Arbeit wieder aufnehmen konnte; aber von dieser Zeit an litt er an fortschreitender Schwäche und zunehmender Unfähigkeit, seiner gewöhnlichen Arbeit nachzugehen. Dauernde Unmäßigkeit im Alkoholgenuß gab ihm keine frischen Kräfte; obgleich er früher größere Quantitäten Alkohol zu sich nehmen konnte, so übte jetzt schon die kleinste Quantität eine ungünstige Wirkung auf ihn aus.

Den ersten epileptiformen Anfall hatte er im Juli, und im November begann er Wahnvorstellungen zu bekommen, war unruhig und ängstlich.

Beim Eintritt in das Krankenhaus zeigte er deutliche Merkmale von Kachexie. Gewicht war: 54 Kilo, Größe: 175 cm. Es zeigte sich deutliche sichtbare „Mundsepsis“ und Bleisaum.

Geisteszustand:

Unruhe, Desorientiertheit, abklingendes Delirium, zeitweise lautes Schreien bei gleichzeitiger Kolik, in der Nacht schlechter. Gehörshalluzinationen.

Physischer Zustand:

Beiderseits Streckerlähmung der Hände und der Finger. Die Greifbewegungen der Hände sowie der Gang beeinträchtigt. Entartungsreaktion in den gelähmten Muskeln. Grobschlägiger Tremor. Fibrilläre Muskelzuckungen, stoßweise Sprechart.

Sensorium. Keine deutlichen Veränderungen.

Reflexe. Normale Pupillen. Langsame Reaktion auf Licht und Akkomodation.

Organisches. Schlucken erschwert, Urinieren und Defäkation unwillkürlich.

Vasomotor. Tache cérébrale deutlich.

Augen: Neuroretinitis. Ungleiche Amaurosis.

Herz. Erhöhte Tätigkeit, veränderlich; Veränderung während der Kolikanfälle. Zweiter Aortenton verstärkt. Blutdruck hoch, schwankend. Die Mehrzahl der Arterien verdickt.

Er litt an allmählich zunehmender geistiger Veränderung, die ganzen Hirnsymptome nahmen an Heftigkeit zu, bis der Patient aussah, als hätte er das letzte Stadium der allgemeinen Paralysis erreicht. Er starb am 1. Dezember. Kolik trat in Zwischenräumen während der ganzen Zeit auf.

Die Obduktion erfolgte am nächsten Tage. Septische Bronchitis. Hämorrhagien am Grunde der Epiglottis und am linken Stimmband.

Lungen. Septische Bronchopneumonie.

Perikardium. Kleine Menge von Flüssigkeit.

Herz gestreift, bläulich. Gewicht 382 g.

Herzkammern. Leichte Hypertrophie der linken Kammer.

Klappen normal.

Aorta: Atherom nahe ihrer Bifurkation.

Arterien alle mehr oder weniger verdickt.

Peritoneum. Retroperitoneale Hämorrhagien in der Gegend außerhalb des Pankreas. Mesenterialdrüsen vergrößert, derb, bläulich am Durchschnitt.

Magen normal.

Darm. Die Gefäße gefüllt. Dickdarm kontrahiert in unregelmäßigen Zwischenräumen.

Zökum. Mukosa grau gefärbt.

Im Kolon. Dunkelgrüne Massen.

Leber. Blau am Durchschnitt, blaßgelbe Partien, Konsistenz weich, Gewicht 1353,7 g.

Milz normal.

Nieren. Kein Fett. Zirrhotisch. Kapsel anhaftend, atrophische Rinde, granuliert.

Muskeln. Im allgemeinen dunkelfarbig, atrophisch.

Es wurde eine gründliche histologische Untersuchung des Gehirns und des Rückenmarkes vorgenommen. Die besonderen Veränderungen, die beobachtet wurden, waren die folgenden: Proliferation der Glia, hyaline Verdickung der Gefäßwände, sowohl von Arterien als Venen, Vorhandensein von Blutstauungen; hier und da Ruptur kleinster Gefäße, die miliare mikroskopische Hämorrhagien in die Gefäßscheiden und die Gehirnsubstanz verursacht hat. Es war keine Infiltration von Lymphozyten und Plasmazellen nachzuweisen, wie bei progressiver Paralyse. Die Neuroglia zeigte eine formative Hyperplasie, durch chronische Entzündung hervorgerufen.

In der Hirnrinde war Neurogliawucherung in der polymorphen Schichte und in der molekularen Schichte. Veränderungen waren in den Betzschen Zellen bemerkbar, besonders in der Nisslschen Substanz mit perinuklearer Chromatolysis, wie man solche gewöhnlich bei chronischer peripherer Neuritis findet, ob diese nun auf Blei, Alkohol oder andere Vergiftungsursachen zurückzuführen ist.

Es war keine grobe Atrophie oder Degeneration der Fasern der Rinde vorhanden. Weder das Kleinhirn noch das Rückenmark zeigte an irgend einer untersuchten Stelle Atrophie oder Degeneration, ausgenommen vielleicht eine leichte, diffuse Sklerose in den gekreuzten Pyramidenbahnen der Lendengegend.

Mikroskopisch wurden Herz, Milz, Leber, Lunge, Nieren und Nebennieren untersucht. Es zeigte sich allgemein eine Neigung zu Angiosklerosis, in der Leber eine fibröse Wucherung um die Gefäße, in den Nieren deutlich bemerkbare interstitielle Fibrose.

Eine chemische Untersuchung des Gehirns wurde nach der Kupfer-Kalium-Nitrit-Methode vorgenommen, doch konnte man kein Blei finden.

Harnorgane. Eine große Anzahl von Beobachtern hat konstatiert, daß die Nieren durch die Ausscheidung von Blei schwer geschädigt werden. Es hat sich eine Diskussion darüber entwickelt, ob die Wirkung eine primäre interstitielle oder eine parenchymatöse Nephritis ist. Die meisten Beobachter sind darüber einig, daß die histologischen Veränderungen, die in den Nieren von Bleiarbeitern gefunden werden, sich nur sehr wenig von denen unterscheiden, die die Folgen des Alkohols sind.

Obgleich die Nieren direkt durch das zirkulierende Blei in Mitleidenschaft gezogen werden, so ist doch die Bleimenge, die in chronischen Fällen durch die Nieren ausgeschieden wird, gewöhnlich klein, schwankend in ihrer Menge und beträgt höchst selten mehr als 5 Milligramm in 24 Stunden.

Die Bleimenge, die bei an Bleivergiftung verstorbenen Personen in den Nieren gefunden wurde, variiert bei verschiedenen Beobachtern um ein ganz Bedeutendes. Selbst unter den Fällen von ausgesprochener Bleivergiftung, bei welchen über die Diagnose nicht der geringste Zweifel obwalten kann, gibt es viele, bei welchen Blei in den Nieren überhaupt nicht vorgefunden wurde.

Es ist keine akute Nephritis, die bei Bleivergiftung gefunden wird, sondern die chronische zirrhotische Form. Es braucht lange Zeit, bevor sich diese entwickelt. Tiere, die durch zwei Jahre Bleiwirkung ausgesetzt waren, zeigten nur unbedeutende Veränderungen der Nieren. Es ist sehr leicht möglich, daß die Nierenerkrankungen bei Bleiarbeitern auf das Zusammenwirken des Bleies mit dem Alkohol zurückzuführen sind. Es liegen keine sicheren statistischen Beweise vor, die eine ganz fest begründete Behauptung aufstellen ließen, und es würde diese Beweisführung überhaupt nur möglich sein, wenn man die Berichte über die Autopsien einer Reihe von Personen, die in Bleibetrieben beschäftigt waren, aber nicht an Bleivergiftung gestorben sind und nicht Alkoholiker waren, mit einer gleichen Anzahl von Personen, die, außer daß sie Blei in sich aufnahmen, auch Alkoholiker waren, vergleichen würde.

Es ist nicht gewöhnlich, daß man Blut im Urin findet; der Zustand der Nieren läßt dies auch nicht erwarten.

Gull und Sutton (42) haben die sogenannte „Arteriokapilläre Fibrose" beschrieben, bei welcher die Intima der größeren Gefäße stark hypertrophisch wird und viele der kleinen Gefäße durch obliterierende Arteriitis tatsächlich zerstört sind. Das Entstehen von Arteriosklerose im Zusammenhange mit dem Verdicktwerden der Gefäßwände und mit den anderen Symptomen, welche Arteriosklerose begleiten, sind als sekundäre Symptome der Bleivergiftung betrachtet worden. Die Wirkung des Bleies auf die Gefäßwände wurde von zahlreichen Beobachtern, die nach verschiedenen Richtungen das Problem bearbeitet haben, unabhängig von einander bewiesen, und dies führt auf den Gedanken, die pathologischen Veränderungen in den Gefäßen als das gemeinsame Element bei der Entstehung der verschiedenen Symptome der Bleivergiftung, wie Kolik, Paralyse, Manie, anzusehen. Im allgemeinen haben jedoch die meisten Beobachter ihre Aufmerksamkeit auf die Nieren konzentriert und auf die degenerativen Veränderungen dieses Organs, die auf die entzündliche Wirkung des Bleies bei dem Ausscheidungsprozeß zurückzuführen sind, nicht aber auf die Gefäße selbst.

Das Vorhandensein des Bleies im Urin bei Bleivergiftungen ist keine so gewöhnliche und regelmäßig auftretende Erscheinung, als man gerne annimmt, wenn man berücksichtigt, wie schwer die Nieren bei veralteten Fällen zu leiden haben. Von besonderem Interesse ist in diesem Zusammenhange der von Zinn (43) berichtete Fall, wo eine Frau von 33 Jahren durch einen Irrtum 20 g Bleiazetat verschluckt hat. Nachdem die ersten akuten Symptome vorüber waren, wurde der Fall zu einem von chronischer Vergiftung mit den gewöhnlichen Symptomen von Kolik, Anämie und Kachexie. Während der ganzen Krankheitsperiode, sowohl während der akuten als auch chronischen, wurde die Untersuchung des Urins auf Blei durchgeführt, wobei die Methode von Fresenius und Babo (44) angewendet wurde, doch wurde Blei nur in den ersten Stadien im Urin gefunden; nachdem die akuten Symptome vorüber waren, konnte man überhaupt kein Blei mehr auffinden. Diese Tatsache ist von besonderer Wichtigkeit, besonders, wenn man weiter das Experiment von Blum (45) berücksichtigt, der Tieren Jodblei injizierte, Blei im Urin aber nicht finden konnte. Die Jodverbindung allein ging durch die Nieren, das Blei wurde im Körper zurückgehalten.

Jaksch (46) stellt ganz sicher fest, daß Blei bei chronischen Fällen im Urin nicht vorgefunden wurde, sondern nur in akuten Fällen und dann nur in den ersten Stadien.

Mit Bezug auf die Nieren bestehen zwei verschiedene Anschauungen, die eine, die die Erkrankung der Nieren auf eine primäre Erkrankung der Blutgefäße der Niere zurückführt und die andere, die eine Erkrankung des Nierenparenchyms als das primäre ansieht, welche sekundär Verschluß und Veränderungen der Gefäße selbst hervorruft. Es ist somit genügend klar bewiesen, daß fast alle Beobachter, mögen die Blutgefäße nun primär oder sekundär erkrankt sein, darin übereinstimmen, daß zu einer oder der anderen Zeit, früher oder später, die Blutgefäße durch die Wirkung des Bleies affiziert werden.

Kobert (47) weist darauf hin, daß in keinem einzigen Fall bei der experimentellen Bleivergiftung der Tiere eine deutliche Zirrhose der Nieren hervorgerufen werden konnte; eine Entzündung war zweifellos bemerkbar, entweder interstitiell oder parenchymatös, jedoch hatte augenscheinlich die Vergiftung nicht genügend lange bestanden, um eine ausgsbildete Zirrhose hervorzurufen. Andererseits wurden Veränderungen verschiedenster Natur in den Nieren konstatiert, welche alle die Vorläufer von schließlicher Zirrhose und fibrösen Veränderungen, wie sie in den Nieren bei chronischer Bleivergiftung und chronischem Alkoholismus auftreten, sein können. Es muß ganz besonderer Wert auf die Tatsache gelegt werden, daß Schrumpfniere sehr oft das direkte

Resultat von lang andauernden alkoholischen Exzessen ist, und nach dem, was in experimentellen Untersuchungen über Prädisposition zur Bleivergiftung durch Alkohol gezeigt wurde, ist der Schluß gestattet, daß Zirrhose der Nieren bei Bleiarbeitern auf keinen Fall ein Beweis von Bleivergiftung ist, sondern daß sie die Wirkung von altem Alkoholismus sein kann, die viel weiter zurückreicht, als die von Blei.

Oliver (48), Charcot (49), Gombault (50), Hoffer (51) und andere fanden einen gewissen Grad von parenchymatöser Degeneration. Von Leyden (52) war in der Lage, eine granuläre Veränderung der Niere nachzuweisen mit geschrumpften Glomeruli und einer arteriokapillären Fibrosis. Gayler (53) andererseits glaubt, daß die Arteriitis der kleinsten Arterien die erste Wirkung auf die Nieren ist, während ganz kürzlich Glibert (54) Abbildungen von Nieren veröffentlichte, die sowohl deutliche Sklerosis als auch interstitielle Nephritis zeigten.

Cornil (55) und Brault (56) glauben, daß die Gefäße nur sekundär affiziert sind und daß die ersten krankhaften Veränderungen parenchymatöse sind. Hoffer (57) erzeugte, indem er Meerschweinchen mit Blei fütterte, ganz ausgesprochene obliterierende Arteriitis. Klemperer (58) behauptet, Entzündung und deutliche Nekrose von Teilen der Nierensubstanz hervorgerufen zu haben.

Die Niere muß nicht notwendigerweise in ihrer Gänze erkrankt sein. Nur Teile von ihr können Veränderungen zeigen. Klieneberger (59) bemerkt, daß in Fällen von chronischer Bleivergiftung zur Zeit der akuten Verschlimmerung der Erkrankung granulierte Zylinder und auch rote Blutkörperchen gefunden wurden und daß in Schnitten gelegentlich krystallisierte Massen gefunden wurden, bestehend aus Uraten und zuweilen auch Blei enthaltend.

Gayler (60) behauptet, daß die Wirkung auf die Nieren in der Muskularis der kleinen Gefäße beginnt, in denen sich dann Endarteriitis gefolgt von obliterierender Arteriitis entwickelt.

Faktisch stimmen alle Beobachter darin überein, daß bei chronischer Bleivergiftung die Nieren in einem ganz bedeutenden Ausmaße leiden, und die Mehrzahl der Beobachter sind sich auch darüber einig, daß die Blutgefäße der primäre Sitz der Veränderungen sind; weiter, daß das Vorhandensein von Blut im Urin bei chronischer Bleivergiftung eine sehr seltene Erscheinung ist, trotz Klieneberger (61), der die gegenteilige Ansicht vertritt. Es kann sich gewiß dies während eines sehr akuten Anfalles ereignen, aber wir haben niemals dies Symptom gesehen.

Kreislauforgane. Daß Arteriosklerose bei Bleiarbeitern auftritt, hat man bereits längere Zeit gewußt, und die Anämie bei Saturnismus ist noch länger bekannt. Durch längere Zeit war keine wohl umschriebene Art von Anämie bei Bleikachexie festgestellt, und die Anämie wurde allgemein als eine solche, die aus der allgemeinen Ernährungsstörung hervorgeht, betrachtet. Hier und da findet man in der Literatur über Pathologie der Bleivergiftung die Ansicht vertreten, daß die Blutgefäße primär und nicht sekundär affiziert werden.

Obliterierende Arteriitis wurde von Uhthoff (62), Pflueger (63), Oeller (64) und Pal (65) beschrieben, und in anderen Fällen wurde obliterierende Retinitis als mit der Wirkung des Bleies auf die Gefäßwände im Zusammenhang stehend betrachtet.

Heubel (66) und später Rosenstein (67) fanden bei Hunden, die mit Blei vergiftet wurden, deutliche Gehirnanämie, die auf Vasokonstriktion zurückzuführen war, die wieder ihrerseits auf die direkte Wirkung des Bleies auf die Intima der Gefäßwände zurückgeführt wird. Im Zusammenhange mit einer solchen Vergiftung traten Symptome von Urämie und Eklampsie auf, und spätere Autoren behaupten, daß die Urämie auf die Vasokonstriktion der Nierengefäße zurückzuführen sei.

Oliver (68) und auch andere haben auf die Änderung des Pulses im Zusammenhange mit Verschlimmerung der Kolik hingewiesen, und eine Reihe von Beobachtern hat bemerkt, daß gewisse Chemikalien wie Atropin und Amylnitrit, deren gefäßerweiternde Wirkung bekannt ist, eine merklich beruhigende Wirkung auf den Schmerzanfall haben.

Ein oder zwei andere Beobachter haben tatsächlich das Vorhandensein von Blutaustritten an den krankhaften Stellen bemerkt; so ist in dem von Mott (69) beschriebenen Falle ein deutliches Nachgeben der Gefäßwände und Zeichen von älteren Blutaustritten neben anderen krankhaften Veränderungen des Gehirns beschrieben. Auch Seiffert (70) beschreibt das Vorhandensein von Hämorrhagien zwischen den Ganglienzellen in den Vordersträngen des Rückenmarkes, sowohl in Fällen, wo Personen an Bleivergiftung gestorben sind, als auch bei Tieren, denen Blei experimentell verabfolgt worden war. Überdies beschreibt Sajous (71) einen Fall von Lähmung des Nervus laryngeus superior im Zusammenhange mit Hämorrhagien im Larynx in der Gegend der Abduktoren. Auch Motts Fall zeigte diese laryngealen Hämorrhagien.

In jüngerer Zeit hat Elschnig (72) in seinen Beobachtungen über das Auge eine enge Verbindung zwischen vasomotorischen Affektionen, Zusammenziehung und Erweiterung, und verschiedenen Augenveränderungen, wie Amaurose und Amblyopie, die bei Bleivergiftungen auftreten, festgestellt. Rambousek (73), der Elschnigs Ausführungen rekapituliert, verweist darauf, wie sehr dessen Beobachtungen geeignet sind, die Lücke zu überbrücken zwischen den Wirkungen des Bleies auf das Blut, die Blutgefäße und die Nerven. Er weist darauf hin, daß das Auge ein besonders günstiges Organ ist, um den Effekt eines so heimtückischen Giftes, wie des Bleies, zu beobachten. Die Blutgefäße, die Nerven und die Muskeln liegen hier offen für Besichtigung und Beobachtung wie nirgend anders. Elschnig fand in einem typischen Fall von plötzlicher Bleiamaurose, verbunden mit akuter Bleikolik, daß ganz ausgesprochener Spasmus der Augengefäße, der Gefäße der Konjunktiva sowohl als der Retina, mit der Amaurosis verbunden waren. Er schließt daraus, daß die Wirkung des Bleies wahrscheinlich eine direkte auf die glatten Muskelfasern der Gefäßwände ist, daß eine solche Wirkung sich bis auf die Gefäße der

Augenmuskeln erstrecken kann, wodurch dann eine Lähmung der Akkommodationsmuskeln und eine Erweiterung der Pupillen hervorgerufen wird, wie sie bei einer ganzen Anzahl von Personen, die einer Bleiaufnahme ausgesetzt sind, beobachtet werden kann. Elschnig behauptet ferner, daß die vorübergehende Amaurose, die oft mit Bleivergiftungen verbunden ist, ebenso auf vasomotorische Störungen im Hirn selbst zurückzuführen sein kann, als auf solche im Auge.

In neuerer Zeit und wahrscheinlich als Folge der Arbeit von Elschnig, ist ganz besondere Aufmerksamkeit dem Gefäßsystem bei Bleivergiftungen zugewendet worden. Elschnigs Arbeit hat diese Frage einen Schritt weiter gebracht, indem er die Verbindung zwischen den vasomotorischen Störungen und der Augenerkrankung gezeigt hat, während in unserem Lande Oliver (75) auf die Wirkung der Unterleibskolik auf den Puls hinwies.

Am Beginne unserer Forschungen über diesen Punkt, auf die im nächsten Kapitel näher eingegangen werden soll, wurde dieser Schlüssel zur ganzen Pathologie der Bleivergiftungen nicht genügend gewürdigt. Beim Beginn unserer Untersuchungen schien kein gemeinsames Moment bei allen Symptomen und histologischen Feststellungen vorhanden zu sein, das als Charakteristikum für die Bleivergiftung hätte angesehen werden können. Die einleitenden Versuche sind mit der Absicht ausgeführt worden, das durch die Lunge absorbierte Blei in seiner Rolle als Ursache der Bleivergiftung zu studieren, zum Unterschiede von der Wirkung jenes Bleies, das seinen Eingang durch den Magen-Darmtrakt findet; als die Versuche weiter vorschritten, ergab es sich, daß das Hauptgewicht bei der beginnenden Vergiftung auf die Veränderungen an den Blutgefäßen und besonders an den kleineren Blutgefäßen zu legen ist und weniger auf die arterielle Seite der Kapillaren (obgleich die Kapillaren bis zu einem größeren Ausmaße in den Prozeß verwickelt waren) als auf die venösen Kapillaren.

Eine allgemeine Betrachtung der Pathologie zeigt, daß das Blei Veränderungen im Nervensystem verursacht, wobei die oberen und unteren Segmente affiziert werden, Degeneration der Ganglienzellen im Rückenmark und im Gehirn, interstitielle Entzündung der Neuroglia, kortikale Degeneration, deutliche Neuritis (axial und periaxial) der peripheren Nerven und auch Zeichen von Veränderungen in dem sympatischen Nervensystem auftreten. Spätere Arbeiten jedoch weisen alle eher darauf hin, daß die hauptsächlichste und erste Wirkung des Bleies die auf das Blut ist.

Moritz (76) hat zuerst auf das Vorhandensein von basophilen Körnchen in den roten Blutzellen hingewiesen. Diesem folgten Emden (77), Grawitz (78), Zinn (79), Oddo und Silbert (80) (81) und Escherich (82). Alle diese Autoren fanden basophile Erythrozyten im Blute, verbunden mit Blutzerstörung, und Escherich beschreibt überdies frühzeitige Veränderung in der Intima der Blutgefäße mit Gefäßkontraktion. Der italienische Autor Mattirolo (83), ebenso wie Marchet (84) und Jores (85) kamen zu ähnlichen Schlüssen.

Glibert (86) aus Brüssel, der die Beobachtungen noch weiter verfolgte, konnte, obgleich er mit Meerschweinchen arbeitete, die schon normalerweise basophile Körnchen in ihren Blutzellen haben, noch auf einen weiteren wichtigen Punkt hinweisen, nämlich auf die Erhöhung der Viskosität des Blutes mit Blutkörperchen von größerer Zähigkeit, Elastizität und Widerstandskraft gegen die Zerstörung bei Herstellung von Strichpräparaten, als im normalen Blute.

Es besteht demnach ein auffallender Zusammenhang zwischen den Beobachtungen der verschiedenen Autoren, ungeachtet des Umstandes, daß nach dem ersten Eindruck ihre Ansichten divergierende zu sein scheinen. Es dürfte außer Zweifel sein, daß — praktisch gesprochen — alle Autoren, die den Gegenstand behandelt haben, darin übereinstimmen, daß das Kreislaufsystem und zu allererst die Blutzirkulation in den Gefäßen von Blei angegriffen werden, und weiter, daß die Gefäße selbst einer Degeneration verschiedenster Typen unterworfen sind, wobei viele der untersuchten Fälle eine komplette obliterierende Arteriitis als das Resultat einer lang andauernden Entzündung zeigten. Andere wieder beschreiben keine obliterierenden Veränderungen dieser Art in den Gefäßen, da sie ihr Hauptaugenmerk dem Nervensystem zugewendet haben, wo man die Zellen degeneriert und Chromatolysis zeigend vorgefunden hat. Andere sorgfältige Beobachter, wie z. B. Mott, haben diese Veränderungen an den Gefäßen bemerkt, indem sie flüchtig auf das scheinbare Nachgeben der Gefäßwände da und dort in dem degenerierten Nervengewebe verwiesen. Die pharmakodynamische Wirkung eines Mittels wie Amylnitrit verweist auf die Mitbeteiligung des Vasomotorensystems. Wahrscheinlich wären diese merkwürdigen Zusammenhänge in der ganzen bisher beschriebenen Pathologie und die Wirkung auf die Blutgefäße uns nicht so klar erschienen, wenn nicht die in dem nächsten Kapitel angeführten Versuche durchgeführt worden wären.

Quellen:

1. Kobert: Lehrbuch der Intoxikationen, 2. Aufl., 1906, S. 361.
2. Oliver, Sir T.: Lead Poisoning, 1891.
3. Dixon Mann: Forensic Medicine and Toxicology, p. 495.
4. Stockvis: International. Congress für Gewerbekrankheiten. Brussels 1910.
5. Ménétrier: Meillère's Le Saturnisme, pp. 131—136.
6. Kußmaul und Meyer: Deutsches Archiv für klin. Med., IX, S. 283.
7. Tanquerel: Traité des Maladies de Plomb, ou Saturnines, Paris 1839.
8. Bernard: Meillère's Le Saturnisme, p. 155.
9. Bokai: Trib. Med., June 11, 1891.
10. Riegels: Koberts Lehrbuch der Intoxikationen, S. 363.
11. Galvini: Rivista Clinica, fasc. ifi., 1884.
12. Tanquerel: Ibid.
13. Pal: Über multiple Neuritis, Wien 1891.
14. Westphal: Archiv f. Phys. u. Nervenkr., 1874.
15. Dejerine: Mém. de la Soc. de Biologie, 1879, et Exposé de Titres, S. 58, 1894.
16. Eichhorst: Über Bleilähmung. Virchows Archiv, 1890, S. 217.
17. Ramond: Maladies du Système Nerveux, T. XI, 1895/1896.
18. Marie und Babinski: Meillère's Le Saturnisme, p. 193.
19. Vulpian und Stieglitz: Archiv f. Psych., 1892, XXIV, S. 1.

20. Erb: Berl. klin. Woch., 1884, S. 110.
21. Hitzig: Studien über Bleiverg., Berlin 1868.
22. Boerwinkel: Virchows Archiv, Bd. CXX, 1890.
23. Eichhorst: Ibid.
24. Potain: Bull. Med., 1887.
25. Vulpian: Maladies du Systéme Nerveux, 1879.
26. Oppenheimer: Zur Kenntn. der exp. Bleiverg., Berlin 1898.
27. Oeller: Path. Anatom. der Bleilähmung, München 1883.
28. Stieglitz: Archiv für Psychiatrie, Bd. XXIV, 1892.
29. Hitzig, Ibid.
30. Westphal: Archiv für Psychiatrie, Bd. XIX, 1888.
31. Chvostek: Neurol. Zentralblatt, 1897.
32. Kolisko: Die Bekämpfung der Bleigefahr in der Industrie, von Leymann, S. 21, 1908.
33. Quensel: Archiv für Psychiatrie, Bd. XXXV, 1902.
34. Nissl: Allgemeine Zeitschr. f. Psychiatrie, Bd. XIV, 1892; Bd. IV, 1897.
35. Berchthold: Die Bekämpfung der Bleigefahr in der Industrie, von Leymann, S. 23, 1908.
36. Sorgo: Wien. med. Woch., 1900.
37. Stieglitz: Archiv für Psychiatrie, Bd. XXIV, 1892.
38. Prevost und Binet: Revue Médicale de la Suisse Romande, II, 1889.
39. Mott: Archives of Neurology and Psychiatry, vol. IV. p. 117.
40. Glibert: Le Saturnisme Expérimental: Extrait des Rapports Ann. de l'Insp. du Travail, 1906.
41. Mott: Ibid.
42. Gull und Sutton: Koberts Lehrbuch der Intoxikationen, 2. Aufl., 1906, S. 370.
43. Zinn: Berl. klin. Woch., 1899.
44. Fresenius, Babo: Liebigs Annalen, vol. XLIX, S. 287, 1844.
45. Blum: Wien. med. Woch., Nr. 133, 1904.
46. Jaksch: Klinische Diagnostik.
47. Kobert: Ibid., S. 369 und Literaturübersicht, S. 376.
48. Oliver, Sir T.: Lead Poisoning, 1891.
49. Charcot: Leçons sur les Maladies du system. nerveux., Paris 1882.
50. Gombault: Archiv für Physiologie, 1881.
51. Hoffer: Dissertation, Freiburg 1883.
52. Von Leyden: Zeitschr. für klin. Med., 1883.
53. Gayler: Zieglers Beitr., II, 1888.
54. Glibert: Ibid.
55. Cornil: Journal de l'anat. et physiol., Nr. 2, 1883.
56. Brault: Loc. cit.
57. Hoffer: Loc. cit.
58. Klemperer: Koberts Lehrbuch der Intoxikationen, 2. Aufl., 1906, S. 370.
59. Klieneberger: Münch. med. Woch., Nr. 8, 1904.
60. Gayler: Loc. cit.
61. Klieneberger: Loc. cit.
62. Uhthoff: Handbuch der Augenheilkunde, XXII. Kap., Leipzig 1911.
63. Pflueger: Die Bekämpfung der Bleigefahr in der Industrie, von Leymann, S. 21, 1908.
64. Oeller: Ibid.
65. Pal: Zentralbl. f. innere Med., Leipzig 1903.
66. Heubel: Path. und Symp. Chron. Bleiverg., Berlin 1871.
67. Rosenstein: Virchows Archiv, 1897.
68. Oliver, Sir T.: Lead Poisoning, 1891.
69. Mott: Ibid.
70. Seifert: Berl. klin. Woch., 1884.
71. Sajous: Archiv für Laryng., III, 1882.
72. Elschnig: Wien. med. Woch., 1898.
73. Rambousek: Die Bekämpfung der Bleigefahr, von Leymann, S. 15, 1908.
74. Elschnig: Loc. cit.
75. Oliver, Sir T., Lead Poisoning, 1891.

76. **Moritz**: St. Petersb. med. Woch., 1901.
77. **Emden**: Die Bekämpfung der Bleigefahr, von Leymann, S. 19.
78. **Grawitz**: Deutsche med. Woch., Nr. 36, 1899.
79. **Zinn**: Berl. klin. Woch., 1899.
80, 81. **Oddo und Silbert**: Revue de méd., 1892.
82. **Escherich**: Die Bekämpfung der Bleigefahr, von Leymann, S. 18.
83. **Mattirolo**: Ibid., S. 19.
84. **Marchet**: Ibid., S. 19.
85. **Jores**: Zieglers Beitr., Bd. XXXI, 1902.
86. **Glibert**: Ibid.

VI. Pathologie.

(Fortsetzung.)

Wir hofften, daß auf die durch Bleiverbindungen hervorgerufenen chronischen Vergiftungen etwas mehr Licht geworfen werden könnte, wenn wir direkte Untersuchungen an Tieren machen und wenn wir die Anordnung dieser Untersuchungen soweit als möglich den gewerblichen Bedingungen anpassen würden, unter denen die Menschen sich Bleivergiftung zuziehen.

Als Versuchstiere wurden Katzen genommen, denn es ist allgemein bekannt, daß man Katzen in Bleibetrieben, vor allem Bleiweißbetrieben nicht halten kann, da sie rasch vergiftet werden, wenn man sie in den Betrieben herumstreifen läßt. Dasselbe gilt auch von Hunden.

Nach der Statistik, die bereits im IV. Kapitel besprochen worden ist, und nach den Bemerkungen im Kapitel über die Ätiologie bestand kein Zweifel mehr darüber, daß Staub eine sehr wichtige Rolle bei der Entstehung der gewerblichen Bleivergiftung spiele. Es ist daher bei einem Versuch, die gewerblichen Bedingungen nachzuahmen, von besonderer Wichtigkeit, die Tiere in eine Luft zu bringen, in der Bleistaub suspendiert ist. Es ist zunächst von mir eine große Zahl von Untersuchungen angeführt worden (1), später von mir zusammen mit Dr. Goodbody (2), eine andere Serie von Untersuchungen wurde wiederum von mir allein durchgeführt (3). Weitere Untersuchungen nach dieser und nach anderen Richtungen hin sind im Zuge.

Die angewandte Versuchstechnik ist folgende:

1. **Einatmungsversuche.** Erste Reihe: A. Die Versuchstiere wurden in eine große geschlossene Kammer gesetzt, an deren einem Ende ein elektrisch betriebener Ventilator derart angebracht war, daß die Luft in konstanter Bewegung gehalten wurde. Der Bleistaub wurde mittels eines Trichters durch das Dach in bestimmten Quantitäten und in bestimmten Zeitintervallen eingebracht. Vermittelst eines Aspirators und einer Röhre, die durch die Seitenwand durchgeführt wurde, wurden während der Dauer des Versuches von Zeit zu Zeit Luftproben entnommen und einer chemischen Analyse unterzogen, um die Menge des in der Luft schwebenden Bleies zu bestimmen.

Diese Proben wurden in Kopfhöhe des Versuchstieres entnommen; große Sorgfalt wurde darauf verwendet, während der Versuche jedes Aufwirbeln von Staub durch die Tiere zu verhindern, indem man ihr Fell vor dem Staub schützte und sie am Ende jedes Versuches sorgfältig abbürstete.

Zweite Reihe: B. In einer anderen Versuchsreihe wurde eine Kammer konstruiert, die zwei getrennte Abteilungen enthielt. In diese wurde in der Luft suspendierter Bleistaub mittelst eines elektrischen, außen angebrachten Ventilators eingeblasen; der Apparat war so eingerichtet, daß die vom Ventilator zugeführte Luft durch zwei getrennte Kammern ging, in denen die zu untersuchenden Bleiverbindungen stetig aufgewirbelt wurden durch kleine Ventilatoren, die sich in diesen Kammern befanden und durch einen eigenen Elektromotor getrieben wurden. Auf diese Weise wurden zwei verschiedene Bleiproben zur gleichen Zeit untersucht. Der Luftstrom, der den Staub durch beide Räume führte, war auf beiden Seiten gleich. Die Menge des im Versuch verwendeten Staubes war deshalb direkt proportional der Menge der verwendeten Bleiverbindung. Proben der Staubluft wurden aspiriert und einer Analyse unterzogen, wie in der ersten Serie. In dieser Versuchsreihe waren die Tiere so untergebracht, daß während der Expositionszeit sich nur ihre Köpfe in der Staubkammer befanden[1]).

2. **Fütterungsversuche.** Die Fütterungsversuche wurden derart angestellt, daß man eine abgewogene Menge der zu untersuchenden Bleiverbindung einer kleinen Portion der ersten Morgennahrung des Versuchstieres hinzufügte. Man hatte gefunden, daß, wenn das Blei mit der Nahrung des Tieres nicht gut vermengt war, das Tier das Blei in der trockenen Form nicht zu sich nehmen wollte, und bei Verwendung von Bleiweiß und anderem Bleistaub war es notwendig, die Verbindung in eine ähnliche Form zu bringen, wie sie von Menschen in gewerblichen Betrieben aufgenommen wird, was natürlich den Gebrauch einer Lösung ausschloß. Die Bleimenge die als Kontrolle zu den Einatmungsversuchen „per os“ gegeben wurde, war die

---

1) Zu diesen Versuchen ist zweierlei zu bemerken: Nach den Untersuchungen im hygienischen Institut in Würzburg ist es ungemein schwierig eine gleichmäßige Verteilung des Staubes in der Luft zu erzeugen. Es können daher die gegebenen Zahlen nur Annäherungswerte darstellen. Bei der Einatmung von Bleistaub durch den Menschen ist zu bedenken, daß bei Einatmung durch die Nase und Ausatmung durch den Mund, etwa 50% des Staubes in der Nase zurückbehalten werden, 2—10% im Mund, 10% wieder ausgeatmet werden, so daß nur etwa 35% in die Lunge gelangen. Ein nicht unbeträchtlicher Teil des in Nase und Mund zurückgehaltenen Staubes dürfte mit reichlichem Sekret und Speichel in den Magen gelangen. Bei Einatmung durch den Mund und Ausatmung durch die Nase ist die in Mund- und Nasenhöhle zurückgehaltene Menge — zusammen 15—20% — und die in der Ausatmungsluft enthaltene so gering, daß fast 80% der eingeatmeten Staubmenge in die Lunge gelangen. Diese Experimente — ausgeführt von Lehmann, Saito, Gfrörer — zeigen uns die große Bedeutung der Nasenatmung und sind wohl geeignet ein Stück „individueller Disposition“ zu erklären. (Archiv f. Hygiene Bd. 75 S. 152.) (T.)

7—10fache Menge jener Dosis, welche vom Tier während der Expositionszeit im Käfig eingeatmet werden konnte. Außerdem wurde die Dosis täglich gegeben und nicht jeden dritten Tag wie bei den Einatmungsversuchen. Alle bei den Einatmungsversuchen verwendeten Verbindungen wurden den Tieren auch per os gegeben, das Körpergewicht der Tiere wurde sorgfältig bestimmt.

In einer weiteren Reihe von Fütterungsversuchen wurde ein lösliches Bleisalz der tierischen Nahrung — in Wasser oder Milch gelöst — hinzugesetzt; das Salz war in diesem Falle Bleinitrat, die hinzugesetzte Menge war viel geringer als in den Staubversuchen, täglich wurde 0,1 g gegeben.

3. Impfungsversuche. Als weitere Kontrolle sowohl für die Einatmungs- wie auch für die Fütterungsversuche wurden die verschiedenen Bleiverbindungen, und zwar dieselben, die bei den anderen Versuchen in Verwendung gekommen waren, den Tieren eingeimpft. Die unlöslichen Salze bereiteten der Injektion gewisse technische Schwierigkeiten, welche dadurch überwunden wurden, daß eine dicke Nadel genommen und die Suspension des Stoffes in der Spritze selbst vorgenommen wurde. Die Menge des eingeimpften Stoffes schwankte, man berechnete sie in Teilen eines Gramms pro Kilogramm Körpergewicht, die gebrauchte Flüssigkeitsmenge war in allen Fällen dieselbe, nämlich 10 ccm. Die Impfung wurde nach vorherigem Rasieren des Tieres subkutan oder intramuskulär (in die Rückenmuskulatur) vorgenommen. Nur in einem einzigen Falle trat eine lokale Entzündung ein und zwar dann, als Bleiazetat verwendet worden war.

Keines der Tiere gab während der Experimente irgendwelche Zeichen von Unbehagen infolge der Anwesenheit des Bleistaubes in der Luft. Ein- oder zweimal wurde Niesen vermerkt, aber das war eine Ausnahme. Das ist praktisch wichtig: die in Bleiweiß und anderen Bleibetrieben in der Luft enthaltenen Bleipartikelchen wirken an und für sich auf die Schleimhaut der Lungen nicht reizend. Die Tiere, die dieser Versuchsreihe ausgesetzt waren, nahmen zweifellos viel größere Mengen Blei auf, als Menschen, die in den Betrieben mit Bleiverbindungen zu tun haben.

Der einzige konstatierbare Unterschied in den schließlichen pathologischen Veränderungen an den Tieren, ob sie nun große oder minimale Staubmengen einatmeten, war die Art und Weise, wie die Vergiftung eintrat. Bei gewissen Versuchen zeigte sich, daß die Tiere sich in einer Art von Gleichgewicht hielten, in einem höheren Grade als Arbeiter, die in staubigen Bleibetrieben beschäftigt sind. Weiter stellte sich heraus, daß manche Tiere einen gewissen Grad von Toleranz der Wirkung des Bleistaubes gegenüber an den Tag legten, indem ihr Gewicht fast konstant blieb, daß jedoch eine Vermehrung der Bleimenge in der Luft sofort ein fortschreitendes Sinken des Körpergewichtes zur Folge hatte. Und sobald sich diese Herabsetzung des Körpergewichtes einem Drittel des ursprünglichen Gewichtes des Tieres näherte, traten die Symptome der chronischen Bleivergiftung hervor.

Im Anschlusse an die Versuche der Bleistaubeinatmung durch einen längeren Zeitraum wurden andere Einatmungsversuche gemacht zur Bestimmung des Bleistaubgehaltes in den Lungen gegenüber der Bleimenge im Magen. Bei den eigentlichen Einatmungsversuchen, bei denen die Tiere jeden zweiten oder dritten Tag, jedoch jedesmal nur für eine Stunde der Inhalation ausgesetzt waren, war die Menge des in der Luft vorhandenen Bleies nicht sehr groß und es erschien wichtig zu bestimmen, ob bei besonders staubiger Atmosphäre eine beachtenswerte Bleimenge im Magen gefunden werden könnte. Zehn Tiere wurden der Einatmung einer Luft ausgesetzt, die mit verschiedenen Arten von Bleistaub reich gesättigt worden war. Die Tiere wurden dem Staub durch $1^1/_2$—2 Stunden ausgesetzt, dann wurden sie narkotisiert und es wurde, wenn die Atmung aufgehört hatte und das Tier tot war, Schwefelwasserstoff in die Lungen und den Magen eingeblasen. Darauf wurde das Tier sofort seziert, auf die Färbung der Gewebe untersucht. Die Gewebe wurden weiter mit Säure behandelt und wiederum der Einwirkung von Schwefelwasserstoffgas ausgesetzt. Bei nur einem von zehn Tieren wurde eine Verfärbung im Magen gefunden. Bei keinem von den anderen war eine derartige Färbung nachweisbar, aber ziemlich ausgeprägte Schwarzfärbung fand sich im Kehlkopfe, in der Luftröhre und sogar makroskopisch in einigen Bronchiolen. Ferner wurden Lungenschnitte histologisch untersucht und mikrochemische Untersuchungen angestellt (mit Chromsäure und Jod) und auch vergleichende Sektionen von Versuchstieren und von Tieren, die nicht der Bleistaubeinatmung ausgesetzt worden waren, vorgenommen. Es fand sich eine viel größere Materialmenge in den Lungen der Versuchstiere, als im normalen Tier. Der Staub lag in den Alveolarzellen und oft in den Lymphräumen. Bei der mikroskopischen Untersuchung der Lungenschnitte jener Tiere, die durch ausgedehnte Zeiträume etappenweise der Inhalation ausgesetzt waren, fand sich eine weit größere Anzahl von schwarz gefärbten Granula, Staub, Pigment und anderen Substanzen als bei Sektionen von Tieren, welche unter normalen Verhältnissen gelebt hatten und nicht der Einwirkung von Bleistaub ausgesetzt worden waren; obwohl es richtig ist, daß auch solche Tiere eine ziemlich große Masse von Kohlenpartikelchen im Lungengewebe zeigen.

Eine weitere wichtige Tatsache wurde bei den Tieren Nr. 21 und 22 (siehe S. 103) konstatiert, die einer schwer lösbaren Glasur, wie sie in den Töpfereien verwendet wird, ausgesetzt waren. Schwer lösliche Glasur besteht vor allem aus Bleifritte, d. h. einem Bleiglas (einem Bleisilikat), das fein gemahlen wurde. Die Partikelchen dieser Substanz sind größer als die von gewöhnlichem Bleiweiß und überdies mehr kantig. Von drei Tieren, die dieser Glasur ausgesetzt waren, starb eines tatsächlich an (akuter) Pneumonie, die anderen zwei litten an bronchitischen Beschwerden, beide zeigten bei der histologischen

Untersuchung deutliche pneumonische Herde und alte, chronische Entzündungen. Die anderen Tiere hingegen, die dem Bleiweißstaub oder einer leicht löslichen Bleiglasur, die keine Bleifritte, sondern Bleiweiß enthielt, ausgesetzt waren, zeigten keine pneumonischen oder fibrösen Veränderungen. Dies ist pathologisch von besonderer Wichtigkeit.

Die Einatmungsversuche haben auch die Frage erhellt, welches Quantum von Blei notwendig sei, um eine Vergiftung herbeizuführen. Die Tiere waren den Einatmungsversuchen verschiedene Zeiträume hindurch ausgesetzt und wurde das Quantum Blei, das in der Luft enthalten war, fortwährend ermittelt. In einer Reihe von Fällen wurden während des ganzen Versuches dem Käfig so schnell als möglich Luftproben entnommen. Im Laufe des Versuches fand man ein Ansteigen der Bleimenge, obwohl ein ziemliches Quantum Bleistaub an den Seiten und an der Decke des Käfigs sich angesammelt hatte.

Bei den späteren Versuchen wurde die Methode, fortwährend Luftproben dem Käfige zu entnehmen, aufgegeben, statt dessen nur vier Proben genommen und der Durchschnitt festgestellt. Eine einfache Rechnung ergab die Bleimenge, die ein Tier während des Versuches einatmete. Bei der Katze z. B. beträgt die bei einem Atemzug ein- und ausgeatmete Luft höchstens 50 cm^3. Wenn man nun den Durchschnitt nimmt, so ergibt sich, daß zirka 0,27 g Bleistaub während des halbstündigen Versuches eingeatmet wurden.

Fütterungsversuche. 12 verschiedene Fütterungsversuche wurden angestellt. Die Methoden waren die folgenden:

Die Masse, die man zu dem Versuche benötigte, wurde jeden Tag sorgfältig abgewogen und zwar 0,5—1,0 g. Die Substanz war dieselbe, wie die bei den Einatmungsversuchen, verwendete. Beim Bleiweiß war es sehr wichtig, dasselbe mit dem Futter der Tiere zu vermengen. Einer kleinen Menge ihres Futters wurde Bleiweiß hinzugefügt, und sie erhielten durch kurze Zeit keine weitere Nahrung, ehe sie nicht die bleienthaltende Nahrung verschluckt hatten. — Auch leicht und schwer lösliche Glasuren wurden dem Futter beigemengt und als ein weiterer Versuch wurde den Tieren auch Alkohol gegeben, nachdem sie das Blei eingeatmet oder gefressen hatten und dann mit der Verabreichung von Blei fortgefahren. Überdies verwendete man außer der leicht löslichen Glasur, Bleiweiß, Bleistaub aus Abzugskanälen, ein lösliches Bleisalz, in einer Versuchsserie ein Nitrat. Täglich wurde 0,1 g verabreicht; beide mit Nitrat behandelten Tiere (46 und 47) zeigten deutliche Unterschiede gegenüber jenen Tieren, die mit Bleiweiß oder anderen Materialien gefüttert wurden. In einem Falle wurde das Blei mit Wasser, in dem anderen mit Milch vermischt gegeben. Das Tier, welches mit in Wasser gelöstem Nitrat gefüttert wurde, zeigte Encephalopathie, während jenes Tier, das in Milch gelöstes Nitrat zu sich genommen hatte, keine Veränderung aufwies, obgleich die Dauer der Fütterung in beiden Fällen die gleiche war. Beide Tiere zeigten eine Gewichtszunahme, eine Tatsache, die bei Bleivergiftungen ganz ungewöhnlich ist. Die Frage der Hinzufügung von Milch, die offenbar die Bleiaufnahme verhindert, ist von nicht zu unterschätzender Bedeutung, da es, wie dies übrigens auch schon in den Ausführungen über die Ausfällung des Bleies durch organische Substanzen bemerkt wurde, sehr wahrscheinlich ist, daß die Eiweißsubstanzen der Milch das in der Lösung enthaltene Nitrat zur Ausfällung bringen; aus diesen Versuchen kann geschlossen werden, daß die Vermischung des Bleiweiß mit dem Futter dahin wirkt, dem Blei seine giftige und schädliche Wirkung zu nehmen. Selbst, wenn man das Blei in Form von Pillen zwischen den Mahlzeiten gegeben hatte, so zeigte dasselbe keinerlei schädliche Wirkung. Die verabfolgte Bleiweißmenge war bedeutend und es ist mehr als fraglich, ob sie von dem ausgeschiedenen Magensaft unter normalen Verhältnissen zur Gänze gelöst werden könnte; ein bedeutendes Quantum würde durch den Pylorus ungelöst hindurchgehen. Solange die Bleiverbindung aber nicht gelöst ist, können die Eiweißbestandteile der Nahrung auf sie keine Wirkung haben. Gewöhnliches trockenes Bleiweiß oder Bleiglätte kann keine direkte Verbindung mit Eiweiß eingehen.

Die Mehrzahl der Versuchstiere zeigte eine Gewichtsveränderung. Der wichtigste Punkt, der bei diesen Versuchen zutage getreten ist, ist der, daß die gefütterten Tiere trotz der bedeutenden Mengen von Bleiweiß, welche sie verschluckten, keine sichtbaren Symptome zeigten. Die genannten Mengen verstehen sich per Tag, während bei den Einatmungsversuchen die Tiere nicht mehr als drei Tage in der Woche und dann nur jeweilig nicht mehr als eine Stunde der Giftaufnahme ausgesetzt waren, (siehe die Tabelle S. 103). Die Menge Blei, die in den Verdauungstrakt eingeführt wurde, war demnach mindestens 10mal, in manchen Fällen sogar 15 bis 20mal so groß als diejenige, die in anderen Fällen von den Tieren durch Einatmen in die Lunge aufgenommen wurde und trotzdem zeigten die ersteren Tiere wenig oder gar keine Empfänglichkeit für die Vergiftung, wenn sie mit Blei oder mit den Bleiverbindungen gefüttert wurden — außer es wurde Alkohol beigemengt.

Eine Untersuchung des Magens der toten Tiere, die Alkohol genommen hatten, zeigte deutliche Erscheinungen von Gastritis und ist daher die Annahme berechtigt, daß bei diesen Tieren ein gewisser Grad von Hyperazidität vorhanden gewesen sein mag, der möglicherweise die Lösung des Bleies beförderte.

Die erhöhte Empfänglichkeit für Bleivergiftung durch den Alkohol ist sehr interessant. Nr. 6 erhielt neben den Einatmungen in der Zeit, da sie der staubigen Luft ausgesetzt war, 50 cm^3 Portwein per Tag. Die Symptome der Bleivergiftung zeigten sich einen Tag früher als bei irgendeinem der anderen Tiere und, wenn wir von diesem einen Versuchstier absehen wollen, da der Staub, Essenstaub aus dem Hochofen, auch Arsenik und Antimon enthielt, so zeigten sich die Symptome drei Tage früher als bei dem Tiere, das mit Bleiglätte behandelt wurde, und 25 Tage früher, als bei anderen Tieren, die dem Bleiweißstaub ausgesetzt waren. Tier Nr. 6 war das einzige, welches während des Verlaufes des Versuches eingegangen ist; alle anderen Tiere wurden nach zwei Monaten getötet und der histologischen Untersuchung zugeführt. Das Tier, welches Alkohol erhielt, starb an Symptomen, die jenen sehr ähnlich waren, die bei Bleiencephalopathie am Menschen beobachtet werden. Die prädisponierende Wirkung des Alkokols wurde durch weitere drei Versuche mit Tieren, die Bleiweißstaub ausgesetzt waren, bestätigt. Ein Tier wurde 37 und ein anderes 30 Tage der Aufnahme von Bleiweißstaub ausgesetzt, bevor sich Symptome zeigten, während das dritte, dem Alkohol gegeben wurde, Vergiftungserscheinungen schon nach 12 Tagen und nach nur vier Inhalationen zeigte.

Bei der Fütterung mit Bleiweiß zeigte ein Tier nach 8 Monaten, das andere nach $1^1/_2$ Jahren keine Zeichen von Bleivergiftung; das Gewicht blieb das gleiche. Nach dieser Zeit wurde dem Futter Alkohol (50 cm^3 Portwein) hinzugefügt und folgte einen Monat später, wobei auch die Bleimenge beständig unverändert blieb, Encephalopathie. Bei einem zweiten Falle versuchte man es gleich am Beginn mit Alkohol neben dem Bleiweiß. Nach einem Monat zeigte sich eine leichte Lähmung. In einem anderen Falle wurde ein Tier mit einer schwer löslichen Fritte, bestehend aus zermahlenem Bleisilikate gefüttert; dies zeigte keine Krankheitserscheinungen, trotzdem ihm täglich eine bestimmte Dosis verabreicht wurde, Nach dieser Zeit wurde Alkohol seinem Futter hinzugefügt und 6 Monate später zeigte das Tier Zeichen von Gehirnstörungen, welche mit Intervallen andauerten, bis sie am Ende des Jahres zu einem tödlichen Anfall von Encephalopathie führten. Es ist daher mit Sicherheit festgestellt, daß das Hinzufügen von Alkohol zu der Nahrung der Tiere unzweifelhaft die Vergiftung beschleunigte und bestimmend war für das Auftreten der Bleivergiftung und auch dies ist im Zusammenhange mit den vorerwähnten Atmungsversuchen ein weiterer starker Beweis für die durch den Alkohol erhöhte Empfänglichkeit für Bleivergiftung. Die durch Alkohol verursachte Überempfindlichkeit für Blei wird auch bestätigt durch die klinischen Beobachtungen vieler Personen, die Erfahrungen in gewerblicher Bleivergiftung haben, besonders solcher, die bei der regelmäßigen Untersuchung von Fabriksarbeitern tätig sind.

Impfungsversuche; Zum Zwecke der Kontrolle der Verfütterungs- und Einatmungsversuche und besonders, um direkte Kenntnis von der Wirkung des Bleies auf die Körpergewebe zu erhalten, nahm man Zuflucht zur Verimpfung der verschiedenen Bleiverbindungen, nämlich 1. Bleiweiß, 2, Bleiglätte, 3. Bleifritte. Diese drei Bleiverbindungen sind die drei Typen der Bleisalze, welche in den Töpfereien in Verwendung stehen, während zugleich Bleiweiß und Bleiglätte jene Verbindungen darstellen, die in der überwiegenden Zahl der Fälle in anderen Industrien Vergiftungen verursachen. Zur besseren Kontrolle wurde auch von den leichter löslichen Bleisalzen Gebrauch gemacht, nämlich dem Bleiazetat, -nitrat und -chlorid, hauptsächlich zu dem Zwecke, um einen gewissen Maßstab für die Vergiftung sowohl nach Dauer der Aufnahme als auch Größe derselben zu gewinnen.

Es ergaben sich aus den Impfversuchen weiter einige ziemlich unerwartete Resultate, über die wir berichten werden.

Betreffs der Methode der Impfung sei angegeben, daß die zu untersuchenden Bleiverbindungen in physiologischer Kochsalzlösung oder destilliertem Wasser suspendiert werden. Darauf wurde das Tier rasiert und die Bleiverbindung in die Rückenmuskulatur injiziert. Die ätzende Wirkung dieser Bleisalze wurde durch Anwendung einer beträchtlichen Menge des Lösungsmittels vermieden. Bleifritte ist ein Bestandteil einer schwer löslichen Glasur, d. h. einer Glasur, die nicht mehr als 5% lösliches Blei enthält bei Anstellung der Standardprobe bei der 1 g der Glasur einem Liter von 0,04% Salzsäure eine Stunde hindurch bei Zimmertemperatur ausgesetzt wird. Die Fritte, aus der diese Glasur besteht, wird dadurch erzeugt, daß man Bleiglätte oder Blei und Kies zusammen erhitzt; das Produkt ist eine gelbe, harte, glasartige Masse, die Kandiszucker sehr ähnlich sieht. Es ist keineswegs eine Verbindung von Blei und Silikat von bestimmter Konstitution, da verschiedene Proben eine beträchtliche Differenz in ihrem Bleigehalt zeigen. Doch gleicht die Art und Weise ihrer Formation fast völlig einer Legierung oder einem Amalgam und gestattet auch die Bildung eutectischen Verbindungen, in deren Hohlräumen beide Konstituenten eingeschlossen sein können, so daß eine gewisse Menge freien Bleies neben Silikaten verschiedener Art vorhanden sein kann.

Gleichzeitig ist die Verbindung gegen die Einwirkung von Mineralsäuren sehr widerstandsfähig, ist in solchen in viel geringerem Grade löslich und gegen sie in höherem Grade refraktär als Bleiweiß, Bleiglätte oder andere Bleioxyde. Die Körpersäfte jedoch, besonders im Subkutan- und Muskelgewebe üben eine gewisse Wirkung auf diese Bleifritte aus und es ist experimentell erhoben worden, daß an Versuchstieren Vergiftungssymptome hervorgerufen werden konnten, wenn auch nur geringe Dosen von Fritte zugeführt wurden. 1 g Fritte wurde injiziert und mit einer einzigen Ausnahme zeigten alle Tiere ausgeprägte Symptome von Bleivergiftung und in zwei Fällen trat Tod mit den Zeichen von Enzephalitis ein.

Nach Waschen der Fritte mit destilliertem Wasser fand sich eine geringe Verminderung der Giftigkeit, bei zwei- oder dreimaligem Waschen der Fritte mit verdünnter (3%iger) Essigsäure und darauf mit destilliertem Wasser folgten der Injektion überhaupt keine Vergiftungserscheinungen. Waschen mit Wasser allein reduziert die Giftwirkung der Fritte nicht in dem Ausmaß, wie die vorhergehende Waschung mit Essigsäure. Andererseits hatte Waschen mit heißem Wasser einen viel größeren Effekt als mit kaltem Wasser.

Weitere Verimpfungsversuche zeigen die Beziehung zu den leichter löslichen und den unlöslichen Bleisalzen. Die Dosis des Azetats, die erforderlich war, um ein Tier zu töten, betrug ungefähr 0,1 g des

Azetates pro kg Körpergewicht. Andererseits verursacht 0,1 g Bleiweiß keine Krankheitserscheinungen, 0,5 g pro kg Körpergewicht verursacht Tod in etwa 2 Monaten. Hinzugefügt sei, daß bei den Tieren, die an den akuteren Vergiftungsformen erkrankten, bestimmte Augenveränderungen und Retinablutungen sich entwickelten. In einigen Fällen wurde Schlängelung und Verdickung der Retinalgefäße beobachtet.

Außer als Kontrolle für die Verfütterungs- und Einatmungsversuche spielen die Impfungsversuche eine noch viel wichtigere Rolle, da sie notwendigerweise uns den Zusammenhang darlegen zwischen den histologischen Veränderungen und der Bleivergiftung, als deren Resultat sie erscheinen. Bei allen Tieren, die an Vergiftung gestorben sind, tritt eine bestimmte Reihe von Symptomen auf. Diese Symptome waren in allen ihren Details den bei der gewerblichen Bleivergiftung an Menschen beobachteten ähnlich, der Beginn der Affektion und ihr klinischer Verlauf entsprach dem Symptomenkomplex beim Menschen einschließlich den Symptomen von Erkrankungen der Großhirnrinde und ähnelte oft der klassischen Jacksonschen Epilepsie.

Während dieser Versuche zeigten die Tiere zunächst keine Zeichen von Giftwirkung; ihr Appetit blieb in der Anfangsperiode, selbst wenn als bemerkenswertes Charakteristikon ein Gewichtsverlust eintrat, ausnehmend gut. Sie waren ganz zutraulich und schnurrten laut, wenn man sie streichelte; sobald aber die Vergiftungssymptome manifest wurden, besonders bei Einsetzen der Lähmung trat eine deutliche Veränderung in ihren geistigen Qualitäten ein, die Tiere wurden streitsüchtig und ohne Grund furchtsam, dann mürrisch und lethargisch. In diesem Stadium trat in mehr als einem Fall akute Enzephalopathie ein. Die psychischen Veränderungen stimmten besonders auffallend überein mit dem Fall von Mott (Seite 75), da sie in jeder Hinsicht völlig analog waren mit der Reihenfolge der Symptome, die in jenem Fall beschrieben wurden. Um nun zu resümieren: Die Symptome, die bei Versuchstieren durch eingeimpfte und eingeatmete Bleiverbindungen hervorgerufen wurden, waren, ganz ohne Unterschied, um was für eine Bleiverbindung es sich handelte, folgende:

1. Geringe anfängliche Gewichtszunahme am Beginne des Versuches, ein bis zwei Wochen andauernd.
2. Fortschreitender Gewichtsverlust besonders infolge Schwund jeglichen Fettes des subkutanen Gewebes, der Nieren, des Mesenteriums usw. verbunden mit Anämie und dem eigenartig verfallenen und gefurchten Antlitz, das man gewöhnlich bei Bleikachexie findet.
3. Paresen von verschiedenen Typen.

Bei Katzen sind die zuerst affizierten Muskeln die des Rückens und der Quadrizeps der Hinterbeine. Das Einsetzen der Lähmung erfolgt langsam und schleichend, kann aber auch akut sein; in der Regel sind Schwäche der Muskulatur der Lendengegend und des Rückgrats die ersten Symptome; in zweiter Linie infolge der Schwäche des Quadrizeps Unfähigkeit zu hüpfen, das Tier droht, wenn es sich rasch umdreht, umzufallen. Enzephalitis kommt vor und ist häufig tödlich. In der Regel ist die Affektion einseitig; völliger Bewußtseinsverlust kann vorkommen, gefolgt von langsamer, aber vollkommener Erholung. Die Tiere gaben keine Schmerzensäußerungen von sich und konnten, wenn sie sich von einer enzephalitischen Attacke erholt hatten, sogleich Milch trinken, schienen jedoch betäubt und in ihren Bewegungen unsicher. Wenn die Tiere in das Lähmungsstadium gekommen waren, wurden sie in Anästhesie getötet und dann seziert. Der Obduktionsbefund eines typischen Falles war folgender:

Das Tier war abgemagert, das Fell leicht ausgerauft, die Muskeln ausnehmend schlaff.

Leichenstarre trat langsam in Erscheinung, das Blut blieb eine beträchtliche Zeit hindurch flüssig.

Im ganzen Mesenterium konnte — praktisch gesprochen — kein Fett gefunden werden, das Netz war frei von Fett und geschrumpft. Das Fett rings um die Nieren war völlig geschwunden. Es war nur spärliches Fett in der Orbita vorhanden.

Das Peritoneum war dünn, glänzend und sehr leicht zerreißlich.

Alle Mesenterialgefäße, besonders in der Gegend des Dickdarms und der Ileozökalklappe waren mit Blut gefüllt; während im unteren Teil des Dünndarms und oft im Duodenum, gelegentlich auch im ganzen Jejunum und Ileum Spuren von feinen Hämorrhagien in den Darmwänden gefunden wurden.

Die Leber war mit Blut gefüllt, ebenso die Milz.

Die Nierenkapsel war leicht abziehbar, gelegentlich jedoch da und dort adhärent. Alle Rindengefäße waren mit Blut injiziert und ließen sehr deutlich die Verästelungen sehen. Unter der Nierenkapsel fand sich manchmal recht viel seröse Flüssigkeit.

Bei der Sektion schien die Rinde mit Blut gefüllt und zeigte da und dort sogar mit freiem Auge kleine Hämorrhagien.

In der Gegend des Blinddarms wurden stets einige große Mesenterialdrüsen gefunden, während einige Drüsen auch im atrophischen Gekröse des Dünndarms gefunden werden konnten; in der Gegend des Appendix waren die Drüsen häufig dunkel gefärbt. Bei der Eröffnung des Darmes fanden sich feine Hämorrhagien und Ulzerationen im unteren Teil des Ileums, die Ileozökalklappe und der ganze Dickdarm in seiner vollen Ausdehnung bis zum Ende des Blinddarms war mit einem dunkelschieferblauen Schleim bedeckt, in dem mit Leichtigkeit Blei chemisch nachgewiesen werden konnte.

Ulzeration der Magenschleimhaut ist ungewöhnlich und nur in einem Falle fanden sich einige Hämorrhagien. Im Brustraum waren die Lungen im allgemeinen emphysematös und besonders bei den Tieren, die der Einatmung von Bleifritte ausgesetzt waren, die kantige Partikelchen von Bleiglasur enthielt, fand sich Bronchopneumonie.

Das Herz war schlaff und gelegentlich waren feine Rauhigkeiten und Verdickungen an den Klappen zu sehen.

Nervensystem. Bei Eröffnung des Schädels fanden sich häufig Hämorrhagien an der Basis des Gehirns, gelegentlich auch auf der Oberfläche des Gehirns. Feine Hämorrhagien fand man oft unterhalb der Arachnoidea, aber die größten lagen doch an der Gehirnbasis und breiteten sich nach abwärts entlang der Medulla in den Spinalkanal aus. Bei Entfernung des Rückenmarks zeigten sich feine Blutungen entlang der Oberfläche, unregelmäßig in der Verteilung und niemals sehr ausgedehnt. Am Schnitt erschienen Gehirn und Rückenmark normal.

Histologie. (Siehe Tafel I und II.) Eine große Zahl von Sektionen ist an Tieren, bei denen Vergiftungssymptome aufgetreten waren, vorgenommen worden. Die verschiedenen Gewebe sind hier der Reihe nach beschrieben:

Muskeln. Diese scheinen allgemeiner fettiger Degeneration verfallen zu sein. Die einzelnen Muskelfasern sind undeutlich im Umriß und zeigen bei Hämatoxylinfärbung unregelmäßige Fleckung. Hier und da kann man zwischen den Muskelfasern mäßige Infiltration sehen und gelegentlich entdeckt man feine Hämorrhagien, doch bildet allgemein Atrophie die Haupterscheinung. Der Herzmuskel zeigt ähnliche Degeneration und die Tendenz des Sarkolemma, zu zerreißen und sich unregelmäßig zu färben, ist offenkundig. In manchen Bezirken färben sich die Muskelfibrillen, wenn überhaupt, sehr spärlich. Gelegentlich findet man feine Hämorrhagien, die sich zwischen den Muskelfasern hinziehen.

Leber. Die Leberzellen zeigen verschiedene Degeneration. Die Gefäße, die sich zwischen den Zellen hinziehen, sind mit Blut vollgefüllt, die Zellen sind häufig aus ihrer allgemeinen Anordnung herausgerissen und hier und da durch kleine exsudative Herde, oder auch durch Hämorrhagien völlig zerstört.

Milz. Das Parenchym zeigt zahlreiche, unregelmäßige Räume, die mit frischem Blut erfüllt sind, die einzelnen Zellen zeigen granuläre Degeneration mit gelegentlicher basophiler Färbung, das Allgemeinbild ist das einer chronischen Stauung. Hier und da kann man trübe Schwellung sehen.

Darm. Schnitte durch den Dünndarm zeigen Atrophie der Darmwand, leichte Degeneration der Muskelschichten mit Infiltration und feinen Hämorrhagien.

Dickdarm. Hier findet man ähnliche feine Hämorrhagien, die in keinem Fall groß genug sind, als daß man sie mit freiem Auge sehen könnte. Man sieht auch Herde von nekrotischem Gewebe, in denen man beträchtliche Mengen von Bleisulfidpartikelchen findet.

Lungen. Man kann rote oder graue Hepatisation finden oder sehr verbreitete bronchopneumonische Herde, dort wo der eingeatmete Staub eckige oder unlösliche Substanzen enthielt. Bei Tieren, die lange Zeit der Inhalation ausgesetzt worden waren, ließen sich in den Alveolarzellen oder im Zwischengewebe Bleipartikelchen durch Färbung mit Chromsäure oder mit Jod nachweisen; die Färbung mit Schwefelwasserstoff ergibt kein befriedigendes Bild, da man bei den

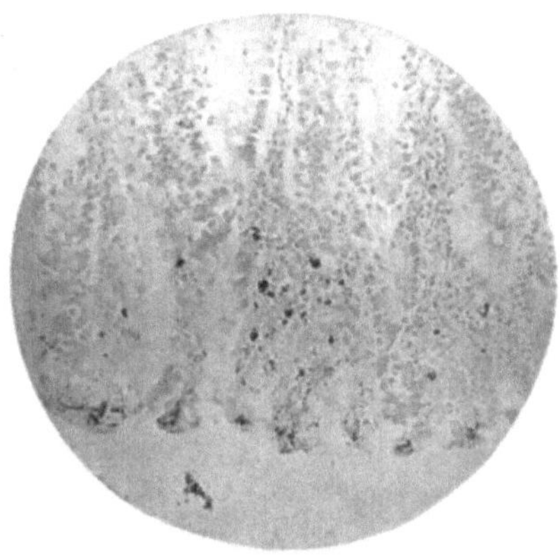

Abb. 1. Dickdarm eines durch Bleiweißeinatmung vergifteten Tieres (mit Ausscheidung von Blei in das Gewebe).

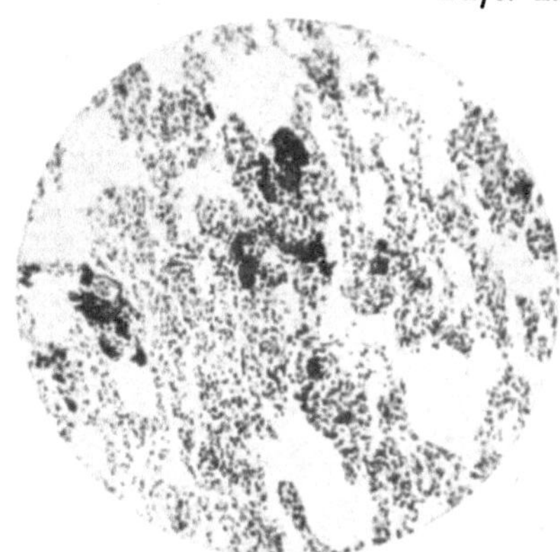

Abb. 4. Lunge eines durch Bleiweißeinatmung vergifteten Tieres, Blei ist im Lungengewebe sichtbar.

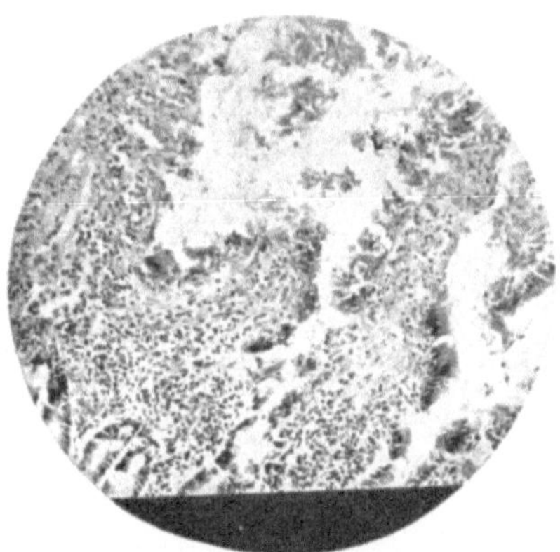

Abb. 2. Darmgeschwür bei Terpentinvergiftung.

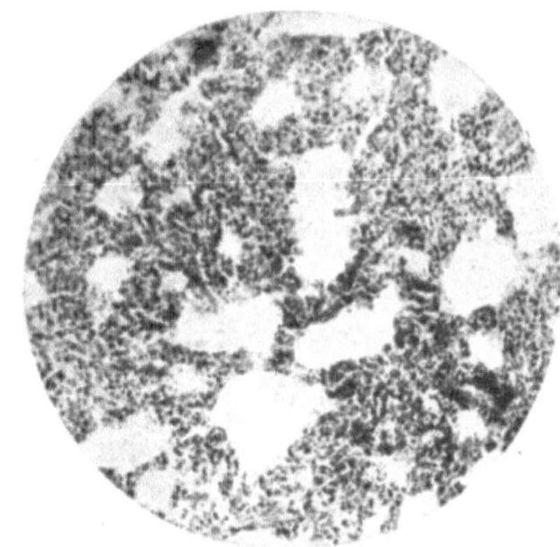

Abb. 5. Lunge eines Tieres nach Einatmung von Terpentindämpfen.

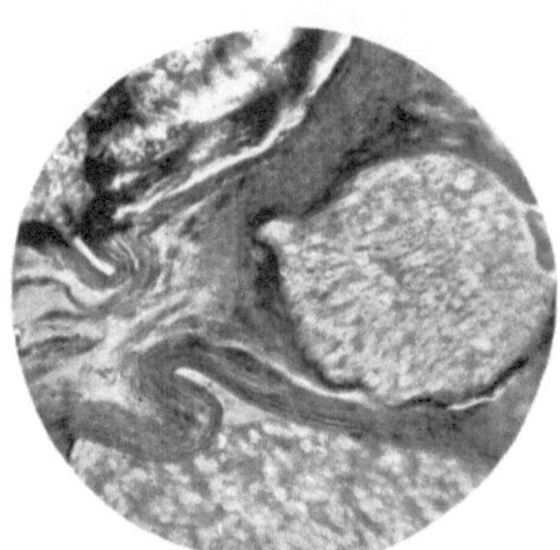

Abb. 3. Nerv. crur. ant. eines bleivergifteten Tieres (mit Blutungen).

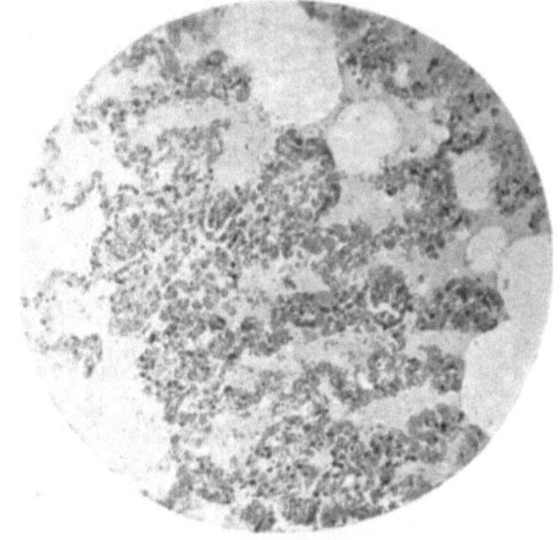

Abb. 6. Lunge eines durch Bleiweißeinatmung vergifteten Tieres mit chronischer Entzündung, Exsudation und Blutung.

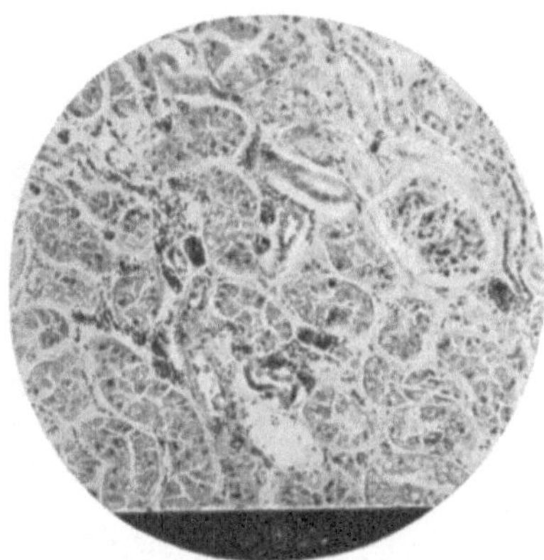
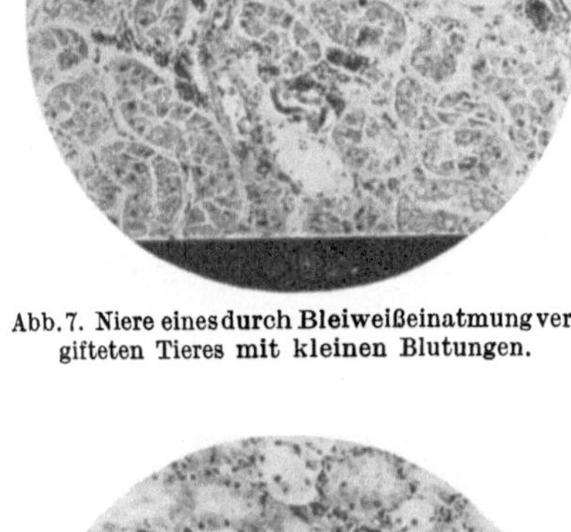

Abb. 7. Niere eines durch Bleiweißeinatmung vergifteten Tieres mit kleinen Blutungen.

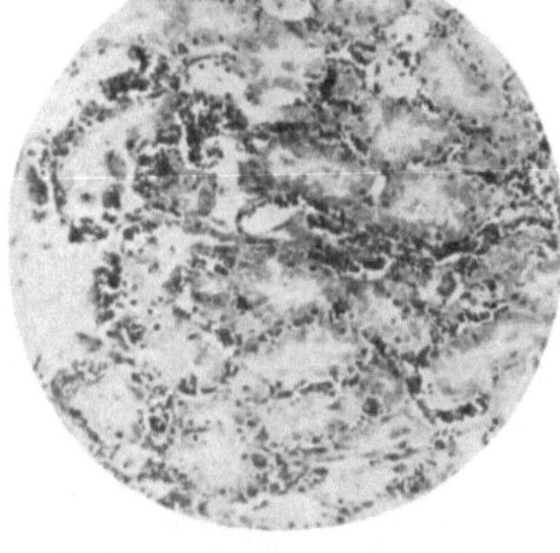

Abb. 8. Niere eines an chronischer Bleivergiftung gestorbenen Mannes.

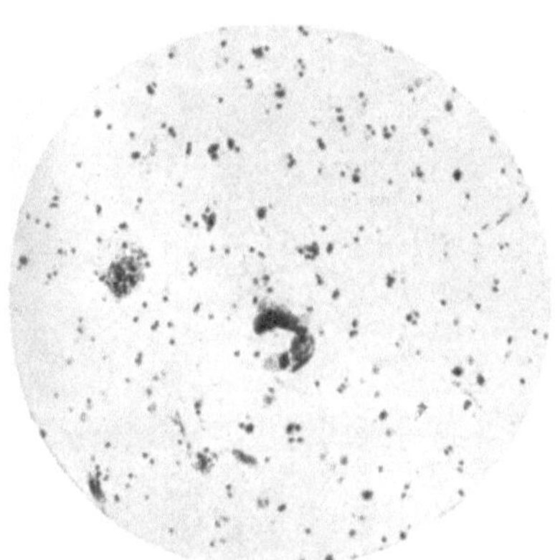

Abb. 9. Gehirn einer an akuter Bleienzephalopatie verstorbenen Frau, mit kleinen Blutungen.

Abb. 10. Ohne Blei.

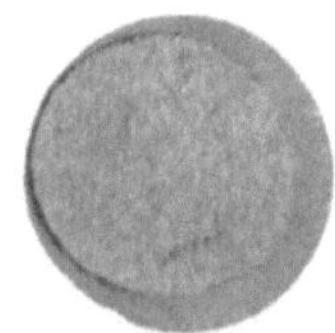

Abb. 11. Gefrittete Bleiglasur 0,9 % lösliches Blei nach Thorpe.

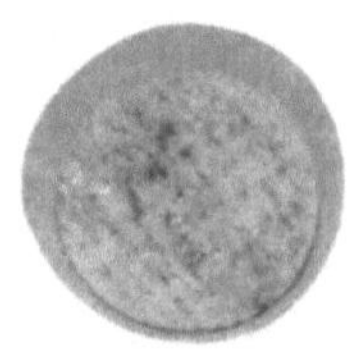

Abb. 12. Gefrittete Bleiglasur 1,5 % lösliche (Thorpe) 13,9 % gesamte Bleimenge.

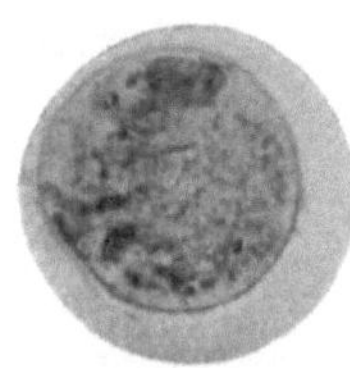

Abb. 13. Gefrittete Bleiglasur 5,0 % lösliche (Thorpe) 5,0 % gesamte Bleimenge.

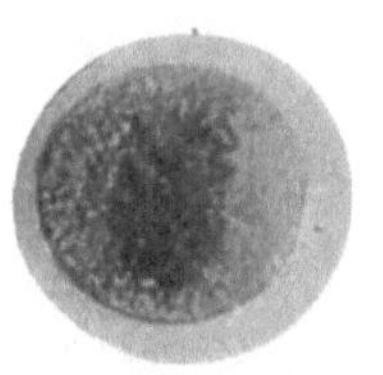

Abb. 14. Ungefrittete Bleiglasur 19,4 % lösliche (Thorpe) 19,4 % gesamte Bleimenge.

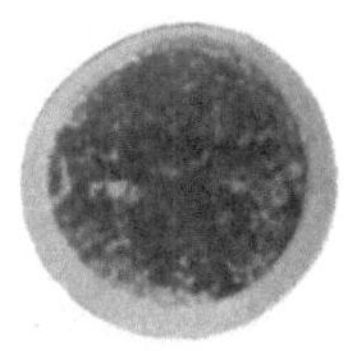

Abb. 15. Ungefrittete Bleiglasur 44,1 % lösliche (Thorpe) 45,2 % gesamte Bleimenge.

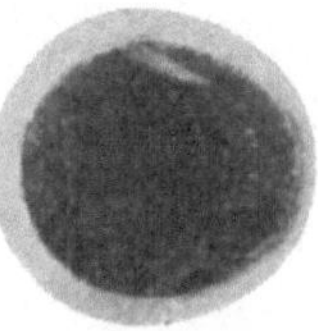

Abb. 16. Ordinäres Töpfergeschirr, ungefrittete Bleiglasur 50,9 % lösliche (Thorpe) 50,9 % gesamte Bleimenge

Verlag von Julius Springer in Berlin.

meisten Tieren, die in einer Großstadt leben, massenhaft Kohlenstoffpartikelchen in den verschiedenen Teilen der Alveolarzellen aufgestapelt findet. Wenn jedoch ein Schnitt mit Jod oder Chromsäure behandelt und während des Prozesses unter dem Mikroskop betrachtet wird, so kann man die Kohlenstoffpartikelchen mit Leichtigkeit von denen der Bleiverbindungen unterscheiden.

Nervensystem. Schnitte durch das Gehirn und das Rückenmark und die Nerven, die die gelähmten Muskeln versorgten, zeigten alle das gleiche Bild von feinen Hämorrhagien. In älteren Fällen finden sich einige Veränderungen in den Zellen des Gehirns, aber in der Regel bestehen neben einer geringen Vermehrung der intrazellulären Substanz geringe oder gar keine Veränderungen in den zelligen Elementen; an der Oberfläche jedoch kann man ständig feine Hämorrhagien nachweisen, die sich über die Rindenoberfläche ausbreiten. Schnitte, die durch das Rückenmark in verschiedenen Gegenden gemacht wurden, ließen keine bestimmte Degeneration erkennen; zwischen den Zellen des Rückenmarks wurden nur geringe oder gar keine Hämorrhagien beobachtet. Gelegentlich konnte man sie an der Oberfläche sehen.

Bei einer Reihe von Tieren wurden die vorderen Kruralnerven, die die gelähmten Muskeln des Extensor quadrizeps versorgen, sorgfältig auf Degeneration und Hämorrhagien untersucht; es fanden sich nur sehr wenige degenerierte Nervenfasern, nicht mehr als mit den feinen Hämorrhagien in Einklang gebracht werden konnten, die sich zwischen den Nervenbündeln fanden und hier und da einen Druck auf die Nervenbündel selbst ausübten.

Nieren. In den Nieren fanden sich — und zwar in der Rinde — mikroskopisch feine Hämorrhagien, einige von ihnen waren sogar ziemlich ausgedehnt. Die Hämorrhagien waren diffus und unregelmäßig und kamen offensichtlich hier sowie in anderen Körperteilen eher infolge des Zerreißens von kleinen Venen als von Arterien zustande. In manchen Fällen handelt es sich um eine kapilläre Veränderung. Parenchymatöse Nephritis kommt gelegentlich vor, wahrscheinlich nur von der Transsudation, die von den Gefäßwänden ausgeht, herrührend.

Das Hauptresultat der histologischen Untersuchung der verschiedenen Organe besteht in dem Nachweis, von kapillären Hämorrhagien. Diese Erscheinung kommt nicht nur der Bleivergiftung zu, sondern nach der Arbeit von Moore in Liverpool (4) scheint es, als ob alle Schwermetalle wie Wismut, Quecksilber, selbst das Eisen, eine allgemeine eigenartige Nachgiebigkeit der feineren Gefäßwände hervorzurufen imstande sind. Armit (5) hat eine ähnliche Wirkung mit Nickel erzielt. Die Erscheinung ist jedoch typisch mit der Bleivergiftung verbunden und kann nach unserer Ansicht als ein wohl bestimmtes Merkmal der chronischen Bleivergiftung angesehen werden[1]).

[1]) **Wer nur die neuere deutsche Literatur kennt, wird über die Darlegungen unserer Autoren erstaunt sein, da in den gebräuchlichen Handbüchern von den**

Die mikroskopischen Schnitte Taf. I und II, Abb. 1—9 sind mit Eosin und Hämatoxylin gefärbt und meist in 250facher Vergrößerung. Schnitt 4 ist außer mit den genannten Farbstoffen auch mit Schwefelwasserstoff behandelt. Bemerkt sei noch, daß im Falle von Abb. 1 der ganze Dickdarm schwarz gefärbt war, die Färbung begann bei der Ileozoekalklappe. Keine Färbung fand sich im Dünndarm, die Abgrenzungslinie war eine ganz scharfe. Im Falle, dem Abb. 3 entnommen ist, bestand Lähmung des Quadrizeps auf der rechten Seite, das linke Bein war nicht erkrankt und der linke Nerv. crur. ant. zeigte keine Veränderung.

---

kleinen Hämorrhagien bei Bleivergiftung, von dem Durchlässigwerden und den Aneurysmen an den kleinsten Gefäßen nichts erwähnt wird. Von neueren Autoren ist es nur Rambousek (in „Die Bekämpfung der Bleigefahr“, herausgeg. von Leymann), der gestützt vor allem auf Augenspiegeluntersuchungen Elschnigs und pathologisch-anatomische Erwägungen alle Erscheinungen der Bleivergiftung auf Gefäßkrämpfe und Gefäßwandveränderungen zurückführt. Doch finden sich in der älteren deutschen Literatur, vor allem in Veröffentlichungen des Freiburger Anatomen R. Mayer und seiner Schüler Beschreibungen, die ganz genau der hier gegebenen entsprechen.

Bei R. Mayer (Virchows Arch. f. path. Anatomie u. Physiolog. Bd. 90, 1882) finden sich folgende Ausführungen über den Befund im Magen bleivergifteter Tiere: „Zunächst nehmen die arteriellen Gefäße des Magens in ihren Veränderungen unsere Aufmerksamkeit in Anspruch. Es sind das einmal die in der Submukosa parallel mit der Flächenausdehnung verlaufenden und dann die senkrecht davon abgehenden und zwischen den Pallisaden der Drüsenkörper im Magen und Darm aufsteigenden Stämmchen. Zellige Anlagerungen in die etwas verbreiterte Bindegewebsumhüllung ist das erste, was hier als Veränderung entgegentritt. Daran schließt sich eine Kern- und Zellvermehrung der Muskularis, eine Lockerung dieser Schichte und Anlagerung von Rundzellen an, welche ebenso wie die Muskelzellen später der Fettmetamorphose verfallen. Erweiterungen der Gefäße treten zugleich mit diesen Veränderungen ein, sodaß kleinere umschriebene aneurysmatische Bildungen dem Untersucher oft begegnen. An diesen Zustand sind offenbar die Bilder anzuschließen, da neben solchen Gefäßchen sich kleine Blutherde finden, und oft genug zeigen auch Risse in der Gefäßwand sich als die Ursache derselben.“

Ausführlich beschreibt Gesenius (Inaug.-Diss., Jena 1887) diese Gefäßveränderungen in Muskeln und Knochen: „Beinahe an jedem Präparat (mikroskopischen Schnitten) ist an einem in der Längsrichtung des Verlaufes getroffenen Gefäß eine teils zylindrische, teils sackförmige aneurysmatische Erweiterung desselben zu beobachten. Als eine Folge dieser Erweiterung ist sodann an vielen Stellen eine Blutung per rhexin in das Gewebe eingetreten.“ „Dabei zeigt sich, daß von den Schichten der Wand vorzugsweise die Muskularis die besonders affizierte ist, und daß die Intima nur sekundär und passiv nachfolgt und die Adventitia erst später, bald in Form von Dehnungen und Zerreißungen oder in Form von Sklerosierungsveränderungen folgt.“ „Aus den aneurysmatischen Stückchen treten Blutungen hervor, die sich entweder auf die nächste Nähe des Gefäßes beschränken oder auf weitere Entfernung in das Zwischengewebe eindringen, die Muskeln dabei entweder einfach beiseite drängen oder komprimieren.“ „Es war fast kein Objekt von mikroskopischen Schnitten, das nicht mehrfach solche kleine Aneurysmen gezeigt hätte und entsprechend dann durch Blutung in die Interstitien Verwerfung der Muskelschichten, Verdrängung derselben und Kompression.“ Dreßler (zit. nach Greven) (Inaug.-Diss., Freiburg 1887) beschreibt in Gehirn und Rückenmark zylindrische, spindelförmige, rosenkranzartige Erweiterungen der Gefäße, Verdünnung der Gefäßwandung, Aufblähung und Ruptur derselben. Gemäß der Häufigkeit dieser Gefäßveränderungen sah er besonders in Rückenmark und Medulla, weniger im Gehirn, von kleinsten bis große Hämorrhagien.

Der Italiener Annino (Arch. italiano di clinica medica, Bd. XXXII, 1893) sagt: „Das Blei schafft in den Geweben eine außerordentliche Disposition zu Hämorrhagien. Die zahlreichen Blutungen im Gehirn geben eine plausible Er-

Zur Kontrolle der Einatmungsversuche wurden zwei andere Versuchsreihen angestellt. In einem Falle wurde ein Tier zwei Jahre hindurch mit Bleiweiß gefüttert; dem Tier wurde 0,1 g täglich gegeben, diese Dosis wurde auf 0,5 g und schließlich auf 1 g gesteigert. Das Tier wies keine wie immer gearteten Symptome von Bleivergiftung auf und zeigte, als es am Schluß der Versuchszeit getötet worden war, keine offensichtliche Läsion, mit Ausnahme einer sehr deutlichen Verfärbung des Kolon und des Appendix. Diese Färbung des Dickdarms und des Appendix, die Stauung in den Gefäßen besonders dem Netze und dem Gekröse, die Vergrößerung der Lymphdrüsen in der Nachbarschaft des Kolon, der Ileozökalkappe und des Appendix lassen an die Absorption von Blei im oberen Teil des Darmes und dessen Ablagerung oder Elimination im Dickdarm denken. Daß Blei im oberen Teile des Darmes absorbiert wird, wurde auf folgende Art demonstriert: Ein Tier wurde anästhesiert, eine Inzision gemacht, eine Darmschlinge hervorgezogen und abgeklemmt, dann wurde eine Lösung von Bleichlorid in die Schlinge mittels einer Subkutanspritze injiziert; die Mesenterialvene, die von dieser Darmschlinge ausging, wurde dann sorgfältig aufgesucht, eine kleine Öffnung hinein gemacht und das Blut tropfenweise gesammelt, bis etwa 40 ccm beisammen waren, die hierauf verwendete Zeit betrug ungefähr $^3/_4$ Stunden. Das

---

klärung für die saturnine Apoplexie." „Durch Bleiwirkung kommt es zu schwerer Endarteriitis, schließlich zu obliterierender". „Bei einem allgemeinen Überblick können wir feststellen, daß die verschiedenen Prozesse der Nekrobiose und der leichten Hämorrhagien, die bei Bleivergiftung vor allem berichtet worden sind — wie schon Professor Albertoni in seinen Vorlesungen gesagt hat — auf elektive Wirkung des Bleies auf Gefäße zurückzuführen sind und in zweiter Linie, wie ich beobachtete, auf direkte Wirkung des Bleies auf die Elemente mancher Organe, in denen chemisch eine mehr oder weniger große Menge Blei festgestellt wurde."

J. N. Oeller (Virchows Arch., Bd. 86, 1881, S. 329) schreibt über hyaline Gefäßdegeneration als auch über Amblyopia sat.: „Der ganze Prozeß führt in hohem Grade zu einer ganz enormen Durchgängigkeit der Kapillarwand und zahlreichen Blutungen". Es folgt dann eine genaue Beschreibung der histologischen Veränderungen und heißt dann: darauf sind zurückzuführen „die spindelförmigen und sackartigen miliaren Aneurysmen, welch letztere wir namentlich an gabeligen Teilungsstellen finden".

Dauwe (Arch. internationales de pharmacodynamie et de thérapie, 1907, S. 387) beschreibt in seinen Tierexperimenten Hämorrhagien und zwar bei Kaninchen mehr als bei Hunden, man beobachtet bei ersteren häufig intraperitoneale Hämorrhagien, interpleurale und subkutane Hämorrhagien.

Erwähnt sei hier noch, daß die Gefäßveränderungen bei Blei eine auffallende Ähnlichkeit zeigen mit den durch Chlorbaryum, Hydrastin und Hydrastinin tierexperimentell erzeugten (Benecke, Adolf, Studien über Gefäßerkrankungen durch Gifte, Berlin 1908). Auch bei ihnen werden in zahlreichen Organen kleine Hämorrhagien beschrieben, und sind primäre Veränderungen an der Media das Hauptcharakteristikum, das auch diese Erkrankungen von der Arteriosklerose unterscheidet. Auch Ausbuchtungen der Gefäßwände und partielle Aneurysmenbildung wird beschrieben. Doch besteht ein sehr wesentlicher Unterschied gegenüber der Bleivergiftung darin, daß alle Veränderungen an der Aorta beobachtet werden, und analoge Veränderungen in den übrigen Gefäßen keine Erwähnung finden. Diese Gifte rufen ebenfalls — so wie das Blei — Gefäßkontraktionen in allen Gefäßen und Blutdrucksteigerung hervor. (T.)

so gesammelte Blut wurde einer chemischen Untersuchung unterzogen und Blei nachgewiesen. Demnach gelangt Blei aus dem Darm direkt in den Pfortaderkreislauf.

Nur in einem der Verfütterungsversuche mit festen Bleiverbindungen gelang es ein deutliches Symptom von Bleivergiftung zu erzeugen, in diesem Fall war die verwendete Verbindung Staub, der von den Staubkanälen eines Hochofens gesammelt worden war. Später stellte sich heraus, daß dieser Staub eine beträchtliche Menge Arsenik enthielt. Das Experiment kann daher nicht als entscheidend gelten. Mit den löslicheren Bleisalzen jedoch, wie dem Bleiazetat, kann Bleivergiftung hervorgerufen werden durch Zuführung des Bleies durch den Darmtrakt. 1 g Bleiazetat, das mittels einer Injektionsspritze durch einen Katheter in den Magen einer Katze gelangte, erzeugte in zehn Tagen eine Fehlgeburt und Tod in drei Wochen. 4 g Azetat konnten bei einem Hunde innerhalb vier Wochen eine ähnliche Wirkung erzielen.

Die zwei folgenden Fälle, bei denen sowohl eine chemische als auch eine histologische Untersuchung der Gewebe ausgeführt worden war, betrafen Personen, die in ihren Berufen der Bleiaufnahme ausgesetzt waren und die dann unter Erscheinungen, die direkt auf Bleivergiftung hinwiesen, gestorben waren. Sie werden hier, da sie die oben mitgeteilten experimentellen Ergebnisse, in fast allen Einzelheiten bestätigten, angefügt:

Fall Nr. 1. Eine Frau, 21 Jahre alt, beschäftigt bei der Abziehbildererzeugung, starb nach kurzer Krankheit, während der die Hauptsymptome in Kopfschmerzen und geistiger Umnachtung bestanden.

Bei der Obduktion waren keine pathologischen Veränderungen zu entdecken, mit Ausnahme einer kleinen verkalkten Drüse, in der Nähe des rechten Bronchus. Das Gehirn war im Bereich der linken Hemisphäre injiziert, doch waren mit freiem Auge Hämorrhagien nicht sichtbar. Es bestanden auch keine sonstigen pathologischen Erscheinungen. Ein Teil des Gehirns, das Injektion und Stauung zeigte, wurde einer histologischen und chemischen Analyse unterzogen. Histologisch erwies sich die Gehirnsubstanz normal, mit Ausnahme einer leichten Chromatolyse einiger größerer Zellen. Aber verstreut über die ganze Partie fanden sich in den untersuchten Schnitten jedoch besonders in der Hirnrinde feine mikroskopische Blutungen (siehe Taf. II, Abb. 9). Hier und da schienen sich diese Hämorrhagien auf eine Überdehnung der Kapillaren zurückführen zu lassen, die alle beträchtliche Anschoppung mit Blut zeigten. Auch die Arterien und Venen selbst waren beträchtlich erweitert. Interstitielle Degeneration der Neuroglia war nicht vorhanden, Es fanden sich einige Flecken, offenbar von alten Hämorrhagien herrührend die einer fibrösen Degeneration verfallen waren. In keinem Fall waren die Hämorrhagien von einer solchen Größe, daß man sie mit freiem Auge wahrnehmen konnte.

150 g der Hirnsubstanz wurden einer chemischen Untersuchung

mittels der „feuchten“ Methode, die im Kapitel über chemische Analyse beschrieben ist, unterzogen. Das salpetersaure Filtrat aus dem elektrolytischen Niederschlag ergab mit Schwefelwasserstoff einen deutlichen Niederschlag, der abfiltriert und als Blei erkannt wurde. Es war hierbei bloß eine kleine Spur von Eisen. Nach kalorimetrischen Messungen betrug die Menge Blei, die im Gehirn gefunden, als Pb berechnet, 0,0143 g. Die Menge, die sich in 250 g der untersuchten Gehirnsubstanz aus dem blutreichen Gebiete fand, betrug 0,0041 g.

Fall 2. Ein Mann, der in einer elektrischen Akkumulatorenfabrik eine beträchtliche Zeit hindurch beschäftigt war, und der einige Anfälle von Bleikolik und einen Anfall von Bleilähmung beider Hände durchgemacht hatte.

Die Beschäftigung des Mannes mit Blei hörte von der Zeit der Lähmung an auf, aber etwa drei Jahre hernach starb er an einer Hirnblutung.

Teile des Gehirns, der Niere, Leber und Milz wurden histologisch untersucht und auf die gewöhnliche Art und Weise mit Hämatoxylin und Eosin gefärbt. Im Gehirn wurden dieselben charakteristischen mikroskopischen Hämorrhagien gefunden, wie sie im früheren Fall beschrieben worden sind, und außerdem viele Herde von alten, sehr feinen Narben, die offenbar früheren kleinen Hämorrhagien entsprachen. Die Niere zeigte ausgeprägte interstitielle Hämorrhagien, (siehe Tafel II, Abb. 8) ebenso die Leber und die Milz.

Ein Teil des Gehirns wurde auch der chemischen Untersuchung unterzogen und 0,0014 g Blei nachgewiesen.

Die Wichtigkeit dieses Nachweises ist sehr groß, da so das Vorhandensein der kapillären Blutungen in den Geweben eines Mannes festgestellt wird, der in der Bleiindustrie beschäftigt war und unter verdächtigen Erscheinungen starb und bei dem durch die chemische Untersuchung Blei in den Geweben festgestellt wurde.

Die folgenden Tabellen geben in drei Gruppen einige von den Ergebnissen wieder, die wir durch unsere Tierexperimente über Bleivergiftung erhielten.

Tabelle XI bringt die Impfungsversuche.

Die Substanzen, die bei diesen Versuchen benutzt wurden, waren dieselben wie bei den Atmungs- und Fütterungsversuchen. Die Versuche wurden ferner derart angestellt, daß jede Serie eine Kontrolle einer der anderen ist.

Die Menge der zur Impfung verwendeten Substanz gibt einen beiläufigen Begriff der zur Vergiftung eines Tieres erforderlichen Dosis. Aber gerade bei der Frage der Dosierung in absoluten Mengen finden wir bei subkutaner Einverleibung beträchtliche Variationen im Grade der Giftwirkung. Das erste Tier auf Tabelle XI wurde mit Azetat geimpft, einer der löslichsten Bleiverbindungen, es erhielt dieses in drei kleinen Dosen. Das Tier erhielt 0,3 g pro Kilogramm Körpergewicht, während bei Nr. 35 2 g von gewaschener Fritte, d. i. Bleiglasur, die dadurch hergestellt wird, daß man Bleiglätte und Kieselerde zusammenschmilzt, sofort Symptome erzeugten, allerdings milder Natur. Tier Nr. 33 erhielt nur 0,16 g, d. i. 0,05 g pro Kilogramm Körpergewicht, und auch dies verursachte akute Erscheinungen. 0,35 g Bleiweiß bei einem 3,5 kg schweren Tiere (Nr. 31) rief überhaupt keine Symptome hervor. In der Liste der geimpften Tiere zeigten nur drei keine Sypmtome, eines von diesen (Nr. 31), das Bleiweiß subkutan erhielt, und Nr. 41 und 42, die mit Bleisilikat oder Bleifritte geimpft worden waren, die früher mit Essigsäure oder Wasser behandelt worden war.

Aus diesen Untersuchungen ergeben sich einige praktische Gesichtspunkte, besonders hinsichtlich der Fritte, da es sich herausstellte, daß ein beträchtlicher Teil der toxischen Eigenschaften der Fritte durch Waschen entfernt wird, am meisten durch Waschen mit Essigsäure und Wasser, bis zu einem gewissen Grade jedoch auch durch Waschen mit heißem Wasser allein; sie zeigen ferner, daß bei der gewöhnlichen Herstellung der Bleifritte für Töpferzwecke noch eine gewisse Bleimenge in einem innerhalb der Körpergewebe löslichen Zustand vorhanden war. Dieses Blei ist zweifellos in den echten Silikaten eingeschlossen in der Form eines Oxydes oder sogar als Karbonat. Ferner kann man die angewendeten giftigen Bleiverbindungen sicherlich nach dem Grade ihrer Löslichkeit gegenüber tierischen Geweben einteilen, das Azetat ist die giftigste und die Fritte, wenn gewaschen, die am wenigsten giftige Verbindung; ungewaschene Fritte jedoch vermag sogar in kleinen Dosen Vergiftung zu erzeugen. Dieser Punkt wird in Tabelle Nr. XIII noch weiter ausgeführt. Tier Nr. 42 zeigte vier Monate nach vorhergegangener Impfung keine Vergiftungssymptome; es bekam daher Bleinitrat in Wasser in Mengen von 0,01 g pro Tag; einen Monat darauf entwickelten sich bei dem Tier Vergiftungserscheinungen.

Tabelle XII enthält die Fütterungsversuche. Bei diesen Versuchen wurde nur in einem Fall Azetat gegeben, und zwar in Form von mit Keratin überzogenen Pillen. Es ist jedoch unmöglich, zu sagen, ob das Tier wirklich jemals eine Spur löslichen Bleies aufnahm, da bei ein oder zwei Versuchen die Keratinpillen das Tier passierten, ohne sich zu lösen. Andererseits erzeugte Fütterung mit in Wasser gelöstem Bleinitrat Symptome; gab man jedoch das Nitrat in Milch, so traten keine Symptome auf. Eine Katze nahm vier Monate hindurch 0,1 g täglich, ohne irgendwelche Vergiftungserscheinungen zu zeigen, hingegen zeigte das Tier, als es subkutan Dosen von 0,16 g von Azetat erhielt, in 15 Tagen Lähmung, und war in 22 Tagen so krank, daß es in Anästhesie getötet werden mußte. Dieselben Verhältnisse bestehen bei Tieren, die mit trockenem Bleiweiß gefüttert wurden. Praktisch genommen tritt in keinem einzigen Fall ausgeprägte oder schwere Vergiftung bei Fütterung mit trockenem Bleiweiß allein auf, sogar dann, wenn ziemlich große Quantitäten gegeben werden.

Die Impfungsversuche auf Tabelle XI lehren uns, daß die Verimpfung von 2 g trockenem Bleiweiß sichere Symptome hervorriefen, hingegen

Tabelle XI. Einspritzung.

Nr. des Tieres	Gewicht kg	Gebrauchte Bleiverbindung Gesamtmenge und Einzeldosen	Zahl der Einspritzungen	Datum der ersten Symptome	Dauer	Resultat	Endgewicht kg
16	3,200	0,91 g Bleiazetate: (1) 0,16; (2) 0,5; (3) 0,25	3	am 45. Tag Enzephalopathie	47 Tage	gestorben	1,750
25	3,350	Bleifritte: (1) 0,6, (2) 2,0 = 2,6 g	2	am 26. Tag leichte Lähmung des linken Hinterbeines	26 „	getötet	3,200
28	3,050	2 g Bleiweiß	1	am 4. Tag abortiert	23 „	gestorben	Gewicht nicht beeinflußt
31	3,450	0,35 g Bleiweiß	—	keine Symptome	1 Jahr	gesund	3,300
32	2,900	0,3 g Fritte	1	am 11. Tag steife Glieder, Gang nicht normal	28 Tage	Lähmung, gestorben	2,400
33	3,150	0,16 g PbO als Azetat	1	am 15. Tag Lähmung	22 „	Lähmung, getötet	2,150
35	3,750	2,0 g mit Wasser gewaschene Fritte	1	am 9. Tag abortiert	1 Jahr	genesen, mager	2,900
40	3,050	1,0 g ungewaschene Fritte	1	am 47. Tag etwas Muskelschwäche	58 Tage	gestorben	2,250
41	3,000	1,0 g mit Essigsäure und Wasser gewaschene Fritte	1	keine Symptome	5 Monate	gesund	2,900
42	2,800	1,0 g mit Wasser gewaschene Fritte	1	„ „	4 „	„	2,950
43	2,900	Bleinitrat in Wasser: 0,01 g pro Tag	—	am 30. Tag Enzephalopathie	5 „	gestorben	2,100

Tabelle XII. Fütterungsexperimente.

Nr. des Tieres	Gewicht kg	Benutzte Bleiverbindung	Andere Substanzen	Erstes Auftreten von Vergiftungserscheinungen	Gesamtdauer des Versuches	Resultat	Endgewicht kg
2	2,750	0.5—0,1 g Flugstaub (55 % PbO) aus der Hochofenesse	keine	Erbrechen am 5. Tag, sonst keine Erscheinungen	2 Monate	genesen	2,000
9[a]	3,500	0,5 g trockenes Bleiweiß	„	Erbrechen am 5. Tag, sonst keine Erscheinungen	2 „	„	3,350
11[a]	3,850	0,8 g „ „	„	keine	8 „	—	3,900
		nach 8 Monaten wird Alkohol gegeben	50 cm³ Alkohol (Portwein)	nach 1 Monat	2 „	Tod an Enzephalopathie	1,500
12	3,800	0,8 g trockenes Bleiweiß	50 cm³ Portwein	nach 1 Monat leichte Lähmung	38 Tage	„ „ „	2,250
13	3,400	0,8 g „ „	keine	keine	18 Monate	gesund	2,950
14	3,650	0,4 g schwer lösliche Fritte	„	„	8 „	Portwein gegeben	3,750
	3,730	0,4 g „ „ „ und Alkohol	50 cm³ Portwein	nach 6 Monaten Enzephalopathie	1 Jahr	gestorben unter Gehirnsymptomen	2,600
15	2,950	kein Blei (Kontrolltier)	keine	keine	1 „	keine Folgen vom Aufenthalt im Käfig	3,100
23	4,100	1 g leicht lösliche Glasur	„	„	1 „	keine Symptome	4,600
	4,600	Bleinitrat 0,01—0,1 g	„	„	5 Monate	kein Symptom außer Gewichtsverlust	3,450
24	2,900	1 g leicht lösliche Glasur	„	„	6 „	gesund	4,350
46	2,150	0,1 g Bleinitrat in Wasser	„	nach 4 Monaten Opistotonus	4 „	gestorben unter Gehirnsymptomen	3,200
47	2,100	0,1 g „ „ Milch	„	keine	4 „	an Gewicht zugenommen	2,900
49	2,500	2 g Azetat in Keratinpillen	„	„	3 „	gesund	2,650

Tabelle XIII. Einatmungs-Experimente.

Nr. des Tieres	Gew. kg	Verstäubte Bleiverbindung und durchschn. während des Versuches in der Luft enthaltene Menge	Methode	Zahl der Inhalationsversuche	Zeitpunkt der ersten Symptome	Dauer der Versuche	Ergebnis	Endgew. kg
1	3,000	0,007—0,01 g Flugstaub aus der Hochofenesse	A	11 mal 1 Stunde	am 13. Tag (4 Inhalationen)	2 Monate	Bleivergiftung (Versuch abgebrochen)	2,200
2	3,580	0,007—0,01 g Bleiglättestaub	A	12 „ 1 „	„ 15. „ (5 „)	2 „	„	3,000
4	4,100	0,001—0,007 g Bleiweißstaub	A	12 „ 1 „	„ 37. „ (12 „)	2 „	„	3,030
6	5,200	0,001—0,007 g Bleiweiß- (Alkohol: 50 cm³ Portwein täglich in Milch)	A	12 „ 1 „	„ 12. „ (4 „)	2 „	Lähmung, Tod	3,650
7	3,000	0,001—0,007 g Bleiweiß, kein Alkohol	A	11 „ 1 „	„ 30. „ (9 „)	2 „	Lähmung, getötet	1,700
10	4,500	0,0001—0,001 g Bleiweiß	B	40 mal 20 Minuten	„ 120 „ (30 „)	144 Tage	„ „	3,200
11	3,750	„	B	„ „ „ „	„ „ „ („ „)	„ „	„ „	2,750
21	3,900	0,001—0,09 g schwerlösliche Glasur	B	14 „ 1 Stunde	„ 42. „ (14 „)	42 „	Akute Lungenentzündung	2,700
22	3,900	„	B	26 „ 1 „	„ 60. „	80 „	Getötet, alte Lungenzündung	2,500
30	3,500	„	B	14 „ 1 „	„ 45. „	45 „	Getötet	2,450

nahmen die damit gefütterten Katzen eine viel größere Gesamtmenge in sich auf. Die einzigen Tiere, die mit Bleiweiß oder Fritte gefüttert, Zeichen von Bleivergiftung zeigten, waren diejenigen, welchen mit der Bleiverbindung Alkohol gegeben worden war.

Ein Vergleich der in den Tabellen XI und XII dargestellten Resultate zeigt, daß die Tiere, welche Bleiverbindungen subkutan erhielten, viel mehr geschädigt wurden, als die, welche sie durch den Magen-Darmtrakt erhielten, auch dann, wenn die per os gegebenen Dosen ausnehmend groß waren. Daraus folgt, daß der tatsächliche Kontakt mit den inneren Gewebsflüssigkeiten in höherem Grade als der mit den Verdauungssäften die Löslichkeit und Allgemeinverteilung der Bleiverbindungen im Körper bestimmt. Dies ist in einer neuen Arbeit von Straub (6) bestätigt worden.

Die zu Fütterungsversuchen verwendeten Tiere wurden im Laboratorium unter denselben Bedingungen gehalten, wie die Inhalationstiere, doch waren sie so untergebracht, daß sie unter keinen Umständen irgendwelchen Bleistaub einatmen konnten. Diese Tiere wurden als Kontrolle zu den Atmungsversuchen verwendet, als Futter wurde für die Tiere in allen Fällen dieselbe Substanz wie bei den verschiedenen Atmungsversuchen genommen; außerdem wurde einer gewissen Anzahl von Tieren, die auf Tafel XII angegeben sind, Alkohol gegeben. Alkohol wurde ferner dem Tier Nr. 6 in der Serie der Einatmungsversuche gegeben.

Die mit Blei gefütterten Tiere bekamen dieselbe Bleiverbindung, die für Einatmungsversuche verwendet wurde, und wurden 0,4—1 g täglich gegeben; so zwar, daß während jener Zeit, da jene Tiere dem Bleistaub ausgesetzt wurden, die anderen Tiere dieselbe Verbindung durch den Darmkanal zu sich nahmen, jedoch in viel größeren Mengen, und trotzdem zeigten sie keine Zeichen von Bleivergiftung.

Die Untersuchungen ergaben also eine sehr wichtige Tatsache, nämlich, daß Bleistaub, der in der Luft schwebt, vielmal gefährlicher ist als Blei, das verschluckt wird. Denn auch dann, wenn die der Inhalation ausgesetzten Tiere die ganze Menge des in der Respirationsluft enthaltenen Bleies verschluckten, so würden sie nur ein Zehntel jener Menge einnehmen, das die anderen gefütterten Tiere bekamen. Es ist natürlich unmöglich, anzunehmen, daß das ganze in der eingeatmeten Luft enthaltene Blei die Lungen erreicht. Es können dies nur die kleineren Partikelchen tun. Es besteht daher zwischen den gefütterten und den einatmenden Tieren in bezug auf die aufgenommene Menge Blei ein Verhältnis von weit mehr als 10 : 1, mit größter Wahrscheinlichkeit erreicht nur ein Zehntel des in der Respirationsluft enthaltenen Bleies die Lungen. Unter diesen Umständen verhält sich die Wahrscheinlichkeit der Vergiftung auf dem Wege der Lungen zu der durch den Intestinalkanal wie 100 : 1[1]).

Tabelle XIII beschäftigt sich mit der Frage der Inhalation.

---

[1]) Vgl. Anm. S. 85.

Während dieser Versuche wurde besondere Sorgfalt darauf verwendet, zu verhüten, daß die Versuche bei den der Einatmung ausgesetzten Tieren durch Verschlucken von Bleistaub beeinträchtigt würden. Alle Tiere wurden sorgfältig kontrolliert, indem einem Tier von ungefähr ähnlichem Gewicht zur selben Zeit dieselbe Bleiverbindung, jedoch in viel größerer Quantität per os gegeben wurde.

Bei einem Vergleich der Tabellen Nr. XI und XII mit der Tabelle XIII wird man sogleich sehen, daß die Vergiftungsgefahr durch Staubeinatmung jene durch Fütterung weit übertrifft, sogar dort, wo Vergiftung durch Fütterung tatsächlich auftrat. Ferner, daß die Menge des in der Einatmungsluft vorhandenen Staubes eine deutliche Beziehung zum Zeitpunkt des Auftretens der ersten Vergiftungserscheinungen zeigt und daß dort, wo die Staubmenge sehr verringert wurde, die Vergiftung später eintrat, als man hätte erwarten können; daß, wenn dann die Vergiftung zutage trat, die Symptome viel weniger deutlich auftraten als in der mehr mit Staub erfüllten Atmosphäre, obwohl die schließlich im ganzen eingenommene Bleimenge in beiden Fällen die gleiche war.

Eine weitere Erfahrung, die bei der gewerblichen Vergiftung durch klinische Beobachtung gewonnen wurde, erfährt eine deutliche Bekräftigung durch die Inhalationsversuche, nämlich die wohlbekannte Tatsache, daß viele Leute, die in (Blei)-Staubgewerben beschäftigt sind, eine Art Immunität gegenüber der Bleivergiftung aufweisen. Es ist richtig, daß manche empfängliche Personen, wie bereits auseinandergesetzt worden ist, ziemlich rasch Vergiftungserscheinungen zeigen, sogar bei einer Dosis, die bei anderen Leuten, welche unter ähnlichen Verhältnissen arbeiten, keinen Effekt erzielt; und es ist höchst wahrscheinlich, daß diese letzteren Leute zu einer Art von Gleichgewichtzustand gekommen sind, in dem sie imstande sind, das eingeführte Blei auszuscheiden und so jede Häufung und allgemeine Schädigung ihrer Gewebe hintanzuhalten. In dem Grad jedoch, als die Dosis gesteigert wird, treten Vergiftungserscheinungen auf, wie in dem Fall Nr. 10 und 11. Etwa 70 oder 80 Tage hindurch waren bei Verabreichung einer kleinen Anfangsdosis geringe oder gar keine Zeichen einer Vergiftung zu sehen. Am Ende dieser Zeit wurde, als keine Symptome auftraten, die Bleimenge in der Luft vermehrt, mit dem Ergebnis, daß die Vergiftung rasch manifest wurde.

Wir sind auch bei diesen Einatmungsversuchen in den Fällen 21 und 22 zur sicheren Erkenntnis gekommen, daß eine schwer lösliche Glasur, d. h. eine Glasur, die gefrittetes Blei enthält, imstande ist, durch die Lungen eingenommen, Bleivergiftung zu erzeugen, gerade so, wie wenn eine solche Glasur eingeimpft würde, obgleich sie per os gegeben nicht solche Symptome erzeugt, ausgenommen vielleicht, wenn gleichzeitig übermäßiger Alkoholgenuß besteht.

Die Symptome der Versuchstiere. Die Katze ist für Bleivergiftung besonders empfänglich. Es ist unmöglich, Katzen längere Zeit in Bleiwerken zu halten, da sie rasch an Vergiftung eingehen. Alle

Tiere, die der Bleiaufnahme ausgesetzt wurden und wirklich unter den Symptomen der Bleivergiftung litten, zeigten folgende Erscheinungen:

1. Leichte Gewichtszunahme während der ersten Periode der Vergiftung in der Dauer von 1—3 Wochen.
2. Zunehmende Gewichtsabnahme, bis die Tiere ausgeprägte Vergiftungserscheinungen zeigten.
3. Schwund der Muskulatur, insbesondere der Rückenmuskulatur (des Erector spinae und der Muskeln in der Lendengegend), über das Maß des Gewichtsverlustes hinaus, eingefallenes Gesicht, reichliche Sekretion aus Augen und Nase auch dann, wenn sie nicht der Wirkung des Bleistaubes ausgesetzt waren, auch bei Bleiimpfung.
4. Verschiedene Typen von Lähmung, besonders an der Katze; die Muskeln des Rückens und des Quadriceps extensor des Hinterbeines zeigen Zeichen von Lähmung. Bei der Katze wird der Extensor quadriceps verhältnismäßig früher gelähmt, als der Extensor digitorum communis beim Menschen. Die Katzen zeigen Abnahme der Kräfte in den Hinterbeinen, die sich in der Unfähigkeit, zu hüpfen, kundgibt. Die Reflexe besonders am Knie und Ellbogen sind zunächst gesteigert, später schwinden sie.

Als Hauptergebnis der histologischen Untersuchung der geimpften Tiere findet man feine mikroskopische Hämorrhagien — darüber ist bereits berichtet worden. Die Hämorrhagien waren nicht auf eine besondere Stelle am Körper oder auf bestimmte Organe beschränkt. Bei den Tieren, welche Symptome von Epilepsie zeigten, wurde gelegentlich Verdickung der Pia mater gefunden, immer aber fanden sich in solchen Fällen kleine Hämorrhagien unmittelbar unter der Arachnoidea, die niemals einen großen Bezirk bedeckten, aber offenbar auf kleine Rindenbezirke einen Druck ausübten. Bei anderen fanden sich wiederum die Hämorrhagien etwas weiter unten im Gehirn und einige auch im Rückenmark. Manchmal konnte man zahlreiche Hämorrhagien an der Gehirnbasis finden, die sich von der Medulla nach abwärts in den Spinalkanal ausbreiteten, sie kamen aber nur bei solchen Tieren vor, die unter enzephalitischen Symptomen gestorben waren. Bei Tieren, welche Symptome einer chronisch verlaufenden Vergiftung zeigten, d. h. allmählichen Gewichtsverlust, Abmagerung, Obstipation, Spannung des Abdomens und Lähmung besonders der Hinterglieder und der Rückenmuskulatur, fanden sich Hämorrhagien in den Muskeln, der Leber, Milz, Lunge, am Herzen, an verschiedenen Stellen im Abdomen, in den Nerven der affizierten Muskeln und sogar im Gehirn. Keine derselben war aber groß genug, um eine absolute Zerstörung von mehr als einem sehr kleinen Teilchen des Organs zu erzeugen, in dem sie sich befand.

Es fanden sich alle diese Symptome und, was noch wichtiger ist, auch die Hämorrhagien bei allen Tieren, welche ähnliche Symptome zeigten, ob sie durch Inhalation von staubigen Bleiverbindungen oder durch Fütterung mit Bleiverbindungen zugleich mit Alkohol vergiftet worden waren; aber sogar auch bei manchen Tieren, welche mit Bleiverbindungen gefüttert waren, besonders mit Bleiweiß, und die keine bestimmten Lähmungssymptome oder irgendein auf eine Vergiftung beziehbares Symptom gezeigt hatten, fanden sich hie und da leichte histologische Veränderungen, welche sich auf feine Hämorrhagien beziehen ließen.

Auf dem experimentellen Wege kommen wir also ein beträchtliches Stück vorwärts bei Betrachtung der Symptomatologie und Pathologie der Bleivergiftung. Die an empfänglichen Tieren durch Impfung mit einer Bleiverbindung erzeugten Symptome unterschieden sich nur dem Grade und der Schnelligkeit des Auftretens nach von jenen, die an Tieren durch Inhalation von ähnlichen Verbindungen hervorgerufen wurden. Durch Fütterung hingegen, d. h. Einführung auf dem Wege des Magen-Darmkanals, konnte selbst mit großen Mengen kaum irgendwie stärkere Vergiftung erzeugt werden, es sei denn, daß eine Substanz wie etwa Alkohol hinzugesetzt worden wäre, durch die die Widerstandskraft des Tieres gebrochen wurde. Eine andere interessante Tatsache ist die, daß, wenn Blei per os gleichzeitig mit Milch gegeben wird, ein großer Teil der Giftwirkung verloren geht. Von zwei Tieren Nr. 46 und 47, die mit ihrer Nahrung Bleinitrat bekamen, das eine in Wasser, das andere in Milch, zeigte letzteres nach viermonatlicher Untersuchung keine Einwirkung, während am Ende von vier Monaten das Tier, welches die Verbindung in Wasser bekommen hatte, starb. Dies weist auf einen Punkt, der bereits erwähnt wurde, daß es in allen Bleibetrieben von eminenter Wichtigkeit ist, daß keine Arbeit morgens unternommen werden sollte, bevor die Arbeiter eine entsprechende Mahlzeit zu sich genommen haben und daß bei Unterbleiben einer eigentlichen Mahlzeit Milch den besten Ersatz bedeute. Es ist höchst wahrscheinlich, daß das lösliche Bleisalz in die Form irgend eines Albuminats übergeht, wovon später gesprochen werden soll, sich dann vielleicht in ein Sulfid verwandelt und so ohne Absorption ausgeschieden wird. Auf Grund der langen Reihe von Versuchen, die ich angestellt habe, ist kein Zweifel möglich, daß Blei, wenn eingeatmet, weit giftiger ist, als wenn es auf irgendeinem anderen Weg aufgenommen wird; ferner, daß die Intensität der erzeugten Vergiftung verschieden ist entsprechend der Art der eingeatmeten Verbindung; außerdem geben die Versuche auch einen gewissen Hinweis in bezug auf die Dosis, welche Vergiftung erzeugen kann. Man sieht, daß, wenn das Tier mit Bleiweiß geimpft wurde, die erforderliche Dosis zur Erzeugung von Symptomen unter 1 g, aber über 0,2 g pro Kilogramm Körpergewicht war. Bei Fütterung erzeugt 0,8 g und sogar 1 g pro Tag, 18 Monate hindurch gegeben, keine Wirkung, obgleich dieselbe Menge, wenn Alkohol gegeben wird, rasch die Krankheit erzeugt. Andererseits führt eine kleine Dosis wie 0,1 g Bleinitrat, vier Monate hindurch in Wasser gegeben, den Tod herbei.

Wenden wir uns zu den Einatmungsversuchen. Wenn die inhalierte Staubmenge 0,0007 g Blei pro Liter Luft betrug, so erzeugte sie schon nach 12 Inhalationen in einem Zeitraum von ungefähr 37 Tagen Symptome; wurde jedoch die Dosis auf $^1/_{10}$ mg pro Tag reduziert, so betrug die Zeit, die notwendig war, um Vergiftungserscheinungen zu produzieren, 120 Tage. In der Tat war diese letzte Dosis ($^1/_{10}$ mg) für die Untersuchungstiere beinahe die untere Grenze, da diese Tiere eine beträchtliche Zeit hindurch eine fast gerade Gewichtskurve zeigten, wobei das Gewicht die ersten 100 Tage hindurch konstant blieb, dann von Woche zu Woche leichte Schwankungen zeigte, bis sich dann eine fortschreitende Gewichtsabnahme einstellte.

Praktisch gesprochen zeigten alle vergifteten Tiere eine sehr deutliche Körpergewichtsabnahme, und nur in vier Fällen traten andere Vergiftungserscheinungen zuerst auf. Dieselbe Tatsache kann man oft bei Bleiarbeitern feststellen, und es besteht, wenn eine fortschreitende Gewichtsabnahme eintritt, unzweifelhaft die Berechtigung anzunehmen, daß eine beträchtliche Störung im Körperhaushalt stattgefunden hat. Aber daraus folgt noch nicht, daß mikroskopische Hämorrhagien oder andere ausgeprägte Giftwirkungen vorhanden sind, obgleich das wahrscheinlich ist.

Um schließlich die Schlüsse, die aus obigen Experimenten gezogen wurden, zusammenzufassen, so sei noch erwähnt, daß die Ansicht ausgesprochen wurde, Versuche wie Impfung, experimentelle Einatmung oder sogar Fütterung seien keine Analoga zu den Verhältnissen, unter denen sich gewerbliche Arbeiter mit Blei vergiften. Es wäre vielleicht kaum notwendig, über diesen Punkt zu sprechen, wenn nicht dieses Buch auch in die Hände solcher käme, die sich nicht mit experimenteller Pathologie abzugeben pflegen. Wenn man es mit irgendeiner Form einer Vergiftung zu tun hat, so muß es das erste und wichtigste sein, sich sowohl im klinischen und physiologischen, als auch im pathologischen Sinne von den vorkommenden Symptomen, von den Wirkungen irgendeiner Substanz Kenntnis zu verschaffen und festzustellen, ob die bei einem Versuchstier erzeugten Symptome den Erscheinungen entsprechen, die man beim Menschen sieht. Zu diesem Zweck braucht man ein Tier, welches für das Gift empfänglich ist, und deshalb wurden in den vorhergehenden Versuchen Katzen benützt, da es absolut unmöglich ist, eine Hauskatze in irgendeinem Bleiweißbetrieb zu halten, ohne daß die Tiere ausnahmslos alle der Bleivergiftung verfallen.

Der zweite Weg, um einen Einblick in die Pathologie irgendeiner Erkrankung zu gewinnen, besteht darin, den Verlauf der Vergiftungserscheinungen festzustellen, wenn man von einer bestimmten Dosierung, sowohl was die Menge als was die Verbindung selbst betrifft, Gebrauch macht. Dadurch, daß man ein Tier nur mit einer Verbindung fütterte, könnte die Absorption durch den Magen-Darmkanal studiert werden. Wenn man hingegen etwas von der Verbindung — wenn sie unlöslich ist, in einer Suspension, wenn löslich, in einer Lösung — in das subkutane oder Muskelgewebe injiziert, so kann die direkte Einwirkung der Körpersäfte auf die Verbindung studiert werden und noch mehr, ihre Absorption durch die Membranen, d. i. die Zellmembranen und die tierischen Gewebe ist bestimmbar. Es ist notwendig, zuerst eine Dosis zu geben, die genug groß ist, um bestimmte Symptome hervorzurufen und dann allmählich die Dosis zu vermindern, um die geringste Menge zu finden, die imstande ist, in einem entsprechenden Zeitraum Symptome hervorzurufen. Deshalb geben auf eine Anzahl dieser Fragen die Impfungsversuche eine Antwort, und sie sind die Basis, auf welcher weitere Untersuchungen anzustellen sind. Sie geben eine Grundlage, von der aus es möglich ist, die Wirkung der Einatmung zu beurteilen, und dieselben Bemerkungen, die bezüglich der Impfung gemacht worden sind, beziehen sich auch auf die Einatmungsversuche. Zunächst ist es besonders wesentlich, daß man die Versuchstiere hinreichend strengen Bedingungen unterwirft, um bestimmte Symptome hervorzurufen, und dann, daß man, indem man die Versuche variiert, die Menge des Giftes, das Eintreten der Vergiftung, den Allgemeinzustand des Tieres studiert und die so erworbenen Kenntnisse mit den bereits durch die früheren Versuche bekannten Erfahrungen vergleicht.

Wir geben uns der Hoffnung hin, daß diese kurzen Bemerkungen über die Beweiskraft experimenteller Untersuchungen genügen werden zur Erläuterung der vorhergegangenen Versuche für alle jene, die mit der Verwertung experimentell gewonnener Beweise nicht vertraut sind.

Weitere Experimente mit Beziehung auf die Bleivergiftungen bei Anstreichern. Eine Reihe von weiteren Versuchen wurde mit besonderem Hinblick auf die Bleivergiftung bei Anstreichern angestellt, und da diese Untersuchungen und deren Ergebnisse ohne die Kenntnis der Pathologie der Bleivergiftung und der Bedeutung der Einatmung von in der Luft schwebenden Bleipartikelchen für ihre Entstehung nicht entsprechend gewürdigt werden könnten, mußte ihre Mitteilung bis nach Darlegung des bisher Gesagten verschoben werden.

Es wurde von mancher Seite angenommen, daß mit Bleifarben bestrichene Flächen gewisse Emanationen abgeben, die metallisches Blei in organischer Verbindung enthalten. Da das Vorkommen von Bleivergiftungen unter Anstreichern ungewöhnlich häufig ist, wenigstens nach statistischen Angaben, so möchte es scheinen, daß die Anstreicher besonders der Infektion durch Bleistaub ausgesetzt sind, und, wenn organische Bleiverbindungen abgegeben würden, so würde dies noch mehr die Bleivergiftungsgefahr erhöhen.

Zwei Versuchsmethoden wurden angewendet:

1. Die Tiere wurden den Dämpfen von frisch bemalten Flächen ausgesetzt, die verwendeten Farben waren Verbindungen von Bleiweiß, Bleisulfat, Zinksulfid und Zinkoxyd.

Die Tiere wurden in einen Käfig gesetzt, der dem früher beschriebenen bei den Einatmungsversuchen ähnlich war; statt jedoch die verunreinigte Luft einzublasen, waren die Käfige so eingerichtet, daß mit der zur Untersuchung gestellten Farbe frisch bemalte Bretter täglich in den Käfig gebracht wurden und die Tiere die ganze Zeit hindurch in der Kammer blieben. Spezielle Fürsorge wurde bezüglich der Ventilation getroffen.

2. Ein Tier wurde in eine Kammer gebracht und die zu untersuchende Verbindung wurde in einem Glasrohre durch einen um dasselbe gelegten Draht elektrisch erhitzt. Der Strom wurde durch Widerstände reguliert, so daß die Thermosäule und der Galvanometer eine konstante Temperatur von 59° anzeigten. Ständig wurde Luft durch die Röhre über die erhitzte Substanz und in den Käfig geleitet, der ausgiebig ventiliert wurde. Auf diese Weise wurden alle Emanationen, die bei Temperaturen von der normalen Zimmertemperatur bis zu jener von 59° abgegeben wurden, in den Käfig hineingeleitet und dort eingeatmet. Das Experiment war so angeordnet, daß der sich erhitzende Draht fast bis in den Käfig hineinreichte.

Diese Versuche zeigten, daß die in den Käfigen der Einwirkung von frischbemalten Flächen ausgesetzten Tiere dann, wenn die Farbe aus Bleiweiß, Zinkoxyd oder Bleisulfat bestand, sehr bald Zeichen von Vergiftung an den Tag legten; sie magerten ab und litten an sich wiederholenden Anfällen von Speichelfluß. Die Tiere, welche in den Käfigen gehalten wurden, in denen die Luft über Bleiweißpaste, Zink- oder Bleisulphatpaste strich, zeigten keine Zeichen von Krankheit, obgleich sie im Käfig gehalten und der Einatmung aller Dämpfe ausgesetzt waren, die sich während 3 Monaten entwickeln konnten; sie verbrachten den ganzen Tag im Käfig und wurden nur während der Nacht in andere Käfige gebracht.

Es erschien daher klar, daß, was immer für eine Krankheit unter den der frischen Farbe ausgesetzten Tieren erzeugt wurde, diese nicht durch die Aufnahme von Blei, sondern durch irgendeinen anderen Bestandteil der Farbe verursacht wurde. Verschiedene Bestandteile der Farbe wurden daher untersucht, und zwar die metallischen Basen, Blei oder Zink, Leinöl, Terpentin und Bleiazetat mit Terpentin gemischt. Die dem Terpentin allein ausgesetzten Tiere zeigten sehr rasch Krankheitserscheinungen, Speichelfluß, Neigung zu Diarrhöe, Schielen, letzteres aber erst nach 2-stündiger Expositionszeit, wobei die Menge Terpentin, die in der Käfigluft anwesend war, 10 mg pro Liter nicht überstieg.

Das Tier, welches dem Terpentin und dem Bleiazetat ausgesetzt war, zeigte weniger Symptome, aber dem Wesen nach dieselben, wie das dem Terpentin allein ausgesetzte. Das „Leinöl"-Tier zeigte keinerlei Krankheitserscheinungen. Die den basischen Metallfarben, nämlich Zinkoxyd oder Bleiweiß ausgesetzten Tiere zeigten solange keine Vergiftungserscheinungen, solange die Verbindung nicht in Form von Staub in die Luft gelangt war; war jedoch Bleistaub in der Luft vorhanden, so zeigte das Tier rasch die gewöhnlichen Symptome der Bleivergiftung. Das dem Zinkoxydstaub ausgesetzte Tier zeigte nur sehr wenig Zeichen von Unbehagen, aber durch fortgesetzte Exposition wurde frühzeitig eine Nierenerkrankung erzeugt, und waren Zeichen chronischer Entzündung in den Lungen nachweisbar.

Es muß hier darauf hingewiesen werden, daß Lehmann (7) Symptome beschreibt, die er an Katzen dadurch erzeugte, daß er sie Terpentindämpfen aussetzte. Die Tiere, die ich den Terpentindämpfen aussetzte, zeigten dieselben Symptome, wie sie von Lehmann beschrieben worden sind. Er veröffentlichte aber nicht die Ergebnisse der histologischen Untersuchung der so behandelten Tiere, offenbar war in keinem Falle das Tier nach dem Versuch getötet worden. Bei meinen dem Terpentindampf ausgesetzten Tieren wurde eine sehr ausgeprägte Erkrankung der Nieren erzeugt, die Entzündung neigte eher zur tubulären als zur interstitiellen Form der Nephritis. Die Tubuli fanden sich erfüllt mit Trümmern, ihre Konturen waren unregelmäßig und teilweise zerstört, ihr Inhalt blaß und fast hyalin, während sich Herde von trüber Schwellung zugleich mit kleinen Hämorrhagien zerstreut über die ganze Niere fanden. Der Herzmuskel war schlaff, das Herz neigte zur Dilatation, während mikroskopische Hämorrhagien fein kapillärer Natur im ganzen Organ gefunden werden konnten, die zwischen die Muskeln traten und die Muskelbündel in ihrem Verband auflösten.

Keinerlei Veränderungen fanden sich in den Geweben jener Tiere, die den von der Bleiweißpaste stammenden Emanationen ausgesetzt waren. Durch Analysen ergab es sich, daß diese Emanationen kein Blei enthielten, jedoch Spuren von Aldehyd, Ameisensäure und Kohlensäure. Daraus folgt, daß die Wirkung des von Malern eingeatmeten Terpentins darin bestehen muß, eine unterstützende Ursache der Bleivergiftung zu sein, und es ist hier am Platze, die auf Seite 39 erwähnte Tatsache in Erinnerung zu rufen, die Garrod beschrieben hat, daß Gicht ständig unter Malern vorkommt. Die bereits festgestellte Tatsache, daß Gicht unter den Arbeitern in Bleiweißfabriken, die doch dem Blei viel mehr ausgesetzt sind als Maler, nicht verbreitet ist, veranlaßt uns, eher das Terpentin als die Ursache des vermehrten Vorkommens der Gicht unter den Malern anzunehmen, als die Bleiaufnahme. Die Bedeutung des bleihaltigen Staubes als Quelle von Krankheit und Bleivergiftung bei Malern darf deshalb nicht herabgesetzt werden, z. B. beim Schleifen mit Sandpapier usw. (s. S. 137). Die Wichtigkeit des auf diesem Wege eingeatmeten Bleistaubes ist vollkommen klar. Es ist jedoch sehr wahrscheinlich, daß die kombinierte Wirkung von Terpentin und Blei die Tatsache erklärt, daß Kopfschmerz gewöhnlich ein Frühsymptom der Erkrankung bei Malern ist, aber nicht bei Bleiweißarbeitern.

Quellen:

1. Goadby, K. W., Journal of Hygiene, Vol. IX, No. 1, 1909.
2. Goadby, K. W. und Goodbody, Lancet, Bd. II, S. 988, 1909.
3. Goadby, K. W., Bericht des Bleikomitees usw. über Töpfereien, Bd. VIII, S. 478, 1910.
4. Moore, Private Mitteilung.
5. Armit, Journal of Hygiene, Bd. VIII, Nr. 5, 1908.
6. Straub, Berl. med. Wochenschr., S. 1469, 1911.
7. Lehmann, Archiv f. Hygiene, Bd. XXXIV, S. 321, 1899.

VII. Symptomatologie und Diagnose.

Akute Vergiftung. Die akute Form der Bleivergiftung ist nicht häufig. In gewerblichen Betrieben kommt sie kaum je vor. Zinn (1) stellt fest, daß unter 200 Fällen gewerblicher Bleivergiftung an seiner Klinik in Berlin nur einer als akute Form angesehen werden konnte. In den meisten Fällen ist die akute Vergiftung auf das Verschlucken einer Bleiverbindung entweder als Abortivmittel oder als Mittel zum Selbstmord zurückzuführen.

Die Pathologie und die Symptome einer solchen akuten Bleivergiftung hängen in erster Linie von der Natur des verschluckten Bleisalzes ab; so wird z. B. nach dem Genuß von Bleizucker über einen brennenden Geschmack geklagt, heftige Magenschmerzen, die im allgemeinen eine Stunde nach Aufnahme des Giftes sich einstellen, Speichelfluß, metallischer Geschmack im Mund, akutes Schluchzen und kneifender Schmerz im Unterleib. Die Mundschleimhaut ist weißlichgrau gefärbt. Später zeigt sich dann ein beträchtliches Fallen des Blutdruckes, die Haut wird feucht, oder es stellt sich kalter Schweiß ein. Atmungs- und Pulszahl sinken; schließlich tritt Schwindel, heftiger Kopfschmerz, Kälte der Extremitäten, Anästhesie und binnen ein oder zwei Tagen der Tod ein, wenn nicht der Fall in eine chronische Vergiftung übergeht. Wenn der Patient die ersten 2 oder 3 Tage überlebt, dann zeigen sich häufig Veränderungen der Retina, und gelegentlich kann auch akut Fieber hinzutreten. Verschiedene Lähmungen treten auch auf, und der Fall wird dann zu einer subakuten oder chronischen Vergiftung.

Die letale Dosis für gesunde erwachsene Personen ist wahrscheinlich 50 g für Bleizucker, 25 g für Bleikarbonat; selbstverständlich sind das nur Annäherungswerte.

In einem Falle akuter Vergiftung durch Verschlucken findet man im Speichel und im Magensaft Bleisalze, außerdem Verätzungsgastritis und beträchtliche Schwellung und Ödem der Schleimhaut. Der Dickdarm ist gewöhnlich dunkel gefärbt, von einem lichten Braun bis zu einem tiefen Schwarz, diese Färbung zeigt sich jedoch erst in den untersten Partien des Darmes. Ferner findet sich Hyperämie der Leber, großer Blutandrang in den Gefäßen des Mesenteriums, der Nieren und des Gehirnes. Auch die übrigen Eingeweide zeigen Zeichen von Blutandrang. In der Bauchhöhle und gelegentlich auch in anderen serösen Höhlen kann Flüssigkeit auftreten.

Die histologische Prüfung der verschiedenen Organe zeigt dieselben mikroskopischen Blutaustritte, die in den später zu beschreibenden Fällen chronischer Vergiftung zu finden sind.

Wenngleich die akute Bleivergiftung als gewerbliche Vergiftung selten ist[1]), so kann sie doch manchmal vorkommen. So werden

[1]) Auffallend schwer und rasch verlaufende, auch nach kurzer Bleiarbeit entstandene Bleivergiftung sah Maximilian Sternberg beim Bau der Wiener Gaswerke 1898 (nach mündlicher Mitteilung; erwähnt in „Das österr. Sanitätswesen 1906“). (T.)

einige Fälle berichtet, in denen ein Arbeiter eine akute Vergiftung als Folge Hineinfallens in einen mit Bleiweiß gefüllten Bottich zeigte; über eine andere Erkrankung wird berichtet infolge Hineinfallens in einen Behälter mit Blei-Essiglösung.

Ein derartiger Unfall kann sich denkbarerweise ereignen; die Behandlung eines solchen Falles muß eine energische sein, da die Vergiftung hauptsächlich auf das verschluckte Blei zurückzuführen ist. Es wäre ein Brechmittel zu geben, darauf dann Schwefelblumen, oder besser: es ist der Magen mit verdünnter Schwefelwasserstofflösung, die leicht mit Schwefelsäure angesäuert ist, auszuwaschen, um das im Magen vorhandene Blei in die am wenigsten lösliche Form zu bringen. Ferner soll ein kräftiges Abführmittel verabfolgt und der Patient angehalten werden, beträchtliche Mengen von Limonade mit Natrium- oder Kaliumcitrat zu trinken. Alkohol soll auch während eines Kollapses vermieden werden; eine subkutane Strychnininjektion ist vorzuziehen. Es ist darauf zu achten, daß Blei in dem oberen Teile des Darmes und nur in einem sehr geringen Maße, wenn überhaupt, vom Magen resorbiert wird; es wird hauptsächlich durch den Dickdarm und mit dem Urin ausgeschieden, bis zu einem gewissen Grade auch durch den Schweiß und Speichel. Die Behandlung ist daher darauf zu richten,

a) soweit als möglich eine unlösliche Verbindung zu bilden,
b) die Ausscheidung des Giftes zu befördern,
c) die am meisten affizierten Gewebe sowenig als möglich in Anspruch zu nehmen. Während 2 oder 3 Tagen soll nur Milch als Nahrung verabfolgt werden.

Die Diagnose der Bleivergiftung ist an und für sich nicht sehr schwierig, wo eines der klassischen Symptome der Bleivergiftung vorliegt, wie Bleikolik, Lähmung oder die charakteristische Bleianämie oder -kachexie. Andererseits sind die Frühsymptome der Vergiftung für einen Kassenarzt bei den in industriellen Betrieben beschäftigten Personen schwieriger zu erkennen; für einen Fabriksarzt jedoch, der Gelegenheit hat, die Leute von Woche zu Woche zu beaufsichtigen, bietet die Erkennung der stufenweisen Entwicklung der Anämie, der Schwäche des Streckmuskels, und anderer Frühsymptome keine Schwierigkeit. Die klinische Diagnose muß früher von dem Fabriksarzt als von dem praktischen Arzt gestellt werden; denn die Pflicht eines Fabriksarztes in einer Bleiweißfabrik ist nicht, die bereits eingetretene Bleivergiftung zu behandeln, sondern durch sorgfältige Beobachtung der Frühsymptome die Entwicklung von Krankheitserscheinungen bei empfänglichen Personen hintanzuhalten. Es ist daher angezeigt, die Diagnose der Bleivergiftung vom klinischen Standpunkt in zwei Teile zu teilen, die Frühdiagnose und die Diagnose der ausgesprochenen Vergiftung. Solche Frühsymptome sind sehr häufig unter Bleiarbeitern festzustellen und sind in vielen Fällen eher Zeichen von Bleiaufnahme als Zeichen von Bleivergiftung.

Die allerersten Symptome der Vergiftung finden sich im Gefäßsystem und es ist die eigenartige Blässe des Gesichtes von Personen, die durch längere Zeit bei einer Bleiarbeit tätig waren, oft scharf ausgesprochen, wenn auch die Konjunktiven keine solche Blässe zeigen, wie sie bei der Veränderung der Gesichtsfarbe erwartet werden könnte, und zu diesem Zeitpunkt die Bestimmung des Hämoglobins noch fast normale Werte geben kann. Hierzu kommt, daß eine Person von frischer Gesichtsfarbe bei einer Bleiarbeit, wenn sie bleiempfindlich ist, sehr rasch ihr blühendes Aussehen verliert, wobei oft von der Gesichtsfarbe nur an den Backenknochen ein hektisches Rot übrig bleibt. Eine solche Person wird auch eine Blässe der Bindehaut und ausnahmslos ein deutliches fahlgelbliches Aussehen ihrer Skleren zeigen, das auf die Pigmentierung dieses Gewebes durch ausgetretenes Blutpigment zurückzuführen ist. Die gelbliche Färbung der Skleren ist ein endgültiger Beweis dafür, daß die Blutveränderung fortschreitet.

Der Anämie, oder genauer gesagt, dem Bleikolorit folgt ein merkliches Schwinden des subkutanen Fettes. Bei Tieren, die mit Blei in kleinen oder großen Dosen vergiftet werden, besonders wenn kleine Mengen eine lange Zeit hindurch verabreicht werden, ist dieses Schwinden des ganzen subkutanen und des übrigen Fettes ein ganz charakteristisches Merkmal, so weitgehend, daß tatsächlich kein Nieren-, Gekröse- oder Bauchfett zu finden ist. Das Fett geht in größerem Maße verloren als andere Körpergewebe. Bei Menschen leidet das Fettpolster am unteren Rande der Augenhöhle und an der Wange zuerst, und dadurch wird ein merkwürdiger Gesichtsausdruck herbeigeführt, wobei zwei deutlich ausgeprägte Falten hervortreten, eine, die gewöhnliche Nasen-Lippenfalte, die andere am vorderen Rande des Kaumuskels liegend. Dies im Verein mit dem Verlust des Augenhöhlenfettes gibt dem Antlitz ein merkwürdig hageres, leidendes Aussehen[1]). Ein derartiges hageres Aussehen findet man auch bei bleivergifteten Tieren (Katzen). Eine Gewichtsabnahme geht häufig allen anderen Symptomen voraus, und es ist nicht ungewöhnlich, daß ein Mann, der bei der Bleiarbeit sich dem Einatmen von Bleistaub ausgesetzt hat, ein Jahr hindurch an Gewicht verliert. In einem Fall sank das Gewicht eines Arbeiters von 66,7 kg in 14 Monaten auf 58 kg, ohne daß während dieser ganzen Zeit überhaupt Spuren einer Bleivergiftung festzustellen waren und erst gegen das Ende dieser Zeit wies er einen Bleisaum auf; sonst waren keine auf Bleivergiftung bezüglichen Symptome vorhanden. Das ist ein typischer Fall von Bleiaufnahme, die weiter fortgesetzt schließlich zu einer ausgesprochenen Anämie entweder mit Kolik oder Lähmung, wahrscheinlich mit ersterer führen würde. Der betreffende Mann war nicht bei einem Bleiprozeß beschäftigt, sondern war Elektriker, der das elektrische Licht und die

[1]) **Sternberg** (Wiener klin. Wochenschr. 1910) schreibt: „Bestehen unbehagliche Empfindungen im Bauchraum, so zeigt das Gesicht nicht selten eine Art von verzerrtem Lächeln, das an den Risus sardonicus erinnert und dem Erfahrenen schon beim Hereintreten des Pat. die Wahrscheinlichkeitsdiagnose ‚Bleivergiftung' aufdrängt." (T.)

Motoren in einer Bleihütte bediente. Seine Beschäftigung verlangte die Arbeit in einer gewissen Höhe über dem Boden und er atmete den Rauch und die feineren Staubteilchen ein, die sich insbesondere auf den zu bedienenden Bogenlampen niedergeschlagen hatten und wieder loslösten.

Bei vielen Personen, die mit Blei lange Zeit hindurch gearbeitet haben, schreitet die Abnahme nur bis zu einem bestimmten Punkte vor, und man kann annehmen, daß diese Personen einen gewissen Grad von Immunität erlangt haben. Man begegnet Leuten, die in Bleiweißfabriken und Bleihütten durch einen Zeitraum von 20, in einem Falle sogar von **33** Jahren gearbeitet haben, wobei ein bedeutender Teil dieses Zeitraumes vor jenem Zeitpunkte liegt, in dem die Vorschriften wegen Beseitigung des Staubes und die des allgemeinen Arbeiterschutzes erlassen wurden, und die Arbeiter müssen viel Bleistaub ausgesetzt gewesen sein. Dessenungeachtet waren sie weniger abgemagert als Personen, die nur ein oder zwei Jahre in einer Fabrik mit modernen hygienischen Einrichtungen und unter speziellen Schutzvorschriften gearbeitet hatten. Solche Personen sind entweder von allem Anfang an immun oder haben einen gewissen Grad von Immunität gegen das Metall erlangt; die letztere Auffassung hat mehr Wahrscheinlichkeit für sich, da Grund zur Annahme ist, daß einige von ihnen an einem milderen Grad der Vergiftung in früheren Jahren ihrer Beschäftigung gelitten haben.

Der Grad der Entwicklung des Bleikolorits und der Gewichtsabnahme sind die wichtigsten Erscheinungen bei beginnender Vergiftung. Anämie im Verein mit dem Vorhandensein von basophilen Granula in den roten Blutkörperchen bei einer vorher gesunden Person und die Verminderung des Hämoglobins bis zu 75% ist ein endgültiger Beweis dafür, daß die Bleiaufnahme in die Vergiftung, d. i. Blutzersetzung und gleichzeitig Schädigung der feineren Blutgefäße und ihrer Nervenleitungen übergeht (vgl. Kapitel V). Eine solche Person kann jederzeit einen plötzlichen Anfall von Kolik oder Lähmung erleiden.

In Verbindung mit der Gewichtsabnahme und der Blässe kommt es auch zum Schwund der Muskeln selbst (ganz abgesehen von krankhaften Veränderungen der Nerven), und im Verein damit zeigt sich ein gewisser Grad von geistiger Lethargie, langsamer Auffassung und Verlust der Herrschaft über einzelne Muskeln oder — häufiger — einzelner Muskelgruppen. Die geistige Lethargie zeigt sich auf manche Weise, u. a. durch Schwerfälligkeit und Schläfrigkeit, und es sollte bei jedem Mann eine sorgfältige Untersuchung durchgeführt werden, der, früher an Pünktlichkeit gewöhnt, plötzlich am Morgen sich zu verspäten beginnt. Die Muskeln der Hände und Arme mögen im Vergleich untereinander keinen deutlichen Schwund zeigen; frühzeitig aber kann sich das Nachlassen der Kraft insbesondere der Strecker des Handgelenkes und der Finger zeigen, selbst sechs Monate bis zu einem Jahr vor der endgültigen Lähmung. In zwei von unseren Fällen bestand erhebliche Verminderung der Kraft der Strecker des Handgelenkes und zwar in einem Fall acht Monate, in einem anderen elf Monate vor der ausgesprochenen Lähmung. In dem einen Fall war das erste Symptom der Lähmung die Unfähigkeit, die kleinen Finger an beiden Händen zu strecken; in diesem Falle wurde sofort der Arbeiter von der Arbeit enthoben und die Behandlung eingeleitet. 24 Stunden später jedoch war die Lähmung soweit fortgeschritten, daß beide Handgelenke nicht mehr gestreckt werden konnten. Im zweiten Falle war das erste Anzeichen von Lähmung nicht Verlust der Streckmöglichkeit, sondern die Unfähigkeit, den Daumen gegen den Zeigefinger der linken Hand zu opponieren; binnen sieben Tagen trat vollständige Lähmung der Strecker des linken, teilweise auch des rechten Handgelenkes auf und eine Lähmung der Strecker beider Mittel- und Ringfinger. In beiden Fällen wurde vollständige Heilung erzielt.

Keineswegs muß der Schwäche der Streckmuskeln zuletzt Lähmung folgen, denn bei Durchsicht der Untersuchungsberichte von drei Fabriken wiesen nur 4% der Personen, deren Handgelenke dem Bericht zufolge Streckerschwäche zeigten, schließlich Streckerlähmung auf. Bei Betrachtung der ausgestreckten Hand soll der Arzt, wenn er auf Schwäche der Strecker untersucht, auch auf jedes Zittern sein Augenmerk richten, da feines Zittern häufig ein Frühsymptom nachfolgender Lähmung ist. Das Zittern ist im allgemeinen feinschlägig, verstärkt beim Versuche, bestimmte Bewegungen zu erzielen (Intentionstremor); auch ist ein gewisser Verlust der Koordination zu finden.

Wo der den Muskel versorgende Nerv in seiner Funktion beeinträchtigt wird, z. B. durch eine kleine Blutung in seine Scheide, tritt allmählich eine Verschlechterung des Ernährungszustandes des Muskels ein; aber ob dies eine genügende Erklärung für das Auftreten des chronischen Muskelschwundes an den Händen ist, ist noch nicht festgestellt.

Bei der Untersuchung der ausgestreckten Hände auf Zittern und Verlust der Muskelkraft kann man die Atrophie der Zwischenknochenmuskeln sehen, ehe die Lähmung irgendwie deutlich auftritt. Auf der Handfläche können der Daumen- und der Kleinfingerballen eine Abflachung aufweisen, und es soll daher stets dieser Teil der Hand sorgfältig untersucht werden, da eine frühzeitige Abplattung namentlich des Kleinfingerballens eines der frühesten Symptome der Handlähmung ist.

Verstopfung. Die Verstopfung ist ein wohlbekannter Vorläufer der Bleikolik, ist aber durchaus keine unabänderliche Regel. Ungefähr 15% der Fälle von Bleikolik leiden an zeitweiliger Diarrhöe.

Eine Zahl von Fällen (vgl. die Tabelle auf S. 49) zeigt, daß „rheumatische“ Symptome sich unter den mit Bleivergiftung verbundenen befinden. Einige dieser rheumatischen Symptome können, wie dargelegt worden ist, auf ganz kleine Blutungen in den Muskeln oder sonst wo zurückgeführt werden, die die Schmerzen rheumatischer Art in dem ergriffenen Teil verursachen. Ein anderes Symptom tritt mit ziemlicher Häufigkeit sowohl als Vorläufer der Kolik, als auch als Begleitsymptom bei der Verstopfung und selbst bei der mit der Bleivergiftung verbundenen Diarrhöe auf und wird oft als rheumatischen Ursprunges angesehen, nämlich die Lumbago. Klagen der Bleiarbeiter über Kreuzschmerzen sollen daher stets ernstlich geprüft werden, da sie ein Fingerzeig für die Feststellung einer Vergiftung im Frühstadium sein können.

Entsprechend dem, was über die Ausscheidung von Blei in den Dickdarm bei vergifteten Tieren gesagt wurde, verdankt die Lumbago, über die von Bleiarbeitern oft geklagt wird, in manchen Fällen bis zu einem gewissen Grad ihre Entstehung der Überladung des Dickdarmes, die auf die störende Wirkung des Bleies auf die Darmmuskeln zurückzuführen ist. Es wurde gezeigt, daß die Ausscheidung von Blei in den Dickdarm die normale Art der Ausscheidung des Metalles darstellt und daß damit gleichzeitig Blutüberfüllung der Gefäße in dem korrespondierenden Gekrösebereich bei vergifteten Tieren einhergeht. Lokaler vasomotorischer Krampf kann ebenfalls mitwirken.

Der Puls. Die Beobachtung des Pulses ist bei Bleivergiftung im Anfangsstadium nicht von jener Wichtigkeit wie dann später, wenn die Vergiftung bereits ausgesprochen ist. Unter verschiedenen Beobachtern bestehen bedeutende Abweichungen in bezug auf die Angaben über den Blutdruck bei Bleiarbeitern. Die Erfahrung der Verfasser geht im großen und ganzen dahin, daß er die Tendenz hat, hoch zu sein, und daß ein Druck von 150 bis zu 170 mm gewöhnlich ist. Unter 100 Fällen fanden die Verfasser den höchsten Blutdruck mit 178, den niedrigsten mit 115, das Mittel mit 150.

Collis (2) gibt in einem Spezialbericht über das Schmelzen bleihaltiger Substanzen den durchschnittlichen Blutdruck bei 141 Schmelzern mit 148,2, bei 38 Bleiweißarbeitern mit 156,5 an.

Erhöhung der Spannung tritt zweifellos ein, sobald die Bleiaufnahme weiter vorgeschritten ist, und die wohlbekannte hohe arterielle Spannung der Arteriosklerose ist bei den meisten Arbeitern, die eine beträchtliche Zeit hindurch mit Blei zu tun hatten, zu finden. Selbst in den oben erwähnten Fällen, in denen, ungeachtet einer langen Dauer der Beschäftigung in Bleifabriken, keine Zeichen einer Bleivergiftung auftraten, zeigte sich eine deutliche Vergrößerung der arteriellen Spannung, die allerdings nicht notwendigerweise dem Blei allein zuzuschreiben war, sondern möglicherweise auch anderen zufällig vorhandenen Ursachen, wie Gicht, Alkoholismus, Syphilis usw. Bei Kolik kann eine merkliche Herabminderung der Pulsfrequenz während des Anfalles wahrgenommen werden, und selbst ohne Vorhandensein von Kolik ist eine Verminderung der Pulsfrequenz verbunden mit einer gewissen Erhöhung der Spannung, die mit dem Finger festgestellt werden kann, von praktischer Bedeutung bei der Diagnose der Bleiaufnahme.

In ganz frühen Stadien kann die Pulszahl vermehrt sein, und sollte ein kleiner rascher Puls als verdächtiges Zeichen angesehen werden. Nur in den späteren Stadien der Krankheit treten Veränderungen der Herztöne auf.

Sphygmographische Kurven des Pulses von bleivergifteten Personen zeigen die deutliche Hochspannungsform.

Bleikolik. Vielleicht das gewöhnlichste Symptom und jenes, für das zu allererst Hilfe gesucht wird, ist die Unterleibskolik. Die Kolik der Bleivergiftung ist für den, der sie einmal beobachtet, ein zweites Mal nur selten zu verkennen. Der Schmerz wird im allgemeinen auf den unteren Teil des Bauches bezogen, und oft weist der Patient auf eine Stelle unmittelbar über der Schamgegend hin; oft aber kann auch der Schmerz in die rechte Darmbeingrube verlegt werden, und in Hinblick darauf darf an die Möglichkeit einer Appendizitis oder sogar Perityphlitis oder chronischen Kolitis nicht vergessen werden.

Wie in der Statistik auf Seite 49 gezeigt wurde, ist Kolik das Hauptsymptom, über das geklagt wird. Unzweifelhaft hat, wie früher gezeigt wurde, die Tatsache, daß Kolik ein allgemein auftretendes Symptom ist, die älteren Pathologen veranlaßt, den Eintritt des Bleies durch den Magen-Darmkanal als den Hauptweg der Bleivergiftung anzusehen. Die Verfasser haben jedoch in dem Kapitel über die Pathologie gezeigt, daß die Aufnahme von Blei, zumal in gewerblichen Betrieben, hauptsächlich durch die Lungen erfolgt, und es wurde schon in dem Überblick über die Literatur darauf hingewiesen, daß strikte Beweise dafür bestehen, daß Kolik und andere schmerzhafte Unterleibssymptome auf vasomotorische Störungen in dem Bereich der Eingeweide und des Gekröses zurückzuführen sind.

Die Bleikolik ist gewöhnlich ungleichmäßig mit deutlichen Verschlimmerungen und Milderungen; bei der akuten Form sind die Beine nach oben gegen den Unterleib aufgezogen, der Körper ist in den Hüften gebeugt, das Gesicht ängstlich und verzerrt, während der Körper mit kaltem Schweiß bedeckt ist, die Augen stier sind und krampfhafte Bewegungen der Gliedmaßen auftreten. Der Patient empfindet oft bei starkem Druck auf den Unterleib eine Erleichterung, was von beträchtlicher Bedeutung für die Diagnosenstellung ist: der Schmerz wird bei starkem Druck nicht erhöht, sondern deutlich gemildert.

Wird der Unterleib während eines Schmerzanfalles untersucht, so findet man die Eingeweide unter den Fingern oft in unregelmäßiger Weise kontrahiert. Bei einem akut mit Blei vergifteten Tier findet man die Eingeweide in einem großen Teile ihrer Länge ungleich kontrahiert, und wenn sie aus dem Körper entfernt werden, haben sie das Aussehen einer Schnur von Würsten. Augenscheinlich hat eine krampfartige Zusammenziehung der Zirkularfasern der Darmmuskeln stattgefunden, und wenn die Welle der Peristaltik bei der Vorwärtsbewegung an diesen Stellen der Zusammenziehung auf ein Hindernis stößt, werden hierdurch Schmerzen verursacht.

Die den tieferen Teil des Unterleibes ergreifende Kolik kann möglicherweise mit der Ausscheidung von Blei in den Dickdarm und mit der Affektion der Blutgefäße im Gekröse in Zusammenhang gebracht werden; bei bleivergifteten Tieren sind die Gefäße im Gekröse, besonders in der Gegend der Ileozökalklappe und des Dickdarmes, strotzend mit Blut gefüllt.

Während eines Krampfanfalles schreit der Patient häufig in Bewußtlosigkeit auf und wälzt sich auf dem Bett oder Fußboden herum. Zeitweilig kann eine Erleichterung dadurch erzielt werden, daß man ihn gegen ein auf die Rücklehne eines Stuhles gelegtes Kissen lehnt. Die durch einen solchen Vorgang gewährte Erleichterung weist auch sehr auf den vasomotorischen Ursprung des Schmerzes hin; während des Krampfes ist der Unterleib eingezogen, oft kann man ein fibrilläres Zucken der Bauchwand beobachten; ein ständiger Stuhldrang ist allgemein vorhanden, führt aber nur zu vergeblichen Anstrengungen und erzielt höchstens den Abgang von kleinen Mengen von Schleim und Blut.

Erbrechen ist oft mit diesem Stadium verbunden; der Patient erbricht häufig eine beträchtliche Menge eines dicken, zähen Schleimes. Nicht selten ist nach der Meinung des Patienten, wenn er in der Bleiweißindustrie gearbeitet hat, das Erbrochene mit Bleiweiß vermischt. Tanquerel verzeichnete in 1217 Fällen 400 mal Erbrechen und bemerkte ein Eingezogensein des Unterleibes in 649 Fällen. Gelegentlich klagt der Patient über das Gefühl großer Schwere im Unterleib, besonders in den Zwischenräumen zwischen den Schmerzanfällen.

Während der Exazerbationen der Kolik tritt eine ganz deutliche Verringerung der Pulsfrequenz ein, eine Tatsache, die bereits im Abschnitt über vasomotorische Störungen hervorgehoben wurde. Der Puls kann auf 20 Schläge in der Minute sinken, im allgemeinen variiert er aber zwischen 40 und 50.

Sehr selten ist das erste Stadium der Kolik mit einem leichten Steigen der Temperatur verbunden. Dies muß eher als eine zufällig hinzugetretene Erscheinung als eine tatsächliche Begleiterscheinung der Bleivergiftung angesehen werden. Vermutlich ist in solchen Fällen eher eine Gastritis die Ursache für die Temperatursteigerung als die vasomotorische Bleikolik; aber sie kann die Diagnose erschweren, indem sie eben eher auf eine akute Gastritis als auf Bleikolik hindeutet. Unter normalen Verhältnissen fällt während der Kolik die Temperatur, die Gliedmaßen sind kalt, der Körper mit Schweiß bedeckt, die Temperatur sinkt bis 35,5° C und noch tiefer.

Beim Betasten des Unterleibes während dieser akuten Anfälle findet man nicht bloß die Magengegend, sondern den ganzen Unterleib affiziert. Gelegentlich wird der akute Schmerz in den Nabel verlegt, aber im allgemeinen in die tieferen Teile des Unterleibes; sehr häufig wird er beschrieben als bis in den Hodensack hinabreichend, während in ganz seltenen Fällen über Schmerzen im Kniegelenke geklagt wird. Mag eine deutliche Peristaltik eintreten oder nicht, so sind doch ganz gewöhnlich an verschiedenen Stellen des Unterleibes große verhärtete Geschwülste zu fühlen, entsprechend den zusammengezogenen Darmwänden. Verschiebliche Geschwülste können daher wohl als ein diagnostisches Zeichen der akuten Form von Bleikolik angesehen werden.

Die Kolik beginnt selten ohne vorherige leichte Symptome von Dyspepsie oder Magenbeschwerden; gewöhnlich zwei oder drei Tage vor dem Anfall tritt Appetitlosigkeit verbunden mit Widerwillen gegen Nahrung und hartnäckige Verstopfung auf, insbesondere ein allgemeines Gefühl der Schwäche, verbunden mit einem unangenehmen Geschmack im Munde. Tanquerel und später Grissolle (3) u. a. beschrieben eine Form von Stomatitis, die sie als Vorsymptom eines Anfalles von Bleikolik erachteten. Unsere eigene Erfahrung stimmt jedoch mit diesen Behauptungen nicht überein.

Unter ganz besonderen Umständen kann die von akuter Kolik befallene Person während eines Anfalles an Herzschwäche sterben; wir haben jedoch aus eigener Erfahrung keine Kenntnis eines solchen Unglücksfalles, obgleich über solche Vorkommnisse bei mehr als einer Gelegenheit berichtet wurde.

Nach dem ersten akuten Anfall von Kolik, der gewöhnlich plötzlich einsetzt, oft ohne vorausgehende Warnung, in der Regel jedoch angekündigt wird durch eine unregelmäßige und schließlich vollständige Verstopfung oder durch Diarrhöe, abwechselnd mit Verstopfung, tritt Kolik noch in unregelmäßigen Intervallen ein; und wenn auch die Verstopfung durch Klysmen und Gebrauch starker Abführmittel behoben wird, wird der krampfartige Schmerz nach Tagen und sogar Wochen wiederkehren. In einem besonderen Falle wiederholte sich die Kolik in Zwischenräumen von acht Wochen, obgleich täglich für Stuhl gesorgt wurde und der Patient sich in regelmäßiger Behandlung befand, wogegen die Anämie und andere allgemeine Symptome der Vergiftung verschwunden waren.

Entsprechend den Untersuchungen Meillères (4) und anderer wird das Blei im Körper an verschiedenen Stellen aufgespeichert und allmählich ausgeschieden; diese Ausscheidung erfolgt hauptsächlich durch den Kot und nur in einem geringen Maße durch den Harn. Vermutlich gibt die Ausscheidung des Bleies durch den unteren Teil des Darmes eine Erklärung für die wiederkehrenden Kolikanfälle.

Annino (5), Chatin (6) und Harnack (7) sind der Ansicht, daß die Kolik durch im Bereiche der Eingeweide eintretende Gefäßkontraktionen veranlaßt wird; die rapide Wirkung solcher Mittel wie Atropin, Chloroform und Nitroglyzerin unterstützt diese Ansicht. In der Tat hat Mayer (8) im Jahre 1881 gezeigt, daß bei Bleikolik die Gefäße der Eingeweide deutliche, wenn auch geringe entzündliche Veränderungen erleiden. Andere betrachten auf Grund von Untersuchungen, die sie bei an Bleivergiftung verstorbenen Personen durchgeführt haben, den heftigen Schmerz als Folge der Reizung des sympathischen Nervensystems, besonders des Plexus solaris, wobei die Reizung der Nerven in dieser Gegend vermutlich durch Reflexwirkung Kolik veranlasse.

Das Einatmen von Amylnitrit während eines Anfalles kann diesen oft vollständig beheben, und kann der Puls sofort auf die normale Frequenz ansteigen. Es ist jedoch bei Beobachtung eines Kolikfalles schwierig, zu entscheiden, ob der Kolik ein Sinken der Pulsfrequenz und ein Steigen des Blutdruckes vorausgeht oder ob die Kolik die unmittelbare erregende Ursache der Zusammenziehung der Gefäße und der Änderung der Pulsfrequenz bildet.

Chronische Kolik. Die akute Form der Bleikolik geht häufig in einen chronischen Zustand über; die Anfälle werden weniger intensiv und können zeitweilig nur als ein allgemeines Mißbehagen im Unterleib auftreten. Die Symptome können einige Wochen und sogar Monate anhalten; ohne jedes Unbehagen im Unterleib vergeht ein Zeitraum von einer Woche oder zehn Tagen, worauf dann wieder Schmerzen auftreten, anwachsen, bis sie einen beträchtlichen Grad von Intensität erlangt haben und dann wieder verschwinden, um nach zwei oder drei Tagen wieder zu erscheinen. In solchen Fällen einer nach einem Intervall von zwei oder drei Wochen auftretenden prolongierten Kolik können kleine Dosen von Strychnin oder Nux vomica das Einsetzen eines Anfalles auslösen, was uns zeigt, daß die glatte Muskulatur der Eingeweide in einem Zustand der Überempfindlichkeit verbleibt, lange nachdem die Anfälle geschwunden scheinen.

Eine besondere Form einer lang anhaltenden Kolik mit abwechselndem Ansteigen und Nachlassen der Beschwerden war lange Jahre in der französischen Marine unter dem Namen „Seemannskolik" bekannt. Vor dieser Zeit noch war über Ausbrüche dieser Krankheit in verschiedenen Teilen der Erde berichtet worden und John Hunter (9) beschrieb eine Form von „dry bellyache" (trockenen Leibschmerzen), die durch den Genuß gewisser westindischer Weinsorten verursacht wurden, die in Berührung mit Blei eingelagert worden waren; und tatsächlich ist das, was John Hunter beschreibt, ganz genau diese chronische Form der Bleikolik.

Obgleich im allgemeinen die Vorstadien der Unpäßlichkeit, Schlaffheit, Appetitlosigkeit, Übelkeit usw. sowohl der akuten als auch der chronischen Form vorausgehen, so beginnt doch die Kolik oft plötzlich. Personen können des Morgens in der Fabrik untersucht worden sein, ohne daß die gewöhnliche routinemäßige Untersuchung irgendwelche Symptome ergab, und doch ist es zu akuter Kolik einer der untersuchten Personen[1]) noch am selben Tage gekommen.

Die hauptsächlichsten für die Bleikolik charakteristischen Erscheinungen sind:

1. der intermittierende Charakter;

[1]) Ich möchte hier hinzufügen, daß nach meiner Erfahrung ein derartiges Auftreten von Kolik ohne vorherige objektive Symptome und Vorausgehen subjektiver Beschwerden doch zu den größten Seltenheiten gehört. Schon die Fälle, bei denen es zur Kolik kommt, ohne daß Bleisaum oder Anämie oder beides vorhanden sind, sind sehr selten, dann aber gehen fast allen Kolikanfällen andere Symptome von Seite des Verdauungstraktes voraus: Verstopfung, leichtere Schmerzen, die meistens des Nachts, in den frühen Morgenstunden auftreten. (T.)

2. die Erstreckung der Kolik hauptsächlich auf die unteren Teile des Unterleibes;
3. die Pulsverlangsamung;
4. die durch festen Druck auf den Unterleib erzielte Linderung[1]).

Hinzugefügt sei noch die Wirkung von Amylnitrit und anderen Mitteln von ähnlicher physiologischer Wirkung.

Kopfschmerz. Hartnäckiger Kopfschmerz ist ein weiteres mit der Bleivergiftung verbundenes Symptom, wenn er auch als Frühsymptom nicht gewöhnlich ist. Der Kopfschmerz, über den von Anstreichern geklagt wird, ist wahrscheinlich nicht durch Bleivergiftung, sondern, wie erwähnt wurde, durch Terpentin veranlaßt. Der Kopfschmerz bei der Bleivergiftung ist stets ein spät auftretendes Symptom und folgt häufig einem Kolikanfall eine Woche oder länger nach, nachdem der Unterleibsschmerz bereits aufgehört hat. Der Sitz des Kopfschmerzes wechselt; er kann die Form des „Scheitelschmerzes“ haben und ist dann fast gänzlich auf den Scheitel und die Hinterhauptsgegend beschränkt. Andererseits ist er häufig unregelmäßig und in Art einer Neuralgie; beim Stirn- und Schläfenkopfschmerz, insbesondere bei dem letzteren beschreibt der Patient den Schmerz, als wenn ein stumpfes Werkzeug von beiden Schläfen gleichzeitig durch den Kopf gestoßen würde. Ohrenschmerzen oder Schmerzen in der Felsenbeingegend des Schläfenbeines können bisweilen auf ein Ohrenleiden hindeuten, aber dieser Sitz der Schmerzen ist nicht so häufig, wie der Hinterhaupts- und Schläfenschmerz.

Diese Lokalisation des Kopfschmerzes hängt zweifellos mit dem Verlauf der Arteria meningea in der Schläfengegend und des Sinus in der Hinterhauptgegend zusammen. Der Kopfschmerz unterliegt ebenso wie die Kolik Remissionen und Steigerungen. Mit den Steigerungen ist gewöhnlich Schwindel verbunden, und bei mehr als einer Gelegenheit wurde nach unserer Erfahrung eine Person, die an hartnäckigem Bleikopfschmerz und Schwindel litt, unter dem Verdacht der Trunkenheit arretiert. Kopfschmerz und Schwindel auch ohne Kolik und Lähmung ist durchaus nicht ungewöhnlich und kann von Schmerzen in den Armen und Beinen begleitet sein. Diese Schmerzen werden ganz allgemein von den Patienten als rheumatisch bezeichnet, und es ist ganz interessant, sich an die Zahl der Fälle zu erinnern, in denen über die Verbindung rheumatischer Symptome mit der Bleivergiftung in der auf S. 49 gebrachten Statistik berichtet wurde. Wahrscheinlich sind diese Schmerzen weder muskulären noch rein nervösen Ursprunges, sondern werden in erster Linie durch kleine Läsionen der Blutgefäße veranlaßt, die, wie in dem Kapitel über Pathologie beschrieben wurde, in verschiedenen Teilen des Körpers auftreten und hierbei lokale Reizungen verursachen, die viel zu klein

[1]) Wir möchten als der Bleikolik eigentümliche Erscheinungen die genannten Vorläufer, vor allem die nächtlichen Schmerzen ansehen, dann aber auch als wichtiges differentialdiagnostisches Merkmal die Unabhängigkeit der Schmerzen von der Zeit der Nahrungsaufnahme. (T.)

an Umfang sind, um durch Palpation nachgewiesen werden zu können, aber genügend ausgesprochen, um Reizungen und Reflexschmerzen herbeizuführen, in mancher Beziehung ähnlich den „bends“ („Muskelschmerzen“) bei der Kaissonkrankheit. Diese spezielle Form des rheumatischen Schmerzes weicht selbstverständlich von dem mit Verstopfung verbundenen Kreuzschmerz ab.

Hartnäckiger Kopfschmerz ist ein außerordentlich schweres Symptom, und es ist, wenn er auch zeitweilig bei entsprechender Behandlung rasch verschwindet, stets die Trübung des Verstandes und die Beeinträchtigung der höheren Hirnfunktionen zu befürchten; nicht selten geht hartnäckig andauernder Kopfschmerz schließlich in tödliche Enzephalopathie über. In einem solchen Falle hält der Kopfschmerz an, wird mehr und mehr quälend, der Patient zeigt rapiden Verfall der Geisteskräfte und kann allmählich in einen Zustand des Deliriums versinken. Andererseits kann auch plötzlich ein Anfall akuten Deliriums auftreten, mit einem plötzlichen Verlust des Bewußtseins beginnend, gefolgt von unregelmäßigen Zuckungen aller Gliedmaßen, Auftreten von Schaum aus Mund und Nase und schließlich allgemeinen manischen Erscheinungen. Wiederherstellung ist aber dabei durchaus nicht ungewöhnlich, und nach einem jähen Anfall nach Art des beschriebenen wissen die Patienten von dem ganzen Zustand gar nichts; sie können gelegentlich die Bewegungsfähigkeit wieder erlangen und lange Strecken zurücklegen, unfähig, über sich Rechenschaft zu geben oder sich an ihren Namen zu erinnern und erlangen erst nach geraumer Zeit wieder das Bewußtsein; diese Form ist aber eine verhältnismäßig seltene.

Der von Mott (10) erwähnte Fall gibt die Darstellung einer typischen, zweifellos durch Blei verursachten Geisteskrankheit, die aber teilweise auch durch Alkoholismus kompliziert war.

Die Burtonische Linie (der Bleisaum). Viele heftige Kontroversen sind über die Bedeutung der blauen Linie, die an dem Zahnfleisch gewisser mit Blei arbeitender Personen zu sehen ist, entstanden und zwar besonders darüber, ob diese bemerkenswerte Erscheinung als diagnostisches Symptom der Bleivergiftung anzusehen ist oder nicht.

Lange Zeit hindurch wurde sie — und wird von vielen auch noch jetzt — für sich allein schon als genügender Beweis dafür angesehen, daß eine Person an Bleivergiftung leide. Andererseits legen diejenigen, die über eine beträchtliche Erfahrung in der gewerblichen Bleivergiftung namentlich infolge der regelmäßigen Untersuchung von in verschiedenen Bleiindustrien beschäftigten Arbeitern verfügen, dem Vorkommen des Bleisaumes nur die Bedeutung bei, daß er beweist, daß die betreffende Person der Bleiaufnahme ausgesetzt war.

Es gibt zwei Arten des Bleisaumes:

1. Eine feine bläuliche Linie ist rings an den Zahnfleischrändern zu sehen, deutlicher an den zwischen den Zähnen befindlichen Papillen des Zahnfleisches und stets merklicher rings um mit Zahnstein belegte Zähne als um reine. Diese Linie wird zweifellos durch die

Zersetzung von in den Mund gelangten Bleisalzen durch Schwefelwasserstoff verursacht, der sich infolge der Zersetzung und Fäulnis von Nahrungs- und Epithelresten und anderer um die Zahnränder und in den Zahnzwischenräumen angehäuften Stoffe gebildet hat. Einen besonderen Beweis hierfür findet man oft in dem Mund solcher Personen, deren Ohrspeicheldrüse Speichel absondert, der die Ablagerung von Zahnstein befördert. Dann kann man oft bloß die zwei ersten oberen Backenzähne an beiden Seiten des Oberkiefers mit Zahnstein belegt finden, während kein anderer Zahn im Oberkiefer in gleicher Weise affiziert ist. Diese Ablagerung von Kalziumphosphat und -karbonat ist außerordentlich pörös, und mit den Zersetzungsprodukten gesättigt scheidet sie dann Schwefelwasserstoff in ziemlich bedeutenden Mengen aus. Wenn eine solche Person in einem Bleibetriebe arbeitet, kann häufig eine dunkelblaue Färbung der Wange in der Nähe des angegriffenen Zahnes beobachtet werden, während entsprechend den übrigen Zähnen, die von Ablagerungen frei sind, keine solche Färbung zu bemerken ist. Mit einem Vergrößerungsglas betrachtet, erscheint die blaue Linie aus einer großen Zahl von kleinen Körnchen von dunkler Farbe gebildet, die oft tief im Gewebe gelagert sind. Wichtig ist, daß eine blaue Linie selten im Mund jener Personen zu finden ist, die auf ihre Zähne Sorgfalt verwenden; wo die Zähne rein sind, das Zahnfleisch eng an die Zähne anschließt, kein Eiter vorhanden ist und Ablagerungen fehlen, haben wir niemals Bleisaum entstehen sehen. Manch ein sogenannter gesunder Mund mit tadellosen Zähnen hat aber doch infiziertes Zahnfleisch[1]).

Bei pathologisch-anatomischer Untersuchung des Bleisaums ist es interessant festzustellen, daß auf den ersten Blick die Teilchen tief im Gewebe gelagert zu sein scheinen und zwar hauptsächlich in Beziehung zu den das Zahnfleisch versorgenden Blutgefäßen. Eine etwas genauere Beobachtung jedoch zeigt, daß die Teilchen tatsächlich insbesondere in den Lücken zwischen den Epithelzellen angehäuft sind, die von der Oberfläche des Zahnfleisches fortwährend abgestoßen werden, — ein Prozeß, der seine Ursache in einem entzündlichen Zustand hat, bei dem das ganze Zahnfleisch hypertrophisch wird und zahlreiche kleine Wundflächen aufweist. Unter diesen Umständen findet in einem gewissen Ausmaß direkte Absorption von Staub und kleinen Partikeln von Blei durch die wunde Oberfläche statt, und dieses wird durch den von dem sich zersetzenden Gewebe an Ort

[1]) Ich habe bereits oben darauf hingewiesen, daß diese Behauptung durchaus meinen Erfahrungen widerspricht; gute Zahnpflege, Reinhaltung des Mundes verzögern das Entstehen eines Bleisaumes, machen ihn aber keineswegs unmöglich; es findet sich gerade bei tadellosem Zahnfleisch sehr schön entwickelter Bleisaum. Hingegen seien die folgenden Ausführungen über die Differentialdiagnose zwischen der Zyanose des Zahnfleischrandes und dem wirklichen Bleisaum gerade dem Praktiker sehr zur Beachtung empfohlen. Man kann den gar nicht schwer zu erkennenden Unterschied sich dadurch am besten einprägen, daß man das ungepflegte Zahnfleisch von nicht mit Blei beschäftigten Arbeitern häufig betrachtet. (T.)

und Stelle erzeugten Schwefelwasserstoff in Bleisulfid umgewandelt. Ein gewisser Teil der Färbung ist auch auf die Tätigkeit der Schleimdrüsen zurückzuführen. Es ist bekannt, daß bei Infektionen des Mundes in der Art von Pyorrhoea alveolaris oder von Rarifikation des Alveolarfortsatzes ein guter Teil der Infektionsträger in den Schleimdrüsen der Mundschleimhaut besonders entlang der Zahnfleischränder selbst seinen Sitz hat, und der Bleistaub wird auch in diesen Drüsen abgesetzt und bildet später ein Sulfid. Es ist aber auch möglich, daß gewisse blaue Linien durch die Ausscheidung von Blei aus dem Blute verursacht werden[1]).

Nur geringer Mühe bedarf es, um zwischen dem Bleisaum und dem merkwürdig bläulich-grauen Aussehen der Zahnfleischränder in Fällen von Pyorrhoea alveolaris zu unterscheiden; wenn jemand einmal diese zwei Zustände studiert hat, bestehen nur mehr geringe Schwierigkeiten; die Verwendung eines Vergrößerungsglases löst sogleich die Frage. Das bläuliche Aussehen des Zahnfleisches in vielen Fällen der Zahnfleischerkrankung ist durch örtliche Cyanose verursacht. Einige wenige andere Formen der Färbung des Zahnfleisches gibt es noch, wie eine gelegentliche blaue Linie bei Quecksilberarbeitern, eine schwarze Linie bei Kohlengrubenarbeitern usw., aber diese kommen bei der vorliegenden Frage kaum in Betracht. Eine jede Färbung von der Art der oben beschriebenen ist als Zeichen dafür anzusehen, daß der Arbeiter der Einatmung von Blei ausgesetzt war, und es besteht daher der Verdacht von Bleiaufnahme, bei der das Auftreten ausgesprochener Symptome von Bleivergiftung zu erwarten ist, wenn die Personen genügend lange dem schädlichen Einflusse ausgesetzt bleiben.

2. Bei der zweiten Art des Bleisaumes ist die Färbung nicht auf den Zahnfleischsaum oder auf einen selten 1 mm in der Breite überschreitenden Rand beschränkt, wie dies bei dem gewöhnlichen Bleisaum der Fall ist. In diesem Fall ist vielmehr die ganze zum Zahnfleisch gehörige Schleimhaut vom Saum der Zähne und darüber hinaus bis zur Wangenfalte 5 oder 6 mm und selbst 1 cm breit gefärbt.

Ist dieses Phänomen vorhanden, dann ist es stets mit einem merklichen Grad von Pyorrhöea alveolaris verbunden, das Zahnfleisch ist weich, ödematös übelriechender Eiter sickert von den Rändern, die Zähne sind häufig gelockert, und die anderen Symptome der Erkrankung des Alveolarfortsatzes treten auf.

Die in einem solchen Falle vorgenommene anatomische Unter-

---

[1]) Die direkte Aufnahme von in den Mund gelangtem Bleistaub in das Zahnfleisch und die dadurch bedingte Entstehung des Bleisaums ist durchaus unwahrscheinlich und bisher durch keine pathologisch-anatomischen Befunde gestützt. Wir sehen auch Bleisaum bei solchen Bleivergiftungen, bei denen das Blei gar nicht durch den Mund aufgenommen wurde. Ruge (Deutsch. Arch. f. klin. Medizin 1897) ist durch sorgfältige histologische Untersuchungen zu der Annahme gekommen, daß der Bleisaum dadurch zustande kommt, daß durch die Kapillaren der Schleimhautgefäße ausgetretenes gelöstes Bleialbumin durch in die Tiefe gedrungenes H_2S in unlösliches schwarzes Schwefelblei überführt wird. (T.)

suchung scheint noch deutlicher zu zeigen, daß eine gewisse Ausscheidung von Blei aus den Blutgefäßen stattgefunden hat, da die Bleiteilchen dicht an den Kapillaren zu sehen sind; aber auch hier ist kaum ein Zweifel, daß der Bleisaum eher durch die Absorption von der äußeren entzündeten Oberfläche des Zahnfleisches als durch Ausscheidung aus den Gefäßen selbst hervorgerufen worden ist. Interessant ist die Feststellung, daß bei allen Versuchstieren in keinem Falle ein Bleisaum beobachtet wurde, obgleich die Tiere, Katzen und Hunde mit Katzenfleisch aufgefüttert wurden, das sich leicht zersetzt, und obwohl ausnahmslos im Maul solcher Tiere sich Organismen vorfinden, die fähig sind, Schwefelwasserstoff zu erzeugen. Dessenungeachtet wurde die blaue Linie nicht wahrgenommen, da das Zahnfleisch der Tiere vollsändig frei von Infektionen oder pathologischen Veränderungen war. Durch Verursachung einer künstlichen Endzündung um den Eckzahn eines der Bleivergiftung ausgesetzten Tieres wurde eine deutliche blaue Linie innerhalb zweier Wochen hervorgerufen, die alle charakteristischen Merkmale des gewöhnlichen Bleisaumes hatte.

Diese Form des Bleisaumes mit einer tieferen Färbung des ganzen Zahnfleisches kommt, obgleich sie allein an und für sich nicht als Zeichen der Bleivergiftung angesehen werden kann, selten vor, ohne daß die betreffende Person einer so lange andauernden Vergiftung ausgesetzt war, daß auch andere Symptome schon aufgetreten sind.

Es kann der Bleisaum, welche Form auch immer beobachtet wird, unserer Ansicht nach nicht als diagnostisches Zeichen der Bleivergiftung angesehen werden, sondern er ist lediglich ein Anzeichen dafür, daß die betreffende Person eine gewisse Zeitlang der Bleiaufnahme ausgesetzt war.

Ein Nachweis dafür, daß Blei durch die Speicheldrüsen ausgeschieden wird, liegt nicht vor. In einer Anzahl von Fällen wird sicherlich über einen Metallgeschmack im Munde geklagt, und es ist, in Analogie zur Quecksilbervergiftung, möglich, daß die Ausscheidung von kleinen Mengen Blei durch den Speichel stattfindet; dies hat jedoch lediglich wissenschaftliches Interesse und keine praktische Beziehung zur Frage der Bleivergiftung. Eine die Ausscheidung von Blei bestätigende Färbung in den Speicheldrüsen wurde ungeachtet des ständigen Vorhandenseins von Kaliumsulfocyanid in dem Sekret der Ohrspeicheldrüse nicht beobachtet. Der Bleisaum kann gelegentlich auch an anderen Teilen des Körpers beobachtet werden. Manchmal wurde der Darm mit einer bläulichschwarzen Ablagerung von Schwefelblei gefärbt gefunden, und in einem Falle von akuter Vergiftung, die dem Verschlucken einer großen Menge von Bleiazetat folgte, und in den von Oliver beschriebenen Fällen der Einnahme von Bleioxyd (Bleiglätte) war eine dunkle Färbung der Eingeweide besonders deutlich wahrnehmbar. Bei allen Tieren, über die berichtet wird, bildet dies eine ständige Erscheinung im Dickdarm; im Kapitel über die Pathologie ist diese blaue Färbung des Dickdarmes genauer beschrieben. Wir haben sie einmal bei der Untersuchung des Leichnams eines Mannes, der an Bleivergiftung gestorben war, gefunden und sind der Ansicht, daß sie, wenn sie gefunden wird, als diagnostisches Zeichen anzusehen ist. Makroskopischer Nachweis aber ist nicht genügend; es ist notwendig, eine histologische Untersuchung der Gewebe vorzunehmen; man sieht dann, daß die gefärbten Bezirke mit dem lymphoiden Gewebe in der Darmwand im Zusammenhang sind, und man findet nicht bloß das interstitielle Gewebe, sondern tatsächlich das Innere der Zellen selbst mit kleinen bläulichen Körnchen beladen. Solch ein histologischer Befund ist in hohem Grade charakteristisch für einen schweren Fall von Bleivergiftung.

Wenn beträchtliche Mengen von Blei in den Magen-Darmtrakt aufgenommen wurden, wurde gelegentlich ein blauer Ring um den Anus beschrieben.

Ungefähr 85% der Fälle von Bleivergiftung mit Kolik zeigen hartnäckige Verstopfung als Hauptsymptom. Die Verstopfung besteht im allgemeinen einige Tage vor dem Einsetzen der Kolik und kann 12—14 Tage andauern, wenngleich 6—7 Tage die gewöhnliche Dauer bildet. Für diese Verstopfung ist nichts Anderes charakteristisch als die Schwierigkeit der Behandlung; es ist oft von allergrößter Schwierigkeit, dieses Symptom zu beheben. Ohne Zweifel ist die direkte Ursache in der Ausscheidung von Blei in den Dickdarm zu suchen (vgl. S. 97).

Die Palpation des Kolon zeigt oft Ausdehnung desselben mit einer beträchtlichen Druckschmerzhaftigkeit, sowohl an der Flexura hepatica als auch an der Flexura linealis, vornehmlich aber an dieser letzteren. Deutlich-schmerzhafte Stellen kann man in der ganzen Länge des Darmes finden, hervorgerufen durch kleine Geschwüre oder wahrscheinlich durch die kleinen Blutergüsse, die wir anderen Ortes als Begleiterscheinungen der Bleivergiftung beschrieben haben. Die restlichen 15% der Fälle weisen als Vorsymptom Diarrhöe auf. Überdies ist Diarrhöe bei Personen, die in einem Bleibetrieb beschäftigt sind und keine anderen Zeichen von Vergiftung bieten, nicht ungewöhnlich, und da das auf verschiedenen Wegen in den Körper aufgenommene Blei gewöhnlich wie andere Schwermetalle, wie Eisen, Wismut, Nickel und auch Arsenik, mit dem Stuhl ausgeschieden wird, soll das Vorkommen von Diarrhöe den Arzt auf die Möglichkeit hinweisen, daß eine beträchtliche Bleiaufnahme stattgefunden hat[1]).

Quellen.

1. Zinn: Berl. Klin. Woch., Nr. 50, 1899.
2. Collis, E. L.: Special Report on Dangerous or Injurious Processes in the Smelting of Materials containing Lead, Seite 6, 1910.
3. Grissolle: Thèse, Paris 1835.

[1]) Nach meinen praktischen Erfahrungen sind Diarrhöen bei Bleiarbeitern in Verbindung mit Symptomen der Bleivergiftung recht selten. Mir scheinen im Gegenteil — und dies würde ja mit den Ausführungen auf Seite 182 übereinstimmen — Diarrhöen und Neigung zu Diarrhöen zur Vorbeugung gegen das Auftreten von Bleivergiftung von Bedeutung zu sein. (T.)

4. Meillère, G.: Le Saturnisme, S. 122, Paris 1903.
5. Annino: Archiv Ital. di Clin. Med. 1893.
6. Chatin: Province Med. Lyon, Nr. 4, 1892.
7. Harnack: Deutsche Med. Woch. 1897.
8. Mayer: Virchows Archiv, 1881.
9. Hunter John: Observations of the Diseases of the Army in Jamaica, London 1788.
10. Mott, F.: Archives of Neurology and Psychiatry, Band IV, S. 117.

VIII. Über Bleiausscheidung.

Symptomatologie und Diagnose (Fortsetzung); **Ausscheidung von Blei.** Die zwei hauptsächlichsten Wege zur Ausscheidung des Bleies sind der Urin und der Stuhl, es kommen aber auch der Speichel und der Schweiß in Betracht.

Es gibt nicht viel Beweise für die Ausscheidung durch Schweiß, jedoch behaupten einige Beobachter, hauptsächlich Franzosen, Spuren von Blei in der Haut von Bleiarbeitern gefunden zu haben. In einem solchen Falle ist es sehr schwer, die Frage der oberflächlichen Beschmutzung auszuscheiden, und ist, obgleich eine lebhafte Blutzirkulation an der Oberfläche und Schweißbildung möglicherweise eine gewisse Bleimenge zur Ausscheidung bringen können, die Wahrscheinlichkeit dieser Ausscheidung sehr gering.

Eher dürfte es richtig sein, daß die Speicheldrüsen Blei auscheiden, da ohne Zweifel eine ganze Reihe anderer Substanzen diesen Weg gehen. Quecksilber wird unzweifelhaft aus den Speicheldrüsen und den Schleimhautdrüsen des Mundes ausgeschieden, und ist es daher nicht unwahrscheinlich, daß ein Metall, welches in chemischer und wahrscheinlich auch physiologischer Beziehung ihm nahe steht, in einer ähnlichen Weise ausgeschieden wird. Meillère (1) spricht von drei Fällen von Parotitis, deren Ursprung er auf Blei zurückführt. Er führt auch einen weiteren Fall an, indem man bei der chemischen Untersuchung der Speicheldrüsen nach dem Tode Blei in kleinen Quantitäten gefunden hat.

Chronische Parotitis wird nicht selten als ein Symptom bei den zur Anzeige gelangten Fällen gewerblicher Bleivergiftung angeführt, und dürfte sie ihren Ursprung in der Schädigung der Speicheldrüsen durch den Durchgang dieses Metalles haben. Chronische Parotitis oder selbst nur Empfindlichkeit der Ohrspeicheldrüsen, kommt bei Bleiarbeitern mit Symptomen von Bleiaufnahme nicht häufig vor. Die Absonderung von Blei durch die Speicheldrüsen ist jedoch nicht von besonderer Bedeutung, ausgenommen als Ursache jener gelegentlichen Klagen über metallischen Geschmack im Munde bei chronischen Bleivergiftungen; in solchen Fällen findet möglicherweise eine stärkere Absonderung des Bleies durch die Ohrspeicheldrüsen statt. Ein Fall möge angeführt werden, der die Annahme bestärken könnte, daß Blei durch die Speicheldrüsen abgesondert wird. Ein Arbeiter, der mit einer gefährlichen Bleiarbeit beschäftigt war, zeigte von Zeit zu Zeit, jedoch nicht als konstantes Symptom, eine deutliche Pigmentierung auf der Innnenseite der beiden Wangen in der Gegend der Wangenpapille des Ohrspeicheldrüsenkanals. Die Pigmentierung war nur zeitweise vorhanden; zuweilen wurden tief-blauschwarze Flecken an beiden Seiten gefunden, jedoch ohne Färbung der umgebenden Wangenschleimhaut oder des Zahnfleischrandes, obgleich die Zähne in diesen Partien mit fauligem übelriechendem Zahnstein bedeckt waren. Würde man annehmen, daß das Blei in diesem Falle den Weg durch den Mund genommen hat, so könnte man nicht erklären, warum sich dasselbe bloß an dieser Stelle an die Wange angesetzt haben soll, obwohl feststeht, daß an anderen Partien der Mundhöhle dieselben Voraussetzungen für bakteriologische Zersetzungsvorgänge und damit zur Entstehung von Schwefelwasserstoff vorhanden waren. Wir haben diese Färbung in der Nachbarschaft der Ausführungskanäle der submaxillaren und sublingualen Drüsen nicht bemerkt, sondern nur an den Ausführungsgängen der Ohrspeicheldrüsen.

Das für die Absonderung von Blei wichtigste Organ ist vom Standpunkte der Symptomatologie und Diagnose betrachtet, die Niere. Bei Bleiarbeitern und Personen, die an Bleivergiftung erkrankt sind, wird nicht selten Blei im Urin gefunden. Die vorgefundene Menge ist gewöhnlich klein und in einer solchen Form, daß sie schwer nachzuweisen ist. Es können sehr ausgesprochene Veränderungen in den Nieren vorhanden sein, während der Urin selbst nur sehr geringe Anzeichen dafür bietet, daß pathologische Veränderungen eingetreten sind.

Der Urin der gewerblichen Bleiarbeiter ist sehr oft von dunkler Farbe; tatsächlich ist in der Regel die Färbung stärker als bei normalen Menschen, und bei jenen Personen, die einen gewissen Grad von Gelbsucht mit dem eigenartigen gelblich-braunen Kolorit der Bindehäute aufweisen, kann durch geeignete Proben Hämatoporphyrin nachgewiesen werden.

Bei hartnäckigen Fällen von chronischer Vergiftung wird in der Regel Albuminurie gefunden, begleitet von gewissen Veränderungen in den anderen Bestandteilen des Urins, wie sie sich insbesondere öfters noch vor dem Beginn der Albuminurie zeigen. Die Veränderungen an den Augen, worüber in einem besonderen Abschnitt gesprochen wird, sind öfters als auf Blei zurückführende Retinitis albuminurica bezeichnet worden. Es ist richtig, daß Augenveränderungen öfters im Zusammenhange mit chronischen Veränderungen der Nieren stehen.

In Fällen von akuter Vergiftung wird in der Regel im Urin Blei gefunden, bei chronischer Vergiftung ist es jedoch keinesfalls eine gewöhnliche Erscheinung. Kleine Mengen werden zeitweilig ausgeschieden, und bei der chemischen Untersuchung der Nieren wurde in Fällen von tödlicher Bleivergiftung öfters eine gewisse Menge von Blei festgestellt. Wynter Blyth (2) hat in den Nieren zweier Bleiarbeiter insgesamt 0,003 g Blei gefunden. Peyrusson und Pillault (3), die von Meillère zitiert werden, haben eine ähnliche Menge (0,003 g) gefunden, während Meillère selbst bei seinen Versuchen an Tieren bedeutend weniger und zwar nur 0,0001 g finden konnte. Stevenson fand in einem Falle, der uns durch Newton Pitt (4) berichtet wurde, 0,0086% Blei im Zökum und Kolon. Ungeachtet dessen, daß durch chemische Untersuchungen in der Niere oder im Urin nur eine kleine Bleimenge festgestellt werden kann, entwickelt sich doch eine deutliche Nierenentzündung, die offenbar auf die Reizwirkung des metallischen Giftes zurückzuführen ist.

Die Nieren. Mit der Bleivergiftung wurden verschiedene Arten von Nierenerkrankungen in Verbindung gebracht, speziell mit chronischer Bleivergiftung, wenn größere Mengen von löslichem Bleisalz in den Magen eingeführt worden waren. Die Nieren sind einer ganz besonderen Schädigung unterworfen, wenn Bleisalze sie passieren; jedoch dauert, wie bereits früher bei der akuten Vergiftung ausgeführt, der Durchgang von Blei durch die Nieren nicht längere Zeit. Bei Vergiftungen gewerblicher oder chronischer Natur wurde auch in unzweifelhaften Fällen im Urin gar kein Blei gefunden. Selbst wenn solches vorhanden ist, ist es sehr schwer nachzuweisen, es sei denn, daß man die elektrolytische Methode anwendet (siehe Seite 171). Trotzdem treten unzweifelhaft Erkrankungen der Nieren bei einer großen Anzahl von Bleiarbeitern auf.

Alle Schwermetalle, von denen als Beispiele Silber, Quecksilber, Eisen, Zink und schließlich Blei erwähnt seien, scheinen durch die Nieren ausgeschieden zu werden, wenn sie im Körper in toxischer Dosis vorhanden sind, und auch öfters, wenn sie in kleinen, nicht giftigen Dosen vorhanden sind; im letzteren Fall geschieht jedoch die Ausscheidung in größerem Maße durch den Darm als durch die Niere. Das Blei, welches im Blute zirkuliert, kann ebenso wie andere Schwermetalle chemisch in den Nieren aufgefunden werden, jedoch ist das erhaltene Quantum nicht so groß, als man nach der beträchtlichen Stärke der oft vorhandenen Entzündung erwarten könnte.

Bei den Versuchen an Tieren, die der Giftwirkung längere Zeit hindurch ausgesetzt waren, zeigten sich bestimmte histologische Veränderungen der Nieren; je länger ein solches Tier der Einwirkung des giftigen Metalles ausgesetzt war, desto fortgeschrittener waren die Zeichen der Degeneration in ihrer Struktur. In der frühesten Krankheitsperiode hatte die Erkrankung mehr den Charakter einer interstitiellen Nephritis und nur in den späteren und mehr chronischen Stadien wurden Erkrankungen der Glomeruli und fibröse Veränderungen gefunden, aber selbst in jenen Frühstadien der Vergiftung wurden deutliche interstitielle Hämorrhagien zerstreut in den Nieren gefunden. Diese kleinen Blutaustritte verursachten keine Symptome von Hämaturie, da bei keinem der Versuchstiere blutiger Urin bemerkt wurde, andererseits wurden außer solchen sicheren kleinen Hämorrhagien auch Flecken entdeckt, die auf Hämorrhagien, die eine fibröse Umwandlung durchgemacht haben, hinweisen. Selbst aus den Abbildungen von Glibert (5) scheint deutlich hervorzugehen, daß Hämorrhagien vorgekommen waren und diese eine fibröse Umwandlung erfahren hatten. — Es besteht kaum ein Zweifel, daß in Fällen von Nierenerkrankungen die erste Wirkung des Giftes in Erweichung kleiner Partien der Gefäßwände in Verbindung mit einem Undichtwerden an diesen Stellen, das oft kaum zu wirklichen Hämorrhagien führt, besteht. Die Feststellungen anderer Beobachter widersprechen keineswegs dieser Theorie. Wenn die erste Hauptwirkung das beschriebene Undichtwerden der Gefäße ist, so können alle übrigen krankhaften Veränderungen, die von anderen Beobachtern beschrieben werden, als notwendige Folge angesehen werden.

In den Nieren, sowie in anderen Teilen des Körpers scheinen zuerst eher die kleinsten Venen als die kleinsten Arteriolen von der Zerstörung ergriffen zu werden und haben mikroskopische Untersuchungen dieser Teile zu der Annahme geführt, daß die Innenschichte der Gefäße und nicht deren Mittel- oder Muskelschichte zuallererst affiziert wird. Unter diesen Umständen können die kapillaren Hämorrhagien besser verstanden werden, als wenn die Arteriolen selbst oder deren muskuläre Mittelschichten zuerst affiziert würden. Bei Fortschreiten der degenerativen Veränderungen erleiden die Gefäße in Gänze — die äußeren, mittleren und inneren Schichten — Veränderungen, die schließlich in eine vollständige Verengung und nachfolgenden Verschluß der Gefäße ausgehen. Weitere Schrumpfungen in diesen Partien führen dann zur sklerotischen Schrumpfniere.

Zink in Form von Oxyd hat fast dieselben Wirkungen auf die Nieren wie Blei. Ein Versuchstier, dem man 0,2 g Zinkoxyd per Kilogramm Körpergewicht durch eine subkutane Einspritzung in die Rückenmuskeln einführte, starb in 15 Tagen; die Nieren zeigten ausgedehnte Blutaustritte — nicht nur die kleinen und kapillaren Hämorrhagien, die man bei Bleivergiftungen vorfindet, sondern Blutungen, die von der Rinde aus durch die ganze Niere gingen.

Vom klinischen Standpunkte aus ist die Nierenerkrankung, außer wenn Eiweiß im Urin bemerkt wird, kein auffallendes Symptom während eines Anfalles von chronischer Bleivergiftung; dieselbe ist vielmehr als ein Spätsymptom, das sich als das Ergebnis einer langfortgesetzten Reizung darstellt, zu betrachten. — Die Schwierigkeit der Ausschaltung von alkoholischen Komplikationen wurde vielfach diskutiert, doch gibt es keine spezifischen Symptome oder Anzeichen bei der Obduktion, die es ermöglichen würden, eine alkoholische Nephritis von der Nephritis bei Bleivergiftung zu unterscheiden[1].

[1]) Es scheint mir nach den vorliegenden Angaben doch wenigstens in ausgeprägten Fällen möglich, eine Bleiniere von den chronisch entzündlichen Prozessen anderer Natur zu unterscheiden. Von der arteriosklerotischen unterscheidet sie sich dadurch — und die alkoholische ist ja eine arteriosklerotische — daß die Veränderungen gerade die kleinen Gefäße befallen, während die größeren frei sind (Leyden, Pedell, Musehold), auch erscheinen die Veränderungen an den Nierengefäßen ebenso wie an denen des übrigen Körpers dadurch charakterisiert, daß gerade die Media, die Muskelschichte, eine sehr erhebliche Verdickung aufweist, während bei Arteriosklerose hauptsächlich und primär die Intima erkrankt ist. Besteht der Prozeß sehr viele Jahre lang und haben sich neben

In dem Kapitel über Pathologie wurde bereits die Wirkung des Alkohols auf die Nieren als eine häufig prädisponierende Ursache der Nierenerkrankungen bei Bleiarbeitern hingestellt. Bei Personen, die der chronischen Bleiaufnahme ausgesetzt sind, kann durch alkoholische Exzesse die Bleiaufnahme in eine ausgesprochene Bleivergiftung umgewandelt werden, was auf die Veränderung in der Ausscheidungskraft der Niere zurückzuführen sein dürfte. Solange als das entsprechende Verhältnis zwischen Aufnahme und Ausscheidung erhalten bleibt, ist auch das Gleichgewicht vorhanden, und wird, obgleich die Körpergewebe Anzeichen eines gewissen Grades von Degeneration zeigen, keine ausgesprochene Erkrankung auftreten. Die Reizung des Magens jedoch und die Mehrarbeit, der die Nieren durch das Entfernen von größeren Quantitäten Alkohol aus dem Blute unterworfen sind, können genügen, um das Gleichgewicht zwischen Aufnahme und Ausscheidung zu stören und einen Anfall von Bleivergiftung hervorzurufen.

Akute Nephritis kommt sehr selten vor und kann nicht als Folgeerscheinung von chronischer Bleivergiftung angesehen werden. Bei Bleiarbeitern ist die akute Nephritis, die mit Symptomen von allgemeinem Ödem des Gesichtes, der Augen, Hände, Füße auftritt, von sehr schwerwiegender Natur, und verläuft ein derart plötzliches Auftreten von Nephritis beinahe ausnahmslos tödlich. In Fällen von chronischer Nephritis, zu welcher die meisten Fälle von Bleivergiftung gehören, sind die gewöhnlichen Anzeichen hierfür im Urin zu finden. Schmerzen sind selten ein Symptom der Nierenerkrankung, und obgleich die Bleiarbeiter öfters über Schmerzen im Rücken klagen, so zeigt doch die Untersuchung in den seltensten Fällen, daß die Rückenschmerzen auf die Nieren zurückzuführen sind, sondern vielmehr auf jene Lumbago, die im Gefolge von Verstopfung auftritt. Es empfiehlt sich jedoch, sehr sorgfältig vorzugehen, bevor man die Nierenerkrankung als Ursache der Rückenschmerzen ausschaltet. Eine quantitative Untersuchung des Urins mit Bezug auf den gesamten Säuregehalt und die Ausscheidung von Phosphaten dürfte hierzu Hilfe leisten, und wenngleich sie bei der routinemäßigen Untersuchung der Fälle von Bleiaufnahme nicht möglich ist, mag sie in Fällen des Verdachtes von Bleivergiftung zweckmäßig sein, besonders wenn man bereits Beweise von Blutveränderung hat.

Um die Wirkung des Bleies auf das Blut besser beschreiben zu können, ist es vorteilhaft, dieselbe in zwei Teile zu zerlegen:

1. Die Veränderungen der Blutkörperchen und anderer Blutbestandteile.

2. Die Wirkung auf die Gefäßwände und die pathologischen Veränderungen als Folgeerscheinungen der Gefäßerkrankung.

---

den Bleiveränderungen auch noch Altersveränderungen und Erscheinungen der Arteriosklerose entwickelt, dann mag allerdings ein Bild entstehen, dessen Deutung unmöglich ist, aber in jüngeren Jahren und in weitaus der Mehrzahl der Fälle von älteren Personen wird eine Differentialdiagnose doch möglich sein. (T.)

Die Anämie bei Bleivergiftung und die Bleianämie. Es ist schon aus der ältesten Heilkunde bekannt, daß Blei Blutarmut hervorruft, und die Tatsache, daß Personen, die längere Zeit der Einatmung von Bleistaub oder -dämpfen ausgesetzt waren, dadurch eine weiße oder gelblichweiße Gesichtsfarbe erhalten, ist ein zwingender Hinweis auf die Veränderung des Blutes. Es ist jedoch eine allgemein anerkannte Tatsache, daß die Gesichtsblässe nicht immer mit der Verringerung des Hämoglobingehaltes Hand in Hand geht. Die Bindehaut kann als ein Prüfungsmittel für die Farbe angesehen werden, und man kann dabei die merkwürdigen vasomotorischen Störungen studieren, auf die teilweise die Gesichtsblässe zurückzuführen ist.

Die Gesichtsblässe ist bei einigen Arten von Bleikachexie der Einwirkung auf die Innervation der Gefäßwände zuzuschreiben, und es ist eine öfters zu bemerkende Tatsache, daß Bleiarbeiter mit Gesichtsblässe beim plötzlichen Ansprechen und bei einer seelischen Erschütterung rasch erröten. Die Anämie bei Bleivergiftungen ist andererseits eine ganz feststehende Tatsache. Alle Beobachter stimmen darin überein, daß eine deutliche Verminderung des Hämoglobingehaltes im Blute platzgreift, sehr oft bis zu 35%, ohne daß der Arbeiter gezwungen wäre, sich der Arbeit zu enthalten und ohne daß Atembeschwerden eintreten, selbst wenn schwere Arbeit verrichtet wird.

Personen, bei denen der Hämoglobingehalt herabgesetzt ist, zeigen öfters eine gelbliche oder ikterische Verfärbung der Haut, besonders der Bindehaut, was auf die Färbung der Gewebe mit verändertem Blutpigment zurückzuführen ist. Ein Derivat des Hämoglobins — Hämotoporphyrin — kann auch in dem Urin von Personen, die an einer deutlichen Verringerung des Blutpigmentes leiden, gefunden werden und kann als positiver Beweis der destruktiven oder hämolytischen Anämie gelten. Das Symptom zeigt sich jedoch erst später, wird als besonders häufig von den Franzosen angenommen und kann nur als ein späteres und die Diagnose bestätigendes Symptom angenommen werden, nicht aber als ein Frühsymptom von diagnostischer Bedeutung.

Wie nicht anders von der Zersörung des Blutpigments zu erwarten, hinterläßt der krankhafte Prozeß deutliche Spuren an den einzelnen roten Blutkörperchen, und bei den meisten Personen, die an Bleivergiftung erkrankt sind, kann basophile Körnelung in einer Anzahl der roten Blutkörperchen gefunden werden. Moritz (6) war der erste, der auf diese Änderung der roten Blutkörperchen bei Bleivergiftungen hinwies. Die basophilen Körnchen treten nicht allein bei Bleianämie auf, man kann sie vielmehr bei jeder schweren sekundären Anämie, wo Hämolyse vorkommt, konstatieren, wie z. B. bei der Vergiftung durch Anilin, Schwefelkohlenstoff, Nitrobenzol. Außer den basophilen Körnchen in den Blutzellen kann das ganze Blutkörperchen eine blaugraue Schattierung annehmen. Das beste Färbemittel, um diese Körperchen zu demonstrieren, ist die Leishmansche Modifikation der Romanowski-Färbung; es ist hierbei nicht nötig, das frische Blut zu färben, da die Körnchen leicht selbst nach zwei bis drei Monaten demonstriert werden können. Schmidt (7) glaubt, daß, wenn die Zahl der Blutkörperchen mit basophiler Körnelung die Höhe von 100 per Million der roten erreicht, unzweifelhaft Bleivergiftung vorliegt[1]).

Es wurden in der Struktur der roten Blutzellen auch außer der basophilen Körnelung noch andere Änderungen beobachtet. Es treten deutliche Vakuolen auf, allgemein scheint jedoch — nach einer zuerst von Glibert (8) gemachten Wahrnehmung — das Blut bei der Herstellung der Präparate widerstandsfähiger gegenüber Schädigungen, und die roten Blutkörperchen scheinen elastischer zu sein als im normalen Zustande (erhöhte Viskosität). Änderungen in der Form der Blutköperchen kommen ebenfalls vor, und findet man nicht nur kleine Formen — Mikrozyten — sondern auch die großen — Makrozyten. Kernhaltige rote Blutkörperchen kommen selten vor.

Die Verringerung der Anzahl der roten Blutkörperchen ist nicht so bedeutend, als man aus der Verminderung des Hämoglobingehaltes anzunehmen geneigt wäre. In späteren Stadien jedoch sinkt, ebenso wie in anderen Fällen von sekundärer Anämie toxischen Ursprunges, die Menge der roten Zellen bis zu einer Million oder weniger per Kubikmillimeter.

Nach Garrod u. a. vermindert sich die Alkaleszenz des Blutes bei Bleiaufnahme.

Die weißen Blutkörperchen zeigen bei der gewöhnlichen Methode des Färbens keinerlei Änderung in ihrer Struktur, aber deutlich zeigen sie, so wie es auch die roten Blutkörperchen tun, eine größere Wider-

---

1) Was die Bedeutung der basophilen Granula für die Diagnose der Bleivergiftung anbelangt, so möchte ich hier ausdrücklich bemerken, daß ich ihnen heute eine größere Bedeutung beimesse als ich es seinerzeit, zuletzt noch in meinem Vortrage in Frankfurt (Protokoll der Sitzung d. Großen Rates, Berlin 1912. A. Seydel) getan. Es waren insbesondere die von Dr. Goetzl mit mir an meinem Material von Bleikranken vorgenommenen Untersuchungen (Wiener Arbeiten aus dem Gebiete der sozialen Medizin 1910), das häufige Nichtfinden von basophilen Granula bei zweifellos Bleikranken, die mich ververanlaßten, dem negativen Befunde nur geringe Wichtigkeit beizumessen und danach auch die Benützung der Blutuntersuchung bei der periodischen Untersuchung nicht allzu hoch einzuschätzen. Untersuchungen, die wir nun gemeinsam mit P. Schmidt vorgenommen, haben uns gezeigt, daß, wenn man die gestrichenen Blutpräparate etwas längere Zeit liegen läßt, in den dann gefärbten Präparaten sich viel weniger punktierte Erythrozyten nachweisen lassen und daß auch bei langem Liegen gefärbter Präparate durch Abblassen der Färbung sich die Zahl der punktierten Erythrozyten verringert. Bei meinen und Goetzls Untersuchungen aber haben wir die Präparate sowohl ungefärbt als auch gefärbt häufig längere Zeit liegen lassen, ehe wir sie untersuchten. Es kann schon nach diesen Erfahrungen der oben ausgesprochenen Meinung, daß es nicht notwendig sei, das Blut frisch zu färben, nicht beigestimmt werden. Was das Hämatoporphyrin anbelangt, so hat Goetzl (Wien. Arbeit. a. d. Geb. d. soz. Medizin 2. Heft 1912 gezeigt, daß es in einem sehr großen Perzentsatz auch leichter Fälle von Bleivergiftung gefunden wird, und vermutet er einen Zusammenhang zwischen dem Auftreten von Verdauungsstörungen, insbesondere Koliken und der Ausscheidung des Hämatoporphyrins. (T.)

standsfähigkeit gegenüber Verletzungen beim Studium der Blutpräparate, womit gesagt sein soll, daß die Viskosität des Blutes, die bei Bleivergiftungen augenfällig vermehrt ist, auch bei den weißen Zellen auftritt. In den Frühstadien von Bleivergiftung, besonders jedoch bei akuter Bleivergiftung, kann deutliche Leukozytose bemerkt werden; diese besteht eher in einer Vermehrung der Lymphozyten als der polymorphkernigen Zellen. Überdies sind die großen mononuklearen Zellen bedeutend vermehrt, und ergibt eine genaue Blutkörperchenzählung in einem Falle von Bleivergiftung, der auch das Vorhandensein von basophilen Körnchen in den Zellen aufweist, ausnahmslos eine merkliche Erhöhung in der Prozentzahl der Lymphozyten und eine Verminderung in der Anzahl der polymorphkernigen, und das selbst wenn die Gesamtzahl der Leukozyten nicht die gewöhnlichen Grenzen des Normalen überschreitet. Im ganzen genommen, wird die Zahl der Leukozyten in dem Blute einer an Bleivergiftung erkrankten Person eher der Obergrenze als der Untergrenze des Normalen sich nähern.

Zuweilen wird eine beträchtliche Vergrößerung der Zahl der eosinophilen Zellen in den Blutpräparaten der an Bleivergiftung leidenden Personen gefunden, besonders wenn ein Fall von langandauernder hartnäckiger Verstopfung vorliegt. Die Anzahl ist niemals besonders hoch und selten höher als 5 oder 6%. Andere Formen von weißen Blutkörperchen sind selten zu finden, und kann daher die Anämie, die auf Bleivergiftung zurückzuführen ist, leicht von den anderen Arten unterschieden werden, wie z. B. von perniziöser Anämie, lymphatischer Leukämie, splenomedullärer Lymphozytämie. Beim Untersuchen einer Anzahl von Blutpräparaten, die von Personen stammten, die der Bleiaufnahme ausgesetzt waren und die mit einer Anzahl von Blutpräparaten normaler Personen vermengt waren, war einer von uns (K. W. G.) imstande, nach der obenerwähnten Methode die Blutpräparate der verdächtigen Personen auszuscheiden.

Die Kriterien bei der Feststellung waren folgende:

1. Das Vorhandensein von basophilen Körnchen,

2. totale basophile Färbung und Größe der Blutkörperchen, Poikilozytose,

3. die differenzielle Zählung, die eine Vermehrung der Lymphozyten und der großen mononuklearen Zellen zeigte.

Durch die Untersuchung des Blutes erhält die Feststellung der Bleivergiftung eine wesentliche Unterstützung. Gleichzeitig begegnet sie jedoch dem Einwand, daß nicht allein bei Bleivergiftungen basophile Körnchen in dem Blute vorhanden sind. Jede Ursache, die eine Zerstörung der roten Blutkörperchen hervorruft, und selbst ihre Verringerung durch langandauernde Blutung hat vermehrtes Austreten von roten Blutkörperchen aus dem Knochenmark zur Folge (9). Während des vermehrten Austretens dieser Blutkörperchen aus dem Knochenmark erlangen zahlreiche Zellen Eintritt in das Blut, in denen die Kerne noch nicht vollständig degeneriert sind, und besonders diese

Zellen sind es, welche das Phänomen der basophilen Körnelung zeigen, und deutet ihr Vorhandensein eher auf fortschreitende erhöhte Blutbildung hin, die auf die Blutzersetzung folgt, als auf die Blutzersetzung selbst[1]).

Bei den verschiedensten Arten der Anämie, tatsächlich beinahe bei allen Formen von schwerer sekundärer Anämie, sicherlich jedoch bei allen, die mit Hämolyse einhergehen, kann das Vorhandensein von basophiler Körnelung gezeigt werden. Sie werden gewöhnlich bei perniziöser Anämie, bei sekundärer septischer Anämie und bei Malariaanämie gefunden. Das Vorhandensein basophiler Körnelung im Blute von Bleiarbeitern wurde zum ersten Male in Leipzig zur frühen Feststellung der Bleivergiftung praktisch benutzt. Mit Hilfe des Zeiß, schen Okulars wurde die relative Anzahl der basophilen Körnchen zellen im Verhältnis zu den normalen roten Blutkörperchen festgestellt wenn die Anzahl der roten Blutkörperchen mit basophilen Körnchen' 100 auf die Million roter Blutkörperchen übersteigt, so wird das Individuum, dessen Blut untersucht wurde, als im Vorstadium der Bleivergiftung befindlich bezeichnet und der entsprechenden Behandlung zugeführt. Dadurch ist es möglich geworden, die Anzahl der Personen, die an Bleivergiftung erkranken, bedeutend zu verringern.

Die Anwendung dieser Methode hat auch ihre Nachteile, besonders wenn man berücksichtigt, daß auch andere Substanzen als Blei die Basophilie hervorrufen können. Gleichzeitig besteht jedoch kein Zweifel, daß, wenn alle Personen, die in Bleiindustrien beschäftigt sind und Basophilie zeigen, von ihrer Arbeit ausgeschlossen würden, eine allzu große Anzahl von Personen in Betracht kommen würde. Immerhin ist die praktische Anwendung dieser Methode unter gewerblichen Verhältnissen nicht unmöglich und würde auf alle Fälle ein wohlumschriebenes Merkmal geben, auf Grund dessen die Diagnose gestellt werden könnte, obgleich unmöglich erwartet werden kann, daß der praktische Arzt oder der Gewerbearzt den Gehalt an gekörnten Erythrozyten bestimme. Solche Bestimmungen müßten notwendigerweise in gut ausgestatteten pathologischen Laboratorien ausgeführt werden, wie solche zurzeit verschiedene Gemeindebehörden besitzen.

Diese Tatsachen sind von großer Bedeutung, da einer differentiellen Zählung der weißen Blutkörperchen, zusammen mit einer sorgfältigen Untersuchung der Blutpräparate auf basophile Körnelung und Änderung in den roten Blutkörperchen, sowie die anderen vermerkten Phänomene, und zusammen mit einer Bestimmung des Hämoglobin-

---

[1]) Vgl. zu der Frage der Bedeutung der basophilen Granula für die Diagnose der Bleivergiftung insbesondere

P. Schmidt, über die Bedeutung der Blutuntersuchung für die Diagnose der Bleivergiftung. Zentralbl. für Gewerbehygiene 1914.

J. Schönfeld, Erfahrungen über den Wert der Blutuntersuchung bei Bleivergiftung und deren praktische Bedeutung. Mediz. Klinik 1913.

Galperin-Teytelmann. Inaug.-Dissert. Zürich 1908.

Lutoslawski. Inaug.-Dissert. Zürich 1904.

Majkowski. Inaug.-Dissert. München 1904. (T.)

gehaltes des Blutes, unserer Ansicht nach viel größerer Wert für die Diagnose der Bleivergiftung zukommt als der Zählung von roten oder weißen Blutkörperchen. Die nebenstehende Tabelle zeigt eine Reihe von Auszählungen usw. bei der Blutuntersuchung von bleivergifteten Personen.

Die Art der eingeatmeten Bleiverbindung ist vollkommen gleichgültig, es kann eine ausgesprochene Vergiftung mit Änderung des Blutes nicht nur durch Bleiweiß und Bleidämpfe, sondern auch durch Bleisulfat und Bleisilikat hervorgerufen werden.

Die nebenstehende Aufstellung zeigt die Blutzählungsergebnisse auf Grund der Untersuchung des Blutes von Personen, die bei der Erzeugung einer Farbe beschäftigt waren, die man irrtümlicherweise für unschädlich hielt, da ihre Grundlage Bleisulfat und -oxysulfat bildete.

Das Abreiben der Oberflächen von bemalten Gegenständen, Wänden, Wagen usw. mit Sandpapier verursacht auch das Vorhandensein einer gewissen Menge Bleistaub in der Luft, sobald die abgeriebene Farbe bleihältig ist. Die

Blutuntersuchung bei Bleianämie. Differentielle Zahlen in Prozenten.

Nr.	Hb.	R.B.K.	W.B.K.	Färbeindex[1]	A	B	C	D	E	F	G	H	I	J	K	Arbeit	Bemerkung
1	60 %	3 460 000	7 000	0 7	63	20	6	3	8	0	+	–	+	–	+	Farbmühle	5 Jahre
2	45 %	1 707 000	9 000	1,4	46	38	8	1	7	0	+	+	+	+	+	„	10 „
3	55 %	2 620 000	20 000	1,0	58	32	4	2	4	0	+	–	+	–	+	„	7 „
4	60 %	1 334 000	10 000	3,0	55	35	8	0	5	0	+	–	+	+	+	Bleiweißpacker	5 „
5	54 %	3 210 000	8 000	0,9	52	41	4	2	1	0	+	+	+	–	+	Farbenreiber	6 „
6	60 %	1 347 000	10 000	3,0	59	32	3	2	3	1	+	+	+	+	+	Bleiweiß	8 „
7	65 %	3 760 000	9 000	0,9												Pressen u. Öfen	8 „
8	65 %	2 200 000	10 000	0,7									+		+	Zinkdestillation	20 Jahre, beiderseitige Handlähmung seit zwei Jahren
9	50 %	3 860 000	8 000	0,6						–			+		+	Bleiweißbeete	10 Jahre
10	60 %	3 420 000	9 000	1,0	76	16	13	3	0	0			+		+	Packer	

A Polymorphkernige, B Lymphozyten, C Große Hyaline, D Eosinophile, E Übergangsformen, F Basophile, G Mikrozyten, H Megalozyten, I Poikilozyten, J Kernhaltige Rote, K Plehnsche Körperchen.

Blutkörperchen, Thoma-Zeiß. Hämoglobin, Haldanes Instrument. Präparate nach Leishman gefärbt.

[1]) Färbeindex von Nr. 4 u. 6 erscheint unwahrscheinlich, von 2 u. 10 nicht richtig berechnet (1,2 bzw. 0,9). (T.)

nachstehende Tabelle gibt die differentielle Fählung des Blutes einer Person, die beim Möbelanstreichen beschäftigt war:

Differentialzählung in Prozenten bei Blutpräparaten von Bleisulfatarbeitern.

Nr.	A*)	B	C	D	E	F	G	H	I	J	K
1	55	16	5	1	0	+	+	−	+	+	+
3	57	16	26	1	0	+	+	−	−	+	−
6	67	23	9	1	0	+	+	+	+	+	+
7	72	18	5	5	0	+	−	−	−	+	+
8	65	26	7	2	0	+	+	−	−	+	+

Differentialzählung in Prozenten bei Blutpräparaten von Möbellackierern (Sandpapierabschleifern).

Nr.	A*)	B	C	D	E	F	G	H	I	J	K
10	48	39	11	1	1	+	+	+	+	+	+
13	54	35	9	2	0	+	+	+	+	+	−
15	53	32	13	1	1	+	−	−	−	−	−
16	58	30	9	3	0	+	+	−	+	−	−
19	56	31	12	0	1	+	+	−	+	+	−

*)A Polymorphkernige
B Lymphozyten
C Mononukleare
D Eosinophile
E Myelozyten
F Basophile
G Mikrozyten
H Megalozyten
I Poikilozyten
J Vakuolenhaltige rote Zellen
K Normoblasten

Das Kreislaufsystem. Eine große Anzahl von Symptomen der wohl umschriebenen chronischen Bleivergiftung ist auf Zirkulationsstörungen zurückzuführen, und ist, wie schon an anderer Stelle ausgeführt ist, die schließliche Nervendegeneration in verschiedenen Teilen des Körpers vermutlich nichts anderes als der Endeffekt vorausgegangener Blutungen. Gewisse Symptome stehen jedoch dem Kreislaufsystem näher als andere und dürften daher besser unter dieses Kapitel eingereiht werden. Über die eng begrenzteren Veränderungen, von denen viele an bestimmte Organe gebunden sind (wie z. B. das Auge), oder besondere Partien (wie die Gefäße des Mesenteriums) wurde schon in dem Kapitel über Kolik und Augenveränderungen gesprochen. Die vasomotorischen Veränderungen gehen den wirklichen Änderungen der Gefäßwände voraus. Andererseits sind die Veränderungen in der Struktur der Leber, Lunge, Milz und ganz besonders der Niere Sekundärerscheinungen der Veränderungen der Struktur der Gefäßwände selbst.

Die vasomotorischen Störungen mögen nervösen Ursprunges sein oder nicht — obwohl die erstere Annahme vermutlich die richtigere sein dürfte, ist es aber ebenso möglich, daß die direkte Wirkung auf die Gefäße und die Reizwirkung auf die Nerven gleichzeitig zur

Geltung kommen. Andererseits sind direkte Entzündung der Gefäßwände, die in obliterierende Arteriitis, in Arteriosklerose, übergeht, Degenerations- und Exsudationsvorgänge in Niere, Lunge und Leber, tatsächlich auf degenerative Veränderungen entweder der Intima oder der Mittelschichte der feineren Gefäße zurückzuführen. Die gewöhnlichen Symptome von Arteriosklerose, wie Schwindel, Kopfschmerz, Pulsieren der Gefäße und der hartnäckige Kopfschmerz, von dem bereits die Rede war, lassen darauf schließen, daß Veränderungen in den Gefäßen stattgefunden haben, die mit Ödem kompliziert sind. In den Frühstadien der Nierenerkrankung findet man gewöhnlich eine interstitielle Nephritis, die scheinbar von Exsudation aus den Gefäßwänden herrührt. Eine solche Hypothese wird bis zu einem gewissen Grade gestützt durch das gleichzeitige Auftreten von Blutfülle und fibröser Veränderung in Leber und Lunge und in einem geringeren Grade auch in der Milz. In der Lunge selbst von Personen, die nicht der Einatmung von Blei ausgesetzt waren, und bei Tieren folgen, wie von Glibert ausgeführt wurde, einer Bleivergiftung sekundäre Veränderungen; diese Veränderungen nehmen die Form von Emphysem und genereller Fibrose an, während die Leber Blutandrang zeigt und später ähnlichen degenerativen Änderungen unterworfen wird. Die Blutgefäße in diesen Organen scheinen einen großen Teil ihrer Elastizität verloren, da und dort nachgegeben zu haben und wieder in anderen Fällen durch eine obliterierende Arteriitis vollkommen verschlossen worden zu sein. Mikroskopische Blutaustritte werden hauptsächlich an den Venen gefunden, die von den Kapillaren ausgehen. Die Gefäßänderungen in der Niere sind, wie vorher ausgeführt, die Vorläufer der Erkrankung; Eiweiß ist im Urin zu finden, jedoch ist die Menge selten groß. Zylinder sind nicht gewöhnlich. Die Menge des Bleies, die im Urin zu finden ist, ist sehr klein und schwer festzustellen, in vielen Fällen ist solches überhaupt nicht vorhanden.

In den späteren Stadien des chronischen Saturnismus kann das Herz degenerative Veränderungen zeigen. Mikroskopische Untersuchungen des Herzmuskels zeigen, daß die Veränderungen der Muskelfasern ähnliche sind wie bei den willkürlichen Muskeln. Erkrankung der Herzklappen ist keine gewöhnliche Erscheinung. Änderungen an den Herztönen sind selten. Das klinische Bild des Herzzustandes ist das eines „schlaffen" Herzens.

Quellen:

1. **Meillère, G.**: Le Saturnisme, Paris, 1903.
2. **Blyth Wynter**: Proc. Chem. Soc. 1887—88.
3. **Peyrusson und Pillault**: Meillère's Le Saturnisme, Kap. IV.
4. **Newton Pitt**: Trans Path. Soc., No. 42, 1891.
5. **Glibert**: Le Saturnisme Expérimental: Extrait des Rapports Ann. de l'Insp. du Travail, Brüssel, 1906.
6. **Moritz**: Med. Wochenschr., St. Petersburg, 1901.
7. **Schmidt**: Arch. für Hygiene, Vol. LXIII, p. I, 1907.
8. **Glibert**: Ibid.
9. **Boycott**: Journal of Hygiene, 1910.

IX. Das Nervensystem.

Symptomatologie und Diagnose. (Fortsetzung.)

Das Nervensystem. Bei der chronischen Bleivergiftung finden sich die am besten charakterisierten objektiven Symptome am Nervensystem. Seit Tanquerel (1) waren die Affektionen der Hände und der Finger, sowie der Beinmuskeln sehr gut bekannt. Mit der Lähmung verbunden treten lokale vasomotorische Erscheinungen auf, wie z. B. zyanotische Verfärbung der Haut entlang den gelähmten Muskeln, kalte Hände usw.; später, sobald die Lähmung schwerer und hartnäckiger wird, machen sich atrophische Veränderungen in der Haut, den Muskeln und den Knochen bemerkbar, treten auch ausgesprochene Kontrakturen durch die ungehemmte Zusammenziehung der nicht affizierten Antagonisten auf. Zwei von den großen Systemen, in welche der Körper zum Zwecke der medizinischen und physiologischen Beschreibung geteilt wird, nämlich das Muskel- und das Nervensystem, werden von der Lähmung betroffen. Angesichts der Konstanz der klinischen Symptome bei Bleilähmung wurde die besondere Aufmerksamkeit mehr auf die Veränderungen der Nerven, die der Muskellähmung und Degeneration vorausgehen, gerichtet, als auf andere Einflüsse, die zur Nervenentzündung führen.

Lancereaux (2) behauptet, daß die Bleivergiftung, die in einer Lähmung endet, die Form einer allmählichen Imprägnierung der Nervengewebe mit Bleisalz annimmt, bis schließlich degenerative Wirkungen und damit auch Muskellähmungen auftreten.

Meillère (3), der sich intensiv mit der Ätiologie der Bleivergiftung und auch mit dem klinischen Studium dieser Krankheit beschäftigt hat, behauptet, daß der Saturnismus in drei verschiedene Perioden eingeteilt werden kann:

1. Imprägnierung der Körpergewebe mit Bleisalz, wobei die Nervenfasern am meisten affiziert werden.
2. Verzögerung der allgemeinen Oxydationsvorgänge im Körper, die zu einer Unterernährung und zum Verlust der Spannkraft führt.
3. Einsetzen der Vergiftung mit allgemeinen Affektionen, Paresen usw.

Wenn drei solche Perioden unterschieden werden können, und ohne Zweifel ist es möglich, solche Zeitabschnitte, während deren das Blei die Gewebe allmählich angreift, aufzustellen, so kann man erwarten, daß die Symptome der besonders schweren Fälle erst bei längerer Einwirkung des Bleies eintreten. Dies ist ohne Zweifel bis zu einem gewissen Grade richtig, besonders bei gewerblicher Bleivergiftung, wo die Entwicklung von der lange fortgesetzten Aufnahme von Blei in kleinen Mengen und meist von metallischem Blei abhängt. Andererseits kann durch einige der Bleisalze, besonders durch Hydrokarbonate, schon während der ersten Periode, nämlich der Imprägnierung mit Blei, eine akute Erkrankung hervorgerufen werden; der entscheidende Faktor würde dann entweder die Verzögerung der Bleiausscheidung oder eine plötzliche Erhöhung der Bleidosis oder eine dazwischen getretene Erkrankung oder selbst ein alkoholischer Exzeß sein, wodurch ein Übermaß an Gift in die allgemeine Zirkulation geworfen wurde.

Der gewöhnlichste Typus der Lähmung ist jener, bei dem die Handmuskeln ergriffen sind, wobei eine Verringerung der Kraft der Streckmuskeln schon längere Zeit vorher sich zeigt, ehe die Erkrankung tatsächlich einsetzt. Der Beginn der Lähmung ist — praktisch gesprochen — niemals von Fieber begleitet; der einzige Fall, in dem Fieber bei Beginn des Anfalles eintreten kann, ist der, bei welchem die Lähmung durch besondere sekundäre Ursachen herbeigeführt wird; das Fieber ist in diesen Fällen der interkurrenten Erkrankung zuzuschreiben, nicht aber der Bleiinfektion.

Obgleich eine Schwäche der Streckmuskeln an den Händen jener Personen, die der Bleiaufnahme ausgesetzt waren, durch längere Zeit vorhanden sein kann, so ist doch das Einsetzen der Krankheit oft ein ganz plötzliches; in den meisten Fällen ist es jedoch ein ganz allmähliches und ist (im Falle der Lähmung) selten von bestimmten Vorsymptomen begleitet. Als Vorsymptome sind z. B. Mattigkeit, allgemeine Schwäche und besonders Gewichtsverlust angegeben worden. Manchmal treten Krämpfe jener Muskeln auf, deren Nerven ergriffen worden sind, ferner Veränderungen der Haut auf jener Fläche, die den bestimmten Hautnerven zugehört, ferner gelegentlich Hyperästhesie, Anästhesie oder Analgesie. Auch neuralgische Schmerzen wurden beschrieben, dieselben sind jedoch unbeständig und hatten im allgemeinen den Charakter von Gelenkschmerzen, da der Schmerz eher in den periartikulären Geweben als im Verlauf der Nerven selbst auftritt. Die Schmerzen haben mehr den bekannten viszeralen Typus als den einer eigentlichen Neuralgie. Zittern ist sehr häufig einer der Vorboten der Lähmung und in verschiedenen Fällen wurden auch Schwankungen im Grade der Schwäche der Streckmuskeln des Handgelenkes konstatiert, soweit dies klinisch ohne Verwendung eines Dynamometers geschätzt werden kann. Im Zusammenhange mit dieser Schwäche tritt auch ein feinschlägiges Zittern auf, das sehr oft durch Bewegungen (Intentionstremor) erhöht und jedenfalls stärker wird, während die Schwäche zunimmt. Es haben sich Fälle ereignet, wo nach einer längeren Schwächeperiode eine deutliche Lähmung der Handgelenke eintrat; in anderen Fällen hingegen wich die Schwäche zeitweilig bis zu sechs Monaten, und konnten keinerlei Unterschiede in der Streckkraft der beiden Handgelenke bemerkt werden. In anderen Fällen wiederum steigerte sich die Schwäche kontinuierlich, jedoch nur langsam und nicht so stark, um den Arbeiter zu zwingen, seine Beschäftigung aufzugeben. Die zunehmende Schwäche kann also bei Arbeitern Jahre hindurch einziges Symptom der drohenden Handlähmung bleiben.

Die Formen der Bleilähmung. Die Lähmung kann entweder eine allgemeine oder eine partielle sein, die hauptsächlichsten Muskeln, die ergriffen werden, sind jedoch die Strecker der Handgelenke und der Finger an den Unterarmen, sowie die Zwischenknochenmuskeln der Hände. Gewöhnlich wird zuerst der Extensor communis digitorum (gemeinschaftlicher Fingerstrecker) und der Extensor indicis (Zeigefingerstrecker) ergriffen. Darauf folgen die Schultermuskeln — hauptsächlich die Deltamuskeln —, sodann folgen die Beinmuskeln, besonders der Peroneus longus und brevis und in einem oder anderen Falle auch die Zwischenknochenmuskeln der Füße. Hier und da sind auch die Rücken-, Hals- und die Unterleibsmuskeln, ebenso die Muskeln des Kehlkopfes und Zwerchfelles affiziert; es ist sehr interessant, daß Trousseau darauf verwiesen hat, daß Pferde, die in Bleifabriken beschäftigt sind, sehr oft von Lähmung des oberen Kehlkopfnerven befallen werden.

Es ist ungemein schwierig, zu ergründen, weshalb das Blei eine solche Vorliebe für den Nervus radialis hat, der bei der Handgelenkslähmung am häufigsten ergriffen wird. Infolge des Umstandes, daß der Musc. supinator longus außer dem Nervus radialis eine weitere Nervenversorgung erhält, entgeht dieser Muskel öfters der Lähmung, selbst wenn alle Strecker der Hand befallen werden. Die Vorliebe des Bleies für bestimmte Nerven ist bei verschiedenen Tieren verschieden. Einer von uns (K. W. G.) hat experimentell gefunden, daß bei Katzen der Nervus anterior cruralis, der den Muscul. quadriceps extensor versorgt, der zuerst ergriffene Nerv ist, während die zweite affizierte Gruppe die spinalen Muskeln sind, besonders in der Lendengegend.

Unter den Erwägungen, die über diese Vorliebe für bestimmte Gruppen von einem Nerven versorgter Muskeln angestellt wurden, sei Teleky (4) erwähnt, der 40 Fälle von Lähmung untersuchte, unter besonderer Rücksichtnahme auf die Edingersche Aufbrauchtheorie, die darin besteht, daß die Funktion der Muskeln (und auch anderer Organe) unter gewissen Umständen durch Anstrengung leidet, bevor noch eigentliche Überanstrengung selbst eintritt[1]). Auf diese Weise erklärt Edinger, die auf eine Bleivergiftung folgende Lähmung durch die übergroße Inanspruchnahme der speziellen Gruppe der affizierten Muskeln, für deren Feststellung Teleky von dem relativen Volumen und Gewicht der Muskeln der Hand und des Unterarmes ausgeht, sowie ferner von den Anforderungen, die an die verschiedenen Gruppen Flexoren, Extensoren, Supinatoren usw. durch die feine oder grobe Arbeit in gewerblichen Betrieben gestellt werden. Teleky kommt zu dem Schlusse:

---

[1]) Das Folgende ist nach meinen Ausführungen im Originale und nicht als Übersetzung des Textes unseres Autors gegeben, soweit es auf tatsächliche Angaben und meine Darstellung sich bezieht; die Ansichten und Meinungsäußerungen unseres Autors hierzu sind wörtlich wiedergegeben. (T.)

Die Masse der Beuger und Strecker des Unterarmes (Triceps, Anconeus, Biceps, Brachialis, Brachioradialis) ist sehr groß, sie wird bei aller schweren Arbeit in Anspruch genommen, spielt aber eine geringe Rolle bei feiner Arbeit, dasselbe gilt von den der Supination dienenden Muskeln (Biceps und Supinator). Die Pronatoren haben nur eine kleine Muskelmasse, aber auch die Arbeiten, die sie zu verrichten haben, sind gering, denn schwere Arbeit erfordert meist ein Feststellen der Hand in Supination (beim Heben von Lasten, Schaufeln), während feine Arbeit meist in einer Stellung der Hand ausgeführt wird, die der Stellung bei Ruhe der Pronatoren und Supinatoren nahekommt. Die Handstrecker sind kräftiger als die Handbeuger, die Anforderungen aber, die an die ersteren gestellt werden, sind ungemein groß; bei allen feineren, in Pronation ausgeführten Arbeiten müssen sie schon allein zur Überwindung der Schwerkraft in Tätigkeit treten, dann aber sind sie die Synergisten der bei weitem am kräftigsten und bei weitem am häufigsten in Aktion gesetzten Fingermuskeln, der langen Fingerbeuger, deren volle Wirkung nur bei dorsalflektierter Hand möglich ist. Es findet also bei vielen Arbeiten eine starke Inanspruchnahme der Handstrecker statt. Die Arbeit aber, die die Flexoren der Hand zu verrichten haben, ist eine sehr geringe, und wird ihre Tätigkeit außerdem unter Umständen verstärkt oder ersetzt durch die Fingerbeuger. Unter den langen Fingermuskeln ist die Masse der Beuger eine vielfache (drei- bis vierfache) von der der Fingerstrecker. Grobe Arbeit wird fast ausschließlich durch die Fingerbeuger ausgeführt, deren Antagonisten, die Fingerstrecker, haben aber immer dann in Wirksamkeit zu treten, wenn es sich um exakte Fingertätigkeit, exakten festen Schluß bei schwerer oder um feine leichtere Arbeit handelt. Sie werden also bei vielgeübter feiner oder exakter Arbeit überanstrengt, weniger angestrengt aber bei grober Arbeit. Die kleinen Handmuskeln (Interossei, Lumbricales) spielen bei feiner Arbeit ebenfalls eine große Rolle. Sie sind an Masse den langen Fingerstreckern fast gleich, arbeiten aber unter viel günstigeren physikalischen Verhältnissen. — Der Daumen, der ja mehr angestrengt wird, als die übrigen Finger, hat eine besonders kräftige Versorgung mit Muskeln. Die Muskelmasse des Daumenballens ist nur wenig kleiner als die sämtlicher übrigen kleinen Fingermuskeln mit Ausnahme des Antithenar. Die langen Strecker sind zwar auch am Daumen die schwächste Muskelgruppe, aber ihre Wirkung wird unterstützt durch den Abductor longus, der an Masse dem stärksten Daumenmuskel, dem langen Beuger nahekommt. Die Gruppe des Daumenballen zerfällt in funktionell verschiedene Teile (Opposition einschließlich Abduktion — Adduktion). Die Differenzen, die sich hier zwischen den einzelnen Gruppen ergeben, sind keineswegs so groß wie an den übrigen Fingern. Demnach muß man erwarten, daß beim Daumen nicht die Strecker allein oder ausschließlich überanstrengt werden, sondern daß auf Erscheinungen der Überanstrengung bei diesen bald auch ebensolche Erscheinungen bei anderen Muskelgruppen folgen.

Teleky kommt zu dem Schlusse, daß der menschliche Arm mit seiner kräftigen Muskulatur für Bewegungen im Ellbogengelenk, mit seiner kräftigen Supination vorwiegend für grobe und schwere Arbeit gebaut ist. Die Hand- und Fingerstrecker sind nur in der Stärke und Leistungsfähigkeit angelegt, die der geringen Anstrengung, die ihnen bei gewöhnlicher grober Arbeit zufällt, entspricht. Bei allen feineren Arbeiten aber wird gerade diesen Muskeln ein bei weitem größeres Maß von Arbeitsleistung zugemutet als bei gröberer Arbeit. Bei den Handwerkern und vielen industriellen Arbeitern, die nicht gewöhnliche grobe Arbeit verrichten, werden also gerade diese Muskeln ungebührlich in Anspruch genommen, ermüden und erkranken zuerst.

Die gewöhnliche Form der Bleilähmung, der sogenannte Unterarmtypus von Déjerine-Klumpke (5), findet seine Erklärung in der Überanstrengung der bereits angeführten besonderen Muskelgruppen. Der Supinator, der auch vom Nerv. radialis innerviert wird, der die gelähmten Muskeln versorgt, entgeht wegen seiner Größe und der Tatsache, daß er funktionell zu der Flexorgruppe gehört, der Lähmung, und die oben angeführten Gründe erklären das häufige Freibleiben des langen Abziehmuskels des Daumens von der Lähmung.

Teleky (6) untersuchte 13 leichte Fälle des Vorderarmtypus. In einem Falle waren beide Hände erkrankt, in einem nur die linke und in allen anderen die rechte Hand — welche Tatsachen, wie er glaubt, zur Erkenntnis der Regeln für die Verursachung durch die Beschäftigungsart beitragen können. Von 14 Malern hatten drei bloß den rechten Unterarm affiziert, die anderen elf sowohl den rechten als auch den linken Unterarm, jedoch immer deutlicher den rechten Arm. Unter diesen Fällen erwähnt er auch solche, bei denen die Schultermuskeln gelähmt waren, was, wie er glaubt, auf die besondere Anstrengung bei außergewöhnlicher Tätigkeit zurückzuführen ist, die es mit sich bringt, daß die Hände über den Kopf gehoben werden müssen oder daß der Arbeiter auf dem Rücken liegt, um z. B. die unteren Teile eines Wagens zu lackieren.

Bei allen für diese Untersuchung in Betracht kommenden acht Fällen war der zweite Finger stets am wenigsten von der Lähmung betroffen. Dieser Finger ist besonders gut mit Muskeln versorgt, so daß er nur bei besonderer Anstrengung ebenso wie die übrigen von der Lähmung ergriffen werden könnte, das aber ist bei der in Wien üblichen Pinselhaltung zwischen dem 3. und 4. Finger einerseits, dem Daumen andererseits nicht der Fall. Der Abductor pollicis longus ist infolge seiner Mächtigkeit immer weniger betroffen als die langen Daumenstrecker. Diese Lähmungen sind aber nie voll entwickelt, weil der Daumen — der Pinsel wird aus dem Handgelenk geführt — beim Anstreichen nicht besonders stark angestrengt wird. Die kleinen Handmuskeln sind seltener beteiligt. Das typische Bild der Bleilähmung ist — nach Teleky — das Bild der Bleilähmung beim Anstreicher. Bei Feilenhauern, behauptet Teleky, sei das als charakteristisches Zeichen anzusehende frühe Auftreten der Lähmung der kleinen Muskeln auf den

Umstand zurückzuführen, daß hauptsächlich einzelne oder mehrere kleine Muskeln einer besonderen Anstrengung unterworfen sind. In diesem Zusammenhange haben wir öfters bei Bleiwalzern eine Verminderung in der Größe der Daumenballen- und Kleinfingerballenmuskulatur bemerkt. Tatsächlich zeigt die Mehrzahl der Bleiwalzer, die ihren Beruf seit einer langen Reihe von Jahren ausgeübt haben, ein sichtliches Verflachen der Daumenballen- und Kleinfingerwölbung. Es ist jedoch notwendig, darauf hinzuweisen, daß in allen diesen Fällen die Muskeln dieses Handteiles bedeutendem Druck durch die Bleiplatte, die zuerst unter die Walze zu werfen ist und nach ihrem Erscheinen zu .ergreifen und wieder zurückzuwerfen ist, ausgesetzt sind und daß weiter die Verwendung von großen und unhandlichen Handschuhen, bei denen sich die Finger in dem einen Teile und nur der Daumen im anderen Teile befindet, eine Untätigkeit gewisser Teile der Musculi lumbricales und des Opponens pollicis verursacht, — und demnach die Beschädigung dieses Teiles der Hand auf rein mechanische Ursachen zurückzuführen sein mag.

Teleky (7) beschreibt Fälle von rechtsseitiger Lähmung des Abductor brevis pollicis, der von dem Nervus medianus versehen wird, und teilweiser Lähmung der langen Extensoren und des extensor ossis metacarpi pollicis, der von dem Radialnerv innerviert wird, und in ein oder zwei Fällen vollständige Lähmung der Daumenballenmuskeln und des Adductor, während die Extensoren der Finger und der Handgelenke nur teilweise gelähmt waren. Alle diese Fälle ereigneten sich bei Bleikapselpoliererinnen. Daß diese besonderen Muskeln affiziert werden, ist offenbar auf den Umstand zurückzuführen, daß beim Polieren der Flaschenkapseln auf einer Drehspindel besondere Handgriffe auszuführen sind, die besonders den Gebrauch des Opponensmuskels bedingen.

Die Beobachtung Telekys ist in vollständiger Übereinstimmung mit jenen, die an den Händen von Personen, die in Bleiwalzen beschäftigt sind, gemacht wurden.

Bei einem Schuhmacher, der sich Bleivergiftung durch Verwendung von Bleiweiß zugezogen hatte, hat Teleky in den unteren Extremitäten eine Muskellähmung neben einer Lähmung des Abduktor und Extensor des Daumens gefunden. Er erklärt diese Lähmung der unteren Extremitäten durch die Anstrengung, der die Adduktormuskeln der Oberschenkel durch das Halten der Schuhe ausgesetzt sind.

Bei Kindern, die an Bleilähmung erkrankten, sind die unteren Extremitäten viel öfters gelähmt als die oberen, was wohl darauf zurückzuführen ist, daß in der Kindheit die Beine mehr angestrengt werden als die Arme.

Edingers Theorie, die durch die Beobachtungen Telekys zweifellos unterstützt wird, ist von größter Wichtigkeit für die Erkenntnis der Entstehung der Lähmung. Wenn wir nämlich die Ansicht akzeptieren, daß Blei ein Gift ist, das eine besondere Vorliebe für gewisse

Nerven hat, so haben wir noch überdies zu berücksichtigen, welches die größere Kraft ist: die Vorliebe für gewisse Nervengruppen oder der Effekt funktioneller Anstrengung. Die Theorie der Muskelüberanstrengung ist sicherlich in Übereinstimmung mit dem Typus der Lähmung, und hat Teleky unzweifelhaft gezeigt, daß unter gewissen Umständen, durch besondere Anstrengung anderer gewöhnlich nicht von der Lähmung ergriffener Muskelgruppen, diese Muskeln allein oder in einem größeren Umfange, als die gewöhnlich affizierten, in die Lähmung einbezogen werden. Wenn aber Blei eine auswählende Kraft besitzt, was außerordentlich zweifelhaft ist, so kann dieselbe nur ganz leichten Grades sein.

Eine solche selektive Kraft wird selbstverständlich durch die Wirkung der Funktion übertroffen, die zur Erkrankung jener Nerven, welche die am meisten in Anspruch genommenen Muskeln versehen, führt. Wenn wir daher die Lähmung auf die selektive Kraft des Bleies auf gewisse Nerven zurückführen wollen, so begegnen wir sofort dem Einwande, daß die affizierten Muskeln nicht immer mit einer solchen Nervenverteilung korrespondieren und daß Muskeln, die durch andere als den Nervus radialis versehen werden, von der Lähmung befallen werden.

Eine sorgfältige Beachtung des Kapitels über Pathologie und ganz besonders über die beschriebenen histologischen Forschungen zeigt uns die Frühwirkung des Bleies auf das Blut als typisch und unveränderlich. Diese ruft dann ihrerseits degenerative Veränderungen von mikroskopischer Größe und beschränkter Ausdehnung hervor an den Gefäßwänden, führt ein Nachgeben der Gefäße herbei und verursacht mikroskopisch kleine verstreute Blutungen, die nicht unbedingt auf einen Teil des Körpers beschränkt, sondern auf den ganzen Körper verteilt sein können. Als besonders bemerkenswert erscheint uns das Beispiel der Katze, bei der jene Muskeln am meisten angegriffen waren, die plötzliche und heftige Bewegungen auszuführen haben, wie das Springen. Dies alles setzt uns in die Lage, solche mikroskopische Hämorrhagien als eine entsprechende Erklärung des Vorkommens der Lähmung in jenen Muskelgruppen anzusehen, die zu verschiedenen Gewerben und gewerblichen Verrichtungen funktionell in Beziehung stehen.

Es kann aus den pathologischen und klinischen Forschungen, wie wir glauben, mit gutem Grunde gefolgert werden, daß die Muskelanstrengung offenbar mit dem Eintreten der Lähmung im Zusammenhange steht, besonders bei jenen Muskeln, die physikalisch der von ihnen zu verrichtenden Arbeit nicht gewachsen erscheinen, daß die Lähmung an bestimmte funktionelle Muskelgruppen gebunden ist und in merkwürdiger Art je nach der Beschäftigung des Kranken variiert, wenn bestimmte Muskeln größeren Anstrengungen ausgesetzt sind. Diese Anstrengung hat mikroskopische Hämorrhagien in dem die Muskeln versehenden Nerven oder im Muskel selbst zur Folge, so zwar, daß die Lähmung gerade jene Muskeln befällt, die einer erhöhten Anstrengung ausgesetzt sind. Es ist daraus nicht notwendigerweise zu folgern, daß die einleitende anfängliche Blutung groß gewesen sein muß — es ist vielmehr aus der ganzen histologischen Erörterung zu ersehen, daß die Hämorrhagien stets sehr klein sind. Desgleichen kann auch nicht gefolgert werden, daß diese Blutungen in der ganzen Länge der Nerven auftreten müssen; es ist vielmehr nur notwendig, daß die feineren Teile der Nerven in ihren Venulae oder Arteriolen affiziert werden, und tritt, wie dies schon früher hinsichtlich der Veniolen ausgeführt wurde, besonders im Verlaufe der feineren Zweige eine Degeneration der Innenschichten der Gefäße ein.

Die Wirkung der frühen Behandlung der Bleilähmung rechtfertigt auch diese Theorie. Wird ein Fall von Bleilähmung in den Frühstadien in Behandlung genommen, so ist der klinische Verlauf ein guter; stärkere Lähmung tritt gewöhnlich in der ersten Woche ein, und wo vielleicht bloß zwei oder drei Finger bei der ersten Untersuchung des Falles befallen waren, breitet sich gewöhnlich innerhalb einer Woche die Krankheit über andere Teile aus, und wird die ganze Hand befallen. Von diesem Momente jedoch an zeigt sich bei richtiger Behandlung eine Besserung, und tritt, wenn die Behandlung fortgesetzt wird, beinahe immer eine vollständige Heilung der Lähmung ein.

Dies ist ohne Zweifel die richtige Erklärung der gewöhnlichen Bleilähmungen, und müßten viel mehr Beweise vorgebracht werden, um sie zu bekämpfen und die selektive Kraft des Bleies auf bestimmte Nerven zu beweisen, da unsere Theorie der Hämorrhagien nicht auf Mutmaßungen beruht, sondern auf klinischen und histologischen Untersuchungen von Vergiftungen in ihrem Frühstadium.

Bei dem Versuche, eine Ursache der so häufig bei Malern auftretenden Handlähmung zu finden, ist man zu der Annahme verführt worden, daß Blei durch die Haut absorbiert wird und die Nerven an ihrem Berührungspunkte mit den Muskeln affiziert, was eine periphere Neuritis voraussetzt (Gombault (8)). Diese Theorie bricht sofort in sich zusammen, wenn man so gewöhnlich auftretende Affektionen wie Lähmung der Augenmuskeln, Lähmung nach dem peronealen Typus, Lähmung der Schultermuskeln usw. in Betracht zieht.

Um die Beschreibung der Bleilähmung zu vereinfachen, wird es gut sein, dieselbe in eine Reihe von Gruppen einzuteilen; den Gruppen wäre eher die Funktion der verschiedenen Muskeln als ihre anatomische Anordnung zugrunde zu legen. Die verschiedenen Typen von Lähmung wären die folgenden:

1. Unterarmtypus (Déjerine-Klumpke—Remak). Der zuerst ergriffene Muskel ist der Extensor digitorum communis, was eine Lähmung des Mittel- und Ringfingers zur Folge hat, während die Streckung des zweiten und fünften Fingers mit Rücksicht auf ihre besonderen Streckmuskeln, den Extensor digiti quinti und Extensor indicis, noch möglich ist. Die Lähmung kann sich hierauf beschränken und keine weitere Ausdehnung annehmen; aber gewöhnlich und im allgemeinen sieht man diese Muskeln zuerst betroffen, die an-

deren Muskeln dann im Verlaufe der Behandlung des Patienten nachfolgen, obwohl derselbe nicht mehr der Aufnahme von Blei ausgesetzt wird. Denn in der Regel schreitet die Lähmung vorwärts, indem sie die Extensoren des Zeige- und kleinen Fingers befällt, sodaß die Grundglieder der vier Finger nicht gestreckt werden können. Der lange Extensor des Daumens wird vorerst nicht berührt, aber der Eintritt seiner Lähmung ist nur aufgeschoben. Die zwei Endglieder können durch die interossei noch ausgestreckt werden (wie Duchenne gezeigt hat), wenn die basalen Grundglieder passiv in Streckstellung gebracht werden. Spreizung und Zusammenschluß der Finger bleiben unberührt. Zunächst werden dann die Muskeln der Handgelenke ergriffen. Die Hand bleibt in halbe Pronation gedreht und bildet herunterhängend einen rechten Winkel mit dem Unterarm, die Finger sind leicht gebogen, der Daumen gegen die Handfläche gestellt und die Hand ellenwärts zu abgelenkt. Beim Greifen eines Gegenstandes zeigen sich die Flexoren nicht erkrankt[1]), das Handgelenk wird durch die infolge der Extensorlähmung sich einstellende Kontraktion der Flexoren stark gebeugt, die Hand kann nicht über die Mittellage hinaus gestreckt werden. Der lange Abduktor des Daumens, das ist der Extensor ossis metacarpi pollicis, auch als Extensor primi internodii pollicis bekannt, wird nur sehr selten betroffen; er wurde jedoch als derjenige lange Streckmuskel bezeichnet, der bei Lähmung jener Personen, die in der Flaschenkapselpolierung beschäftigt sind, vor allem befallen wird.

2. Der Oberarmtypus (Remak). Die erkrankten Muskeln sind jene der Duchenne-Erbgruppe, nämlich die Musc. deltoid, biceps, brachialis anticus und supinator longus. Die supra- und infraskapularen Muskeln sind in der Regel auch betroffen, selten jedoch der Pectoralis major. Diese Art der Lähmung wird meistens in veralteten Fällen gefunden, in Verbindung mit anderen Formen der Lähmung; sie kann jedoch auch als primäre Erkrankung gefunden werden (wie dies schon bei Malern konstatiert wurde); mitunter ist der M. deltoideus der allein befallene Muskel, begleitet von einer Verringerung der elektrischen Erregbarkeit der anderen Muskeln derselben Gruppe.

Der Arm hängt lose am Stamm, der Unterarm ist halb einwärts gedreht. Der Arm kann weder gehoben werden, noch kann der Unterarm gegen den Oberarm gebeugt werden. Die Streckung wird nicht gehindert, da der Trizeps niemals erkrankt ist. Die Supination ist wegen der Lähmung des Supinator brevis unmöglich. Die Rotationsbewegungen im Schultergelenk sind ebenfalls behindert, was auf die Lähmung des Supra- und Infraspinatus zurückzuführen ist. Änderungen der elektrischen Erregbarkeit sollen bei dem Oberarmtypus weniger bemerkbar sein als bei dem Unterarmtypus; der vollständige Verlust der faradischen Kontraktilität ist selten. In einem von drei Fällen, die unten besprochen werden, bei denen die elektrischen Reak-

---

[1]) Das Greifen selbst aber erfolgt nur mit geringer Kraft, weil die Fingerbeuger nur bei überstrecktem Handgelenk kräftig wirken können. (T.)

tionen sorgfältig untersucht wurden, zeigte der rechte Musc. deltoideus einen vollständigen Verlust der Kontraktilität bei Induktionsströmen.

3. Der Aran-Duchenne-Typus. Die Muskeln des Daumen- und Kleinfingerballens und die Zwischenknochenmuskeln sind ergriffen. Dieser Typus der Bleilähmung unterscheidet sich von der progressiven Muskelatrophie durch die elektrische Reaktion und dadurch, daß die Atrophie von mehr oder weniger deutlichen Lähmungserscheinungen begleitet ist. Die Atrophie ist stets sehr ausgesprochen und schreitet im gleichen Schritt mit der Lähmung vorwärts. Diese Form kann allein auftreten oder durch den Vorderarmtypus, welcher der allerhäufigste ist, kompliziert sein. Es wurde dies bei Feilenhauern als Resultat der Überanstrengung der fraglichen Muskeln beobachtet. Bei seinen Beobachtungen von Feilenhauern hat Möbius (9) in einem Falle Lähmung des linken Daumens konstatiert, während die anderen Muskeln der linken oberen Extremität unbeschädigt waren. Die Opposition des Daumens war nur sehr mangelhaft möglich; es war Lähmung des kurzen Beugers und des Adduktors und Atrophie der inneren Hälfte des Daumenballen vorhanden. Entartungsreaktion wurde in den angeführten Muskeln bemerkt, jedoch nicht in den Streckern der Finger und Hände. In einem anderen Falle bestand außer der Schwäche des Musc. deltoideus, der Beuger des Unter- und Oberarms und der kleinen Handmuskeln, Lähmung und Atrophie des Adduktors des Daumens und der ersten Zwischenknochenmuskeln und Lähmung der Musc. opponens.

4. Peronealtypus. Dieser ist eine sehr seltene Art der Lähmung und beinahe immer mit der Vorderarmlähmung oder allgemeinen Lähmung verbunden. Am Anfange ist die Lähmung eine leichte, besonders wenn der Musc. psoas affiziert ist; jedoch besteht eine Vorliebe für eine gewisse Gruppe von Muskeln, besonders die Musc. peronei und die Strecker der Zehen, während der Musc. tibialis anticus von Lähmung frei bleibt. Hyperästhesie oder seltener Anästhesie geht der Lähmung voraus.

Der Patient geht auf der Außenseite des Fußes, das Steigen von Stiegen verursacht ihm Schwierigkeiten, und er kann nicht auf den Zehen stehen. Die Zehen schleifen beim Gehen den Boden, so daß der Fuß bei jedem Schritt herumgeschwenkt werden muß, die innere Seite ist ungewöhnlich gehoben, infolge der Wirkung des Musc. tibialis anticus; der Gang ist unsicher. Wird das Gehen fortgesetzt, so schleifen die Zehen noch mehr, und ein „Steppergang“ wird ausgeführt, indem die Lendenmuskeln in Wirksamkeit gesetzt werden. Der Fuß kann nicht gegen das Bein gehoben werden. Abduktion des Fußes und Streckung der Grundglieder der Zehen ist unmöglich. Späterhin sind die Peronealmuskeln, der gemeinsame Strecker der Zehen, der Strecker der großen Zehe gelähmt, wodurch sich die Schwierigkeit des Stiegenabwärtssteigens und des Gehens ergibt, da das ganze Gewicht des Körpers von dem Musc. tibialis anticus getragen wird. Dieser Typus ist genau korrespondierend mit dem Vorderarmtypus der oberen Extremitäten. Wenn der Musc. tibialis anticus gelähmt ist, so geschieht dies in Verbindung mit dem Musc. gastrocnemius.

5. Lähmung einzelner Organe. Tanquerel (10) lenkte die Aufmerksamkeit auf die Aphonie bei Pferden, die in Bleibetrieben arbeiten, durch welche selbst Tracheotomie notwendig wird, und Sajous (11) beschreibt Lähmung des Adduktorenmuskels der Glottis bei einem Anstreicher. Morell Mackenzie (12) beschreibt auch einseitige Lähmung des Adduktors bei Personen, die an Bleivergiftung erkrankt sind, während Seifert (13) besonders einen merkwürdigen Fall beschreibt, bei welchem die Lähmung der Musc. arytaenoidei obliqu. und transversi das Schließen der Stimmbänder in ihren hinteren Teilen unmöglich machte; in einem zweiten Falle von Lähmung wurden beiderseits die Musc. crico-arytaenoid poster. ergriffen, wohingegen die Adduktoren nicht miterkrankten. Was in dem Falle von Seifert noch interessanter ist, ist, daß bei der Obduktion alte Hämorrhagien gefunden wurden in der Schleimhaut der Cartil. arytaenoideae und der Plicae aryepiglotticae. Gelegentlich wird auch sensorische Lähmung der Sinnesorgane gefunden, so z. B. Geschmacksverlust, Geruchsverlust und daneben noch eine Verminderung des Gehörs. Diese Defekte aber kommen, wenn überhaupt, sehr selten ohne ausgesprochene Geistesstörung und allgemeine Lähmung vor.

6. Auge. Das Gift wirkt auf das Auge auf zwei verschiedene Weisen:

a) Störungen des Sehvermögens.

b) Störungen des Augenmuskelapparates.

Lockhart Gibson (14) beschreibt eine große Anzahl Fälle von Augenmuskellähmung, die er bei Kindern in Queensland angetroffen hat. Als Ursache wurde ermittelt, daß die Kinder in der Nähe gestrichener Geländer zu spielen pflegten. Das Bleiweiß wurde durch den Einfluß der Sonnenstrahlen etwas zersetzt, was ein Abblättern verursachte. Die Kinder gaben zu, daß sie die Malerei mit den Fingern weggewischt und sodann die Finger abgeleckt hätten. Zwischen Juli 1905 und 1908 wurden 62 Fälle von Bleierkrankungen an Kindern dem Hospitale zugeführt, und von diesen 62 Fällen hatten 13 deutlich ausgesprochene Augensymptome. Die Lähmung betraf beinahe durchweg einen der Musc. recti externi, zu gleicher Zeit waren jedoch auch andere Muskeln affiziert. Hier und da wurde die Lähmung des ganzen Augenmuskelapparates bemerkt mit Ausnahme des Musc. obliquus superior. Es ist sehr bemerkenswert, daß viele unter diesen Kindern außer an ihrer Augenmuskellähmung auch an „Fallfuß“ und „Fallhand“ litten und zwar im ganzen im größeren Ausmaße an Fallfuß als an Fallhand.

Galezowski (15) beschreibt Akkomodationslähmung des Auges und in Fällen, die von Folker (16) beschrieben wurden, bestand teilweise Augenmuskellähmung[1]).

[1]) In der deutschen Literatur finden sich gar nicht wenige Fälle von Augenmuskellähmung bei Bleivergiftung, zum Teil in Verbindung mit anderen Hirnnervenlähmungen: Schroeder (Arch. f. Ophthalmologie XXXI. Jahrg. 1885 p. 229) beschreibt die Erkrankung eines 33-jährigen Anstreichers mit beiderseitiger

7. Allgemeine Lähmung. Diese Lähmung unterscheidet sich in nichts von den bisher geschilderten Formen, ausgenommen vielleicht durch die Schnelligkeit ihrer Entstehung. Bei Fällen, wo der Beginn ein langsamer ist (chronisch), handelt es sich gewöhnlich um ein Individuum, das früher an einer Lähmung der Handstrecker gelitten hat, der dann die Entwicklung der Lähmung in den Schultern, in Hand, Beinen und Brust folgte. In ihrer akuten Form kann die Lähmung alle Muskeln eines bestimmten Gliedes oder einer bestimmten Gruppe befallen und dort in wenigen Tagen zu einer kompletten Lähmung führen. Bei besonders schweren Fällen liegt der Patient am Rücken und ist nicht in der Lage, sich zu erheben, und zuweilen ist er selbst nicht imstande, zu essen. Die Interkostalmuskeln, das Zwerchfell, der Kehlkopf sind ebenfalls ergriffen und infolgedessen Dyspnoe und Aphonie allgemein vorhanden. Die Kopf- und Halsmuskeln scheinen frei zu bleiben. In akuten Fällen ist Fieber ein gewöhnliches Symptom.

Elektrische Reaktion. Durch sorgfältige Untersuchung mit dem galvanischen und faradischen Strome kann die Feststellung der angegriffenen Muskeln innerhalb der befallenen physiologischen Gruppen sehr unterstützt werden. Die Versuchsbatterie zur Prüfung der elektrischen Reaktion muß eine Stärke von über 40 Volt haben. Eine Batterie von 32 Leclanché Trocken-Elementen würde genügen. Für den faradischen Strom genügt eine kleine Induktionsrolle mit zwei

---

Parese des Nerv. abducens. Pal (Sammlung med. Schriften Bd. XX) berichtet über einen Fall von rechtsseitiger Fazialisparese und Abduzenslähmung. Müller (Wiener klin. Wochenschr. 1895 p. 458) erwähnt bei einem schweren Fall von Bleivergiftung mit Neuritis nerv. optic. beiderseits eine fast vollständige Lähmung des linken, eine geringe des rechten Musc. externus. Chvostek (Wiener klin. Wochenschr. 1896 p. 1243) beschreibt bei einem tödlichen Fall von Enzephalophathie vollkommene Lähmung beider Nerv. oculom.; die Obduktion ergab ausgesprochene Degeneration dieser Nerven infolge Drucklähmung über der Crist. sell. turcic. durch Volumzunahme des Gehirns. Auch der linke Nerv. abducens zeigte Degeneration. Mannaberg (Wiener klin. Rundschau 1897 p. 3) beschreibt einen Fall von vorübergehender rechtsseitiger Okulomotoriuslähmung verbunden mit Sehnervenentzündung und Lähmung aller Äste des rechten Nerv. facial., einen weiteren Fall von linksseitiger Abduzensparese. Janowski (Neurolog. Zentralbl. 14. Bd. 1895 p. 300) sah herabgesetzte Reaktion der rechten Pupille auf Licht, Lähmung der unteren Zweige des rechten Fazialis. Remak (Berl. klin. Wochenschr. 1886 p. 401) fand bei einem Alkoholiker neben typischen Zeichen der Bleivergiftung: Doppelseitige Lähmung der Mm. crico-arythaenoidei post., Parese der Mm. interni, Parese der rechten Gaumensegelhälfte, Zungenspitze nach rechts abgelenkt, Atrophie der rechten Zungenhälfte, Pupillenstarre, leichte Ptosis links, Mus. rect. extern. rechts und Mus. rectus inter. links paretisch. Er will diesen „nicht ganz einwandfreien Fall ohne Obduktionsbefund nur mit Vorsicht für die streitige Pathogenese der Bleivergiftung verwerten". Man wird jedenfalls gut tun, bei Vorkommen derartiger seltener Krankheitserscheinungen bei Bleikranken, stets mit größter Sorgfalt nach einer anderen Ätiologie dieser Erscheinungen zu fahnden, wenn uns auch Chvostek die anatomische Grundlage solcher Teilsymptome der Bleivergiftung kennen gelehrt hat. Elschnig (Wiener med. Wochenschr. 1898 p. 1306) stellt aus der Literatur 16 Fälle von Augenmuskellähmungen zusammen, 3 Fälle von isolierter Pupillen- und Akkomodationsstörung. (T.)

Leclanché-Elementen. Eine große flache Elektrode und mehrere kleinere sollen verwendet werden.

Zuerst soll der faradische Strom zur Verwendung kommen, da dieser die Nerven direkt, die Muskeln nur indirekt durch ihre Nerven reizt. Jeder Nervenstamm soll systematisch untersucht werden. Die elektrodiagnostischen Punkte korrespondieren in den meisten Fällen mit den Eintrittspunkten der motorischen Nerven in die Muskeln, welche sie versorgen. Als Untersuchungselektrode wäre eine kleine Elektrode, entweder ein Knopf oder eine kleine Scheibe in der Größe eines 5 Pfennigstückes zu verwenden, während die größere Elektrode entweder zwischen die Schultern oder auf den Unterleib plaziert werden soll. Die Elektroden sind in physiologischer Kochsalzlösung gut anzufeuchten. Die Stärke des kleinsten Stromes, der hinreicht, eine Muskelkontraktion hervorzurufen, möge für jeden Punkt notiert und verglichen werden mit dem Effekt des gleichen Stromes auf der entgegengesetzten Körperseite.

Bei Degeneration ruft der faradische Strom keine Kontraktion hervor, selbst wenn man ihn in beträchtlicher Stärke einwirken läßt. Wenn einseitige Fallhand links vorhanden ist, hervorgerufen durch Kraftverlust des Extensor digitorum communis auf dieser Seite, so können keinerlei Bewegungen hervorgerufen werden, auch wenn die Elektrode auf die Reizpunkte des Muskels gelegt wird. Diese sind auf der Außenseite des Armes gelegen, wenn der Handrücken zu oberst ist, zirka $3^1/_2$ — 5 cm unter dem Olekranon. Dieselbe Stromstärke ruft bei den nicht erkrankten Muskeln der Gegenseite eine lebhafte Reaktion hervor.

Sobald man die Wirkung des faradischen Stromes beobachtet hat und die Resultate notiert wurden, wird der galvanische Strom verwendet, und die Elektroden werden in gleicher Weise wieder angewendet. Bei Benutzung von kleinen Elektroden werden die an der Oberfläche liegenden Nerven mehr gereizt als die tiefer liegenden. Es ist daher notwendig, mit einem schwachen Strome zu beginnen und denselben allmählich zu verstärken, bis der einzelne Muskel reagiert.

Die Stärke des verwendeten Stromes wird durch ein Milliampèremeter angezeigt.

Durch diesen galvanischen Strom können quantitative und qualitative Veränderungen festgestellt werden, und mit der Verstärkung des galvanischen Stromes wird der Muskelreiz verstärkt. Kontraktion tritt bei Anwendung eines Stromes ein, der schwächer ist als jener, der bei einem gesunden oder dem gesunden Muskel der anderen Körperseite die gleiche Wirkung hervorrufen würde.

Was die qualitative Veränderung anbelangt, so ist die Kontraktion nicht mehr plötzlich, sondern langsam verlaufend. Die Anodenschließungszuckung wird durch einen schwächeren Strom ausgelöst als die Kathodenschließungszuckung, daher A Sz $>$ K Sz.

Die quantitative Veränderung hängt teilweise von der Ernährung des Muskels ab, die qualitative davon, daß der Nerv nicht mehr den Charakter der Kontraktion reguliert, und bis zu einem gewissen Grade ist sie auch das Resultat von Veränderungen im Muskel selbst.

Bei einer kompletten Entartungsreaktion in einem erkrankten Muskel ist eine Reaktion auf den faradischen Strom überhaupt nicht vorhanden, die Kontraktion beim galvanischen Strom geht langsam vor sich und wird an der Anode durch einen schwächeren Strom als an der Kathode hervorgerufen. (Die Kathode oder negative Elektrode ist an dem Zinkstab, die Anode oder positive Elektrode an dem Kupfer oder der Kohle.) Wenn die krankhafte Veränderung der Nerven verschwindet, so kehrt meist die willkürliche Kontraktion früher zurück, ehe noch die Nerven irgendwelche Reaktion auf den elektrischen Strom zeigen.

Die nachstehenden drei Fälle, in welchen die elektrische Reaktion der Muskeln festgestellt wurde, geben ein Beispiel typischer Fälle von Bleilähmung. Nr. 3 wurde vollständig wieder hergestellt und zwar deshalb, weil der Fall sofort behandelt wurde, als die Lähmung eintrat, und wie gezeigt werden wird, wurde die elektrische Reaktion wieder ganz normal.

Fall 1. Minium- und Geblässchachtofenarbeiter. Derselbe war in Bleiwerken beschäftigt, wo eine ganze Reihe von metallurgischen Prozessen neben der Gewinnung von Blei aus den Erzen ausgeführt wurde. Beiderseitige Fallhand bestand seit 8 Jahren, die bis etwa 4 Jahre nach Eintreten der Lähmung nicht behandelt wurde, nachher zeigte sich eine kleine Besserung. Die elektrische Reaktion zeigte, daß der Musc. extensor digitorum communis auf der rechten Seite vollständig degeneriert ist, auch der erste Musc. interosseus der rechten Hand zeigt Entartungsreaktion. Auf der linken Seite zeigte der Extensor digitorum communis normale, jedoch sehr schwache Reaktion. Der letztere Punkt ist von besonderer Wichtigkeit für unsere Auffassung, daß Blutungen als Grund der Bleilähmung anzusehen sind, denn wenn der Nerv selbst vollständig in seiner Funktion zerstört ist oder aber, wie es der Fall war, der Muskel bei Besichtigung vollständig gelähmt erscheint, so müßte offenbar die Nervenversorgung vollständig aufgehoben sein, wenn die krankhafte Veränderung auf eine Zerstörung des Rückenmarks oder des unteren motorischen Neuron zurückzuführen wäre. Andererseits aber weist das Vorhandensein von kleinen lokalisierten fibrillären Zuckungen, die durch den galvanischen Strom hervorgerufen werden, zusammen mit dem Erscheinen von leichten Reaktionen auf faradische Ströme darauf hin, daß kleine Teile der Nerven unberührt geblieben sind und daß aus diesem Grunde Teile der Muskeln eine Degeneration nicht erlitten haben, ein Umstand, der kaum erwartet werden kann, wenn die Ursache der Lähmung in der vollständigen Zerstörung der Nervenzufuhr gesucht wird.

Dies ist ein typischer Fall von Vorderarmtypus, der eine teilweise Wiederherstellung der Funktionen zeigt. Die Person ist in der Lage zu greifen, obwohl das Gelenk bei dem Versuch hierzu noch stärker gebeugt wird.

Elektrische Reaktion bei Bleilähmung (Fall 1).

Muskel	Galvanische Reaktion	M.A.		M.A.		Faradische Reaktion	Bemerkungen
R Deltoid. vord. Partie . . .	KSZ	8	ASZ	8		Gut	Der rechte Extensor digit. comm. ist offenbar vollständig degeneriert. Der erste Interosseus rechts zeigt Entartungsreaktion. Links zeigt der Extens. digit. comm. normale aber schwache Kontraktion.
L Deltoid. vord. Partie . . .	KSZ	6	ASZ	9		„	
R Deltoid. hint. Partie . . .	KSZ	6	ASZ	9		„	
L Deltoid. hint. Partie . . .						„	
R Supinat. long.	KSZ	6	ASZ	10	Reaktion prompt	„	
L „ „	KSZ	5	ASZ	6	„ „	„	
R Extensor digit. communis .	Keine Reaktion weder ASZ noch KSZ (15)					Keine Reaktion	
L Extensor digit. communis .	KSZ	8	ASZ	12	prompt aber schwach	Schwache „	
R Extensor poll. brev. . . .	KSZ	keine bei 13	ASZ	13	prompt	Gut	
L Extensor poll. brev. . . .	KSZ	6	ASZ	12	Reaktion prompt	Gut, aber schwächer als normal	
R Extensor carp. ulnar. . . .	KSZ	8	ASZ	8	Prompte Kontraktion	Gut	
L Extensor carp. ulnar. . . .	KSZ	8	ASZ	12	Prompte Kontraktion	„	
R Erster inteross.	KSZ	8	ASZ	6	Kontraktion träge	Keine Reaktion	
L „ „	KSZ	6	ASZ	6	PrompteKontrakt.	Gut	
R Zweiter „	KSZ	8	ASZ	10	„ „	SchwacheReakt.	
L „ „	KSZ	6	ASZ	8	„ „	Gut	
R Dritter „	KSZ	9	ASZ	6	„ „	SchwacheReakt.	
L „ „	KSZ	6	ASZ	8	„ „	„ „	
R Vierter „	KSZ	8	ASZ	6	„ „	„ „	
L „ „	KSZ	10	ASZ	9	„ „	Gut	

Elektrische Untersuchung bei Bleilähmung (Fall 2).

Muskel	M.A.	Galvanischer Strom	Faradischer Strom	Bemerkung
R Deltoid. . . .	9	Schwache Reaktion ASZ > KSZ	Keine Reaktion	Entartungsreaktion
L „	9	„ „	Schwache Reaktion	
R Extensor. digitor. communis . .	9	„ „	Keine Reaktion	
L Extensor. digitor. communis . .	9	„ „	„ „	

Ober- und Unterarmmuskeln ergeben sonst normale Reaktion.

Fall 2. Wir sind für diesen Fall, welcher aus dem Ambulatorium des Westminster Hospital stammt, Herrn Dr. Gossage zu Dank verpflichtet und Herrn Dr. Worrell, welcher die elektrischen Untersuchungen durchführte. Wir sind weiter Herrn Dr. Worrell sehr dankbar für die in Tabellenform gebrachten Berichte über die elektrischen Reaktionen dieser 3 Fälle.

Elektrische Untersuchung bei einem Falle von geheilter Handlähmung (Fall 3).

Muskeln	M.A.	Galvanischer Strom	Faradischer Strom	Bemerkung
R Extensor. digitor. communis . .	9	Gute Reaktion KSZ > ASZ	Gute Reaktion	Alle Muskeln reagieren gut auf beiderlei Ströme; keinerlei Zeichen von Entartungsreaktion
L Extensor. digitor. communis . .	9	„ „	„ „	
R Abduktor pollic. long.	9	„ „	„ „	
L Abduktor pollic. long.		„ „	„ „	
R Deltoid. . . .		„ „	„ „	
L „ . . .		„ „	„ „	
R Extensor. carp. uln.		„ „	„ „	
L Extensor. carp. uln.		„ „	„ „	
R Interossei . . .		„ „	„ „	
L „ . . .		„ „	„ „	

Es ist dies ein Fall von Oberarmtypus mit Schwäche beider Deltamuskeln. Der Patient war nicht in der Lage, seinen rechten Arm bis zur Schulter zu heben. Wie man sehen kann, ist hier wieder ein Beweis, daß die elektrische Kontraktilität vor dem vollständigen Verlust der Beweglichkeit vermindert wird. Es muß auch vermerkt werden, daß die M. supinatores nicht mit erkrankt waren.

Fall 3. Dieser zeigt die elektrischen Reaktionen eines Falles, der vollständig geheilt wurde. Der Mann hatte die gewöhnliche Vorderarmlähmung, die ganz plötzlich zur vollen Entwicklung kam, obgleich deutliche Anzeichen einer Extensorenschwäche bei forcierter Beugung schon 9 Monate früher vorhanden waren, aber eine deutliche allmähliche Zunahme der Schwäche war nicht bemerkbar. Er wurde sofort von der Arbeit entfernt, doch innerhalb 7 Tagen breitete sich die Lähmung, die zuerst nur den M. extensor digitorum communis ergriffen hatte, auf den M. extensor digiti minimi und den Musc. extensor indicis aus; der M. opponens pollicis der rechten Seite wurde gleichfalls befallen. Der Patient wurde vom Beginne an mit faradischen Strömen behandelt und gelehrt, die Batterie selbst zu benutzen, was er auch durch ein Jahr hindurch zweimal täglich tat. Nach zwei Monaten war er so weit genesen, um leichte Arbeiten ausführen zu können, und zu der Zeit, als die elektrische Reaktion festgestellt wurde, war die Kraft wieder soweit hergestellt, daß wir nicht imstande waren, ein Beugen des Handgelenkes zu erzwingen.

Auf die fortschreitende Schwäche, die in den drei Fällen beobachtet wurde, wurde bereits hingewiesen; sie kann ein Vorläufer der Lähmung sein, es kann jedoch Heilung eintreten, ohne daß es zur Entwicklung der Lähmung kommt.

Zittern. Zittern (Tremor) kann in sehr vielen Fällen von Bleivergiftung beobachtet werden und ist ausnahmslos mit Lähmungserscheinungen verbunden, obwohl das Zittern sich keineswegs immer zu einer vollständigen Lähmung weiterentwickeln muß. Zwei Typen von Zittern sind beschrieben — feines und grobschlägiges — und Gübler beschreibt außerdem eine Art von Zittern, die zugleich rhythmisch und intermittierend ist. Das Zittern ist meist deutlich verstärkt bei dem Versuche zu greifen oder die Hand zu ballen (Intentionstremor), aber es ist schwer, den Tremor vom alkoholischen Tremor zu unterscheiden. Es darf auch nicht vergessen werden, daß Personen, die bei schwerer Arbeit beschäftigt sind, einen gewissen Tremor, der auf Muskelermüdung zurückzuführen ist, häufig zeigen. Andauerndes Zittern jedoch ist ein Symptom, das immer sorgfältig beachtet und überwacht werden soll.

Von den Lähmungstypen ist der Vorderarmtypus der am meisten verbreitete und an zweiter Stelle wahrscheinlich der brachiale. Am seltensten ist die Peroneuslähmung. Die Tafel auf Seite 54 zeigt die Verteilung von Lähmungsfällen, soweit dieselben aus den Gewerbeinspektorenberichten seit dem Jahre 1904 zusammengestellt werden konnten.

In engem Zusammenhange mit der Lähmung sind die Gehirnerkrankungen. Tanquerel gibt in seiner klassischen Beschreibung von Gehirnerkrankungen infolge von Bleivergiftung die folgende Einteilung:

1. Delirium,
2. Bleimanie,
3. Psychische Depression,
4. Koma,
5. Krämpfe, Bleieklampsie oder -epilepsie.

Unzweifelhaft bestehen sehr innige Beziehungen zwischen Geistesstörung und Bleivergiftung, wie von Robert Jones (17), dem Arzt und Leiter des Claybury Asyl, ausgeführt wurde.

Rayner (18) bemerkt, daß man vorsichtige Lebensweise den Malern und Bleiarbeitern zur strengsten Pflicht machen und sie vor schädlichen Gewohnheiten bewahren sollte und insbesondere vor alkoholischen Exzessen. Unsere eigene Erfahrung zeigt uns, daß Lähmung und besonders Gehirnerkrankung in der Mehrzahl der Fälle bei Personen, die dem Alkohol fröhnen, beobachtet werden, und die Versuche, die in dem Kapitel über Pathologie über den Einfluß des Alkohols auf das Auftreten von Enzephalopathie bei Tieren angeführt wurden, sind ein starker Wahrscheinlichkeitsbeweis dafür, daß vor allem der Alkohol die Hauptprädisposition für die Entwicklung von Bleienzephalopathie ist.

In den Gewerbeinspektorenberichten ist unter 264 tödlich verlaufenen Bleivergiftungsfällen in 14,3 % Enzephalopathie als Todesursache angegeben. Außerdem sind 9,8 % auf Gehirnblutung und 9,2 % auf Lähmung zurückzuführen. Alles dies sind Fälle, in welchen sicherlich krankhafte Gehirnveränderungen vor sich gegangen sind, daher die Totalziffer der Fälle, bei denen der Tod auf Gehirnerkrankungen zurückzuführen ist, 34,4 % beträgt. Es wurde schon auf die hohe Zahl der Fälle von Lähmung bei Feilenhauern hingewiesen, 40 % gegen 21,1 % bei allen anderen gewerblichen Bleivergiftungen.

Wenn Enzephalopathie eintritt, so ist sie gewöhnlich ein akutes Symptom und entwickelt sich noch vor dem Beginn der Lähmung, in der Regel aber geht ihr eine Periode hartnäckiger Kopfschmerzen voraus, die stets an den Schläfen oder im Hinterkopfe auftreten. In seiner Veröffentlichung erwähnt Robert Jones, daß von 133 Fällen, die durch die Art ihrer Beschäftigung (Maler, Bleiarbeiter usw.) einer Bleiwirkung ausgesetzt waren, 19 Zeichen von Bleivergiftung bei ihrem Eintritte ins Krankenhaus hatten, während 22 in der Anamnese sichere Angaben über Bleivergiftung in früheren Zeiten hatten. Er gibt die folgende Analyse des geistigen Zustandes:

Manie	37
Melancholie	33
Demenz	19
Demenz mit Epilepsie	10
Demenz mit allgemeiner Lähmung	24
Allgemeine Lähmung	7
Alkoholische Manie	3
	133

Savage (19) ist der Ansicht, daß Blei manche der Symptome der progressiven Paralyse der Irren hervorruft und selbst eine Mitursache der Krankheit sein kann, aber es existieren keine verwertbaren Statistiken mit Bezug auf die Wassermannsche Reaktion in diesen Fällen. Goodall (20) bezieht sich auf die Tatsache, daß Nervenvergiftungen, wie z. B. durch Syphilis, Alkohol und Fieber, Verletzungen oder Sonnenstich, die, was Dauer anbelangt, zwischen Alkohol und Blei rangieren, einen indirekten Einfluß auf das Auftreten einer progressiven Paralyse zu haben scheinen.

Jones behauptet, daß die psychischen Symptome, die er in den verschiedenen Fällen gefunden hat, in eine der nachfolgenden Gruppen eingereiht werden können:

1. Toxämischer Natur mit Störungen des Sensoriums, die jedoch wieder rasch vergehen.

2. Halluzinationen des Gesichts und Gehörs mehr chronischer Art, die auch dauernd sein können. Die Wahnvorstellungen in beinahe allen diesen Fällen gehen darauf hinaus, daß man Furcht vor Vergiftung oder Vergiftungsfolgen hat; sie sind in der Hauptsache Verfolgungswahn.

3. Ferner jene, die der progressiven Paralyse gleichen mit Tremor, unkoordinierten Bewegungen, gesteigerten Patellarreflexen, begleitet von dumpfem Hinbrüten, das bis zur tiefen Demenz fortschreitet, jedoch schließlich wieder zur Genesung führt.

Veränderungen an den Augen. Zwei Hauptformen der Augenveränderungen werden bei Bleiarbeitern gefunden. Erstens: es tritt vorübergehend und plötzlich Erblindung ein, die zweifellos auf Veränderungen der Gefäße zurückzuführen ist, entweder vasomotorische oder hämorrhagische. Das Leiden kann entweder in einem oder beiden Augen auftreten, es kann sich allmählich entwickeln, der Patient wird dabei unfähig, Buchstaben oder Gesichter auf eine gewisse Entfernung zu unterscheiden, oder aber er wird plötzlich vollständig blind. In den meisten Fällen verschwindet die Affektion nach richtiger Behandlung, in einigen wenigen Fällen bleibt die vollständige Erblindung bestehen.

Gelegentlich kann Nystagmus (Augenzittern) beobachtet werden, aber er ist kein gewöhnliches Symptom. Erweiterung der Pupille, ganz unabhängig von retinalen Veränderungen, ist keine ungewöhnliche Erscheinung. Ungleichheit der Pupillen kann ebenfalls auftreten, jedoch ist die mäßige Erweiterung beider Pupillen häufiger und sehr oft zu beobachten bei frühzeitig auftretender Anaemia. Blutungen in der Bindehaut sind mehrmals beschrieben worden, ohne deutliche Ursache, wie Verletzungen usw., aber in den meisten Fällen waren sie verbunden mit anderen Symptomen.

Das erste charakteristische Merkmal an den Augen ist, daß dieselben ihren Glanz verlieren. Die merkwürdig glanzlosen Augen von bleivergifteten Personen sind eines der gewöhnlichen Merkmale der Bleikachexie. Der Verlust des Glanzes der Augen kommt bei vielen Krankheiten, die mit Anaemie verbunden sind, vor, ist jedoch ganz besonders auffallend bei Bleivergiftung und viel ausgesprochener als man bei dem Grade der Blutveränderung voraussetzen könnte. Auf diesen Punkt soll der untersuchende Arzt sein Hauptaugenmerk lenken.

Auch eine andere Art der Augenveränderungen verlangt Beachtung: nämlich Netzhautveränderungen infolge von Zirkulationsstörungen. Bei weiter vorgeschrittenen Fällen zeigt sich ganz das Bild von schwerer Retinitis albuminurica, in den Anfangsstadien jedoch kann eine Blutstauung in den Gefäßen ohne Veränderung der sie umgebenden Gewebe bemerkt werden. Elschnig (21) versuchte diese Änderung in den Augengefäßen durch vasomotorische Störungen, die durch direkte gefäßverengende oder -erweiternde Einwirkung des Giftes hervorgerufen werden, zu erklären; er scheint auch der Ansicht zuzuneigen, daß die Nierenerkrankungen, die häufig zusammen mit diesen Augenveränderungen vorkommen, ohne jeden inneren Zusammenhang mit diesen sind. Er betrachtet die beiden Affektionen als ganz unabhängig voneinander und nur durch ihre gemeinsame Ursache — die Bleivergiftung — in Beziehung zueinander. Von verschiedenen Beobachtern wurde auch angenommen, daß die Veränderungen in den Augen als Folgeerscheinungen des Hirnödems zu betrachten sind. Mannaberg (22) sieht die Bleienzephalopathie als zusammenhängend mit chronischem Ödem des Gehirns und Rückenmarkes an, das reflektorisch Störungen im Nervenapparat der Augen hervorruft. Bikler (23) und Weber (24) halten die Symptome für Zirkulationsstörungen. Was immer die Ursache der

Erkrankung sein möge, so führt dieselbe früher oder später zu Veränderungen in der Art der obliterierenden Arteriitis mit allmählichem aber schließlich vollständigem Verlust des Sehvermögens.

Man sagt, daß bei akuten Fällen von Bleivergiftung keine charakteristischen Augensymptome vorhanden sind, während bei chronischer Bleivergiftung in vielen Fällen sowohl zentrale als auch periphere Erkrankungen eintreten. Die Krankheitserscheinungen können weiter in subjektive und objektive eingeteilt werden. Viele der subjektiven Symptome, wie z. B. Verlust des Sehvermögens und Blindheit, stehen in Verbindung mit deutlichen krankhaften Veränderungen des Augenhintergrundes, welche mit dem Augenspiegel gesehen werden können, andere bestimmte objektive Symptome hingegen können, ohne daß dieselben (wenigstens anfangs) irgendwelchen Einfluß auf die Sehkraft ausüben, vorhanden sein. Folker (25) beschreibt 5 Fälle von Bleiamblyopie bei Bleiarbeitern (Töpfern), bei denen ein merkwürdiges Symptom vorhanden war — der allmähliche Verlust des Sehvermögens verbunden mit Farbensehen. Bei den Untersuchten wurde die Sehnervenpapille als weiß und die Gefäße als eng beschrieben.

Als Lockhart Gibson (26) die Fälle von Augenerkrankungen bei den Kindern in Queensland beschrieb, fand er beinahe bei allen untersuchten Augen scheinbar ein Symptom — nämlich die starke Schwellung der Sehnerven-Papille. Diese Schwellung der Papille braucht nicht unbedingt mit einem Verluste des Sehvermögens verbunden zu sein, in anderen Fällen aber zeigte sich schon einige Monate vorher Sehschwäche. Einige der Papillen waren außergewöhnlich geschwollen. Es wurden auch Pigmentflecken und unregelmäßige Anschwellungen der Gefäße beobachtet, jedoch keine ausgesprochenen Blutungen. Die akuteren Fälle und besonders solche, die von kompletter Lähmung der Augenmuskeln begleitet waren, führten meist zu vollständiger Erblindung.

Wenn komplette Erblindung bei Bleivergiftung auftritt, so ist in der Regel die Erblindung auf beiderseitige Sehnervenentzündung oder Neuroretinitis zurückzuführen, jedoch kann Erblindung ohne Veränderungen des Augenhintergrundes vorkommen. Der Verlust des Sehvermögens kann in manchen Fällen zentralen Ursprunges sein. Die so oft mit Bleivergiftung verbundene Nierenerkrankung kann die Ursache der häufig in ihrer Folge auftretenden retinalen Veränderungen sein. Neuroretinitis albuminurica kann ohne das Vorhandensein von Eiweiß im Urin auftreten. Die Augen der Bleiarbeiter reagieren meist auf Licht und Akkomodation. Eine Untersuchung mit dem Augenspiegel kann stark rotgefärbte Papillen zeigen, sowie irregulär zerstreute Pigmentflecken außerhalb der Papille mit gelegentlich deutlichen Blutungen. Der Rand der Makula kann verschwommen sein, weiter kann Sklerose und Periarteriitis der Blutgefäße und eine weiße Einfassung der Arterien oft sichtbar sein. Mit der Neuritis auf einer oder beiden Seiten können Störungen des Sehvermögens auftreten mit diffus geröteter und wolkiger Papille, mit Anschwellungen oder

Blutungen. Bei Chorioidealatrophie kann auch Pigmentierung beobachtet werden.

Muskelsystem. Ein weiterer Punkt der in Beziehung zum Muskelsystem steht, möge nun besprochen werden: das Auftreten von einer Art rheumatischer Schmerzen. Bei einer ganzen Anzahl von milden Fällen von Bleivergiftung wird über Gelenkschmerzen geklagt, das ist sogenannter „Rheumatismus". Die sorgfältige Untersuchung dieser Fälle hat nicht ergeben, daß die Schmerzen auf wirkliche Gelenkleiden zurückzuführen sind, auch scheinen dieselben keinerlei Beziehungen zur Gicht zu haben. Der Schmerz tritt in der Regel in den Muskeln selbst auf, und die Untersuchung dieser Muskeln in den schmerzhaften Partien mit den Fingern ergibt meist eine tiefsitzende Empfindlichkeit. Der Nervenstamm, der die Muskeln versorgt, zeigt keinerlei besondere Empfindlichkeit, auch ist die Haut keineswegs hyperästhetisch. Eine solche Hyperästhesie tritt zwar bei Bleivergiftungen auch auf, ist aber stets mit krankhaften zerebralen Veränderungen verbunden. Die oben geschilderten Schmerzen aber müssen eher als Muskelschmerzen angesehen werden, und auch solche Schmerzen zwischen den Rippen sind nicht selten; aber obwohl über dieses Symptom häufig geklagt wird, so ist es doch sehr schwer dasselbe von anderen Muskelschmerzen zu unterscheiden und als ein wohl umschriebenes Symptom der Bleivergiftung anzusehen. Der Hauptgrund, diesen sogenannten Rheumatismus in den Symptomenkomplex der Bleivergiftungen einzuschließen, ist die Häufigkeit, mit der Gewerbeärzte in ihren Berichten ihn anführen. Während man also keine sicheren Beweise dafür hat, daß dieses Symptom notwendigerweise bei Bleivergiftungen auftreten muß, so ist es doch ein solches, das in einer großen Zahl von Fällen vorkommt. Wie bereits früher erwähnt, dürfte es seine Richtigkeit damit haben, wenn man diese Muskelschmerzen auf kleine Blutungen in den Muskeln zurückführt; diese rufen eine lokale Entzündung hervor, die bis zu einem gewissen Grade mit dem „Reißen" der Taucher verglichen werden kann.

Zeichen von Bleivergiftung bei der Leichenöffnung. Es bestehen große Schwierigkeiten, mit dem bloßen Auge bei der Leichenöffnung zu konstatieren, ob die Todesursache eine chronische Bleivergiftung ist oder nicht. Andere Arten von Vergiftungen, wie z. B. chronischer Alkoholismus, erzeugen zum Teil die gleichen Veränderungen in den Geweben wie das Blei. Die Besichtigung der Organe im Falle von Bleivergiftung kann nur die Berechtigung zu der Vermutung geben, daß ein Fall von Bleivergiftung vorliegt.

Es gibt jedoch bei der Autopsie der Bleivergiftung auch makroskopisch gewisse Erscheinungen, die sorgfältig beachtet werden sollen, und die, obgleich sie allein keine genügende Grundlage für eine gut gesicherte Ansicht bilden, doch im Lichte der histologischen und chemischen Untersuchung wertvolle diagnostische Anhaltspunkte geben.

Es empfiehlt sich, bei Autopsie eines auf Bleivergiftung verdächtigen Falles die Aufmerksamkeit insbesondere auf folgende Punkte zu lenken:

1. Auf den Mund, ob Bleisaum vorhanden oder nicht, wenn ja, ist er mit einer Lupe zu untersuchen.

2. Auf den allgemeinen Zustand der Bauchorgane und besonders auf das Gekröse- und perinephritische Fett. Bei Bleivergiftungen ist dasselbe stets in der Menge verringert.

3. Auf den Zustand der Mesenterialgefäße, ob sie mit Blut stark gefüllt sind oder nicht, oder ob undichte Stellen vorhanden sind.

4. Auf den allgemeinen Zustand der Arterien, ob Atherom usw. vorhanden ist.

5. Auf den Herzmuskel, der bei Bleivergiftung gewöhnlich blaß und schlaff ist, mit einer Tendenz zur allgemeinen Herzerweiterung.

6. Auf die Eingeweide:

a) Ob Injektion der Muskularis vorhanden ist, besonders in den unteren Teilen des Darmes und um die Ileozökalklappe herum.

b) Ob kleine Geschwüre vorhanden sind oder nicht, oder aber Hämorrhagien irgendwo in der ganzen Länge des Darmes oder sogar in der Mucosa des Magens.

c) Ob dunkle Flecken sich in der Wand der unteren Darmabschnitte zeigen, die unter dem Einflusse eines leichten Wasserstromes nicht ganz verschwinden. Hat man sich von dem Vorhandensein solcher Flecken überzeugt, so ist es sehr wichtig, einige Fäzes beiseite zu legen, ebenso einige Teile des Darmes behufs chemischer Untersuchung.

7. Auf die Beschaffenheit der Leber, die bei Bleivergiftung ebenso wie bei Alkoholismus eine ganz bedeutende Vergrößerung erfährt und auch stellenweise Perihepatitis, die auf sekundäre Ursachen zurückzuführen ist, zeigt. Die Cirrhose ist jedoch bei Bleivergiftung nicht so ausgesprochen wie bei Alkoholismus. Bei Bleivergiftung ist die Leber in der Regel groß und weich und zeigt starke Blutanschoppung.

8. Auf die Nieren, ob dieselben Anzeichen tubulärer oder eher noch interstitieller Nephritis, eine fest anhaftende Kapsel und blutig gefärbtes Exsudat zeigen.

9. Wenn Lähmung irgendeiner Art während des Verlaufes der Krankheit bestanden hat, sollte die Untersuchung des Rückenmarkes und des Gehirnes mit besonderer Sorgfalt durchgeführt werden, und auch die Nerven der erkrankten Seite, welche die erkrankten Muskeln versorgen, sollten untersucht werden. Im Gehirn können gelegentlich deutlich kleine jedoch ausgesprochene Blutungen bemerkt werden. In der Regel jedoch sind die einzigen Anzeichen, die man vorfindet, eine Injektion der kortikalen Gefäße, öfters über bestimmten Partien und nicht sich auf das ganze Gefäßsystem des Gehirnes erstreckend. Kleine Hämorrhagien können auch in dem Rückenmark vorgefunden werden.

Zum Zwecke der histologischen Untersuchung empfiehlt es sich, die folgenden Organe beiseite zu legen und in einer 5prozentigen Lösung von Formalin sogleich zu verwahren: Leber, Milz, Nieren, Darm; vom letzteren sollen jene Teile entnommen werden, die Gefäßinjektionen oder Geschwüre oder dunkle Flecken zeigen.

Es empfiehlt sich auch, Ausstrichpräparate des Knochenmarkes zu machen, da bei lange dauernder Bleianämie zuweilen deutliche Veränderungen in den Knochenmarkzellen gefunden werden können.

Wenn Lähmung vorhanden war, so empfiehlt es sich, Teile der die betreffenden Muskeln versehenden Nerven einer histologischen Untersuchung zu unterziehen, ebenso Teile des Rückenmarkes oberhalb der vermuteten krankhaften Veränderungen; in Fällen, wo Gehirnsymptome konstatiert wurden, sollen Teile des Gehirnes, besonders jene, die starke Blutfüllung der Gefäße zeigen, untersucht werden. Mit Bezug auf das Nervengewebe ist es vorteilhaft, den einen Teil in Müllersche Lösung und den anderen in Alkohol zu legen. Auch eine Mischung gleicher Teile von Müllerscher Lösung und Formalin kann Anwendung finden.

Material für die chemische Untersuchung. Der chemischen Untersuchung mag jedes der Organe, das stärkere Erscheinungen chronischer Entzündung aufweist, unterzogen werden, aber es ist gewöhnlich wichtig, Gehirn, Niere und Leber zu untersuchen. Sollten sich im Darm irgendwelche dunkel gefärbte Flecken zeigen, so sollten diese Teile zusammen mit ihrem Inhalt der Untersuchung zugeführt werden. Es empfiehlt sich, Ligaturen um den Darm zu legen, zwischen den Ligaturen durchzuschneiden und das ganze in eine Lösung von verdünntem Formalin zu legen. Die so erhaltenen Proben möge man sofort zur Untersuchung senden. Es ist nicht notwendig, die ganzen Organe in jedem Falle zur Untersuchung zu geben, aber, wenn nur ein Teil zur Untersuchung geschickt wird, so muß vorher das Gewicht des ganzen Organes genauest festgestellt werden. Das genaue Gewicht ist zu notieren und dem Untersuchenden zu übersenden.

Quellen:

1. Tanquerel: Traité des maladies de Plomb ou Saturnines. Paris 1839.
2. Lancereau: Gaz. Med 1862, Tribune Med. 1896.
3. Meillère, G.: Le saturnisme, Kap. IV.
4. Teleky: Deutsch. Zeitschr. für Nervenheilkunde, Bd. XXXVII, 1909.
5. Déjerine-Klumpke: Des polynéurites en général et de paralysies et atrophies saturnines en particulier. Paris 1889.
6. Teleky: Ibid.
7. Teleky: Ibid.
8. Gombault: Arch. Phys., 1873.
9. Möbius: Über einige ungewöhnliche Fälle von Bleilähmung. Zentralbl. für Nervenheilkunde, 1886.
10. Tanquerel: Ibid.
11. Sajous: Archiv für Laryng., III, 1882.
12. Morell Mackenzie: Brit. Med. Journ. epitome, p. 1202, 1893.
13. Seifert, Berl. klin. Wochenschr. 1884.
14. Lockhart Gibson: Brit. Med. Journ. II, p. 1488, 1908.
15. Galezowski: Jahrb. f. Aug., p. 382, 1877.
16. Folker: Brit. Med. Journ., II, p. 1556, 1898.
17. Robert Jones: Brit. Med. Journ., September S. 22, 1900.
18. Rayner: Journ. of Mental Science, 1880.
19. Savage: Clifford Allbutt's Medicine, vol. VII, p. 657.
20. Goodall: Ibid. p. 693.

21. Eischnig: Wien. med. Woch., Nr. XXVII, XXIX, 1898.
22. Mannaberg: Berl. klin. Woch., 1896.
23. Bikler: Arch. für Augenheilk., Bd. XL, 1900.
24. Weber: Thèse de Paris, 1884.
25. Folker: Ibid.
26. Lockhart Gibson: Ibid.

X. Chemische Untersuchungen.

Eine sehr große Hilfe leistet die chemische und histologische Untersuchung bei der Diagnose der Fälle der Bleivergiftung, die besonders dann in Anspruch zu nehmen ist, wenn die Wahrscheinlichkeit besteht, daß der Fall ein Verfahren nach dem Arbeiterunfallsgesetz nach sich ziehen wird. Außerdem wird dem Gewerbe- oder Fabriksarzt und ebenso dem praktischen Arzt durch die Anwendung gewisser leicht ausführbarer Methoden der Diagnostik ein wesentlicher Aufschluß geboten. Wir wollen hier soweit als möglich darlegen, wie durch chemische oder andere Untersuchungsmethoden ein Fall von Bleivergiftung weiter verfolgt werden kann und welche klinischen Methoden der Diagnose in der gewöhnlichen Praxis angewendet werden können.

Die Mehrzahl der beschriebenen Methoden, besonders die chemische Untersuchung des Materiales, welches von einer angeblichen tödlichen Bleivergiftung erlangt wurde zum Zwecke der Bestimmung des Vorhandenseins oder Fehlens von Blei, ferner die histologische Prüfung solcher Gewebe und die quantitative Untersuchung der Ausscheidungen auf Blei sind Prozesse, die bloß in einem vollständig ausgestatteten Laboratorium angestellt werden können und sicherlich nicht in die gewöhnliche Praxis des medizinischen Berufes gehören. Vom praktischen Arzt kann man nicht verlangen, daß er im gewöhnlichen Verlauf seiner Praxis Blutpräparate auf basophile Körnelung untersuche oder differentielle Blutzählungen anstelle. Besonders kann dies nicht der Fall sein bei der routinemäßigen Untersuchung einer großen Zahl von Fabriksarbeitern. Ferner erfordern viele der Prozesse, die bei der chemischen oder histologischen Untersuchung der Gewebe vorkommen, so viele spezielle Apparate, ohne die deren Ausführung unmöglich ist, daß die bloßen Kosten der notwendigen Instrumente die Anstellung der Untersuchung andernorts als in speziellen Laboratorien verhindern. Jedoch ist es unsere Aufgabe, darzulegen, wie in unklaren Fällen ergänzende Untersuchungsmethoden benützt werden können und wie man in zweifelhaften Fällen zu einem gut ausgestatteten Laboratorium Zuflucht nehmen soll. Schließlich kann der Leichenbeschauer bei Anordnung der Untersuchung eines Leichnames eine histologische und chemische Untersuchung verlangen.

Methoden der chemischen Diagnose. Es kann notwendig sein, das Vorhandensein von Blei qualitativ und quantitativ zu bestimmen, und kann die Methode eine verschiedene sein, je nach dem Verfahren, das man in Angriff nehmen muß. Die quantitative Bestimmung der

Bleimenge, die in den Organen oder Ausscheidungen des Körpers vorhanden ist, ist von größerer Bedeutung als die bloße Schätzung oder auch als die Feststellung des Vorhandenseins von Blei. Wir haben uns schon auf das Werk von Gautier (1) bezogen, der Blei in dem Gewebe normaler Personen mit solcher Beständigkeit gefunden hat, daß französische Beobachter in jedem Falle jetzt von „normalem Blei" sprechen, um es von dem Blei zu unterscheiden, das unter pathologischen Verhältnissen gefunden werden kann. Trotzdem ist es unzweifelhaft, daß die in dem menschlichen Körper vorhandene Bleimenge außerordentlich klein ist. Es ist möglich, mit gewissen verfeinerten Methoden der chemischen Untersuchung quantitativ nicht bestimmbare Spuren dieser Substanz nachzuweisen. Andererseits gehören die Methoden der Bleibestimmung zu den schwersten toxikologischen Untersuchungen wegen des Vorhandenseins anderer Metalle, vornehmlich des Eisens, welche außerordentlich schwierig wegzuschaffen sind und leicht Anlaß zu Irrtümern geben.

1. Qualitative Proben. Das Gruppenreagens für Blei ist Schwefelwasserstoff in saurer oder alkalischer Lösung. Blei wird durch dieses Reagens als ein schwarzer Niederschlag gefällt. Wo kein anderes Metall vorhanden ist und auch keine organischen Substanzen zu gleicher Zeit vorliegen, gibt es sehr wenig Schwierigkeiten; die übliche Methode der Bestimmung von Blei im Wasser mittels des Schwefelwasserstoffes ist außerordentlich leicht.

Jodkali gibt einen gelben Niederschlag, der beim Erwärmen löslich ist und große Kristalle in der Eprouvette bildet. Salzsäure und Chloride geben nadelförmige Kristalle, die beim Erhitzen löslich sind und beim Erkalten wieder kristallisieren. Das Doppelchlorid von Kali und Blei ist jedoch in Hitze mehr und noch mehr in Kälte löslich als das reine Chlorid. Von dieser Eigenschaft wird bei dem gleich zu beschreibenden Verfahren der Trennung von Blei von organischen Mischungen Gebrauch gemacht.

Die direkte Untersuchung ist selten möglich oder zufriedenstellend; die Kaliumkupferazetatmethode kann jedoch bei der qualitativen Bestimmung des Bleies in den Geweben angewendet werden.

Die qualitative Methode zum Nachweis kleinerer Mengen. Man trockne das zu prüfende Material, verasche es, extrahiere es mit heißer verdünnter Salpetersäure und schließlich nach wiederholtem Eindampfen mit Ammoniumazetat, filtriere, dampfe ein und bringe den Rückstand in verdünnte Salpetersäure, verdampfe bis zur Trockenheit, füge einige Tropfen verdünnter Essigsäure zu und bringe einen Tropfen auf den Objektträger.

Dem Tropfen auf dem Objektträger füge man einen Tropfen verdünnter Kupferazetatlösung und zwei bis drei Tropfen gesättigter Lösung von Kaliumnitrat hinzu. Rühre die Tropfen und mische sie gut mit einem Platindraht, lasse sie einige Minuten stehen und untersuche sie dann mit einem $^2/_3$-Objektiv [1]. Bei Vorhandensein von Blei erscheinen

[1] Entsprechend Zeiß, Trockensystem AA. (T.)

dunkelviolette Würfel von Kalikupfer-Bleinitrat. (K_2CuPb/NO_3.) Diese Probe soll eine Reaktion schon bei Vorhandensein von **0,00003** g geben.

Die Bestimmung von Blei im Urin. Die Menge Blei, welche durch die Nieren in den Urin kommt, ist stets, selbst bei akuter Bleivergiftung, gering. Ferner wird das Blei in organischer Verbindung ausgeschieden und ist deshalb schwer festzustellen. Zum Zwecke einer genauen quantitativen Untersuchung ist es notwendig, eine große Menge (mindestens zwei Liter) der Flüssigkeit einzudampfen und mit der konzentrierten Menge nach der für die Bestimmung des Bleies angegebenen Methode zu verfahren.

Für die qualitative Untersuchung wurden viele Methoden vorgeschlagen, aber alle sind mehr oder weniger unverläßlich.

In gewissen Fällen einer akuten Bleivergiftung, oder wenn eine verhältnismäßig große Menge von Blei durch die Nieren ausgeschieden wird, kann die Ansäuerung der Flüssigkeit mit starker Schwefelsäure bisweilen direkt einen Niederschlag von Bleisulfat ergeben, der abfiltriert werden kann, worauf das Filtrat mittels der gewöhnlichen Proben untersucht werden kann, nämlich:

ein weißer Niederschlag mit verdünnter Schwefelsäure;

ein gelber Niederschlag mit Chromkali, der in Salpetersäure kaum, jedoch in Alkalien löslich ist;

eine blaue Flamme beim Erhitzen an einem Platindraht und schließlich, wenn genügend Substanz vorhanden ist, die Reduktion zum Metall mittels der Lötrohrflamme.

Eine Methode wurde empfohlen, die darin besteht, ein kleines Säckchen mit Kalziumsulfid in das zu untersuchende Material zu bringen, in der Annahme, daß, wenn das Kalziumsulfid in dem Säckchen eine Schwärzung aufweise, diese notwendigerweise dem Blei zuzuschreiben sei. Dies ist jedoch sehr fraglich und ergab in den Händen eines der Verfasser (K. W. G.) keine befriedigenden Resultate.

Eine andere Methode, die in der Anwendung ebenso einfach ist und gelegentlich positive Resultate ergibt, kann auf folgende Weise durchgeführt werden:

Der zu untersuchende Urin wird mit dem Bacillus coli communis versetzt. Für diesen Zweck kann eine kleine Menge von Fäzes verwendet werden. Der genannte Bazillus benützt bei seinem Wachstum die organischen Substanzen des Harnes und macht zu gleicher Zeit Schwefelwasserstoff frei. Der übrigbleibende Urin wird filtriert, das Filtrat in 10%iger Salpetersäure (einer minimalen Menge) aufgelöst und das Filtrat nach den gewöhnlichen Verfahren untersucht. Diese Methode hat gelegentlich dem einen der Verfasser (K. W. G.) ganz gute Resultate ergeben und ist außerdem außerordentlich leicht auszuführen.

Das direkte Durchleiten von Schwefelwasserstoff durch die Flüssigkeit ist wertlos, da es notwendig ist, vorerst alle organischen Verbindungen zu trennen, bevor das Blei auf Schwefelwasserstoff reagiert.

Die elektrochemischen Methoden. Von allen gegenwärtig in Verwendung stehenden Methoden zur Bestimmung des Vorhandenseins von Blei im Urin geben die elektrochemischen bei weitem die befriedigendsten Resultate. Nachstehend einige dieser Methoden:

Die erste Methode besteht im Gebrauch von Magnesium, das man einige Stunden in dem vorher stark angesäuerten Urin läßt. Marsden und Abram (2) behaupten, daß sie auf diese Weise in der Lage waren, ohne Schwierigkeit einen Teil Blei in 50000 Teilen Urin zu entdecken. Die angewendete Methode ist die folgende:

Man bringt einen Streifen reinen Magnesiums in die zu untersuchende Flüssigkeit, fügt oxalsaures Ammonium im Verhältnis von ungefähr 1 g zu 150 cm^3 hinzu. Ist Blei vorhanden, so wird es am Magnesium abgelagert. Eine Ablagerung zeigt sich binnen einer halben Stunde, wir haben jedoch gewöhnlich die Probe 24 Stunden stehen lassen. Der Streifen wird dann mit destilliertem Wasser gewaschen und getrocknet. Weiterer Nachweis: 1. Man erwärme den Streifen mit einem Jodkristall (eine gelbe Jodverbindung beweist Blei, wobei Kadmium vernachlässigt werden kann); 2. Man löse den Niederschlag in HNO^3 und stelle die gewöhnlichen Proben an. Das Magnesium kann nach sorgfältigem Waschen mit einer Säure und destilliertem Wasser wieder verwendet werden. Die Oberfläche des Magnesiums muß breit und beim Gebrauch frei von Säuren sein. Die Empfindlichkeit dieser Methode wurde mit wässerigen Lösungen, die bekannte Mengen von Blei enthielten, erprobt, ebenso mit normalem Urin, dem bekannte Mengen von Blei zugesetzt wurden. In allen Fällen wurde ein Kontrollversuch angestellt, um sicherzustellen, daß die Materialien frei von Blei waren. Blei wurde schon bei Vorhandensein im Verhältnis von 1 : 50000 sowohl in einfachen wässerigen Lösungen als auch im Urin festgestellt.

Shufflebotham und Mellor (3) beschreiben die folgende Methode, mittels der Blei in organischen Geweben ermittelt werden kann, die jedoch in jedem Falle eine große Verdampfungsmenge erfordert. Die Methode ist wertvoll, aber die Schwierigkeit, große Mengen rauchender Salpetersäure zu handhaben und diese Säure während des Verfahrens von Zeit zu Zeit hinzuzufügen, macht sie, außer wenn ein guter chemischer Herd vorhanden ist, unpraktisch. Shufflebotham und Mellor geben an, daß sie mit der von Dixon Mann empfohlenen Chlorkalisalzsäuremethode keine Reaktion erlangten.

„Über die Ermittlung von Blei im Urin und bei Untersuchungen an Leichen. Ein Stück Niere (20 cm^3) wurde in ungefähr 12 Stücke zerschnitten, diese in eine Abdampfschale gebracht und ungefähr 50 cm^3 rauchender Salpetersäure hineingegossen, worauf dichte braune Dämpfe von Stickstoffoxyd aufstiegen. Wenn die Wirkung nachgelassen hatte, was in 2—3 Minuten der Fall war, wurde das Gefäß auf eine Asbestplatte gestellt und über einer Bunsenflamme ungefähr eine Stunde kochen gelassen. Wenn der Schaum über die Ränder des Gefäßes zu laufen drohte, war ein Ummischen mit einem Glasstab oder ein Entfernen von der Flamme für kurze Zeit notwendig. 25 cm^3 der rauchenden Salpetersäure wurden in Zwischenräumen von Viertelstunden zugesetzt und dieser Vorgang 3 mal wiederholt. Die Zerstörung der organischen

Substanz war eine so vollständige, daß das ganze Stück Niere in totale Lösung überging. Die Lösung wurde dann bis auf einige cm³ eingedampft, mit Ätzsoda neutralisiert, filtriert und mit Schwefelwasserstoff behandelt, worauf man einen dunkelbraunen Niederschlag von Bleisulfid erhielt. Mit Chromkali erhielt man einen gelben Niederschlag von Bleichromat bei derselben Niere, welche mit der $KClO_3$-HCL-Methode der Zerstörung der organischen Substanz ein negatives Resultat ergab. Unsere Reagenzien, Gefäße usw. wurden dann mit einer genauen Methode untersucht, aber wir fanden kein Blei.

Urin. Wir untersuchten dann das Vorhandensein von Blei im Falle 2, 3 und 4. Je 2,27 l Urin wurden in jedem von 2 Gefäßen bis zur Trockenheit eingedampft. In einem Gefäß wurde der Rückstand erhitzt, bis er verkohlt war. Beide Rückstände wurden dann separat mit rauchender Salpetersäure wie eben beschrieben, behandelt. Der verkohlte Rückstand ging in Lösung über und ergab beim Abkühlen einen weißen Niederschlag. Die Mutterlauge wurde neutralisiert und in der gewöhnlichen Art geprüft. Im Falle 2 erlangte man einen braunen Niederschlag von Bleisulfid, während im Falle 3 ein deutlicher schwarzer Niederschlag erzielt wurde. Der Urin im Falle 4 ergab ein negatives Resultat. Der verkohlte Rückstand ging nicht vollständig in Lösung über, und waren die Proben auf Blei nicht so deutlich, wie wenn der Rückstand unverkohlt blieb. Dies zeigt, daß man das Verkohlen des Rückstandes während des Verdampfens verhindern muß.“

Eine Methode und zwar eine Modifikation der Trilletschen wurde kürzlich von Hebert (4) beschrieben. Diese Methode beruht darauf, daß Peroxyde von Blei bei Mischung mit Tetramethyldiphenylmethan in Essigsäurelösung eine feine blaue Färbung zeigen. Leider ergibt eine Anzahl anderer Peroxyde die nämliche blaue Färbung, darunter Mangan, Kali, Kupfer, Magnesium. Außerdem ergibt auch das Natriumsuperoxyd, das verwendet wird, um das Blei in Superoxyd zu verwandeln, ebenfalls mit dem Reagenz eine helle blaue Färbung, selbst wenn es in ganz geringen Mengen vorhanden ist.

Die Probe wird auf folgende Weise angestellt: Die Substanz wird eingeäschert, in gewöhnlicher Weise Schwefelsäure zugesetzt und sodann die Substanz bis zur Trockenheit eingedampft. Sodann behandelt man sie mit einer kalten Lösung von Natriumhypochlorit. Das Hypochlorit wird dann teilweise durch Waschen, teilweise durch Erhitzen entfernt und das Reagenz dann direkt in die zu prüfende Substanz gebracht, wobei, wenn ein Hyperoxyd vorhanden ist, Blaufärbung eintritt.

Leider liegt dieser Zersetzungspunkt des Hypochlorits und die Temperatur, bei der Bleihyperoxyd wieder in das Oxyd sich umwandelt, dicht beieinander, indem sie nur ungefähr um 25° C differieren. Ferner ist es sehr schwer, die letzten Spuren der andern Substanzen, welche außer dem Blei eine blaue Färbung ergeben, zu entfernen. Einer der Verfasser (K.W.G.) machte ausgedehnte Versuche mit dieser Methode, da sie, wenn sie sich als zuverlässig erwiesen hätte, die Bestimmung von Blei in kleinen Mengen beträchtlich erleichtert hätte. Die Methode wurde von gewissen französischen Beobachtern angewendet, die 2 cm³ Blut aus der Vena basilica media entnahmen und, indem sie das in dieser kleinen Menge vorhandene Blei mittels der blauen Färbung bestimmten, glaubten, zeigen zu können, daß mindestens 25 mg Blei im Blute des menschlichen Körpers zirkulieren. Abgesehen von anderen schweren Bedenken macht die Tatsache, daß das Reagenz selbst durch gewisse andere Superoxyde, die in der Blutasche vorkommen, gefärbt wird, diese Ziffern vollständig unglaubwürdig.

2. Die quantitativen Methoden der Bestimmung. Zwei Methoden können bei der Ermittlung von Blei in organischen Substanzen, sei es in organischen Flüssigkeiten oder in festen Substanzen, angewendet werden und werden allgemein nach der ursprünglichen Behandlung der Substanz, die „nasse" und die „trockene" Methode genannt. Bei der „trockenen" Methode wird die Substanz mit oder ohne Zusatz von Schwefel- und Salpetersäure verascht; bei der „nassen" wird das Material mit Salzsäure und Chlorkali behandelt. Die nachfolgende Behandlung verläuft in beiden Fällen in gleicher Weise.

Methode von Fresenius und von Babo (5), nasse Methode. Die Substanz, die Gift enthalten soll, wird, wenn sie fest ist, in einen Brei verwandelt und mit Wasser gemischt, bis sie die Konsistenz einer dünnen Suppe erlangt. Der Urin soll bis zu einem Viertel oder Sechstel seines Volumens eingedampft, die Fäzes mit destilliertem Wasser gut verrührt werden. Die Substanz wird dann zusammen mit Kristallen von Chlorkali in eine große Flasche gebracht, wobei je 100 g der Substanz 3—4 g Chlorkali erfordern. Man fügt dann reine HCL im selben Gewichte wie die ursprüngliche Substanz zu, bringt die Flasche in ein Wasserbad und erhitzt allmählich. Man muß dafür sorgen, daß das Erhitzen nicht zu jäh geschieht, da sonst die Entwicklung des Chlorsuperoxydes zu rasch platzgreift. Wenn notwendig, fügt man von Zeit zu Zeit noch weitere Kristalle von Chlorkali zu, bis die Flüssigkeit klar und von einer leicht gelblichen Farbe ist, oder, wenn mehr organische Substanz vorliegt, bis sie das Aussehen und die Farbe einer dünnen Hafermehlsuppe erlangt. Was die mehr allmähliche Entstehung des Chlors anlangt, so wirkt das Chlorsalz, welches vor dem Erhitzen der Flasche vorhanden ist (bei gleichem Gewichte) weit energischer als die Teile, welche später nach der Erhitzung der Flüssigkeit zugesetzt werden, da ein großer Teil des Gases dann entweicht, ohne eine Wirkung zu tun. Wenn die Substanz Zucker, Stärke oder Alkohol enthält, muß man besonders dafür sorgen, das Überschäumen zu verhindern. Wenn die Flüssigkeit sich geklärt oder eine dünne Konsistenz erlangt hat, bringt man sie in eine Abdampfschale und läßt sie auf dem Wasserbad, bis der Chlorgeruch verschwindet. Dann filtriert man sie, während sie noch heiß ist. Durch diesen Prozeß wird nicht die ganze organische Substanz zerstört, da besonders die fettigen Substanzen widerstehen. Wenn aber die ororganische Substanz bis auf kleine Bruchteile vernichtet ist, wird jedes vorhandene mineralische Gift frei.

Die gegen dieses Verfahren erhobenen Einwendungen bestehen darin, daß einige wichtige Gifte, wie z. B. Arsenik und Antimon, besonders das erstere, die Eigenschaft haben, teilweise in Form von Dämpfen zu entweichen und daß andere wie Blei und Silber als unlöslicher Niederschlag auf dem Filter zurückbleiben. Was den ersten Einwand betrifft, so ist zu bemerken, daß, wenn die Salzsäure mit Wasser verdünnt ist (wie sie bei der nassen Methode zur Zerstörung organischer Substanzen verwendet wird), das in der heißen Lösung etwa vorhandene Arsenik mit den sauren Dämpfen nicht entweicht, da Arsen-Trichlorid, das in Salzsäure aufgelöst ist, nur dann flüchtig ist, wenn das Lösemittel konzentriert ist. Jede Möglichkeit eines Verlustes kann aber vermieden werden, wenn man das Gefäß, in dem die organische Substanz zerstört werden soll, mit einem Kondensator und Rezipienten ausstattet.

Der zweite Einwand wird — soweit es sich um Blei handelt — dadurch entkräftet, daß man die Lösung noch heiß filtriert; ist bloß eine beschränkte Menge von Blei vorhanden, so bleibt es als Chlorid solange in Lösung, als die Flüssigkeit heiß ist, und wird infolgedessen das Filter passieren. Eine beträchtliche Menge wird auch im kalten Zustande in Lösung gehalten, indem es mit dem Chlorkali eine Verbindung eingeht, die löslicher ist, als das Bleichlorid allein. Ist eine große Menge vorhanden, so wird nicht das Ganze im Filtrat gefunden werden; die an dem Filter zurückbleibende Substanz muß deshalb stets auf Blei geprüft werden. Bei toxikologischen Arbeiten ist jedoch die Menge des vorhandenen Bleies in der Regel nicht größer, als daß sie auch im kalten Zustande gelöst bleiben würde. Silberchlorid, das sowohl in heißem als auch in kaltem Wasser unlöslich ist, kann das Filter nicht passieren; infolgedessen erfordern die Silbersalze eine besondere Behandlung.

Die trockene Methode. Diese besteht darin, daß man die fein zerteilte Substanz bis zur Rotglut erhitzt, sodaß sie entweder verkohlt oder vollständig verascht ist. Nach Erkalten wird der Rückstand mit Salpetersäure durchtränkt und sodann eine hinreichende Hitze angewendet, um die freie Säure auszutreiben. Das Nitrat des Metalls wird dann im Wasser aufgelöst, filtriert und dann entsprechend der Art des vorhandenen Metalls behandelt.

Die trockene Methode ist ganz unanwendbar für die mehr flüchtigen Metalle, wie Arsen, Antimon, und auch wenig anwendbar bei Blei, Zinn und Zink. Ferner ist es außerordentlich schwierig und mühevoll, sie mit großen Massen organischer Substanz auszuführen. Für kleine Mengen ist sie zweckmäßig und ergibt in Abwesenheit der mehr flüchtigen Metalle gute Resultate.

Die folgenden zwei Methoden werden einerseits von Glaister (6), andererseits von Dixon Mann (7) angegeben. Beide Methoden sind zweckmäßig. Glaister empfiehlt, wie wir sehen werden, die Bestimmung des Bleies als Sulfid.

Wenn sehr geringe Mengen Blei in Verbindung mit großen Mengen organischer Substanz vorliegen, so ist der trockene Prozeß mühsam, schwer ausführbar und in seinen Ergebnissen unsicher. Der bei der Ausscheidung von Blei von Dixon Mann angewendete Vorgang ist der folgende:

Der Urin wird bis zur Konsistenz eines dünnen Breies eingedampft, die Fäces mit destilliertem Wasser bis zu einer gleichen Konsistenz gemischt. Sodann werden sie nach der nassen Methode, wie oben angegeben, behandelt. Das Filtrat bringt man nach dem Abkühlen in einen Glaszylinder, dessen Boden aus einem Blatt Pergamentpapier besteht; den Zylinder taucht man bis zu einer solchen Tiefe in einen tieferen Zylinder mit destilliertem, mit einigen Tropfen Schwefelsäure angesäuerten Wasser, daß die Flüssigkeiten im inneren und äußeren Zylinder auf dem gleichen Niveau stehen. Ein Stück Platinblech mit einer Oberfläche von ungefähr 50 cm^2, das die Kathode darstellt, wird in den flüssigen Inhalt des inneren Zylinders getaucht, ein gleiches Stück Platinblech als Anode in den äußeren Zylinder. Die Blechstücke werden einander gegenüber angebracht, sodaß sie durch das Pergamentdiaphragma getrennt sind. Ein Strom von 3 oder 4 Volt wird dann 6—8 Stunden durchgeführt, hierauf das Blech aus dem inneren Zylinder entfernt, langsam gewaschen und getrocknet. Das metallische Blei wird von dem Blech mit Hilfe verdünnter Salpetersäure unter Erhitzen abgelöst und nach Austreibung des größten Teiles der freien Säure die Lösung mit verdünnter Schwefelsäure unter Zusatz eines gleichen Volumens von Alkohol zersetzt, dann für 24 Stunden stehen gelassen. Der Niederschlag von Bleisulfat wird mit 12% Alkohol enthaltendem Wasser gewaschen, bis die ganze freie Säure entfernt ist. Er wird dann durch Dekantieren abgetrennt, erhitzt und gewogen. Die Menge Blei wird aus dem Gewichte des Sulfats bestimmt; 100 Teile Sulfat entsprechen 68,319 Teilen metallischen Bleies. Ob nun die nasse oder trockene Methode angewendet wird, stets soll der Rückstand nach der ersten Filtration auf Blei geprüft werden, das als Sulfat vorhanden sein und ungelöst zurückbleiben kann. Wenn die ursprüngliche Substanz das Blei als Sulfat enthält, so soll das Salz unter Erhitzen in einer wässerigen Lösung von weinsteinsaurem Ammonium, dem man ein wenig freies Ammoniak zugesetzt hat, aufgelöst, dann mit Schwefelwasserstoff niedergeschlagen werden (100 Teile Bleisulfid entsprechen 86,61 Teilen metallischen Bleies). Besser ist es jedoch, das Sulfid durch Behandlung mit Salpeter und dann Schwefelsäure in ein Sulfat zu verwandeln, worauf es geglüht, gewogen und die Menge des Metalls als Bleisulfat bestimmt wird.

Wenn man die Substanz durch Zersetzung von organischem Material erlangt hat, können zwei Methoden der Gewichtsbestimmung angewendet werden: 1. die kolorimetrische, 2. die gravimetrische.

Wo die gravimetrischen Bestimmungen ausgeführt werden sollen, ist die Substanz stets als Sulfat zu gewinnen und das Blei durch Abwägen als Sulfat zu bestimmen. Dieses Verfahren ist außerordentlich mühevoll, wenn eine große Zahl kleiner Proben untersucht werden soll, z. B. bei der Bestimmung des Bleistaubgehaltes der Luft. Andererseits ist es wahrscheinlich, daß der Gebrauch der Wage bei der Bestimmung von Blei als Sulfat genauer ist, wenn größere Mengen bis zu 10 Milligramm vorhanden sind; wo aber nur 2—3 Milligramm in der untersuchten Substanz vorhanden sind, ist der experimentelle

Fehler beim Waschen zu groß, um den Zeitaufwand, der bei dieser Form der Bestimmung erfordert wird, zu rechtfertigen, und man verwendet die kolorimetrische Methode.

Die Ermittlung von Blei in organischen Gemengen. Man versetze die in kleinere Teile zerteilten organischen Substanzen mit Salpetersäure, erhitze sie durch einige Zeit, lasse sie dann erkalten; filtriere, wasche den Rückstand und mische das Waschwasser mit dem Filtrat, konzentriere das Filtrat, leite Schwefelwasserstoff durch; bringe das Gemenge an einen warmen Ort und lasse den Niederschlag sich setzen; hiernach dekantiere man die oben aufschwimmende Flüssigkeit, sammle den Niederschlag auf einen gewogenen Filter, wasche ihn gründlich, trockne auf dem Wasserbad und wäge ihn. Ein Teil des Sulfids ist 0,9331 Teilen von Bleioxyd und 1,5837 Teilen von Bleiazetat äquivalent.

Die elektrolytische Methode wird besser zwecks Ermittlung von ganz kleinen Mengen Blei, wie z. B. im Harn oder Kot oder im Erbrochenen, angewendet. Der Urin soll bis zu dickflüssiger Konsistenz eingedampft, die anderen Substanzen fein zerteilt, dann in derselben Weise behandelt werden, worauf, wie oben angegeben, HCl hinzugefügt, die Mischung erhitzt, kleine Dosen von gepulvertem chlorsaurem Kali hinzugefügt werden, soweit notwendig, um die organische Substanz zu zerstören. Das Erhitzen wird fortgesetzt, bis der Chlorgeruch verschwindet, worauf man filtriert und das Filtrat abkühlen läßt. Das Filtrat bringt man dann in die äußere Zelle eines Zweizellensystems ähnlich einem Dialysator, dessen Boden durch Pergamentpapier gebildet wird. Die äußere Zelle enthält destilliertes, mit H_2SO_4 angesäuertes Wasser. In die innere Zelle bringt man ein Stück Platinblech im Oberflächenausmaß von ungefähr 50 cm^2, das mit der Kathode oder dem negativen Pol von 4 Groveschen Elementen verbunden wird, in die äußere Zelle ein gleichgroßes Stück Platinblech, das man mit der Anode oder dem positiven Pol verbindet. Diese Blechstücke werden so angeordnet, daß sie nur durch das Pergament getrennt sind. Hierauf schließt man den galvanischen Strom für mehrere Stunden, wodurch alles Blei des Filtrates an dem mit der Kathode in Verbindung stehenden Platinblech in der inneren Zelle abgelagert wird. Hierauf entfernt man das Blech, wäscht es sorgfältig, löst das metallische Blei mit verdünnter Salpetersäure unter Erhitzen, worauf die Lösung konzentriert wird, bis die meiste freie Säure ausgetrieben ist; man setzt verdünnte Schwefelsäure zu, um das Sulfat niederzuschlagen, wobei zur Beschleunigung des Niederschlagens auch Alkohol zugesetzt wird. Den Niederschlag läßt man 24—36 Stunden absetzen, filtriert ihn durch ein gewogenes Filter, wäscht ihn mit 12% Alkohol enthaltendem Wasser, trocknet und glüht ihn und wägt ihn ab. 1 Teil des Sulfats ist äquivalent 0,68319 Teilen metallischen Bleies und 1,25 Teilen von Bleiazetat.

Die Bestimmung von Blei kann, besonders wenn die Menge klein ist, mittels der volumetrisch-kolorimetrischen Methode genauer erfolgen.

Das metallische Blei, das an dem Platinblech abgelagert ist, wird in Salpetersäure aufgelöst, destilliertes Wasser zugesetzt und ein aliquoter Teil in ein Neßlersches Glas gebracht. Einige Tropfen einer frisch bereiteten H_2S-Lösung oder das H_2S-Gas selbst können zugesetzt oder durch den Inhalt des Glases durchgetrieben werden, um das Bleisulfid zu bilden. Die sich ergebende Farbe wird nun verglichen mit einer Standardlösung von Bleinitrat, aus der das Bleisulfid in der eben geschilderten Weise gebildet wurde.

Einige haben die Probe mittels Ablagerung an Magnesiumdraht empfohlen zum Zwecke der Bestimmung des Bleies im Urin von Personen, die im Verdacht stehen, an chronischer Bleivergiftung zu leiden (s. oben), eine Methode, die von Jaksch angegeben und von Hill-Abram modifiziert wurde.

Von der kolorimetrischen Methode der Bestimmung von Blei hat mit großem Erfolge Duckering bei der Bestimmung des Bleigehaltes in der Luft von Töpfereien Gebrauch gemacht. Die Methode ist die von Vernon Harcourt (8) empfohlene, mit geringfügigen Abänderungen. Die ganze Methode wird im Folgenden dargestellt, da die Bestimmung der Menge des in der Luft von Bleibetrieben vorhandenen Bleies die Angabe rationeller Methoden der Verhütung der Bleivergiftungen sehr erleichtert.

„Nach Trocknen und Wägen des Filters ergibt sich folgende Methode. An Lösungen werden benötigt: Salpetersäure: 1 Teil reine konzentrierte Salpetersäure auf 3 Teile Wasser. Ätznatron: 100 g reine Ätzsoda aufgelöst in 250 cm³ Wasser. Zucker: eine gesättigte Lösung von Zucker in Wasser. Schwefelwasserstoff: eine gesättigte Lösung von Schwefelwasserstoff in Wasser. Farblösung: Baumwolle, in konzentrierter Salpetersäure gelöst, wird bis zur Trockenheit eingedampft, der Rückstand in ein wenig Wasser gelöst und filtriert; die Lösung hat eine tiefgelbliche Farbe. Standardblei: eine Lösung von Bleiazetat oder Bleinitrat, wird mit dem genauen Gehalt von 0,0001 g Blei per cm³ der Lösung hergestellt.

Die Staubmenge im Filter wird in ein Becherglas (Nr. 1) durch leichtes Klopfen auf den umgekehrten Trichter geschüttet. Hierauf wird die Baumwolle vom Trichter entfernt, das obere Drittel mit dem Rest des Staubes abgeschnitten und zu dem Staub im Becherglas Nr. 1 hinzugefügt. Der Rest der Baumwolle wird in ein zweites Becherglas (Nr. 2) gebracht; 2¹/₂ cm³ heißer Salpetersäure werden nun aus einer Pipette auf den Staub im Becherglas Nr. 1 getropft, ein wenig Wasser hinzugefügt und das Ganze erhitzt. Die Lösung wird in ein 50 cm³-Neßlerglas filtriert und die in der Baumwolle zurückbleibende Flüssigkeit durch Quetschen der Wolle an die Wand des Becherglases mittels eines Glasstabes entfernt. Die Baumwolle im Becherglas Nr. 2 wurde in gleicher Weise mit 2 cm³ Salpetersäure extrahiert und die Lösung zum Rückstand im Becherglas Nr. 1 gebracht. Die Flüssigkeit wird erhitzt, die Baumwolle darin mazeriert und wie vorher filtriert. Hierauf wird dann die Baumwolle mit heißem Wasser 3- oder 4mal gewaschen und die Flüssigkeit in das Neßlerglas filtriert. Dann wird eine Anzahl von Standardflüssigkeiten hergestellt, indem man mittels einer Bürette in Neßlergläser verschiedene Mengen der Standardbleilösung in einer stufenweisen Reihenfolge gießt. Gewöhnlich werden 5 Proben gemacht, die 0,5, 0,8, 1,0, 1,2 und 1,4 cm³ Bleilösung enthalten, je nach dem Volumen der durchgesaugten Luft und der Menge von Blei, die man in dem bekannten Gewichte des Staubes erwartet. Jeder Probe fügt man 4¹/₂ cm³ Salpetersäure bei, gießt 5 cm³ der Ätznatronlösung und 4 cm³ der Zuckerlösung in alle diese 6 Lösungen, d. s. eine Analyse und 5 Vergleichsproben. Man findet stets, daß die Vergleichsprobe schwach gelb gefärbt ist, und wenn hierauf nicht Rücksicht genommen wird, erlangt man bei den Proben zu hohe Resultate. Daher wurden 1 oder 2 Tropfen der Farblösung (s. die angeführten Lösungen) zu den auf weißes Papier gestellten Meßproben hinzugefügt, bis sie mit der zu

analysierenden übereinstimmten. Zuletzt wird dem Inhalt eines jeden der 6 Gläser 4 cm³ Schwefelwasserstoff hinzugefügt, die Flüssigkeit wird in jedem bis auf die Marke 50 cm³ gebracht und das Ganze gut geschüttelt. Gewöhnlich findet man, daß die Farbe der zu untersuchenden Probe etwas tiefer erscheint als die einer der Meßproben, und es werden der Probe 1 oder 2 Tropfen Farblösung hinzugefügt, bis ihre Farbe mit der zu untersuchenden übereinstimmt. Diese sorgfältig ausgearbeitete Methode der Herstellung einer Anzahl von Meßproben wird deshalb angewendet, weil man fand, daß jede andere zu hohe Resultate ergab. In der beschriebenen Weise machte man viele Probeversuche, die ausnahmslos bis auf einen halben Tropfen der Standardlösung richtig waren."

Die Bestimmung der Menge des in organischen Flüssigkeiten vorhandenen Bleies mit Anwendung der schwefelwasserstoff-kolorimetrischen Methode wird durch den störenden Einfluß des fast stets beobachteten Vorhandenseins anderer Metalle kompliziert. Es ist nämlich fast unmöglich beim Verfahren mit Fäces, mit Blut oder andererseits mit künstlichen Verdauungsproben, die Brot und Milch enthalten, den störenden Einfluß von Eisen auszuschalten. Wenn aber Maßnahmen unternommen werden, um das Eisen und andere Metalle zu entfernen, so treten bei den notwendigen Manipulationen solche Verluste ein, daß die erlangten Resultate nicht zufriedenstellend sind. Wenn immer man mit organischen Substanzen, wie mit Urin und Fäces, zu tun hat, ist es am besten, eine Probe mit einer gleichen Menge der zu untersuchenden Substanz, die man von anderen Quellen (bleifrei) erhalten hat, anzustellen und den so gefundenen, dem Eisen zuzuschreibenden Fehler in Abzug zu bringen, wodurch halbwegs genaue Annäherungswerte erlangt werden können.

Soweit man schätzen kann, beträgt die kleinste Menge Bleies, die notwendig ist, um eine Vergiftung herbeizuführen, 0,005 g per kg Körpergewicht; andererseits haben Personen, die weit größere Dosen verschluckt haben, als diese, keine Symptome der Vergiftung gezeigt[1]). Es liegt genügend Grund zur Annahme vor, daß das durch die Lunge absorbierte Blei die stärkste Giftwirkung hervorruft und gemäß der Bestimmung der im Körper nach dem Tode gefundenen Bleimenge

[1]) Die oben angegebene Menge bezieht sich nur auf akute Vergiftungen, bei chronischen Vergiftungen genügt sicher eine bei weitem kleinere Menge. Den besten Maßstab für die Menge des Bleies, das durch Verdauungsorgane aufgenommen werden muß, um Bleivergiftung zu erzeugen, bzw. für die Menge, die ohne Schaden aufgenommen werden kann, gibt uns die Betrachtung der Vergiftungen durch bleihaltiges Leitungswasser. Das Leitungswasser von Berlin und Dessau enthält 0,3 mg Blei im Liter Wasser, nehmen wir den Verbrauch an Trinkwasser pro Person mit 2 Litern an (in Suppen, Tee, Kaffee und als Trinkwasser selbst), so würde sich daraus ergeben, das 0,6 mg Blei pro Tag und Person (ungefähr 60 kg Körpergewicht) noch unschädlich sind. Angus Smith und Rubner sehen die Schädlichkeitsgrenze bei 0,36 mg Blei im Liter Wasser, Gärtner 1 mg nach 12stündigem Stehen. Zieht man die vorgekommenen Fälle von Vergiftungen durch Wasserleitungen in Betracht, so muß man zu dem Schlusse kommen, daß eine tägliche Bleiaufnahme von 1 mg oder etwas mehr — eine genaue Berechnung ist natürlich nicht möglich — nach mehreren Monaten zur Vergiftung führen kann, daß eine tägliche Aufnahme von 10 mg schon in einigen Wochen zu schweren Vergiftungserscheinungen führt. (Vgl. hierzu meinen Aufsatz im Handwörterbuch der sozialen Hygiene von Grotjahn und Kaup). (T.)

ist es höchst wahrscheinlich, daß außerordentlich kleine Quantitäten von Blei, wenn sie durch lange Zeiträume hindurch aufgenommen wurden, nicht bloß durch ihre augenblickliche Gegenwart in den Geweben Veränderungen herbeiführen, sondern auch degenerative Veränderungen verursachen, welche selbst nach Ausscheiden des Metalles aus seiner Lage fortschreiten.

Die histologische Untersuchung. Abgesehen von der chemischen Untersuchung der Gewebe einer Person, die unter dem Verdacht der Bleivergiftung gestorben ist, ist es von größter Wichtigkeit, die histologischen Untersuchungen anzustellen, da die Untersuchung mit unbewaffnetem Auge bei einer Untersuchung post mortem häufig nicht ausreicht, um einen Anhaltspunkt über die Ursache der Vergiftung zu geben. Ja noch mehr, bei einer großen Anzahl von Fällen kann die Nekropsie mehrere krankhafte Veränderungen zeigen, wie z. B. eine granulierte Niere, Leberzirrhose usw., die auch bei anderen Krankheiten als der Bleivergiftung vorkommen, sodaß bei Fehlen eines Beweises für das Vorhandensein oder Vorhandengewesensein der bestimmten Hämorrhagien, die man in Verbindung mit den anderen bereits erwähnten Läsionen findet, eine gewöhnliche Leichenschau resultatlos bleiben muß. Richtig ist, daß solche oben erwähnte pathologische Zustände bei der Bleivergiftung bestehen, und wenn das Individuum ein Bleiarbeiter war, ist es leicht, doch häufig irrig, den Schluß zu ziehen, daß diese Symptome der Beschäftigung des Arbeiters ihren Ursprung verdanken. Wir stimmen vollständig mit den folgenden Bemerkungen von King Alcock (9) überein.

„Ich spreche mich nichtsdestoweniger für eine unbefangene Prüfung der von einem Bleiarbeiter dargebotenen Symptome aus, bevor ich voll oder auch nur teilweise die Schuld an der Krankheit der Beschäftigung zuschreibe. Wenn eine jede Abweichung vom Normalzustand bei einem Bleiarbeiter, sowie die Beschäftigung bekannt ist, stets auf den Saturnismus zurückgeführt wird, so bietet die Frühdiagnose selbstverständlich für die Vertreter solcher Methoden sehr wenig Schwierigkeiten, und wenn wir auch in abstracto eine solche sorglose wissenschaftliche Haltung strenge verurteilen, so ist doch in der Praxis mit dieser Tendenz zu rechnen, und ist sie zu bekämpfen. Das Übergewicht der Wahrscheinlichkeiten könnte möglicherweise darauf hindeuten, daß die Beschäftigung am Ende doch in einem oder anderem Sinne für die Krankheitserscheinungen verantwortlich ist, die häufiger und der Regel nach mit der Vergiftung verbunden sind; nichtsdestoweniger ist der sorgfältige praktische Arzt verpflichtet, alle konkurrierenden Ursachen solcher Symptome in Erwägung zu ziehen und ihre Beziehung zu berücksichtigen.“

Über die außerordentlich unliebsame Position, in der sich ein Amtsarzt bei einer Totenschau befinden kann, sagt King Alcock folgendes: „Das Problem ist von streng wissenschaftlichem Gesichtspunkt aus betrachtet kompliziert; man kann in praxi fast sagen, daß der Wahrheit Gewalt angetan wird dadurch, daß die ätiologischen

Beziehungen der Symptome bei einem von weiterer Bleiarbeit ausgeschlossenen Arbeiter gewaltsam den bestehenden gesetzlichen Bestimmungen, nach denen er eine Entschädigung beansprucht und erhält, angepaßt werden.

Wenn einmal ein formelles Zeugnis auf Arbeitsausschluß ausgestellt wurde, das Blei als Ursache bestimmter bestehender Symptome anerkannt hat, dann ist es fast hoffnungslos, jemals wieder die Frage nach der Ursache dieser oder irgendwelcher anderer später hinzugekommenen Beschwerden neu anzuschneiden, mag deren Ursprung auch unabhängig vom Blei sein oder nicht. Der Arzt ist bei einem gesetzlichen Kreuzverhör bei wissenschaftlicher Ehrlichkeit verpflichtet, schließlich die bloße Möglichkeit einer phantastischen Kette von entfernten Folgeerscheinungen zuzulassen und seine Proteste gegen die Wahrscheinlichkeit solcher Folgeerscheinungen sind nicht von Nutzen, da sie als seinem eigenen Zugeständnis entgegengesetzt erscheinen. Die Berufung auf das „post, ergo propter" beherscht leicht die Meinungen des Tages."

Zum Zwecke der histologischen Feststellung ist es notwendig, Teile des Gehirnes, Rückenmarkes, der Leber, der Nieren und Eingeweide mikroskopisch zu untersuchen. Das Nervengewebe soll in Formalin und Müllersche Flüssigkeit und ein Teil zum Zwecke der Untersuchung des Bindegewebes in Alkohol gebracht werden. Die Leber, Nieren usw. sind in eine 5 %ige Formaldehydlösung einzulegen. Die Gewebe sind dann nach den üblichen histologischen Methoden zu behandeln und die Schnitte anzufertigen. Beim Nervengewebe ist es wesentlich, die für die Untersuchung der Zellen vorzubereitenden Stücke in Zelloidin einzubetten; die anderen können in Paraffin eingebettet werden. Die Punkte, nach denen bei den Geweben zu forschen ist, sind im Kapitel über Pathologie und Symptomatologie zur Genüge dargelegt worden, mögen aber in Kürze wiederholt werden:

Im Gehirn sowohl als auch in den anderen Geweben ist sorgfältig nach den mikroskopisch kleinen Hämorrhagien und nach den Spuren alter Hämorrhagien in Form kleiner Massen von Bindegewebe usw. zu forschen, ferner nach parenchymatöser Degeneration, Chromatolyse der Kerne usw., Degeneration der Nerven.

Die Arterien und Venen sollen ebenfalls genau untersucht werden, um das Vorhandensein oder Fehlen von Arteriitis festzustellen.

Bei der Niere ist besonders nach der interstitiellen und parenchymatösen Nephritis zu forschen.

Die Leber zeigt häufig Zeichen mikroskopischer Hämorrhagien, und es ist gut, bei Auswahl eines Stückchens für die Untersuchung, jene Teile zu nehmen, welche besonders blutüberfüllt erscheinen.

Im Gehirn, dem Rückenmark und den Nervensträngen ist ebenfalls den gleichen schon erwähnten Hämorrhagien nachzugehen. Außerdem ist der Zustand der Nervenfasern zu beachten, das Vorhandensein oder Fehlen von periaxialer Neuritis, ebenso die Degeneration der Achsenzylinder; die verschiedenen Ganglienzellen sowohl im

Gehirn als im Rückenmark sind genau auf Chromatolyse und Kern-Atrophie zu untersuchen.

Die mikrochemische Untersuchung keines der auf diese Art erlangten Schnitte ergibt beweisende Resultate mit Ausnahme solcher der Lunge. Es kann möglich sein, in der Lunge das Vorhandensein von Bleikörnchen in den Alveolarzellen festzustellen, und hierauf wäre das Augenmerk zu richten. Möglicherweise kann auch durch die mikroskopische Untersuchung des roten Knochenmarkes ein Beweis erbracht werden.

Die Darmwände sollen auf das Vorhandensein von Bleipartikelchen geprüft werden. Wird eine dunkle Färbung in der Tiefe oder oberflächlich in dem Darme gefunden, so ist dieses Stück für die chemische Analyse zu entnehmen. Nekrotische Teile der Darmwand sollen ebenfalls durchsucht werden.

Hämatologie. Für alle praktischen Zwecke ist der beste Farbstoff für Ermittlung der basophilen Körnchen in den Erythrozyten die Wrightsche Modifikation der Romanowskischen Färbung. Diese ist in passenden Tabletten zu bekommen und kann unmittelbar vor dem Gebrauch bereitet werden, obgleich ein Farbstoff, den man 10 oder 14 Tage stehen gelassen hat, viel bessere Resultate gibt, als ein ganz frischer. Das Färbemittel besteht aus einer Lösung von polychromem Methylenblau zusammen mit Eosin in Methylalkohol. Das Verfahren ist folgendes:

Man gewinnt das Blut durch einen kleinen Stich, streicht es auf Objektträger und läßt es trocknen. Unmittelbar nach dem Trocknen wird der Objektträger mit dem Farbstoff überschüttet und 2 Minuten lang stehen gelassen, was die Fixierung bewirkt. Am Ende dieser 2 Minuten wird der Farbstoff mit einem gleichen Volumen destillierten Wassers verdünnt und weitere 3 Minuten stehen gelassen. Dann wird der Farbstoff abgespült, man wäscht den Objektträger in destilliertem Wasser durch weitere 3 Minuten, respektive bis das charakteristische purpurviolette Aussehen vorhanden ist[1]). Am besten ist es,

[1]) Uns hat sich die von Hamel (Deutsches Archiv f. klin. Med. 1900 Bd. 67) angegebene Färbemethode bewährt, doch dürfen die gestrichenen Präparate weder unfertig noch fertig allzulange liegen gelassen werden:

„Das auf dem Deckgläschen frisch abgezogene, möglichst dünne Blutpräparat wird, nachdem es lufttrocken geworden, in absolutem Alkohol 3—5 Minuten lang fixiert, alsdann in Wasser abgespült, mit einer Pinzette gefaßt und im nassen, mit Wasser noch reichlich bedecktem Zustande mit einigen Tropfen von Löfflers Methylenblau bedeckt. Schon nach wenigen Sekunden zeigt das im Wasser abgespülte Präparat über weißer Unterlage (Papier) einen hellblauen Farbenton. (Ist dasselbe noch zu wenig gefärbt, so kann unbeschadet noch kurz mit Löfflers Methylenblau nachgefärbt werden; von vornherein zu lange und daher zu stark gefärbte Präparate sind dagegen zu verwerfen, da späterhin in den dunkelblau gefärbten Erythrozyten Körnelungen zu schwer, eventuell gar nicht zu erkennen sind.) Alsdann wird das Deckgläschen zwischen Fließpapier getrocknet und einen Augenblick zur Vollendung der Trocknung über der Flamme erwärmt. Durch das Erwärmen geht die hellblaue Färbung des Präparates in eine hellgrüne über, damit ist der Färbungsprozess in kaum einer Minute beendet. Unter dem Mikroskop erscheinen nunmehr nur die Kerne der

solche Präparate mit einer Ölimmersionslinse zu untersuchen, wobei das Öl unmittelbar auf das Präparat gebracht und dieses nicht mit einem Deckplättchen bedeckt wird, da die Wirkung des Kanadabalsams geeignet ist, das Blau zu entfärben. Wenn solche Proben aufgehoben werden sollen, soll das Öl mit Xylol weggewaschen werden. Es ist möglich, die basophile Färbung auch mit einem guten Sechstelobjektiv[1]) zu beobachten, aber eine Ölimmersionslinse gibt bei weitem das beste Resultat. Die auf diese Weise herbeigeführte Färbung ergibt dunkle Körnchen, die in den roten Blutkörperchen verstreut sind, jedoch werden häufig auch die Kerne der weißen Körperchen dunkel gefärbt. In anderen Fällen ist das Aussehen so, wie wenn feiner Staub über die Zellen verstreut wäre. Abgesehen von diesen zwei Formen kann auch das ganze rote Blutkörperchen eine leichte allgemeine Lilafärbung annehmen, während die Normalzellen, die frei von Körnchen sind, durch das Eosin rot gefärbt werden. Es soll eine Durchsuchung von 100 Feldern des Mikroskops durchgeführt werden, und ist es, wenn in diesen Feldern keine basophilen Körnchen gefunden worden, unwahrscheinlich, daß sie überhaupt gefunden werden können.

Die basophile Färbung ist für die Bleivergiftung nicht mehr pathognomonisch als für irgend eine andere Form der Anämie, kann jedoch als ein sehr wichtiges positives diagnostisches Merkmal angesehen werden.

Eine differenzielle Zählung der vorhandenen Leukozyten kann ebenfalls an derselben Probe, in der die basophile Körnung beobachtet wird, gemacht werden. 300 sollen zu mindestens gezählt werden. In einem typischen Fall von Bleivergiftung findet man, daß eine Verringerung der polymorphnuklearen Leukozyten stattgefunden hat, zugleich mit einer Vermehrung der Lymphozyten, möglicherweise auch der großen Mononuklearen, und daß vielleicht auch eine leichte Vermehrung der Zahl der Eosinophilen eingetreten ist.

Diese hämatologische Methode ist bei der Bleivergiftung von äußerster Wichtigkeit. Eine differenzielle Zählung nach Art der auf Seite 138 erwähnten, die eine starke Verminderung der Polymorphkernigen, eine Vermehrung der Lymphozyten, offenbare Änderungen in den roten Blutkörperchen, die in basophiler Körnelung und Veränderungen in der Gestalt der einzelnen Zellen, Poikilozytose mit Vakuolisation bestehen, ergibt, erbringt einen starken Wahrscheinlichkeitsbeweis für Bleiaufnahme.

Zur Vervollständigung der hämatologischen Untersuchung soll das Hämoglobin bestimmt werden. Dies wird am besten mit dem Haldane-

---

Leukozyten von tiefblauer Farbe, während deren Zelleib ein weißbläuliches, porzellanartiges Timbre zeigt. Die roten Blutkörperchen dagegen sind hellgrün gefärbt und in diesen die sich schwarzblau abhebenden Körnelungen leicht zu erkennen.“ Vgl. hierzu auch die Bekanntmachung des Reichsarbeitsministers vom 26. I. 20, S. 340. (T.)

[1]) Entsprechend Zeiß, Trockensystem DD.

schen Instrument ausgeführt, das außerordentlich einfach im Gebrauch ist. Die Bestimmung der Zahl der roten und weißen Blutkörperchen ist von Nutzen, gibt aber durchaus nicht eine so wertvolle Aufklärung wie die differenzielle Zählung und die Untersuchung auf basophile Körnchen.

Blutdruck. Verschiedene Methoden für die Bestimmung des Blutdruckes sind anwendbar. Der Druck kann in roher Weise als zu hoch oder zu niedrig mittels des Fingers geschätzt werden. Ebenso kann auf diese Weise das Vorhandensein einer Verdickung der Arterie bestimmt werden, für die Ermittlung des absoluten Blutdruckes ist es aber notwendig, ein oder das andere der im Handel erhältlichen Instrumente zu benutzen. Die Bestimmung des Blutdruckes ist von Wichtigkeit in bezug auf den Verdacht des Vorliegens von Arteriosklerose und soll, wenn immer möglich, vorgenommen werden. Auch sphygmographische Kurven sollen aufgenommen werden. Solch eine Kurve hat im Falle einer typischen Vergiftung eine besondere Form, die jedoch bei Alkoholismus, bei schwerer Arbeit und bei mancherlei Typen von Arteriosklerose vorkommt.

Urinuntersuchung. Bei Verdacht auf Bleivergiftung kann die Untersuchung des Urins das Vorhandensein von Blei enthüllen. Außerdem ist häufig Eiweiß vorhanden, besonders in den frühen Stadien der Nierenentzündung. Die gewöhnlichen Proben auf Eiweiß sollen ausgeführt werden, und es ist auch ratsam, den Urin spektroskopisch zu untersuchen, da bisweilen Hämoglobin, Methämoglobin, Hämatoporphyrin in kleinen Quantitäten vorhanden sein können, deren jedes mittels der spektroskopischen Untersuchung nachgewiesen werden kann. Blut ist im Urin bleivergifteter Personen nicht gewöhnlich, obgleich zweifellos in der Niere mikroskopische Hämorrhagien auftreten. Diese Hämorrhagien sind interstitiell und verursachen in der Regel nicht das Austreten von Blutfarbstoff in solcher Menge, daß er nachgewiesen werden kann. Es ist jedoch trotzdem gut, den Urin zu zentrifugieren und das Sediment auf rote Blutkörperchen zu untersuchen.

Das Vorhandensein von Hämatoporphyrin ist, wie Steinberg (10) hervorgehoben hat, vermutlich auf Hämorrhagien im Darme zurückzuführen, und soll dessen Vorhandensein im Urin bei einem Bleiarbeiter als verdächtig angesehen werden[1]).

Wenn ein Bleiarbeiter fortgesetzter Bleiaufnahme ausgesetzt ist, so hat man auch ohne das Vorhandensein anderer Symptome eine

---

[1]) Dem Nachweis von Hämatoporphyrin im Urin möchte ich eine bei weitem größere Bedeutung beimessen als die Verfasser es tun. Nach den Untersuchungen von van Emden und Kleerekooper (Centraal Verslag der Arbeidsinspectie in het Koninkrijk der Nederlanden over 1909, in deutscher Sprache wiedergegeben in der „Internationalen Übersicht über Gewerbekrankheiten von Brezina, Wiener Arbeiten aus dem Gebiete der Sozialen Medizin III. Heft, 1912, Beihefte zum „Österr. Sanitätswesen") und von A. Goetzl (Wiener Arbeiten aus dem Gebiete der Sozialen Medizin II. Heft S. 52) scheint dem Hämatoporphyrinnachweis eine fast ebenso große Bedeutung beizukommen als dem Nachweis von punktierten Erythrozyten. (T.)

Änderung im Säuregehalt des Blutes, nämlich eine Verringerung der normalen alkalischen Beschaffenheit bemerkt. Die direkte Bestimmung der Alkalinität oder Azidität des Blutes ist ein außerordentlich schwieriger Vorgang, es kann jedoch mancher Aufschluß erhalten werden durch die sorgfältige Ermittlung des Säuregehaltes des Urins und insbesondere die Bestimmung des Säuregehaltes des Urins in Beziehung zu den Phosphaten.

Joulie (11) hat die außerordentliche Bedeutung der Kenntnis der Harnbestandteile dargelegt, die man mittels der Bestimmung des Säuregehaltes mit einem Kalzium-Sacharat erlangen kann. Das Reagenz wird durch Ablöschen von Kalk auf die Weise gewonnen, daß die resultierende Verbindung nahezu trocken ist. Eine Menge davon, ungefähr 25 g, wird dann mit einer 10%igen Lösung von Rohrzucker gründlich aufgeschüttelt, dann läßt man sie stehen und titriert die Lösung gegen Zehntelnormalsäure, bis sie ein Zwanzigstel Normalgehalt besitzt. Der Urin wird dann direkt bestimmt: das Sacharat läßt man in 25 cm^3 Urin fließen, bis ein schwacher weißflockiger Niederschlag sich zeigt. Die Zahl der cm^3 der Sacharatlösung wird dann notiert und mit dem Lösungsfaktor multipliziert. Dies ergibt den Säuregehalt in Beziehung zu den Phosphaten und anderen organischen Säuren und ist ähnlich der zur Bestimmung des Säuregehaltes der Weine benützten Methode.

Die zweite Bestimmungsart besteht in der Schätzung der vorhandenen Phosphate mittels einer Standardlösung von Urannitrat unter Benützung entweder von Ferrozyankalium oder Kochenilletinktur als Indikator. Auch das spezifische Gewicht des Urins wird bestimmt. Das Ergebnis wird dann mit Beziehung auf das spezifische Gewicht oder besser gesagt auf die Dichte des Urins ausgedrückt und das ganze Resultat auf einen Liter umgerechnet. Bei dieser Methode ist es nicht notwendig, den Urin von 24 Stunden zu erhalten, sondern es kann der in den Morgenstunden ausgeschiedene für die Untersuchung verwendet werden.

Bei Berücksichtigung des spezifischen Gewichtes des Urins gibt der Quotient:

$$\frac{\text{Der beobachtete Phosphor-Säuregehalt}}{\text{Die Dichte}}$$ ein Maß für den auf die Einheit der Dichte bezogenen Phosphorsäuregehalt.

Der Phosphatgehalt wird auf die gleiche Art ausgedrückt, wobei das Verhältnis von Phosphat zu Säuregehalt das Verhältnis der Ausscheidung von Phosphaten zum Säuregehalt gibt.

Bei Bleiarbeitern tritt eine beträchtliche Verringerung in der Menge des ausgeschiedenen Phosphors ein, und verursacht, wie Garrod und andere dargelegt haben, das Blei augenscheinlich eine Änderung in der Löslichkeit der Harnsäure, die im Blute enthalten ist und kann deshalb seine Zersetzung verursachen. Wahrscheinlich wird Blei als ein Harnsäuresalz in den Geweben aufgespeichert. Wegen weiterer

Details dieser Methode der Untersuchung des Urins sei der Leser auf die „Urologie pratique et thérapeutique nouvelle“ von H. Joulie verwiesen.

Eine Untersuchung der Fäzes von Personen, die der Bleivergiftung verdächtig sind, mag oft sichere Resultate sowohl für das Vorhandensein von Blei als auch von Hämatoporphyrin ergeben. Wenn kleine Hämorrhagien hoch oben im Darme aufgetreten sind, kann sich das Vorhandensein von Hämatoporphyrin in den Fäzes ergeben. Die Substanz kann leicht mittels der charakteristischen Absorptionsstreifen im Spektrum festgestellt werden. Man nimmt eine gewisse Menge Fäzes, extrahiert sie mit saurem Alkohol und untersucht das Filtrat spektrokopisch. Urobilinstreifen sind gewöhnlich vorhanden und besonders wo stärkere Verstopfung besteht, sind sie sehr gut bemerkbar. Es besteht keinerlei Schwierigkeit, sie von den charakteristischen Streifen von saurem Hämatoporphyrin zu unterscheiden.

Die Untersuchung der Fäzes auf Blei. Die oben angegebene feuchte Methode der chemischen Untersuchung ist die beste für den Nachweis von Blei in den Fäzes. Wie schon dargelegt wurde, wird Blei gewöhnlich in den Fäzes ausgeschieden, und kann, wenn nur ungefähr 2 mg täglich durch die Fäzes bei einem Bleiarbeiter ausgeschieden werden, diese Menge als ein Anzeichen von Vergiftung nicht betrachtet werden. Einer der Verfasser (K. W. Goadby) hat bisweilen bis zu 8 oder 9 mg Blei in den Fäzes von in einer Bleifabrik beschäftigten Personen gefunden, die keine Zeichen oder irgendwelche Symptome von Bleivergiftung aufwiesen. Wenn jedoch die Menge von Blei in den Fäzes auch nur etwas über 6 mg per Tag steigt, liegt ein deutlicher Beweis für eine vermehrte Aufnahme von Blei vor, und wenn gleichzeitig klinische Symptome vorliegen, die den Verdacht einer Bleivergiftung erwecken, so ist solch eine chemische Untersuchung von größter Wichtigkeit.

Bei der Bestimmung von Blei in den Fäzes kann es notwendig werden, die Trennung von Eisen durchzuführen, welches als Phosphat ausgefällt und abfiltriert wird, worauf die quantitative Bestimmung im Filtrat vorgenommen wird. Blei ist weit häufiger in den Fäzes von Bleiarbeitern als im Urin vorhanden und es ist in verdächtigen Fällen besser, die Fäzes zu untersuchen als den Urin.

Quellen:

1. Gautier: Meillère's Le Saturnisme S. 74.
2. Marsden und Abram: The Lancet, Band I, S. 164, 1897.
3. Shufflebotham und Mellor: ebdn. Band II, S. 746, 1903.
4. Hebert: Comptes Rendus, Band CXXXVI, S. 1205, 1903.
5. Fresenius und von Babo: Liebigs Annalen, Band XIX, S. 287, 1884.
6. Glaister: Medical Jurisprudence and Toxicology 1910.
7. Dixon Mann: Forensic Medicine and Toxicology S. 496.
8. Vernon Harcourt A.: A Method for the Approximate Estimation of Small Quantities of Lead. Transaction of the Chemical Society, Band CXVII, 1910.
9. King Alcock S.: Brit. Med. Journ. vol. I, S. 1371, Juni 24, 1905.
10. Steinberg: Internationaler Kongreß f. Gewerbekrankheiten, Brüssel 1910.
11. Julie, H.: Urologie pratique et thérapeutique nouvelle.

XI. Behandlung.

Bei der Darlegung der Grundzüge der Behandlung, sowohl der Bleivergiftung als der Bleiaufnahme, ist es wesentlich, in erster Linie sorgfältig zwischen diesen zwei Stadien zu unterscheiden; denn wenn auch die Bleiaufnahme allmählich in die Bleivergiftung übergehen kann mit all den klassischen Symptomen, die mit der Bleierkrankung verbunden sind, so schreitet doch eine große Zahl von Fällen, besonders gewerbliche Vergiftungen, nicht über die Frühstadien der Bleiaufnahme hinaus und sollte es auch nicht tun. Die Behandlung hängt in erster Linie davon ab, ob der Fall einer von jenen ist, denen man beständig in Gewerbebetrieben begegnet, wo zwar allgemeine Symptome der Bleiaufnahme auftreten, ohne daß aber bestimmte und deutliche Symptome, die die Diagnose der Bleivergiftung gestatten, nachweisbar und genügend ausgesprochen wären.

Die im Kapitel über die Pathologie dargelegten Tatsachen über die Arten des Eintrittes von Blei in den Körper, über die toxischen Erscheinungen, die Blutveränderungen und vor allem die mit den mikroskopischen Hämorrhagien und anderen weitgehenden Veränderungen in den Blutgefäßen zusammenhängenden Tatsachen geben deutlich die allgemeinen Richtlinien an für eine Verbesserung der Zustände, für die Verhütung oder Heilung der Vergiftung.

Zur Behandlung des sogenannten „präsaturninen Zustandes“, oder besser gesagt des „Stadiums der Bleiaufnahme“ wird der Werksarzt oder Gewerbearzt in Bleibetrieben und bei allen Prozessen, in denen Blei erzeugt oder verwendet wird, beständig in Anspruch genommen. Die Bleivergiftung ist eine wohlumschriebene, entkräftende Krankheit, während die Bleiaufnahme, obgleich sie das Vorstadium einer solchen Krankheit bildet, nicht als eigentliche Bleivergiftung angesehen werden kann, da in vielen Fällen Personen Zeichen fortgesetzter Bleiaufnahme aufweisen, ihr Ausscheidungsvermögen sich aber zugleich auf einer solchen Höhe erhalten kann, daß Aufnahme und Ausscheidung sich das Gleichgewicht halten.

Mit den Vorkehrungsmitteln gegen die Bleivergiftung haben wir uns an anderer Stelle (siehe S. 194) zu befassen. Was hier besprochen werden soll, ist die medikamentöse Behandlung, die mithelfen soll zu verhüten, daß die Bleiaufnahme in die Bleivergiftung übergeht.

Viele Jahre hindurch war es in Bleibetrieben Gewohnheit, den Arbeitern gelegentlich Abführmittel zu verabfolgen, und es ist weiter eine allgemein geübte und zweckmäßige Vorsichtsmaßregel, einige einfache Abführmittel vorrätig zu halten, vorzugsweise salinische Abführmittel, Glaubersalz und Bittersalz, und zwar in der Verwahrung des Vorarbeiters, sodaß jeder Arbeiter auf Wunsch eine Dosis erhalten kann. Wir haben durch die pathologische Untersuchung gesehen, daß der größte Teil des Bleies durch den Darm ausgeschieden wird und daß deshalb die Entleerung des Darmes, besonders wo Verstopfung eingesetzt hat, naturgemäß dazu führt, aus dem Körper einen großen Teil des Bleies zu entfernen, das schon in den Darm ausgeschieden wurde und vermutlich ohne Ableitung wieder resorbiert würde. In einer großen Akkumulatorenfabrik wird „Epson"-Salz in Form eines granulierten Brausepulvers sehr geschätzt. Im Winter nehmen 50%, im Sommer 90% der Arbeiter hiervon täglich eine Dosis. In einem bedeutenden Bleiweißwerk werden Schokoladetabletten mit Natriumhyposulfit den Arbeitern verabfolgt.

Ein anderes Mittel, von dem in Bleiwerken Gebrauch gemacht wird, ist schwefelsaure Limonade, die mit Schwefelsäure angesäuert und mit Zitrone gewürzt wird. Es ist sehr fraglich, ob diese Substanz tatsächlich eine Wirkung in der speziellen Richtung, die hierbei vorausgesetzt wird, ausübt, nämlich, daß sie ein unlösliches Bleisulfat im Magen bildet und so die Bleiabsorption verhütet. Bei der Verwendung dieses Mittels ging man von der Voraussetzung aus, daß die Bleivergiftung regelmäßig durch verschluckten und im Magen in eine lösliche Form umgewandelten Bleistaub entstehe. Wie wir gesehen haben, ist es jedoch wenig wahrscheinlich, daß diese Eintrittspforte des Bleies von großer Bedeutung ist, obgleich sie gelegentlich in Betracht kommen kann. Weiter aber erwies es sich auf Grund der Versuche eines der Verfasser (K. W. Goadby (1)), daß das Bleisulfat in gewissem Grade ebenso löslich ist, wie andere Bleisalze, z. B. Bleiweiß oder Bleiglätte, wenn es mit normalem Magensaft behandelt wird.

Hinsichtlich der den Arbeitern in Bleifabriken gereichten Getränke ist es wichtig, daß solche Flüssigkeiten verabfolgt werden, die die Arbeiter ohne Schaden trinken können, besonders bei den gefährlicheren Beschäftigungen und vor allem in den Betrieben, wo die Verhüttung und Entsilberung usw. von Blei ausgeführt wird. In diesen Betrieben ist die Verwendung einer Sorte Limonade mit Natriumzitrat zu empfehlen, da gezeigt wurde, daß es eine der pathologischen Wirkungen der Bleiaufnahme ist, eine vermehrte Viskosität des Blutes herbeizuführen, und die Verwendung solcher Mittel die Tendenz hat, in gewissem Umfang diese zu verringern. Ein Getränk mit einigen Gran (= 0,064 g) Natriumzitrat per Unze (= 31,1 g), das mit Zitronensaft versetzt ist, wird von den bei den schweren Arbeitsverrichtungen beschäftigten Personen gerne getrunken.

Schließlich ist es für die Massenbehandlung ratsam, in der Fabrik eisenhaltige Mixturen vorrätig zu haben, die jenen Personen zu verabreichen sind, welche Zeichen einer schwachen Anämie aufweisen, die im allgemeinen mit einer leichten Verstopfung verbunden ist, weshalb es angezeigt ist, ein eisenhaltiges Abführmittel zu verwenden. Die Arznei soll auch von einem Vorarbeiter aufbewahrt werden, der auf die richtige Verwendung durch die Arbeiter sehen kann. Auf diese Art können Arbeiter, die bei der wöchentlichen Untersuchung Anzeichen von Anämie bieten, sofort behandelt werden, und was noch mehr ist, der Arzt hat die Gewißheit, daß die fraglichen Arbeiter die vorgeschriebene Arznei tatsächlich regelmäßig erhalten[1]).

Während der ärztlichen Massenuntersuchung, die wöchentlich oder monatlich oder in sonstigen Intervallen durchgeführt wird, soll auch auf die Berichte besondere Aufmerksamkeit gelenkt werden, die über den Gesundheitszustand der verschiedenen Personen geliefert werden, und ist, wenn irgendmöglich, die Änderung der Beschäftigung zur Pflicht zu machen, wenn die ersten Anzeichen von Anämie auftreten.

Der Arzt soll keine Mühe sparen, um festzustellen, ob Arbeiter Alkoholiker sind, und solche sollen von der Arbeit bei gefahrbringenden Verrichtungen entfernt werden. Gleichzeitig soll auch auf die Ausscheidung aller Personen Gewicht gelegt werden, die an Krankheiten leiden, welche bekanntermaßen zur Bleivergiftung prädisponieren. Ein Kartenregister bezüglich aller festgestellten Symptome oder der Behandlung erleichtert die Überwachung des Gesundheitszustandes der Arbeiter.

Bei Gefahr im Verzuge — wo besonders gefahrbringende Verrichtungen auszuführen sind, wie z. B. wenn Teile eines vollständig mit Bleistaub imprägnierten Gebäudes niedergerissen werden oder maschinelle Anlagen ausgewechselt, entfernt oder wiederaufgebaut werden, soll den hierbei beschäftigten Arbeitern besondere Sorgfalt gewidmet werden, und empfiehlt es sich, in solchen Fällen Vorsichtsmaßregeln in der im allgemeinen richtigen Voraussetzung zu ergreifen, daß solche Personen entsprechend ihrer besonders staubbildenden Beschäftigung eine größere Menge Blei aufnehmen als unter normalen Verhältnissen. Zu solchen Zeiten ist es auch ratsam, ein mildes eisenhaltiges Abführmittel allen in der Fabrik beschäftigten Personen, beispielsweise einmal in der Woche zu verabfolgen. Selbstverständlich darf nicht angenommen werden, daß diese Verabreichung von Medikamenten irgendwie die Vorsichtsmaßregeln zur Verhütung der Bleivergiftung durch mechanische oder hygienische Maßnahmen ersetzt, sie ist bloß eine ergänzende Vorsichtsmaßregel, die man unter besonderen Umständen in Wirksamkeit treten lassen soll.

Die Behandlung der Bleivergiftung. Die Behandlung der eigentlichen Bleivergiftung ist ebenso wie die der Bleiaufnahme auf die Ausscheidung des Giftes, die Beförderung der Wiederherstellung der beschädigten Gewebeteile und insbesondere auf die Behandlung jener Organe gerichtet, welche am meisten unter der Bleivergiftung leiden. Gleichzeitig soll eine spezielle Behandlung der auffallendsten Symptome eingeleitet werden, hierbei darf aber die Förderung der allgemeinen Ausscheidung des Giftes nie außer Betracht gelassen werden.

Wir haben schon gesehen, daß der Weg, auf dem das Gift den

---

1) Die Verabreichung von Abführmitteln in den Fabriken erscheint gewiß zweckmäßig, wird ein eisenhaltiges Abführmittel verabreicht, so wäre dagegen wohl nichts einzuwenden. Man kann aber unmöglich erwarten, daß die durch Blei verursachten Veränderungen im Blute irgendwie beeinflußt oder gar verhütet werden können durch Verabreichung von Eisenpräparaten. (T.)

Körper verläßt, hauptsächlich der Kot ist; die Behandlung muß daher ebenso wie bei der Bleiaufnahme darauf gerichtet sein, das Gift auf diesem Wege soweit als möglich auszuscheiden, sowohl durch die Verwendung von Klistieren, als auch durch den Gebrauch von Bittersalz, das dem gewöhnlichen Klisma hinzugefügt werden kann. Bei Fällen hartnäckiger Verstopfung und Kolik ist es besser, Klistiere zu verabreichen, als mit der Verabfolgung von großen Dosen von Salzen und anderen Aperitiven wie Krotonöl, Elaterinum[1]) oder Rizinusöl fortzufahren.

Kolik. Die Bleikolik kann einfach, einmal heftig auftreten, sie kann rezidivieren oder chronisch und fortdauernd sein. In welcher Form immer die Kolik auftritt, so wird der Schmerz ausnahmslos in die unteren Teile des Abdomens verlegt, häufig in die Leistengegend, gelegentlich in die des Nabels. Der Schmerz muß besonders von dem bei akuter Gastritis, bei Blinddarmentzündung, bisweilen auch von dem bei typhoidem Fieber unterschieden werden.

Akute Kolitis, die hierzulande nicht gewöhnlich ist, und Dysenterie können bis zu einem gewissen Grade die Schmerzen der Bleikolik vortäuschen, aber John Hunters (2) orginelle Definition von „dry bellyache" (trockenen Leibschmerzen) schildert sehr anschaulich den Typus der Schmerzen. Gelegentlich begegnet man der Diarrhöe. In der Regel ist aber hartnäckige Verstopfung vorhanden. Bei fortgesetzter oder chronischer Kolik, die oft mehrere Monate lang andauert, ist hartnäckige Verstopfung die Regel. Bei der gewöhnlichen akuten Kolik läßt der Schmerz im Verlauf von fünf oder sechs Tagen nach und verschwindet im allgemeinen ungefähr vier Tage, nachdem der Darm gründlich entleert wurde.

Der Schmerz bei der Bleikolik wird durch Druck auf den Unterleib erleichtert, während der der Gastritis und die meisten anderen Formen von Unterleibschmerzen im allgemeinen durch Druck entlang dem Colon ascendens (Grimmdarm) und der Flexura lienalis gesteigert werden; Schleim wird gewöhnlich im Stuhl vorgefunden, besonders in der ersten Entleerung nach der hartnäckigen, gelegentlich mehrere Tage dauernden Verstopfung, wie sie mit einem gewöhnlichen Anfall von Bleikolik verbunden ist. Blut kann auch abgehen, dies ist jedoch kein gewöhnliches Symptom. Der Schmerz bei der akuten Form ist krampfartig; selten andauernd, sondern in typischer Weise intermittierend. Während des Paroxysmus tritt eine deutliche Verlangsamung des Pulses, zugleich mit einer Vermehrung des Blutdruckes ein, und es bringt die Verabreichung von gefäßerweiternden Mitteln, wie beispielsweise von Amylnitrit während eines Krampfes eine rapide Erleichterung des Schmerzes und Verringerung des Blutdruckes, und es unterscheidet sich auf diese Weise die akute Kolik der Bleivergiftung beispielsweise von der der subakuten Blinddarmentzündung.

---

[1]) Ein Abführmittel, dessen wirksamer Bestandteil von der Pflanze Magnolia arminata stammt. (T.)

Erbrechen kann vorkommen oder auch nicht, doch klagt der Patient gewöhnlich über Brechreiz, bisweilen tritt Erbrechen von schleimigen Massen auf.

Es ist selten, daß ein Patient an akuter Kolik stirbt, es ist jedoch über akute Fälle berichtet worden, bei denen es durch Berstung eines Blutgefäßes des Gehirnes zu einem Schlaganfall kam.

Die sich wiederholende Kolik ist in der Regel weniger schwer als die einfache akute Form, kann jedoch mehrere Wochen andauern, für drei bis vier Tage aussetzen und dann mit einer geringen Verminderung in der Heftigkeit gegenüber dem ersten Anfall wieder auftreten. Solche Fälle sind vermutlich auf die allmähliche Ausscheidung des Bleies durch den Darm zurückzuführen und sollen entsprechend dieser Annahme behandelt werden. Bei der fortgesetzten oder chronischen Kolik kann der Schmerz bis zu zwei Monaten andauern, während der ganzen Zeit klagt der Patient über Unbehagen und selbst beständigen Schmerz im unteren Teile des Unterleibes, der nach jeder Stuhlentleerung beträchtlich stärker wird und fast ausnahmslos mit außerordentlich hartnäckiger Verstopfung verbunden ist. Bei dieser Form der Krankheit schafft Olivenöl oder flüssiges Paraffin Erleichterung, während bei den akuteren Formen drastische Abführmittel wie Rizinusöl, Krotonöl oder pulv. jalapae comp. verabreicht werden sollen[1]).

Zur Behandlung der Kolikschmerzen soll eines der verschiedenen gefäßerweiternden Mittel verwendet werden, da, abgesehen von dem Krampf in den Gedärmen, eine beträchtliche Zusammenziehung aller Gefäße im Bereich des Mesenteriums eintritt. Amylnitrit schafft unmittelbar Erleichterung. Die Wirkung läßt jedoch etwas rasch nach, während Skopolamin, obgleich seine Wirkung nicht so rasch eintritt, für fortgesetzten Gebrauch besser ist, da seine Wirkung länger anhält. Natriumnitrit, Nitroglyzerin und Antipyrin werden ebenfalls verwendet. Atropin kann verwendet werden, ist aber vielleicht besser in Verbindung mit Bittersalz zu verabreichen.

Welche Form von Abführmitteln immer gegeben wird, so soll stets irgendein schmerzstillendes Mittel damit kombiniert werden. Drissole und Tanquerel (3) sollen mit Krotonöl vorzügliche Resultate erzielt haben, zunächst wird ein Tropfen gegeben, dann nach sieben oder acht Stunden ein zweiter und dann ein Klysma mit einem Liter ge-

---

[1]) Da das Blei die Nieren schädigt, so wird man sich davor hüten müssen, Abführmittel zu verabreichen, die auf die Nieren stark reizend wirken. Aus diesem Grunde ist meiner Anschauung nach das Krotonöl unbedingt zu vermeiden. Ich finde aber auch mit weniger drastischen Abführmitteln: Infus. Sennae, Bittersalz und großen Dosen Rizinusöl (bis zu 150 g pro Tag in besonders hartnäckigen Fällen) stets das Auskommen. Die weiter unten empfohlenen Kombinationen von schmerzstillenden und Purgiermitteln: Opium oder Belladonna mit Podophyllin oder Phenolphthalein haben sich mir stets auf das beste bewährt. Warnen möchte ich vor der von manchen Autoren vertretenen Ansicht, die Bleikolik nur mit Belladonna oder Opium zu behandeln; ich fand bei schweren Fällen nie mit diesen Mitteln allein das Auskommen, sondern konnte stets Erleichterung nur durch Hinzufügung eines kräftigen Abführmittels schaffen. (T.)

wöhnlicher Salzlösung. Nach zwei oder drei Tagen kann das Krotonöl wieder eingegeben werden und zwar ein Tropfen täglich. Außerdem verwendete Tanquerel zusammen Belladonna und Opium, da er fand, daß ihre kombinierte Wirkung besser war, als die von Opium allein, weil die pharmakodynamische Wirkung von Belladonna wahrscheinlich den Krampf der Darmmuskulatur zu verhüten hilft.

Hoffmann (4) empfiehlt die Verwendung von Olivenöl und Opium. Er gibt 100—125 g Öl und sagt, daß dies den Krampf des Pylorus erleichtert, und von besonderem Wert ist, wo schweres Erbrechen die Kolik begleitet. Diese Verwendung von Olivenöl, welche zuerst von Hoffmann im Jahre 1760 empfohlen und von Weill und Duplant (5) im Jahre 1902 wieder aufgenommen wurde, ist mit Rücksicht auf die moderne Tendenz, flüssiges Paraffin bei der Behandlung der chronischen Stuhlverstopfung zu verwerten, von ziemlichem Interesse.

Briquet (6) empfiehlt 4 g Alaun und 4 g verdünnter Schwefelsäure dreimal täglich unter Zusatz von 0,05 g Opiumpulver für die Nacht. Briquet sagt, daß, wiewohl die Abführmethode die Kolik rasch verringert, die Ausscheidung des Giftes dabei nicht so rasch eintritt wie mittels der von ihm empfohlenen Behandlungsweise; dennoch ist es zweifelhaft, ob die Verwendung eines oder des anderen dieser zwei Mittel eine größere Neutralisation oder Ausscheidung des aufgenommenen Bleies herbeizuführen geeignet ist, als Bittersalz. Es ist ganz sicher, daß Bittersalz (Magnesiumsulfat) auf das Gift nicht neutralisierend einwirkt, da in einer Fabrik, in der Bleisulfat verarbeitet wird, einige Fälle sicherer Bleivergiftung vorkamen, von denen mindestens die Hälfte auf die Einatmung von Bleisulfatstaub zurückzuführen war. Unter diesen Umständen scheint es kaum zweckentsprechend, die Bildung eines Bleisulfates im Körper zu versuchen. Die Wirkung von Magnesiumsulfat und anderen salinischen Abführmitteln zur Anregung eines Flüssigkeitsstromes durch den Darm und der raschen Verdünnung und Durchspülung des Inhaltes ist darauf gerichtet, das schon in den Darm ausgeschiedene Blei zu entfernen.

Eine Anzahl anderer Mittel wurde auch zeitweise gegeben zum Zwecke der Bildung einer unlöslichen Metallverbindung im Darme, wie z. B. Schwefel in mancherlei Gestalt, der auch jetzt noch in französischen Spitälern vielfach verwendet wird. Peyrow (7) empfiehlt Natriumsulfid, während Meillère Kaliumsulfid als weniger reizend vorzieht. Er betrachtet Schwefelwasserstoff als ein geeignetes Prophylaktikum gegen die Wiederresorption. Sowohl Versuche als auch klinische Beobachtung zeigen, daß eine Umwandlung in Sulfid im unteren Teile des Darmes platzgreift und die Färbung dieses Teiles des Darmes auf das Bleisulfid zurückzuführen ist; wie jedoch die Zeichnung auf Tafel I zeigt, kann das Blei auch in Form von dunkel gefärbten tief in die Darmwand eingebetteten Körnchen auftreten, die außerdem auch auf der Außenseite gelagert sind.

Stevens (8) empfiehlt die Verwendung von 0,032 g Kalziumpermanganat 3 mal täglich zur Erleichterung der Schmerzen.

Zur Verringerung der Schmerzen kann auch noch eine Anzahl anderer Mittel zur Verwendung kommen, und empfiehlt ein französischer Beobachter die subkutane Injektion von Kokain; es ist jedoch zweifelhaft, ob ein solcher Vorgang irgendeine gute Wirkung ausübt. Subkutane Injektionen von Morphium sollen, wenn der Schmerz groß ist, gemacht werden, und können auch schweißtreibende Mittel ebensowohl wie harntreibende, wie z. B. Ammoniumazetat, Kaliumzitrat oder Natriumkarbonat, verabreicht werden. Chloroform-, Chloral- und Bromwasser können ebenfalls verwendet werden, und ist, wenn kein anderes Mittel zur Hand ist, durch die Einatmung von Chloroform eine rasche Erleichterung des akuten vasomotorischen Krampfes, der mit der Kolik verbunden ist, zu erzielen.

Während des Kolikanfalles und mindestens einen Tag nach seinem Verschwinden soll der Patient bei flüssiger Diät gehalten werden; am besten ist Milch mit Zusatz von 0,64 g Natriumzitrat zu jedem Glas Milch. Nach Aufhören der Kolik sollen leichte Mehlspeisen verabreicht werden, und empfiehlt es sich, Fleisch erst nach Ablauf mindestens einer Woche zu geben. Alkohol ist zu vermeiden.

Die Anämie bei der Bleivergiftung. Wie schon im Kapitel VIII (S. 136) gesagt, ist die Anämie bei Bleivergiftung auf die Zerstörung der roten Blutkörperchen zurückzuführen. Das geht nicht bloß aus der merkwürdig bleichen Hautfarbe, dem gelegentlichen Vorkommen von Hämatoporphyrin in Kot und Urin und oft dem merkwürdigen Gelb der Skleren, sondern auch aus einer Vermehrung der Viskosität des Blutes selbst hervor. Außerdem ist der Urin der an Bleivergiftung leidenden Personen ausnahmslos stark gefärbt und kann auch das Vorhandensein von Methämoglobin aufweisen. Da die Anämie im allgemeinen ein Symptom von durch lange Zeit fortgesetzter Bleiaufnahme ist und nicht notwendigerweise in jedem Fall von Kolik auftritt — in der Tat kann die akute Kolik oft auch ohne Symptome fortgeschrittener Anämie auftreten —, sollen Personen, die an Bleianämie leiden, von gefahrbringenden Verrichtungen entfernt und womöglich in freier Luft beschäftigt werden. Eisen und Arsen können vornehmlich in Verbindung miteinander verwendet werden. Auch Eisenjodverbindungen geben oft gute Resultate. In welcher Form immer Eisen gegeben wird, so soll auf die Vermeidung einer verstopfenden Wirkung Sorgfalt verwendet, die ungestörte Funktion des Darmes aufrechterhalten und außerdem reichlich Milch gegeben werden. Auch Jodkali kann verabreicht werden.

Hinsichtlich der Wirkung von Jodkali besteht eine Meinungsverschiedenheit unter den Ärzten, was die Wirksamkeit des Mittels auf die Ausscheidung von Blei aus dem Körper anlangt. Es ist auch eine große Zahl von Ärzten der Meinung, daß die Verabfolgung von ziemlich großen Dosen von Jodkali an eine an chronischer Bleiaufnahme leidende Person bisweilen mit einer plötzlichen Steigerung der Krankheit verbunden sein und daß das Mittel offenbar die Entstehung akuter Symptome veranlassen kann, z. B. von Enzephalopathie oder

Lähmung, wenn diese Erscheinungen nicht schon vorhanden gewesen sind. Unsere Erfahrung unterstützt diese Annahme, und hat einer der Verfasser bei mehr als einer Gelegenheit gesehen, daß der Verabreichung von großen Dosen von Jodkali eine deutliche Zunahme der Symptome folgte. Auf Grund der Vergleichung mit anderen Fällen scheint es wahrscheinlich, daß diese Symptome nicht ohne eine derartige sekundäre Ursache aufgetreten wären. Gegenüber diesem Standpunkt müssen die bereits erwähnten Versuche Zinns (9) hervorgehoben werden, der gefunden hat, daß bei Verabfolgung von Bleijodid an Versuchstiere Jod allein im Urin gefunden wurde; es muß jedoch hierbei betont werden, daß keine Untersuchung des Kotes vorgenommen wurde, und es ist möglich, daß eine gewisse Bleimenge auf diesem Wege ausgeschieden wurde. Welches die genaue Wirkung der Jodide auf die Löslichkeit des Bleies im Körper ist, ist schwer zu sagen. Doch weist die Verwendung von Jodverbindungen einen beträchtlichen Erfolg bei einer Zahl chronischer, entzündlicher Krankheiten auf, und es ist möglich, daß es die Wirkung hat, die Partikel der Bleiverbindung aus ihrer organischen Verbindung mit den Geweben zu lösen, besonders da es wohl bekannt ist, daß Jod bei dem Prozeß des Zellmetabolismus eine sehr wichtige Rolle spielt[1]). Weiter wird die Verwendung von Jod durch die Tatsache unterstützt, daß zwei andere Halogene, die Brom- und Chlorverbindungen, die beide in großem Umfange in den Zellstoffwechsel eintreten, ebenfalls eine ziemlich wohltätige Wirkung auf die Ausscheidung von Blei ausüben. Die Anfangsdosis von Jod soll nicht zu groß sein, 0,2 g 3mal im Tage sind genügend. Sodann soll die Dosis bis auf ungefähr 2—2,5 g täglich aufsteigen, wobei die Symptome inzwischen sorgfältig zu überwachen sind.

Andere Symptome, welche häufig mit der Anämie der Bleivergiftung verbunden sind, sind:

Rheumatische Schmerzen. Diese Schmerzen lassen eine Affektion der Muskeln vermuten und sind möglicherweise auf minimale, im Muskelgewebe auftretende Hämorrhagien zurückzuführen, wie sie in den Muskeln von experimentell vergifteten Tieren gefunden wurden. Zur Bekämpfung der rheumatischen Schmerzen kann man schweißtreibende Mittel und Natrium- und Kaliumzitrate verabreichen.

---

[1]) Auch Blum (in seiner oben zitierten Schrift) will dem Jodnatrium oder Jodkalium keinerlei Wirkung zugestehen, in seinen Versuchen konnte er keine Wirkung auf Bleiausscheidung feststellen. Ältere Autoren (Victor Lehmann, Inaug.-Diss. Berlin 1882, und Pouchet, Archives de physiologie normale et pathologique 1880) geben an, daß sie nach Jodkalium bzw. Jodnatrium Wiederauftreten von Blei im Urin feststellen konnten. Wir wissen heute, daß der Bleiausscheidung durch den Urin relativ geringe Bedeutung zukommt, bedeutungslos aber ist sie wohl nicht, auch ließe sich vielleicht vermuten, daß zu Zeiten, in denen Blei durch den Urin ausgeschieden wird, auch wieder Ausscheidung durch den Stuhl stattfindet. Mir ist es stets auffallend gewesen, daß von Bleikranken die Jodverbindungen selbst stets gut vertragen wurden, kaum je sah ich — auch nicht bei größeren Dosen — Jodschnupfen usw. auftreten. (T.)

Lumbago. Über Kreuzschmerzen wird beständig bei chronischer Bleivergiftung und auch in den frühen Stadien der Bleiaufnahme geklagt, und stehen diese sehr häufig eher in Beziehung zur chronischen Verstopfung als zur wirklichen Erkrankung der Lendenwirbel-Kreuzbein-Gelenke.

Nierenentzündung. Nierenerkrankung im Gefolge der Bleivergiftung ist fast vollständig auf Sklerose beschränkt. Das Vorkommen von Eiweiß im Urin ist kein sehr gewöhnliches Symptom. Wie schon dargelegt wurde, ist auch das Vorkommen von Blei im Urin durchaus nicht ein regelmäßiges Kennzeichen der Bleivergiftung, obgleich es bisweilen vorkommen kann, und soll der Urin stets auf Erkrankungen der Niere untersucht werden. Da eine Zahl von Fällen chronischer Bleivergiftung von Alkoholvergiftung begleitet wird, sind Erkrankungen der Niere fast sicher zu erwarten. Die Abbildungen auf Tafel II, welche das durch experimentelle Verabreichung von Blei in der Niere hervorgerufene Krankheitsbild und die Niere eines an Bleivergiftung verstorbenen Mannes, der gleichzeitig starker Alkoholiker war, zeigen, lassen ziemlich genau den Unterschied zwischen diesen beiden Formen erkennen.

Akute Nierenentzündung kommt so selten im Verlaufe der gewerblichen Bleivergiftung vor, daß sie nicht als eine auf Blei zurückzuführende Krankheit angesehen werden kann.

Bei chronischer Nierenentzündung soll die Behandlung in den allgemeinen Bahnen verlaufen, und gilt das nämliche bezüglich der Leberanschoppung.

Herz. Symptome einer unmittelbaren Herzerkrankung werden selten durch Blei allein verursacht. Der Herzmuskel kann auf dieselbe Weise wie andere Körpermuskeln erkranken, und wurden bei Bleivergiftungen von Tieren deutliche Hämorrhagien zwischen den Muskelfasern im Herzmuskel gefunden; es ist daher wahrscheinlich, daß bei der Bleivergiftung eine Art Myocarditis vorkommen kann. Diese, zusammen mit der erhöhten arteriellen Spannung, kann die Erweiterung verursachen, diese Symptome aber stehen in engerer Beziehung zu dem allgemeinen Zustand der Arteriosklerose als zu einer unmittelbaren Läsion des Herzens, und erfordern diese Symptome in der Regel keine spezielle Behandlung.

Die Behandlung von Nervenerkrankungen bei der Bleivergiftung. Mit einer oder zwei Ausnahmen treten die Erkankungen des Nervensystems in Verbindung mit der Bleiintoxikation erst dann auf, wenn bereits eigentliche Bleivergiftung vorliegt. Gewisse Hinweise auf Erkrankungen des Nervensystems werden gelegentlich auch im Vorstadium oder im Stadium der Bleiaufnahme gesehen. Diese sind jedoch meist nur vorübergehend und verschwinden oft durch Behandlung, Änderung der Beschäftigung und Verringerung der Bleiaufnahme. So ist die Erweiterung der Pupillen, wobei die Reaktion auf Licht außerordentlich verlangsamt ist oder fehlt, oft eine Begleiterscheinung des weiter vorgeschrittenen Zustandes der Bleiaufnahme. Zittern kann auch vorkommen, wobei die ausgestreckten Hände eine leichte undulierende Bewegung aufweisen, die oft beim Versuch einer Tätigkeit, z. B. des Berührens der Nase oder des Berührens zweier Finger miteinander, verstärkt wird; sobald diese Symptome vorkommen, müssen sie stets als schwerwiegend angesehen werden. Es muß jedoch in Betracht gezogen werden, daß das Zittern als gewöhnliche Komplikation des Alkoholismus vorkommen kann und weiter, daß es außerordentlich schwerer Handarbeit nachfolgt, — obgleich es gewöhnlich nicht schwierig ist, unter diesen verschiedenen Formen zu unterscheiden.

Die Symptomatologie der mit der Bleivergiftung verbundenen Nervenerkrankungen wurde bereits im Kapitel IX und die diesen Symptomen zugrunde liegenden pathologischen Veränderungen im Kapitel V eingehend auseinandergesetzt.

Was die allgemeine Behandlung anlangt, braucht dem, was bereits über die Behandlung der Bleianämie und allgemeinen Bleivergiftung gesagt wurde, nur wenig hinzugefügt zu werden. Eisen und Arsenik (nicht Strychnin, besonders nicht bei Auftreten von Kolik) und andere ähnliche Mittel sollen zusammen mit Jodiden, entweder als Jodkali oder als Injektion in Form einer organischen Verbindung, deren es verschiedene Sorten auf dem Markt gibt, verwendet werden.

Die Injektion von Normalserum wurde empfohlen, ebenso wie Kochsalzinjektionen. In gewissen Fällen wurde ein Aderlaß vorgenommen. Es ist jedoch zweifelhaft, ob diese Art der Behandlung irgendwelchen Zweck hat.

Ferner wurde festgestellt, daß eine gewisse Bleimenge durch die Haut ausgeschieden wird. Es wurden aus diesem Grunde Schwefelbäder, Baden in Schwefelwasserstoffwasser usw. empfohlen, um das Blei, das etwa Zutritt in die Haut gefunden hat, zu neutralisieren. Seraphini (10) hat betont, daß bei elektrolytischen Bädern eine gewisse Menge Blei nach wiederholtem Durchgang des Stromes im Wasser gefunden werden kann, und es wurde von manchen Beobachtern angenommen, daß das Blei unter der Einwirkung des elektrischen Stromes tatsächlich aus dem Körper ausgetrieben wurde. Es ist natürlich möglich, daß solches im Wasser wahrgenommene Blei lediglich jenes war, welches der Haut des Patienten durch mechanische Berührung einverleibt worden war.

Welche Art der Behandlung allgemeiner Art immer angewendet wird, jedenfalls muß der Patient von der Gelegenheit zu weiterer Bleiaufnahme entfernt werden. Eine Person, die an Handlähmung oder einer anderen Form der Lähmung leidet, soll mindestens noch ein Jahr nach Verschwinden der Lähmung nicht in irgendeinem Teil eines Bleiwerkes beschäftigt werden, wo sie mit Blei in irgendeiner Form, oder seinen Verbindungen in Berührung kommen kann; und selbst dann noch ist es für eine solche Person nicht ratsam, zu irgendeiner Art von gefahrbringender Bleiarbeit zurückzukehren [1]).

---

[1]) Vergleiche hierzu meine S. 227 abgedruckten „Leitsätze" und die Bekanntmachung des Reichsarbeitsministers vom 27. Januar 1920. S. 339. (T.)

Die elektrische Behandlung der angegriffenen Nerven und Muskeln soll energisch aufgenommen werden, und kann sowohl der galvanische als auch der faradische Strom verwendet werden. Vermutlich ist die beste Behandlung die galvanische. Eine kleine medizinische Batterie kann auf folgende Art verwendet werden: Ein Pol der Batterie wird auf den erkrankten Muskel, der andere Pol in ein Gefäß mit Wasser gebracht, in das der Patient seine Hand taucht. Sodann läßt man den Strom durchfließen. Es ist besser, namentlich zu Beginn, keinen allzu starken Strom zu verwenden, obgleich man in der Praxis gefunden hat, daß in den früheren Stadien der Behandlung ein weit stärkerer Strom ertragen werden kann, als wenn die Muskeln und Nerven wieder zu genesen beginnen. In der Regel empfindet der Patient kein Mißbehagen, auch wenn während der ersten Woche seiner Erkrankung ein ziemlich starker Strom verwendet wird, am Ende von 2 oder 3 Wochen kann jedoch nur mehr ein Drittel des anfänglichen Stromes ertragen werden. Der Strom soll nicht ununterbrochen durchgehen, sondern zunächst für eine kurze Zeit verwendet und dann unterbrochen werden. Die Anwendung kann auch dadurch modifiziert werden, daß man eine Hand in das Gefäß mit Wasser steckt und die erkrankten Muskeln und Nerven mit der freien Elektrode streicht. Die Anwendung des Stromes soll nicht länger als jeweils eine halbe Stunde dauern und zweimal im Verlauf von 24 Stunden erfolgen. Es ist ganz leicht, den Patienten dahin zu instruieren, daß er die elektrische Behandlung auf diese Art selbst vornimmt, wenn die Lähmung entweder die oberen oder die unteren Extremitäten ergriffen hat.

Beim faradischen Strom soll der Stromkreis, während die Stromstärke ganz gering ist, geschlossen werden, und soll dann die Stromstärke bis auf 15 odes 20 Milliampère gesteigert werden.

Bei Erkrankungen der unteren Extremitäten erfolgt die Anwendung mittels eines der üblichen Bäder, in das der Fuß eingetaucht wird, während die andere Elektrode auf den Rücken oder an eine andere passende Stelle gebracht wird. Sind beide unteren Extremitäten betroffen, so bringt man beide Füße in je ein Bad, das an die Elektrizitätsquelle angeschlossen wird.

Auch die Ionisation mittels des faradischen Stromes kann verwendet werden. Zu diesem Zwecke benutzt man eines der Halogene, vorzugsweise Jod oder Chlor, wobei zu beachten ist, daß Chlor- oder Jodionen vom negativen Pol eintreten, sodaß in einem solchen Falle das Bad, in welches das affizierte Glied gestellt wird, an den negativen Pol der Batterie anzuschließen ist.

Bei jeder Art der elektrischen Behandlung soll der betreffende Körperteil nachher gut abgerieben werden, und sind passive Bewegungen ebenso wie Massage von Vorteil zur Beförderung der Wiederkehr der normalen Funktion. Damit die Muskeln allmählich in ihren normalen Zustand zurückkehren, sollen wohl abgemessene Muskelübungen vorgenommen werden. Wenn die Lähmung in der ersten oder zweiten Woche nach ihrem Einsetzen behandelt wird, heilt sie, und ist bei einer

Person, welche zum ersten Male an Bleilähmung leidet, die bloß auf die Hände oder eine Gruppe von Muskeln der Schulter beschränkt ist, die Prognose eine gute. Die Prognose bei der Lähmung der unteren Gliedmaßen ist nicht so gut[1]).

Gesichtslähmung wird bei der Bleivergiftung bisweilen beobachtet und soll, wo sie vorkommt, wie vorstehend empfohlen, behandelt werden mittels Jodiden in Verbindung mit lokaler elektrischer Behandlung. Einen Pol der Batterie bringe man unter den äußeren Gehörgang, der andere streiche über das Gesicht an der erkrankten Seite.

Bei lang andauernden Fällen, in denen in den frühen Stadien der Krankheit kein Versuch der Behandlung gemacht worden ist und wo bereits eine beträchtliche Muskeldegeneration platzgegriffen hat, ist die Prognose in der Regel sehr schlecht. Stets sollen im Frühstadium Versuche gemacht werden, durch passive Bewegungen und Massage die Ernährung der erkrankten Muskeln so weit als möglich zu bessern. Die Diät sei eine leichte und Alkohol werde niemals verabreicht.

Die Erkrankungen des Zentralnervensystems. Die typische Form der Erkrankung des Zentralnervensystems, die durch Blei verursacht wird, ist die Bleienzephalopathie. Die Krankheit kann bei ihrem Ausbruch bedrohlich sein, und kann ihr ein langes Stadium chronischen Kopfschmerzes mit zeitweise leichtem oder vollständigem Nachlassen vorausgehen. Kopfschmerzen können mehrere Monate lang andauern, bevor das eigentliche akute Stadium der Krankheit erreicht ist. Bei der Untersuchung der Gehirne mehrerer Personen, die an Bleienzephalopathie gestorben sind, haben die mikroskopischen Schnitte des Gehirnes Hämorrhagien erkennen lassen, die beträchtliche Zeit vor dem Tode eingetreten sein mußten, und ohne Zweifel in Verbindung zu den Kopfschmerzen standen, über die lange Zeit vor dem Einsetzen der tödlichen Krankheit geklagt worden war. (Vgl. Tafel II, Abb. 9.)

Hartnäckiger Kopfschmerz bei einem Bleiarbeiter soll stets sehr ernst aufgefaßt und so behandelt werden, als ob es sich um ein Frühstadium von Bleienzephalopathie handle. Man verabreiche Bromide und Jodide und bringe den Patienten in eine ruhige Umgebung bei leichter, nahrhafter Diät und mache jeden möglichen Versuch zur Herbeiführung der Ausscheidung des Giftes.

Bei den akuten Anfällen ist zweifellos der vasomotorische Krampf teilweise für die Symptome verantwortlich, und sollen verschiedene gefäßerweiternde Mittel, die bei der Besprechung der Kolik erwähnt wurden, verwendet werden, wie z. B. Amylnitrit, Skopolamin usw., während Pyramidon, Antipyrin, Phenazetin und ähnliche Mittel zwischen

[1]) Der Ansicht der Verfasser, daß die Prognose bei erstmaliger Erkrankung an Bleilähmung eine gute ist, möchte ich mich voll und ganz anschließen. Von größter Wichtigkeit ist nur, daß sofort nach Einsetzen der Lähmung jede weitere Gelegenheit zur Bleiaufnahme genommen wird. Nicht das rasche Einsetzen der Behandlung, sondern die rasche Entfernung aus der Bleiatmosphäre ist von größter Bedeutung. (T.)

den Anfällen verabreicht werden sollen. Unter keinen Umständen soll man einer Person, die an Enzephalopathie oder anderen zerebralen Symptomen der Bleivergiftung gelitten hat, die Wiederaufnahme der Arbeit in einem Bleibetriebe gestatten.

Die Behandlung der Augenerkrankungen bei der Bleivergiftung bedarf kaum der Erwähnung, da die wesentliche Behandlung die nämliche wie in anderen Fällen und hauptsächlich auf die Ausscheidung des Giftes gerichtet sein muß. Man kann versuchen, die Lähmung der Augenmuskeln mittels schwacher elektrischer Ströme zu behandeln, wir haben jedoch hierin keine Erfahrung. Ungefähr 50% der Fälle der Bleiamaurosis und -amblyopia kommen zur Heilung. Eine Anzahl jedoch schreitet zu vollständiger und dauernder Erblindung vor, und muß deshalb die Prognose stets vorsichtig gestellt werden.

Prognose. Die Prognose der ersten Anfälle von Bleivergiftung, der gewöhnlichen Kolik oder auch der leichten einseitigen Lähmung ist eine gute; im allgemeinen heilen alle Fälle bei richtiger Behandlung. Es ist ungewöhnlich, daß eine Person dem ersten Anfall einer gewöhnlichen Kolik oder Lähmung erliegt.

In den meisten Fällen treten die ernsten Formen der Vergiftung erst nach 3 oder 4 vorausgegangenen Kolikanfällen auf; aber weit häufiger folgt schon einem einzigen Anfall von Lähmung eine schwere Form der Vergiftung, wie z. B. Enzephalopathie.

Eine beschränkte Anzahl von Personen ist für Bleivergiftung in hohem Grade empfänglich, und zeigen diese Personen rasch ihre Empfänglichkeit bei Arbeiten in einem gefahrbringenden Bleiprozeß. Bleivergiftungen führen bei Alkoholikern leichter zu Lähmungen und Gehirnerscheinungen, als bei Personen, die dem Alkohol nicht ergeben sind, und ist daher die Prognose der Bleivergiftung bei einem Alkoholiker weit weniger günstig als bei normalen Personen.

Gehirnsymptome folgen sehr selten einem einzelnen Anfall von Bleikolik und stellen sich in der Regel erst nach mindestens 3 oder 4 Anfällen ein.

Eine kleine Zahl von Personen, die der Aufnahme außergewöhnlich großer Dosen von Blei durch die Lunge ausgesetzt sind, weisen Gehirnsymptome, wie akute Enzephalopathie, ohne irgendwelche Vorsymptome auf. Die Prognose ist in solchen Fällen stets eine außerordentlich ernste.

Plötzlich auftretende allgemeine Lähmung ist in den frühen Stadien nicht gewöhnlich, ausnahmslos jedoch von großer Wichtigkeit. Einige Fälle der Lähmung, besonders jene des peronealen Typus und die, welche die unteren Gliedmaßen ergreifen, schreiten weiter fort und gehen eventuell in einen Zustand über, der der progressiven Muskelatrophie mit Degeneration des Rückenmarkes ähnelt.

Die Prognose der einfachen Kolik bei Frauen ist ebenso gut wie bei Männern, wenn jedoch ein Abortusfall mit der Bleivergiftung verbunden ist, tritt oft Eklampsie dazu, und kann auch dauernde Geistesstörung folgen. Bei der mit der Bleivergiftung verbundenen Demenz ist die Prognose nicht so ernst wie bei anderen Formen, speziell der alkoholischen; jedoch ist die Depression ein ungünstiges Symptom. Die Manie bei Bleivergiftung ist nicht so lärmend wie die alkoholische, wo jedoch der Verdacht einer Kombination der alkoholischen mit einer Bleivergiftung vorliegt, ist die Prognose eine außerordentlich ernste.

In der Regel ist die Prognose der gewerblichen Bleivergiftungen günstiger, wenn Kolik deutlich in Erscheinung tritt, als wenn sie fehlt, und es unterliegt keinem Zweifel, daß die Prognose bei Fällen gewerblicher Bleivergiftung in der Gegenwart günstiger ist als vor Einführung der Absaugeeinrichtung und der allgemeinen ärztlichen Überwachung, eine Tatsache, die zweifellos durch die verhältnismäßige Abnahme der Menge des aufgenommenen Bleies zu erklären ist.

Quellen:

1. Goadby K. W.: Journal of Hygiene, vol. IX. 1909.
2. Hunter, John: Observations of Diseases of the Army in Jamaica. London 1788.
3. Drissole und Tanquerel: Meillère's Le Saturnisme p. 164.
4. Hoffmann: Journal de Méd. Oktober 1750.
5. Weill et Duplant: Gazette des Hopitaux LXXIX, 796, 1902.
6. Briquet: Bull. Thérap. Août 1857.
7. Peyrow: Thèse de Paris, 1891.
8. Stevens: Bulletin of Bureau of Labour, U. S. A. Nr. 95, p. 138, 1911.
9. Zinn: Berl. Klin. Woch. Nr. 50. 1899.
10. Serafini: Le Morgagni, Nr. 11. 1884.

XII. Vorkehrungen gegen die Bleivergiftung.

Die Menge von Bleidämpfen und Bleistaub in der Atmungsluft. Blei schmilzt bei 325° C und siedet zwischen 1450 und 1600° C. Flüchtig wird es beim Erhitzen auf Kirschrotglut, ungefähr 550° C.

Versuche[1]), die in dem Laboratorium eines Bleischmelzwerkes in London ausgeführt wurden, um die Temperatur zu bestimmen, bei der Bleidämpfe von der Oberfläche offener Tiegel mit geschmolzenem Blei aufsteigen, zeigten, daß, wenn reines Blei auf ungefähr 500° erhitzt und gleichzeitig umgerührt wird, das Aufsteigen von Dämpfen

[1]) Bei diesen Versuchen wurde die Luft durch ein eisernes Abzugsrohr mit einem Querschnitt von 729 cm^2 (30,5 cm Durchmesser) angesaugt, das in einer Höhe von 4 cm über dem geschmolzenen Metall befestigt war und in Verbindung mit einer eisernen Röhre von 92 cm Länge und 4 cm Durchmesser stand. Innerhalb der eisernen Röhre befand sich ein Glasrohr, dessen eines Ende bis zum oberen Ende des Abzugsrohres reichte, während das andere mit einem reine lockere Asbestwolle enthaltenden Rohr verbunden war und sich in eine dicht verkorkte Flasche mit verdünnter Schwefelsäure fortsetzte. Eine andere Glasröhre verband diese Flasche mit einem Aspirator. Die Röhre mit Asbestwolle wurde vor und nach jeder Untersuchung gewogen, der Asbest dann mit Salpetersäure behandelt und das Blei volumetrisch bestimmt. In keiner der Proben fand sich in dem Schwefelsäure enthaltenden Gefäß Blei vor.

sich nicht nachweisen läßt und daß von Blei bei der nämlichen Temperatur unter gewöhnlichen Arbeitsbedingungen nur wenig oder gar kein Blei in Form von Oxyden in die Luft gelangt. Von nicht raffiniertem oder Zink enthaltendem Blei, d. i. Blei in den früheren Stadien seiner Verarbeitung (im Flammofen) wurden Bleidämpfe bei Temperaturen unter 760° nicht ausgeschieden, selbst wenn es umgerührt wurde, da sich bei einer Temperatur von 600° C die Oberfläche des geschmolzenen Metalles mit flüssiger Schlacke bedeckte, die das Ausscheiden eines Oxydes verhinderte. Verunreinigungen wie Zinn oder Antimon verhindern die Oxydation des geschmolzenen Bleies bei niedrigeren Temperaturen und verleihen ihm das hellglänzende Aussehen. Beim Erhitzen auf ungefähr 600° C bilden diese Verunreinigungen an der Oberfläche des Bleies eine Antimon- und Zinnverbindungen des Bleies enthaltende Schlacke, die keine Bleidämpfe aussendet, außer wenn sie auf Temperaturen erhitzt wird, die wahrscheinlich niemals in offenen Schmelztiegeln erreicht werden. Der Grund, warum geschmolzenes raffiniertes Blei leichter Bleidämpfe ausscheidet als die genannten Legierungen, ist der, daß das Oxyd an seiner Oberfläche ein trockenes Pulver bildet und nicht in Form von Schlacke erscheint. Deshalb wird bei Umrühren des Bades ein Teil des trockenen Oxydes losgelöst und kann in die Luft aufsteigen. Wird ein Bad von geschmolzenem Blei nicht umgerührt, so kann es bis über 740° C erhitzt werden, ohne daß man in der angesaugten Luft Oxyd findet — und diese Temperatur wird unter gewöhnlichen Arbeitsbedingungen nicht erreicht.

Wäre nichts anderes in Betracht zu ziehen, als das Entweichen von Bleidämpfen aus einem Tiegel oder Kessel mit geschmolzenem Metall, so wären Schutzhauben über dem Kessel und die Entfernung der Dämpfe aus der Atmosphäre des Arbeitsraumes solange unnötig, bis die erwähnte Temperatur erreicht ist. Üblicherweise läßt man jedoch das geschmolzene Blei der Luft ausgesetzt stehen, und ist das an der Oberfläche gebildete Oxyd periodisch abzuschöpfen, sodaß, so oft der Schöpflöffel entleert wird, eine kleine Staubwolke aufsteigt. Oder es tritt bei gewissen Arbeitsvorgängen in dem Schmelzkessel eine chemische Zwischenwirkung ein, wie beim Tauchen von hohlen, vorher in Salzsäure gereinigten Eisenwaren, wobei Dämpfe von flüchtigem Bleichlorid entstehen. Jedes Gefäß mit geschmolzenem metallischem Blei, bei dem das Abschäumen notwendig ist oder in dem ein chemischer Vorgang Anlaß zur Entstehung von Dämpfen gibt, erfordert eine Schutzhaube und eine Absaugeleitung, selbst wenn die Temperatur niedrig ist, sobald sie überhaupt über den Schmelzpunkt steigt, wofern nicht eine besondere Ventilation zur Entfernung des Staubes unmittelbar über jenem Punkt, wo die Schlacke angesammelt wird, eingerichtet werden kann.

Trotz vieler untersuchter Staubproben, die in Arbeitsräumen gesammelt wurden, wo Gefäße mit geschmolzenem Blei sich befanden, ist es schwierig, mit Bestimmtheit zu sagen, wieviel des vorhandenen

Bleies den Dämpfen und wieviel dem Staub zuzuschreiben ist. So wurde eine Person, die die Griffe von Feilen temperte, von Bleivergiftung befallen und man fand in einer Staubprobe, die von einem elektrischen Luster genommen worden war, der unmittelbar über dem Schmelztiegel in einer Höhe von 120 cm über dem Erdboden sich befand, einen Gehalt von 15,6% metallischem Blei. In ähnlicher Weise enthielt eine Probe, die über einem Bad zur Härtung von Eisenbahnfedern entnommen wurde, 48,1% metallischen Bleies (1), und schließlich enthielt eine vom höchsten Punkte des Magazins einer Linotype-Maschine gesammelte Probe 8,18%. Solche Analysen weisen auf die Notwendigkeit hin, soweit als möglich die Gefahrquellen, sei es die Dämpfe oder den Staub oder beide, zu umschließen. Die Bestimmung des Schmelzpunktes der geschmolzenen Masse kann oft bei der Entscheidung der Frage helfen, ob eine Gefahr des Aufsteigens von Dämpfen aus dem Gefäß besteht, und wenn es nicht der Fall ist, wie in dem angeführten Beispiele des Staubes von einer Linotypemaschine, kann sie die Aufmerksamkeit auf die Quellen des Staubes in den betreffenden Räumen lenken. In dieser Richtung vorgehend, hat S. R. Bennett (2) mit Hilfe eines thermoelektrischen Pyrometers, das vorher geprüft und dessen Fehlergrenze bestimmt worden war, und bei Kontrollierung der Ergebnisse in einzelnen Fällen durch ein Quecksilberthermometer, dessen Kugel durch eine Metallhülse geschützt war, die Temperatur der in dem Distrikte Sheffeld benützten Tiegel und Kessel mit geschmolzenem Blei bestimmt. Wie von vornherein angenommen wurde, verursachte die zeitweilige Einstellung des Betriebes, das Umrühren des Metalles, das Wiedererwärmen der Öfen und andere Ursachen Schwankungen der Temperatur von Minute zu Minute im selben Tiegel und in seinen verschiedenen Teilen. Das benützte ausgeglichene Pyrometer ergab für Tiegel zur Feilenhärtung ein Maximum von 850° und ein Minimum von 760° C, das durchschnittliche Mittel der Arbeitstemperatur betrug ungefähr 800°. Die Schwankungen der Temperatur des zum Tempern von Feilen- und Raspelgriffen benützten Bleies fand man zu groß und vom praktischen Standpunkt in allzu weiten Grenzen sich bewegend. Das Maximum war 735, das Minimum 520° C, das Durchschnittsmittel der Arbeitstemperatur 650 bis 700° C und schwankte noch mehr innerhalb weniger Stunden in demselben Tiegel. Das Tempern von Federn wird bei verhältnismäßig beständiger Temperatur zwischen einem Maximum von nahezu 600° C und einem Minimum von 410° C ausgeführt, je nach der Art des Stahles und den Zwecken, denen der Stahl dienen soll. Im allgemeinen wird die erforderliche Temperatur um so höher genommen, je geringer der Perzentgehalt an Kohlenstoff im Stahl sein soll. Da diese Bleibäder größer sind als die Tiegel zur Feilenhärtung, so kommt in Betracht, daß die Temperatur am Boden höher ist als an der Oberfläche, wenn nicht gut umgerührt wird. Einige Bleischmelztiegel werden auf einer Seite eines Heizkanales aufgestellt und ist dann die Temperatur in der Masse an der Ofenseite höher. Auf Grund weiterer Beobachtungen dieser Tiegel während der Versuche neigte er zu der Annahme, daß das Blei nicht wie erhitztes Wasser direkt in die Atmosphäre sich verflüchtige, sondern daß Teilchen von Kohle, verspritztes Öl usw. die sich von der Oberfläche erheben, als Träger der rasch oxydierten Bleipartikel, die an ihnen anhaften, dienen.

Ähnliche Versuche wurden in Buchdruckereien ausgeführt. Die Durchschnittstemperatur betrug in den Stereotypietiegeln 370°, in den Linotypetiegeln 303°. Tiegel zum Schmelzen von Bleiabfällen zeigten bei größter Hitze 424°, bei niedrigster 310° C, entsprechend der Menge der hinzugefügten Stücke, dem Zustande des unterhaltenen Feuers usw.[1]). Die praktischste Arbeitstemperatur hängt in großem Maße von der Zusammensetzung des verwendeten Metalles ab. Diese ist in einigen Betrieben dieselbe für die Stereotypiekessel, wie für die Linotypetöpfe, nämlich 81,6% Blei, 16,3% Antimon und 2% Zinn, das zum Zwecke des Härtermachens des Bleies beigegeben wird. Andererseits verwenden einige Drucker beim Setzmaschinenmetall einen höheren Prozentgehalt von Antimon als bei dem Stereotypiemetall. Blei schmilzt bei 335°, Antimon bei 630° C. Bei Zufügen von Antimon zu Blei bis zu 14% wird der Schmelzpunkt auf eine nahezu gleichmäßige Höhe von 247° C reduziert, bei weiterer Zugabe von Antimon steigt der Schmelzpunkt. Dies erklärt, warum so niedrige Temperaturen wie 290° C für Linotypetiegeln verwendbar sind. Die geschmolzene eutektische Legierung hat ein spezifisches Gewicht von ungefähr 10,5, während die würfelförmigen Kristalle im Durchschnitt nur ein solches von 6,5 aufweisen. Deshalb schwimmen die letzteren in diesen Tiegeln an der Oberfläche, und ist im Schaume oder an der Oberfläche ein Überschuß von Antimon zu erwarten.

Die Anwendung gewisser Paragraphen des Fabriks- und Werkstättengesetzes vom Jahre 1901 wäre vereinfacht, wenn es bequeme Mittel zur Bestimmung des Umfanges der Verunreinigung der Luft gäbe, besonders die des § 1, der bestimmt, daß die Fabrik so ventiliert werden soll, daß dadurch, soweit als praktisch möglich, alle Gase, Dämpfe, Staub und andere Verunreinigungen unschädlich gemacht werden, die im Laufe des Erzeugungsprozesses entstehen und

---

[1]) Roth (Über Bleistaub und Bleidämpfe. Beitr. z. pathol. Anatomie u. z. allg. Pathologie. VII. Suppl.) hat über einer Bleipfanne Luft abgesaugt und gefunden, daß bei 550° kein Blei nachzuweisen war, bei 650° war deutliche Bleireaktion vorhanden. Unmittelbar über dem Schmelztiegel der Setzmaschine „Typograph" war in der Luft kein Blei vorhanden. Das k. k. arbeitsstatistische Amt im Handelsministerium (Bleivergiftungen in hüttenmännischen und gewerblichen Betrieben, VII. Teil) stellte folgende Bleitemperaturen fest:

im Schmelztiegel von Komplettgießmaschinen	450°
Schmelzofen in Schriftgießereien	470°
am Schmelztiegel der Setzmaschinen	340°
Schmelzofen in Stereotypie	380° bis weit über 500° C.

In 100 l Luft 5 cm über Oberfläche abgesaugt war: bei
Komplettgießmaschinen (+ 450° C) kein Blei,
Schmelzofen in Stereotypie beim Schmelzen (weit über 500°) 2,5—9 mg Blei festzustellen. (T.)

der Gesundheit abträglich werden können; dann des § 74 der den Gewerbeinspektor ermächtigt, einen Ventilator oder andere Vorkehrungen zu fordern, wenn diese die Einatmung gefährlicher Dämpfe oder von Staub verringern können; ferner kommen hier viele Bestimmungen in Betracht, die die Entfernung von Staub und Dämpfen zum Hauptgegenstand haben, und schließlich § 75, der die Einnahme von Mahlzeiten in Räumen, wo Blei oder andere giftige Substanzen verwendet werden, die Anlaß zur Entstehung von Staub oder Dämpfen geben können, verbietet. Leider wurden entsprechend der bisherigen Schwierigkeit einer genauen Untersuchung nur wenige Bestimmungen des tatsächlichen Gehaltes an Bleistaub und -Dämpfen in der atmosphärischen Luft gemacht[1]). Dies verleiht einer Reihe von Untersuchungen durch G. Elmhirst Duckering einen besonderen Wert, die uns viel Aufklärung geben über die Menge der in der Luft einer Verzinnerei vorhandenen Bleidämpfe, wie über die Menge von Bleistaub in der Luft während gewisser Verrichtungen in der Töpferei und während des Abreibens mit Sandpapier nach dem Anstreichen. Außerdem helfen sie uns die tägliche Minimaldosis von Blei bestimmmen, die eine chronische Bleivergiftung verursacht (3). Dadurch, daß Duckering die Luft ungefähr in der Höhe des Mundes des Arbeiters durch verschiedene Zeiträume ansaugte, bestimmte er die Menge Blei in den Dämpfen oder im Staub per 10 m^3 Luft und bei Kenntnis der Zeit während der die Einatmung stattfand, schätzte er die durchschnittliche Menge, die täglich von je einem Arbeiter eingeatmet wird. Wir haben einige seiner Schlußforderungen in der Tabelle XIII zusammengefaßt.

Duckerings Versuche über das Vorhandensein von bleihaltigen Dämpfen in der Atmosphäre wurden in einer Werkstätte zur Verzinnung von eisernen Gefäßen mit einer Mischung von gleichen Teilen Blei und Zinn ausgeführt. Der Erzeugungsvorgang und die Hauptquellen der Bleiverunreinigung der Luft, deren Kenntnis auf diesen Experimenten beruht, sind auf S. 262 dargestellt. Auf Grund der Ergebnisse von Laboratoriumsversuchen, die bestimmt waren, die Wirkung heftigen Entweichens von an der Oberfläche des geschmolzenen Metalles erzeugten Dämpfen als Ursache der Luftverunreinigung und die Natur der verunreinigenden Substanzen zu erforschen, war er in der Lage, den Schluß zu ziehen, daß die chemische Wirkung der Materialien (Säuren und Flußmittel) und die darausfolgende Verdampfung der Produkte dieser chemischen Wirkung von weit größerer Bedeutung war, als die mechanische Wirkung des Entweichen des Dampfes. In der Folge ergaben Experimente, die in Fabriken ausgeführt wurden, die Resultate, die auf der Tabelle XII hinsichtlich der relativen Bleivergiftungsgefahr dargestellt werden und zwar für

a) einen Verzinner bei Benutzung eines offenen Kessels,

---

[1]) Die von deutschen Autoren gemachten Untersuchungen und deren Resultate siehe Tabelle 6 (Seite 202 ff.).

b) einen Verzinner, der an einem mit Schutzhaube und Ventilation durch Essenzug versehenen Kessel arbeitet, und schließlich hinsichtlich

c) der Natur und des Umfanges der Luftverunreinigung, die durch das Wegwischen des überschüssigen Metalles, (während dieses sich noch in geschmolzenem Zustand befindet) von den verzinnten Artikeln verursacht wird. Bei allen drei Versuchen erfolgte das Aufsaugen der Luft langsam. Man blieb bei 85—113 l in einer Stunde, bei dem ersten Versuche durch 7—8 Stunden, bei dem zweiten durch 28 bis 29 Stunden, bei dem dritten durch 24—25 Stunden. Es zeigte sich, daß die beim Verzinnen an einem offenen Kessel beschäftigte Person einer viel größeren Gefahr ausgesetzt war, als eine, die an einem mit Schutzhaube versehenen arbeitete, daß der Wischer wiederum noch einer größeren Gefahr ausgesetzt war, als der einen offenen Kessel benutzende Verzinner, da er nicht allein Dämpfe von der heißen Ware einatmete, sondern auch Wergfasern, an denen beträchtliche Mengen metallischen Bleies und Zinnes hafteten.

Die Analyse von Staubproben, die in verschiedenen Teilen des Arbeitsraumes gesammelt wurden, bestätigte die Schlußfolgerungen, die aus der Analyse der Dämpfe abgeleitet waren. So enthielten Proben, die man von Gesimsen in verschiedener Höhe über dem eine Mischung von Zinn und Blei enthaltenden Verzinnungskessel sammelte, einen überraschend hohen Prozentgehalt von löslichem Blei (Bleichlorid) im Vergleiche mit Proben, die man an Punkten weit entfernt von der Quelle der Bleidämpfe im selben Raume gesammelt hatte, wogegen der Gehalt an unlöslichem Blei weniger variierte, wie ja aus der Tatsache zu erwarten war, daß er aus Blei herstammt, das an Wergteilchen, die in der Luft trieben, anhaftete.

Staub. Die Tabelle XIII zeigt, daß die in Spalte 7 niedergelegten Verhältnisse in den Töpfereiwerkstätten in Spalte 3 und 5 zum Ausdruck kommen. Weitere Details über Duckerings Versuche mögen von Wert sein. So betrug in einem Tunk-(Glasier-)Raum, wo leichtlösliche Glasur in Verwendung stand, die Bleimenge 0,70 mg per 10 m^3 Luft. Der Durchschnitt von vier Versuchen, bei denen keine Glasiertische vorhanden waren, betrug 1,80 mg und bei Verwendung von Glasiertischen 3,57; d. h. durch die Verwendung unreiner Glasiertische wurden 1,95 mg Blei auf je 10 m^3 Luft hinzugefügt. Auf Grund des Ergebnisses seiner Versuche glaubt Duckering, daß angenähert 1,95 mg Blei per 10 m^3 Luft auf den feinen Spray zurückzuführen sind, der beim Schütteln der Ware entsteht. Im vollem Sonnenlicht sind, wie er sagt, diese feinsten Tröpfchen hoch über den Glasiergefäßen zu sehen. In einem Glasierhause, wo bloß zwei Arbeiter langsam arbeiteten, war die Menge von Blei in der gemessenen Menge Luft ebenfalls niedrig, 0,58 mg per 10 m^3. Wo man in Ermangelung einer besonderen Einrichtung für die Einführung von frischer Luft die Luft durch einen Ventilator aus einem Nebenraum nahm, in dem man Bleiprozesse ausführte, stieg die Bleimenge bis auf 5,76 mg, in der Mundhöhe des Arbeiters bei einer Mangel.

Tabelle XIII. Darstellend die Mengen von Blei (Pb) in der Atmosphäre in Atmungshöhe. (Versuche G. E. Duckerings.)

Beschäftigung	Inhalt in 10 m^3 Luft (Milligramm)		Geschätzte Zeit (in Std.), während der die Einatmung stattfindet	Ungefähre Menge von Blei (Pb), ausgedrückt in Milligramm, per Tag, die von einem Arbeiter eingeatmet wird	Prozentgehalt von Blei im Staub	Bemerkungen
	Gesamtmenge d. Staubes	Blei (Pb)				
1	2	3	4	5	6	7
Verzinnen bei Anwendung eines offenen Kessels	—	37,79	5 1/2	10,70	—	Die Gesamtmenge eingeatmet in Form von Dämpfen von Blei oder ähnlichen Verbindungen.
Verzinnen bei Anwendung von mit einer Haube bedecktem Kessel und bei Absaugung der Dämpfe durch Essenzug	—	6,36	5 1/2	1,80	—	Die Gesamtmenge eingeatmet in Form von Dämpfen oder ähnlichen Verbindungen.
Abwischen (beim Verzinnen)	—	124,31	5 1/2	35,20	—	14,1 mg metallischen Bleies eingeatmet als Bleichlorid und 21,1 mg als metallisches den herumfliegenden Werkstückchen anhaftendes Blei.
Töpferwaren. Glasieren durch Tauchen	38	1,80	7 1/2	0,69 (Durchschn. v. 4 Versuchen)	8,30	Ohne Anwendung von Glasiertischen.
Töpferwaren, Glasieren durch Tauchen	84	6,27	7 1/2	2,40 (ein einzelner Versuch)	7,42	Sehr schmutzige Glasiertische in Verwendung. Sehr schnelle Arbeit, vieles Schütteln der Waren nach dem Glasieren.
Porzellanglasieren	36	2,12	7 3/4	0,83 (Durchschn. v. 4 Versuchen)	5,43	Porzellanglasur enthält gewöhnlich 2/3 soviel Blei wie die von Tonwaren.
Rockinghamwaren glasieren (braune Fayencen), Tauchen	44	2,26	7 1/2	0,86 (ein einzelner Versuch)	14,37	Schmutzige Glasiertische in Verwendung. Glasur enthält dreimal soviel Blei wie Glasur von gewöhnlichen Tonwaren, aber die Ware wird nach dem Glasieren nicht geschüttelt.
Verputzen von Töpferwaren	47	2,29	7 1/2	0,88 (Durchschn. v. 7 Versuchen)	5,90	Das Reinigen erfolgt innerhalb oder vor einer Abzugshaube.
Verputzen von Porzellan	123	13,34	6	4,08 (ein einzelner Versuch)	10,85	Sehr mangelhafte Absaugung; die Haube ist so angebracht, daß das Reinigen außerhalb zu erfolgen hat. Glasur enthält 2/3 soviel Blei wie die für Tonwaren.

Trocknen von Töpferwaren	25	2,19	8	0,92 (Durchschn. v. 3 Versuchen)	8,85	Das Filter war in Atmungshöhe in der Mitte der Trockenstellage angebracht.
Töpferwaren, Einsetzen	34	2,08	$8^3/_4$	0,93 (Durchschn. v. 3 Versuchen)	6,58	
Porzellan, Einsetzen	30	1,08	9	0,50 (ein einzelner Versuch)	3,64	Die verwendeten Tische waren ziemlich schmutzig.
Porzellan, Auftragen der Glasur	21	0,32	$9^1/_2$	0,16 (ein einzelner Versuch)	1,50	Lediglich ein Arbeiter.
Majolikamalerei auf Kacheln	61	9,11	$7^1/_2$	3,48 (ein einzelner Versuch)	15,00	Die Kacheln werden noch feucht mit einem Messer gereinigt. Viel nicht verwendete trockene Glasur auf dem hölzernen Fußboden, viel Verkehr. Einige Fälle von Bleivergiftung in diesem Raum.
Schleifen mit Sandpapier und Abstauben von Eisenbahnwagen	206	53,70	—	—	26,10	Personen-, Fisch-, Güterwagen nach einer Lage von Bleifarbe.
	241	116,10	—	—	48,10	Eisenbahnwagen nach einem Anstrich von Bleifarbe auf der gekitteten und geglätteten Oberfläche.
Schleifen mit Sandpapier von Wagenrädern	453	83,10	—	—	18,30	Nach zwei Anstrichen mit schnelltrocknender Bleifarbe.
	1343	1025,60	—	—	76,40	Alte cremfarbig gemalte Räder vor dem neuen Anstreichen.
Schleifen mit Sandpapier einer Automobilkarrosserie	600	278,30	—	—	46,40	Der Kutschenschlag der Karrosserie nach einem Anstrich von Bleifarbe und raschem Trocknen, Abreiben mit Sandpapier und Verkitten. Postarbeit.
Schleifen mit Sandpapier von Automobilrädern	88	38,70	—	—	44,00	Hölzerne Automobilräder nach zwei Anstrichen mit Bleifarbe mit dazwischen durchgeführtem Schleifen mit Sandpapier. Absaugung nicht in Betrieb.
	35	4,70	—	—	13,30	Dasselbe bei in Betrieb befindlicher Absaugung.
Schleifen mit Sandpapier von Wagenrädern	494	143,80	—	—	29,10	Nach einem Anstrich mit schnelltrocknendem Permanent-Rot auf zwei Anstrichen von Fleischfarbe (Schleifen mit Sandpapier nach jedem Anstrich).
Abbrennen von alten Farben	52	3,40	—	—	6,50	Weißer Anstrich von Londoner und North-Westerner Wagen. Anwendung eines Gasbrenners.

Tabelle 6. Die in der Luft festgestellten Bleimengen nach deutschen Autoren (zusammengestellt von T.).

Autor. Beschäftigung. Ort der Rauch- oder Staubentstehung	Inhalt in 10 m^3 Luft an Blei	Zeit, während der die Einatmung stattfindet	Bemerkungen.
Fromm[1]).			
Setzereien	0,031—0,279 mg	Ganze Dauer der Arbeitszeit.	
R. Heise[2]).			
Über dem Kessel der Typengießmaschine . .	0,52 mg	—	14 cm über dem Kessel.
Über dem Schmelzkessel für Metall zum Hintergießen von Galvanos .	0,31 mg	—	10 cm über dem Kessel.
Im Raum für mechanische Bearbeitung hintergossener Galvanos . . .	0,32 mg	Ganze Dauer der Arbeitszeit.	
R. Müller[3]) **Bleihütten** in Ems.			
Rauch über dem Schlackenstich	11,84 mg	—	
Luft unmittelbar neben Schlackenstich	29 mg 56 „	Ganze Dauer der Arbeitszeit. desgl.	Arbeiter atmet dies nur in fünffacher Verdünnung, also in 10 m^3 2,92 g Blei.
Beim Parkesprozeß am Bleikessel bei gehobener Haube	56 „	Größter Teil der Arbeitszeit in weiter Entfernung vom Kessel.	
Bei geschlossener Haube.	90 „	desgl.	
k. k. **arbeitsstatistisches Amt**[4]) **Bleihütten** in Pribram:			
Röstofen.	17,9 mg		Während des Ausziehens des Röstgutes unmittelbar am Munde des Arbeiters (Bleidampf).

Beschickungshaus . . .	14,3 „		Während des „Vormaßzurichtens“ mit reichlichem Glättezusatz.
„Abtreiben“.	14,3 „		Während des Ziehens der schwarzen Glätte knapp beim Treiber.
Bleihütte in Scheriau. Amerikanischer Herd . . .	8—12 mg	Etwa 5 Std. täglich.	Während der Röst- und Preßperiode neben dem Gesicht des Schmelzers.
Bleihütte in Gailitz . . .	Spuren in 190 l		
Zinkhütte in Cilli:			
Muffel auswechseln und Allongen aufsetzen . .	46,5 mg		
Aus Räumaschenkanal dringende Dämpfe . .	595 „		und 366 mg Zink. Arbeiter aber weiter weg vom Ofen, aber auch dort noch in 122,3 l Luft deutlich Spuren von Blei, 5,9 mg Zink.
Bleiweißfabrik in Klagenfurt:			
Beim Einsetzen der Platten in die Kammer . . .	15,5 „	1—2 Arbeitstage zweimal monatlich.	Knapp beim Arbeiter entnommen.
Beim Ausklauben der Bleikammer	14,5 „	3 halbe Arbeitstage drei- bis viermal monatl.	Knapp beim Gesichte des Arbeiters entnommen beim Ausklauben des Bleies.
Beim Nachfüllen der Bleiweißfässer	12,1 „	Oftmals im Tage.	
Beim Klopftische . . .	15,8 „	Den ganzen Arbeitstag.	Frauenarbeit, zehnstündige Arbeitszeit.
Beim Schabetisch . . .	28,3 „	desgl.	Frauenarbeit. Neben den Frauen abgesaugt. Zehnstündige Arbeitszeit.
Bleiweißfabrik in Wolfsberg:			
Beim Schmelzkessel . .	12,5 „	desgl.	Unmittelbar beim Schmelzen entnommen. 12 Stunden Schicht.
Beim Einsetzen der Platten in die Kammer . . .	12,6 „	1 Arbeitstag, monatlich höchstens viermal.	Knapp beim Arbeiter entnommene Luft.
Bei Einfüllen zum Vermahlen unter Exhaustor	9,5 „	Den ganzen Arbeitstag.	desgl.
Beim Verpacken. . . .	7,0 „	desgl.	
Bei den Schaberinnen. .	4,0 „	desgl.	desgl. Frauenarbeit.

Autor. Beschäftigung. Ort der Rauch- oder Staubentstehung	Inhalt in 10 m³ Luft an Blei	Zeit, während der die Einatmung stattfindet	Bemerkungen.
Miniumfabrik in Saaz.			
Einsturzöffnung des Dismembrator unter Exhaustor	56,2 mg	Oftmals im Tage.	desgl.
Einfüllen der Fäßchen unter Exhaustor	62,7 „	Den ganzen Tag.	desgl.
Glättefabrik in Gailitz			
Zwischen Trommelsieb u. Verpackung.	88,0 „	desgl.	„In entsprechender Höhe“ entnommen.
Glättefabrik in Ober-Fellach.			
Am Flammofen beim Herausnehmen des Bleioxyd	11,1 „	Viermal täglich durch 20—30 Minuten.	Am Arbeitsplatz.
Beim Einschaufeln des Bleioxyd in Wagen, trotz Exhaustor	74,7 „	Viermal täglich.	Knapp beim Arbeiter.
Anstreicher.			
1. Meister: Feine weiße Arbeit. Kittschleifen bei horizontalem Gegenstand	88,5 „	Auf das Schleifen entfällt ein Drittel der zur Fertigstellung nötigen Arbeitszeit, vom Schleifen zwei Drittel auf Kittschleifen, ein Drittel auf Grundschleifen und Abschmirgeln. — Auf 100 Vollarbeiter 23,1 Bleivergiftungsfälle, auf 9 Zentner Bleiweiß eine Vergiftung.	desgl. Kitt enthält $^1/_3$ Bleiweiß.
Abstauben nach Kittschleifen	139,0 „		desgl.
Kittschleifen bei vertikalem Gegenstand . . .	250,0 „		desgl.
Abschmirgeln von erstem Deckanstrich	152,0 „		desgl. Deckanstrich enthält 50—$66^2/_3$% Bleiweiß.
Eichenimitation: Grundschleifen	31,2 „	Für das Schleifen zweier Türflügel ist eine halbe Stunde nötig.	desgl. In der Gesamtfarbe $^1/_6$ Bleiweiß.
Abstauben der geschliffenen Flächen	70,4 „		desgl.
Nußimitation: Kittschleifen	31,7 „		desgl. Der Kitt enthält $^1/_5$ Bleiweiß.
	43,8 „		desgl.

2. Meist.: (weiß) Kittschleif.	27,1 mg	Für Schleifen beider Türflügel 3/4 Std. nötig.	desgl. Der Kitt enthält 11,54 % Blei.
Abschleifen der Deckanstriche mit Glaspapier	28,7 „	Für Abschleifen beider Flügel 10 Min. nötig.	desgl. Die Farbe enthält 3/4 Bleiweiß.
3. Meist. (Licht-Eichen)			
Grundschleifen	29,3 „	desgl., 1/2 Std. nötig. } per Tag höchstens 3 Std. Schleif- und Schmirgelarbeit	desgl.
Kittschmirgeln	30,6 „	desgl., 15 Min. nötig. } per Tag höchstens 3 Std. Schleif- und Schmirgelarbeit	desgl.
Deckanstriche abschmirgeln	37,1 „	Jeden 4. Tag mit Schleifarbeit beschäftigt.	desgl. Die Farbe enthält 1/5 Bleiweiß.
Grundschleifen	23,7 „	Jeden 4. Tag mit Schleifarbeit beschäftigt.	desgl. Kittmaterial 0,34 % Blei.
Überzugskittschleifen	27,3 „	Jeden 4. Tag mit Schleifarbeit beschäftigt.	desgl. desgl.
4. Meister: Kittabreiben	33,8 „		Überzugskittmaterial 9,61 % Blei.
5. Meister: Türen, Kittschleifen (weiße Arbeit)	40,7 „ 56,7 „	Auf 100 Vollarbeiter 21,2 Vergiftungsfälle. auf 0,7 Zentner Bleiweiß ein Fall.	Überzugskitt 18,65 % Blei.
6. Meister: Kittschleifen	8,8 „	Keine Verwendung von Bleiweiß.	Im Überzugskitt 1,25 % Blei.
Buchdrucker und Schriftgießer.			
Komplettgießmaschine	0		Temp. + 450° C.
Schmelzofen in Schriftgießerei	0		Temp. + 470° C.
Schmelzofen i. d. Stereotypie bei Schmelzen von Metall für Viertelpetitguß, 5 cm über Oberfl.	250—900 mg		Temp. weit über 500° C. Außerdem 160—210 mg Antimon.

[1]) Hygienische Rundschau 1898.

[2]) R. Heise, Der Bleigehalt der Luft oberhalb der Bleischmelzkessel in Schriftgießereien. Arbeit a. d. kaiserl. Gesundheitsamt. Berlin 1918. 51. Bd., 1. Heft.

[3]) Müller, Die Bekämpfung der Bleigefahr in Bleihütten. G. Fischer, Jena 1908.

[4]) Bleivergiftungen in hüttenmännischen und gewerblichen Betrieben. k. k. arbeitsstatistisches Amt des Handelsministerium. I—VIII. A. Hölder, Wien.

Beim Verputzen der Ware betrug im Durchschnitt seiner Beobachtungen in allen Fällen (11), wo Blei verwendet wurde, die Bleimenge 3,44 mg; und er zieht den Schluß, daß „das feuchte Verputzen der Ware wenig unmittelbare Verunreinigung der Atmosphäre verursacht, selbst wo keine lokale Ventilation angewendet wird. Ein noch wichtigeres Ergebnis des nassen Verputzens ist jedoch, daß die Überkleider viel freier von Staub erhalten werden". Die höchsten Zahlen erlangte er, wenn das Verputzen der Ware außerhalb des Wirkungsbereiches des Ventilationszuges erfolgte. In einem Beispiele, wo die Ware in einer Entfernung von 1,8 m von der Exhaustoröffnung verputzt wurde, fand er 13,34 mg per 10 m^3 Luft. Später fand man am selben Punkte, nachdem das Ventilationssystem umgestaltet worden, bloß 0;95 mg. Selbst in einem Vorratsraum, in dem keine andere Arbeit verrichtet wurde, als daß man Ware von Tischen auf Stellagen brachte und wieder wegnahm, betrug der Bleigehalt in 10 m^3 Luft 1,08 mg.

Beim Einsetzen ergab der Durchschnitt von vier Experimenten 1,83 mg, zweifellos als Folge des Zurückbleibens der Glasur auf den Tischen; 9,11 mg Blei in 10 m^3 Luft fand er in der Mitte einer großen Majolikamalereiwerkstätte mit hölzernem Fußboden und starkem Verkehr. Hölzerne Fußböden schienen im allgemeinen das Ergebnis zu beeinflussen, da der Bleigehalt in solchen Räumen größer war als in solchen mit Fließen.

In der Wagenlackiererei erklärt die von Duckering gefundene Bleimenge in der Luft während der tatsächlichen Dauer des Abreibens (Schleifens) mit Sandpapier das häufige Vorkommen von Bleivergiftung hei dieser Arbeit. Die Tabelle XIII zeigt, daß der Bleigehalt in der Luft bierbei enorm ist, und in manchen Fällen fand er die Menge noch bedeutend größer als beim Abwischen in der Verzinnung von Hohlware. Die Arbeit des Schleifens mit Sandpapier ist jedoch sehr selten eine ununterbrochene, da die Zeit, während der er hierbei beschäftigt ist, für den Anstreicher nur ungefähr 1—2 Stunden täglich, für den Lackierer 2—3½ und für den Hilfsarbeiter 4—5 Stunden beträgt.

Bei genauer Kenntnis der Prozesse, bei denen die in der Tabelle XIII dargestellten Untersuchungen durchgeführt wurden, der relativen Häufigkeit der Fälle von Bleivergiftung, die unter den hierbei beschäftigten Arbeitern angegeben wird, und der Dauer der dem Anfall vorausgehenden Beschäftigung halten wir uns zur Annahme berechtigt, daß, wenn der Bleigehalt der Luft weniger als 5 mg per 10 m^3 Luft beträgt, Fälle von Enzephalopathie und Lähmung niemals, Fälle von Kolik sehr selten vorkommen, und diese Ziffer ist von praktischer Bedeutung für jeden Prozeß, bei dem direkte Absaugungsvorkehrungen getroffen werden können. Überhaupt betrachten wir ungefähr 2 mg von Blei als die kleinste tägliche Dosis, die bei Einatmung in Form von Dämpfen oder Staub im Laufe der Jahre eine chronische Bleivergiftung herbeiführen kann[1]).

---

[1]) Da die österreichischen und deutschen Untersuchungen stets beträchtlich größere Zahlen ergeben, so läßt sich ein derartiger Schluß aus ihnen nicht

Absaugungsvorrichtungen am Entstehungsorte. Beim Studium der Verhütungsmaßnahmen der Bleivergiftung muß die Entfernung von Dämpfen und Blei durch lokale Absaugung am Entstehungsorte in den Vordergrund gestellt werden, da leider das Tragen eines Respirators weder an sich genügenden Schutz bietet, noch, wenn dies der Fall wäre, das beständige Tragen eines solchen erzwungen werden könnte. Ein Respirator bietet gegen Bleidämpfe keinen Nutzen. Im Falle von Staub müssen die Bedingungen, denen er genügen muß,

---

ziehen. Sehr hübsch aber geht die Bedeutung höheren Bleigehaltes der Luft aus den Untersuchungen über Anstreicher hervor. In dem Betriebe, in dem der Bleigehalt der Luft beim Schleifen zwischen 31,7—250 mg in 10 m³ beträgt, kommen auf 100 Vollarbeiter 23,1 Bleivergiftungen, wo er 40,7—56,7 beträgt, kommen auf 100 Vollarbeiter 21,2 Vergiftungsfälle, wo er 23,7—37,1 beträgt, nur 5,5. Die ebenfalls angeführte Beziehung zur bei der Arbeit verbrauchten Bleimenge ist deshalb nicht maßgebend, weil es weniger auf die Menge des Verbrauchs, als die Art des Verbrauchs und die nachträgliche Behandlung (Trockenschleifen) ankommt. Darüber, welche Menge des angesammelten Staubes in den oberen Luftwegen bleibt und von dort wieder herausbefördert wird, vergleiche die auf S. 85 erwähnten Untersuchungen Lehmanns.

Schließlich ist es von einer gewissen Wichtigkeit, festzustellen, wie groß die Menge Blei ist, die auf dem von vielen als so besonders wichtig angesehenen Wege von der Hand in den Mund eingeführt werden kann. Darüber geben uns die Angaben R. Müllers und Toths Aufschluß.

Müller fand an den Händen eines Schmelzers seiner Bleihütte bei Arbeitsschluß	32 mg Blei
eines anderen, der besondere Gelegenheit zur Verunreinigung mit Blei hatte	87,6 „ „
an den Händen eines Entsilberers	112,0 „ „

Das würde also, wenn sich die Arbeiter während der Schicht zweimal gründlich gewaschen haben, eine Gesamtmenge von 95—336 mg ergeben, die sich an den Händen des Arbeiters während eines Arbeitstages befand.

Toth-Selmezbanja gewann von den Händen von Bleihüttenarbeitern beim Waschen mit Seife und Wasser täglich 27—91,5 mg, außerdem durch Waschen mit Essig 81,1—324,8 mg, zusammen 153,9—356,5 mg, (wobei bemerkt sei, daß sich in den Angaben Toths einzelne Rechenfehler und Unklarheiten, die wir nach Möglichkeit ausgemerzt haben, befanden).

Diese Zahlen scheinen ja ganz gewaltig. Wir werden aber wohl gut tun, die Angaben über die Essigwaschungen ganz wegzulassen, weil Bleimengen, die sich nur durch Essigwaschungen von den Händen entfernen lassen, wohl kaum mit der Nahrung aufgenommen werden. Aber auch von dem durch Seife entfernbaren Teil kommt wohl nur ein kleiner Bruchteil zur tatsächlichen Aufnahme. Es nimmt ja doch kein Arbeiter so Speisen zu sich, daß er die Hände in der Suppe gleichsam badet, sondern es bleibt nur beim Essen die oberste Schmutzschichte bestimmter Handpartien, vor allem der Fingerspitzen, an den Speisen haften und gelangt so in den Mund. Sind wir uns hierüber klar geworden und ziehen wir nun die in der Tabelle 6 gegebenen Zahlen in Betracht, so sehen wir, daß bei sehr vielen Verrichtungen die durch die Atmung eingenommene Menge bei weitem größer sein muß, als die von den Fingern aus eingeführte, daß also selbst ohne Rücksicht auf die verschiedene Wirkung des auf verschiedenen Wegen eingeführten Bleies im allgemeinen und in sehr vielen Gewerben die Bedeutung des eingeatmeten Bleies die des von der Hand zum Mund eingeführten bedeutend überragen muß.

Über die Menge Blei, die in den Magen eingeführt, zur Bleivergiftung führt, habe ich bereits oben gesprochen. Die Differenz, die sich hier zwischen unseren Autoren und meiner Schätzung ergibt, erscheint groß, wenn wir die Verschiedenheit des Aufnahmsweges in Betracht ziehen. (T.)

um wirksam zu sein, folgende sein: erstens, daß die eingeatmete Luft von Staub befreit wird, und zweitens, daß er den Träger nicht belästigt. Ferner soll er von einfacher Konstruktion, leicht anzulegen sein und eine häufige Erneuerung des Filtriermittels gestatten. Keiner der vorhandenen Respiratoren zu mäßigem Preis entspricht diesen Anforderungen vollkommen. Je besser er an das Gesicht sich anschließt und je wirksamer die Luft filtriert wird, desto größer ist erfahrungsgemäß die Belästigung beim Tragen. Diese Belästigung rührt von der in einer Erhöhung der Atmungs- und Pulsfrequenz zum Ausdruck kommenden Anstrengung her, die durch das Einsaugen der Luft durch das Filtriermittel verursacht wird, sowie durch das Wiedereinatmen eines Teiles der ausgeatmeten Luft, die eine viel größere Menge von Kohlenoxyd und von Feuchtigkeit bei höherer Temperatur enthält als die frische Luft. Respiratoren können deshalb, ausgenommen für Arbeiten von kurzer Dauer, von einer halben Stunde bis zu einer Stunde, nicht als wirksame oder ausreichende Schutzmittel gegen Staub angesehen werden[1]). Muß ein Respirator getragen werden, so ist die einfachste Form ein Bausch gewöhnlicher, nicht absorbierender Baumwolle (absorbierende Wolle wird rasch durchweicht und undurchlässig), ungefähr 7,5 : 10 cm, die über Mund und Nasenlöcher gelegt und in dieser Lage durch elastische Bänder um die Ohren festgehalten wird. Der Bausch soll nach dem Gebrauch verbrannt werden.

Durch einen glatten undurchlässigen Fußboden jedoch und Anwendung einer Ventilation zur Entfernung von Dämpfen und Staub am oder so nahe als möglich an deren Entstehungsorte, kann man die Bleivergiftung in den meisten der zu beschreibenden Industrien sehr selten machen. Die wesentlichen Punkte eines solchen Systemes sind:

1. der Zug oder Luftstrom, der entweder durch Hitze oder durch einen Ventilator hervorzurufen ist;
2. die Leitungen, durch die der Luftstrom zieht;
3. die Schutzhaube oder Absaugevorrichtung, die bestimmt ist, die Dämpfe und den Staub am Entstehungsorte aufzuhalten und aufzufangen;
4. das Eintreten von Außenluft in den Raum zur fortgesetzten Ersetzung der abgesaugten Luft und in vielen Fällen
5. ein passender Luftfilter oder Kollektor.

Die Ventilation durch Hitze. Bei den folgenden Verrichtungen, die zur Entstehung von Dämpfen oder Staub beim Umrühren oder Abschäumen Anlaß geben, kann eine Absaugung erzielt werden durch den Luftzug, der in dem Ofen oder über einem, mit einer entsprechenden Haube und einem Abzugsrohr versehenen Schmelzkessel durch die beim Arbeitsprozeß selbst entstehende Hitze erzeugt wird

---

[1]) Vgl. hierzu: E. Brezina, Über die Wirkung der gebräuchlichen Respirationen. Archiv für Hygiene, Bd. LXXIV. (T.)

und zwar: Beim Schmelzen, Raffinieren, der Loterzeugung und den zahlreichen Verrichtungen, welche das Schmelzen von Blei notwendig machen, wie dem Verzinnen mit einer Mischung von Zinn und Blei, der Erzeugung von Bleiplatten und Bleirohren, bei den Stereotypiekesseln in Buchdruckereien, der Modellerzeugung, dem Tempern von Federn, dem Feilenhärten usw. Die Staubbildung bei auf Rothitze erwärmten metallischen Oberflächen, wie beim Emaillieren, kann möglicherweise in gleicher Weise behandelt werden. Der Nachteil der Ventilation mittels Hitze liegt in der Unsicherheit und Ungleichmäßigkeit des Luftzuges und der Größe der Rohrleitung, die notwendig ist, um dem Volumen der verdünnten Luft oberhalb des Schmelzkessels zu entsprechen.

Je näher man die Haube über dem Punkte anbringt, wo die Dämpfe entweichen, desto weniger Gefahr besteht, daß sie durch entgegengesetzte Luftströme in die Werkstätte abgelenkt werden. Ferner soll bei allen Kesseln mit geschmolzenem Metall die Seiten- und die Rückwand geschlossen sein und nur an der Vorderwand ein so schmaler Raum offenbleiben, als er mit Rücksicht auf das erforderliche Abschäumen und andere Verrichtungen notwendig ist.

Bei den Verzinnungskesseln wurde nach Duckering (4) vollständiger Erfolg dann erreicht, wenn vom oberen Ende der Haube ein Rohr von mindestens 60 cm Durchmesser senkrecht nach aufwärts in die freie Luft bis zu einer Höhe von 5,5 m geführt und das obere Ende des Rohres mit einem Windschutz in Form eines sehr großen Kegels versehen war, dessen unterer Rand unterhalb des oberen Randes der Röhre und dessen vom obersten Ende des Rohres nächster Punkt mindestens 20 cm von ihm entfernt ist. Rauch, der in großen Mengen an irgendeinem Punkte 15 cm außerhalb der Vorderseite der Haube entstand, wurde vollständig eingezogen. Da jedoch das Einströmen von Luft am oberen Rande der Haubenöffnung einen Rauchwirbel verursachte, wurden die Kanten der Haube nach innen eingebogen, so daß die Arbeit des Abwischens in einer Art kurzen Tunnels stattfand. Man kann sagen, daß der Durchmesser der von den Hauben in die Außenluft leitenden Röhren, von deren Wirksamkeit der Erfolg hinsichtlich des Zuges abhängt, im allgemeinen viel zu klein genommen wird. Häufig kann seine bloße Vergrößerung einen ungenügenden Zug in einen guten verwandeln. Auch die Höhe der Haube, d. i. die Entfernung zwischen ihrer unteren Kante und dem Punkte, wo sie an das Absaugerohr angeschlossen ist, ist von Bedeutung. Je kürzer diese Entfernung ist, desto weniger zweckdienlich ist dies für die Entfernung von Dämpfen; es können sogar die Dämpfe aufgehalten werden, die ohne Haube das Dach erreichen würden. Bisweilen wird durch Anbringung einer doppelten Haube die Sicherheit vergrößert, wobei ein Zwischenraum zwischen ihren beiden Wänden gemacht und auf diese Weise der Zug im Mittelpunkt und am Rande konzentriert wird. Bei Anwendung eines Ventilators kann man Röhren von geringerem Durchmesser verwenden, als wenn man sich auf die Hitze allein verläßt.

Eine in den Schornstein geführte Leitung hat den Vorteil, den Rauch in sicherer Entfernung von der Werkstätte zu verstreuen.

Die Veränderlichkeit des durch Wärme erzeugten Zuges macht ihn für die Entfernung von Staub, ausgenommen von solchem, der beim Abschäumen entsteht, ungeeignet; das Behältnis für den Schaum soll stets innerhalb der Öffnung der Haube gelegen sein.

Wir haben jedoch, wie hier hinzugefügt sei, gesehen, daß der beim Schlagen von mit Bleichromat gefärbtem Garn entstehende Staub mit Erfolg unter Hauben, die durch Zweigrohre mit dem Hauptschornstein in Verbindung standen, entfernt wurde.

Die Absaugung durch Ventilatoren. Der Luftzug zwecks Entfernung von Staub und häufig auch von Dämpfen wird durch einen Ventilator hervorgerufen, deren es zwei Typen gibt:

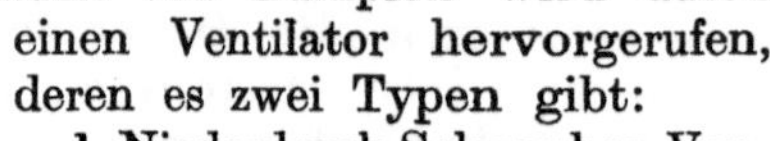

1. Niederdruck-Schrauben-Ventilatoren und
2. Hochdruck-Zentrifugal-ventilatoren (-Exhaustoren).

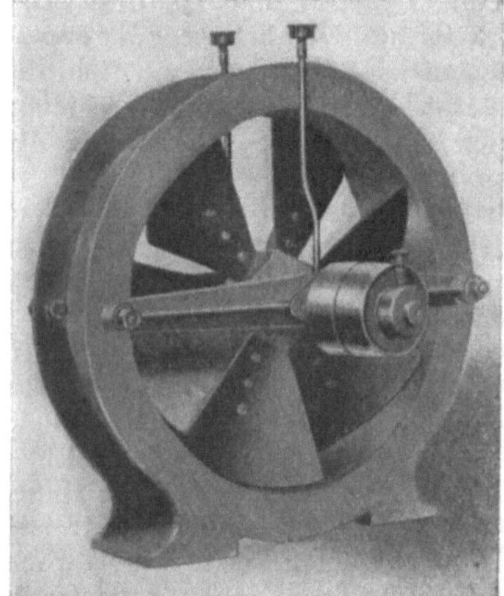

Abb. 1[1]. Schraubenventilator. Type von Hugo Greffenius, vorm. Simon, Bühler und Baumann, Frankfurt a/M.

Bei den ersten entsteht der Zug durch die Rotation eines Rades mit geneigten Flügeln, die die Luft quer durch das Rad parallel zur Rotationsachse treiben (Abb. 1). Während einer Umdrehung wird eine bestimmte Luftmenge auf der einen Seite des Rades ergriffen und durch das Rad auf die andere übergeführt. Solche Ventilatoren sind leicht, laufen leicht und sind billig. Sie kommen in mannigfachen Formen vor, sowohl in bezug auf die Zahl der Flügel von 2—8 als auch auf die allgemeine Art ihrer Anordnung. Einige ähneln sehr den Schraubenpropellern eines Schiffes, während andere die Flügel umgekehrt, d. h. an einem Außenreifen befestigt haben. Ihr Hauptfehler ist das Unvermögen, einen, wenn auch nur leichten Widerstand in der Saugrichtung zu überwinden, wie z. B. infolge Verengerung im Innern, oder von Reibung entlang den Seiten der Leitung und rechtwinkeligen Biegungen, oder einem Widerstand bei Austritt des Luftstromes, wie z. B. von Winddruck; unter günstigen Bedingungen jedoch und bei sorgfältiger Anbringung kann ein solcher Schraubenventilator durch ein Röhrensystem, das einige Fuß lang ist, Staub und Dämpfe

[1]) Die im Original enthaltenen Abbildungen von englischen Einrichtungen und Firmen wurden durch deutsche ersetzt. (T.)

absaugen, beispielsweise von Mono- und Linotypemaschinen und elektrisch geheizten Schmelztöpfen in Druckereien. Um jedoch den Reibungswiderstand zu vermeiden, müssen die Röhren einen etwas größeren Durchmesser haben, als wenn ein Zentrifugalventilator verwendet wird. Bei neun Linotypemaschinen[1]), die an einen 14 zölligen (= 35 cm) Propellerventilator angeschlossen sind, sollen die Zweigleitungen ungefähr 10 cm Durchmesser, die Hauptleitung 30 cm haben und 60 cm vor dem Ventilatorgehäuse von 30 auf 38 cm ansteigen. Je kürzer und gerader der Verlauf der Leitung zum Ventilator ist, desto wirksamer arbeitet er. Ein Windschutz ist notwendig, um den eventuellen Widerstand von außen zu überwinden, seine Lage muß aber sorgfältig erwogen werden, um zu verhindern, daß die Schutzwand selbst das Ausströmen hemmt.

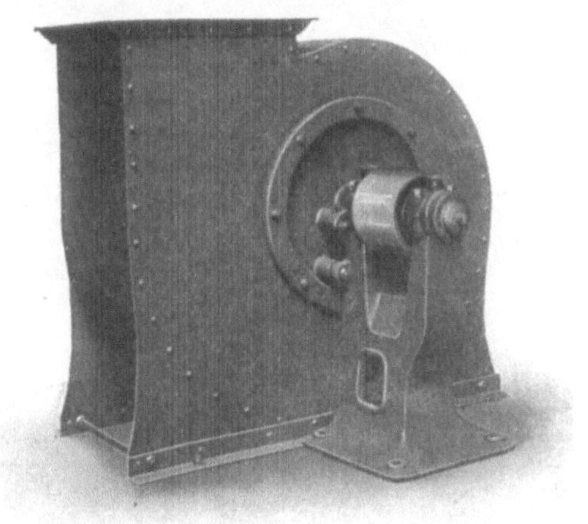

Abb. 2. Mitteldruckexhaustor, wie er in gleicher oder ähnlicher Ausführung zur Absaugung des Staubes angewendet wird. Die abgebildete Type stammt von Hugo Greffenius,, vorm. Simon, Bühler und Baumann, Frankfurt a/M.

Alle Ventilatoren erfordern ein häufiges Reinigen, und sind in dieser Hinsicht die Propellerventilatoren gegenüber den Zentrifugalventilatoren vorteilhafter, weil sie gewöhnlich leichter zugänglich sind.

Zentrifugalventilatoren. Im allgemeinen ist bei der Entfernung von Staub in einem System von engen Rohrleitungen eine starke Saugwirkung mittels eines Zentrifugalventilators auszuüben, d. i. eines Ventilatorrades, bestehend aus einer Anzahl von Flügeln, die an einer Achse, in einem Spiralgehäuse befestigt sind, so daß bei Rotation des Rades die Luft entlang den Spiralflächen geführt wird und tangential in den Zwischenraum zwischen den Flächen und dem Gehäuse und dann zum Auslaß abfließt (Abb. 2). Der Lufteintritt oder die Verbindung des Ventilators mit der Saugleitung befindet sich im Mittelpunkt des Ventilators, eine Einrichtung, durch welche die infolge der heftigen Bewegung der Luft erzeugte kinetische Energie die Zugwirkung erhöht, ohne durch die Erzeugung von Wirbeln in den umliegenden Partien verschwendet zu werden. Sie werden entsprechend der Natur der zu

[1]) Wenn in dieselbe Leitung Gitter für die allgemeine Ventilation eingefügt werden, muß die Zahl der Maschinen entsprechend verringert werden.

leistenden Arbeit in sehr verschiedenen Modellen hergestellt. Ihr Vorzug gegenüber der Propellertype bei der Entfernung von Staub liegt darin, daß sie einen größeren inneren Widerstand überwinden und daß eine gleichförmig hohe Geschwindigkeit bei einem komplizierten System von Leitungen leichter aufrecht erhalten werden kann.

Leitungen. Die Hauptleitung soll aus Metall (Stahl, Eisenblech oder Zink) bestehen; sie soll einen kreisförmigen Durchschnitt haben, möglichst gerade und kurz verlaufen und sich in der Art verjüngen, daß der Querschnitt an jedem Punkte der Summe der Querschnitte

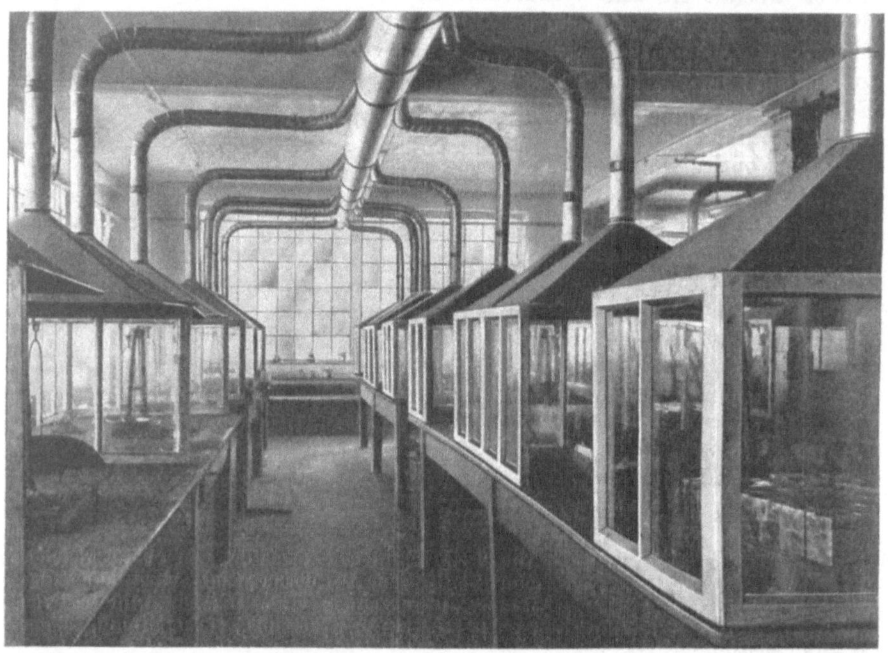

Abb. 3. Entstaubung des Abfüll- und Wiegeraumes einer Farbenfabrik. Die Arbeitsverrichtungen werden in den Glaskästen, deren oberer Teil als Saughaube ausgebildet ist, vorgenommen. Das Licht hat ungehinderten Zutritt, der Staub wird abgesaugt und in einem Staubfilter gesammelt bzw. abgeschieden. Ausgeführt von Hugo Greffenius, vorm. Simon, Bühler u. Baumann, Frankfurt a/M.

aller Zweigleitungen gleich ist, die bis zu diesem Punkte eingemündet waren (Abb. 3). Die Dimensionen müssen im Verhältnis zur Größe des Ventilators und der zu leistenden Arbeit berechnet werden. Hölzerne Röhren sind, obgleich sie für spezielle Zwecke, wie z. B. bei Vorhandensein von Säuren in den zu entfernenden Dämpfen, verwendet werden, unzweckmäßig, da sie schwer in luftdichtem Zustand zu erhalten sind und es schwierig ist, Zweigleitungen mit runden Verbindungsstücken an sie anzuschließen. Wo mehrere Zweigleitungen in eine Hauptleitung eintreten, ist die Anbringung des Ventilators in der Mitte zwischen ihnen von Vorteil, da nicht bloß Metall für die Leitungen erspart wird, sondern auch die Entfernung des Ventilators von der weitesten Zweigleitung nur halb so groß zu sein braucht, als wenn der Ventilator am Ende des Systems angebracht ist.

Ferner wird der Querschnitt der zwei Sammelleitungen kleiner sein als der der einen Hauptleitung, wodurch eine größere Gleichförmigkeit des Zuges gesichert wird. Wo sich die beiden Leitungen zu der des Ventilators vereinigen, muß eine scharfe Biegung vermieden werden, sonst könnten die beiden Luftströme aufeinandertreffen und einander aufheben. Wenn die Zweigleitungen nicht tangential in einer runden Kurve einmündend hergestellt werden können, so sollen sie die Hauptleitung in einem Winkel von 30° erreichen, da hierdurch an den verschiedenen Öffnungen eine ziemlich gleichförmige Zugwirkung bewirkt werden kann. Der sehr allgemeine Fehler einer rechtwinkeligen Verbindung verringert den Zug nahezu auf die Hälfte. Die Zweigleitungen sollen niemals in die Hauptleitung an der Außenseite einer Biegung eintreten, da hier der Luftstrom innerhalb der Leitung eine erhöhte Geschwindigkeit hat, sondern sollen an der Innenseite der Biegung anschließen, wo dieselbe geringer ist.

Hauben und Absaugevorrichtungen. Da es der Zweck der Hauben ist, die Zugwirkung auf die zu entfernenden Dämpfe oder den Staub zu konzentrieren, erfordert deren Lage rücksichtlich der Entstehungsquelle der Dämpfe oder des Staubes vorerst eine Betrachtung. Je enger die Öffnung in der Haube, ohne die Arbeit zu hindern, gemacht werden kann, desto wirksamer ist der Zug und desto weniger wird er durch Gegenströme in der Werkstätte gestört. Pendock bezeichnet es als einen praktisch verwertbaren Grundsatz, daß die Vorderöffnung der Haube nicht mehr als viermal so groß sein soll als der Querschnitt des Saugschlundes, das ist des Verbindungspunktes der Haube und der Leitung. Nicht weniger wichtig ist es, daß der Zug unterhalb der Atmungshöhe wirken soll. In nachstehender Reihenfolge soll der Richtung des Saugstromes der Vorzug gegeben werden:

1. nach abwärts,
2. nach abwärts und rückwärts,
3. nach rückwärts und aufwärts und
4. nach aufwärts allein.

Für die Entfernung der Dämpfe oder des Staubes soll auch der Zug von Heißluft benutzt werden, der von einem Kessel mit geschmolzenem Metall oder von einer erhitzten metallischen Oberfläche wie beim Emaillieren stets entsteht. Unter solchen Umständen kann nur Punkt 3 und 4 in Berücksichtigung gezogen werden. Im allgemeinen wird bei Anwendung von Hauben darin gefehlt, daß sie eine zu weite Öffnung haben oder zu weit weg von der Gefahrquelle angebracht sind. Bisweilen müssen sie verstellbar sein, um Waren verschiedener Größe zu entsprechen. Es ist notwendig, dafür Sorge zu tragen, daß eine für große Arbeitsstücke eingerichtete Haube auch für kleinere eingerichtet werden kann. Der Grundsatz der Ventilation nach abwärts und rückwärts ist für das Schleifen und Polieren an einer Scheibe als richtig anzuerkennen, da so der Tangentialstrom, der durch das Rad bei seiner Rotation erzeugt wird, mitverwendet wird. Mühlen in Farbwerken werden vielleicht am besten durch Anwendung einer halbkugelförmigen, die rückwärtige Hälfte der Mühle

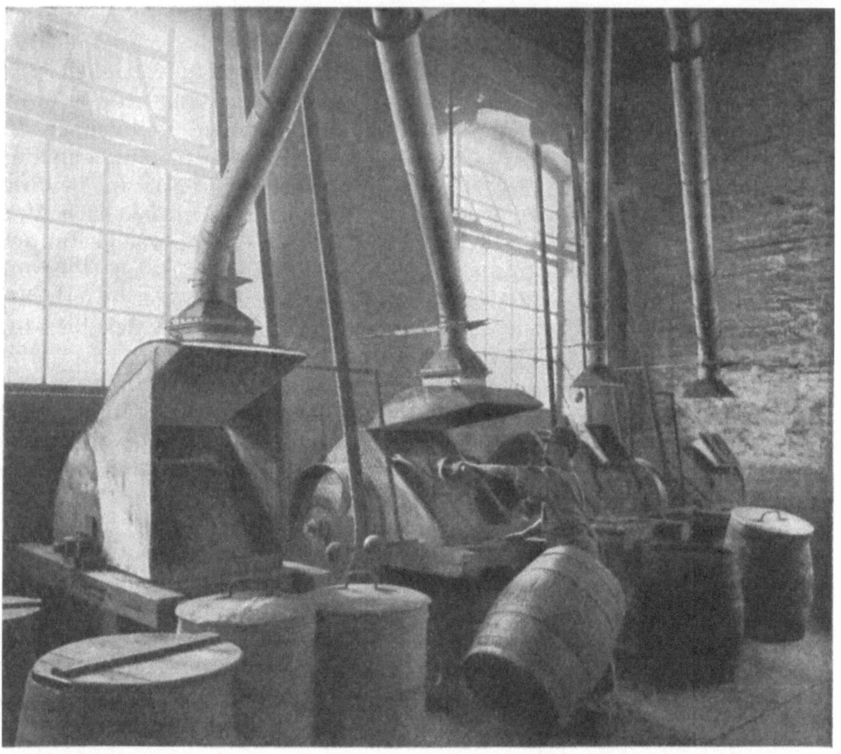

Abb. 4. Vorrichtung zum Absaugen von Farbstaub, der beim Einfüllen und Entleeren von Siebkugelmühlen entsteht, durch bewegliche, an eine Absaugeleitung anschließbare Hauben.
Die beiden links befindlichen Mühlen zeigen die Absaugevorrichtung im Betriebe. Die Hauben sind dabei hochgestellt und durch kastenförmige Öffnungen mit der Absaugeleitung verbunden. (Stellung beim Füllen oder Entleeren der Mühlen.) Bei den beiden Mühlen rechts im Hintergrund sind die Hauben von der Absaugeleitung gelöst und auf die Mühlgehäuse niedergelegt. Sie verhüten so eine Staubentwicklung während des Ganges der Mühlen.

bedeckenden Haube ventiliert. Die Mühlsteine müssen in einem Gehäuse eingeschlossen sein, an das eine Saugleitung angeschlossen ist und das Schiebetüren oder Klappen für die Einführung oder Entfernung des Materiales besitzt (Abb. 5). Ein kleiner negativer Druck innerhalb des Gehäuses ist alles, was notwendig ist, um sicherzustellen, daß die Luft nach innen und nicht nach außen zieht. Zweigleitungen müssen die Fässer, aus denen das Material geschöpft und die Behältnisse, in die es eingeladen wird, sichern. Beim Ausschaufeln von trockener Farbe aus einem Faß ist es unklug, die Entfernung des bei jedem Luftzug oder bei jeder Bewegung der beladenen Schaufel entstehenden Staubes mittels einer über dem Faß fest aufgehängten

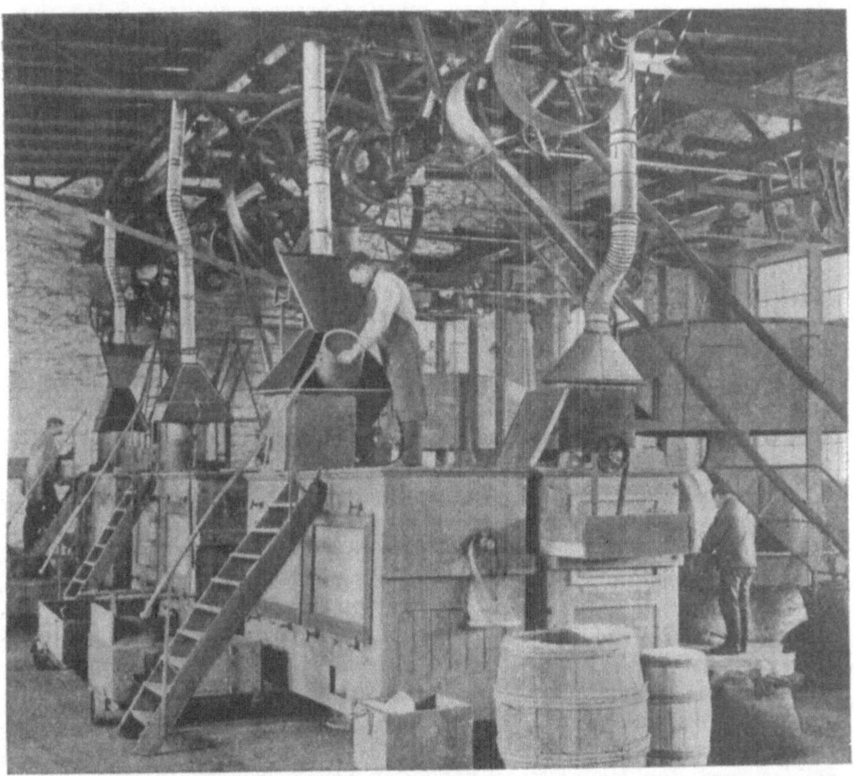

Abb. 5 Entstaubung in einer Farbenfabrik. Es wird hier der Staub von Erdfarben von den einzelnen Sichtern und Kollergängen durch aufklappbare bzw. verschiebbare Saughauben aufgefangen und durch Exhaustor vermittelst einer Rohrleitung einem Daqua-Staubfilter zugeführt. Das Daqua-Filter sammelt den Staub in trockenem Zustande in Schubkästen, welche unterhalb des Filters aufgestellt werden. Diese Entstaubungs- und Staubsammelanlage wurde von Danneberg & Quandt, Berlin W. 35, ausgeführt.

Haube zu versuchen. Statt dessen soll das letzte Glied der Leitung teleskopartig sein, sodaß es in das Faß gesenkt und in einer Entfernung von ungefähr 15 cm über dem Material gehalten werden kann. Die Luft wird dann in das Faß hineingezogen.

Verrichtungen wie das Farbenaufstauben, die Verwendung von Aërographen, das Verwischen der Waren in der keramischen Industrie, das Wegbürsten des Emails und dergleichen werden am besten auf Arbeitstischen unter Hauben mit Glasdeckel ausgeführt. Die Luft tritt von vorn ein und trägt den Staub oder Dunst in die Saugleitung, die an der Rückseite des Arbeitstisches angebracht ist.

Die Sammlung des Staubes. Häufig wird der Sammlung des Staubes keine Aufmerksamkeit geschenkt. Bisweilen richtet man eine Staubkammer zu seiner Aufnahme an der entgegengesetzen Seite des Ventilators ein oder versucht, den Staub in ein Gefäß mit Wasser zu blasen. Der feine Staub, von dem wir sprechen, kann aber durch keine dieser Methoden in zufriedenstellender Weise gesammelt werden, und ebensowenig durch einen Zyklonseparator, so nützlich dieser sonst für die Sammlung vieler Arten von Staub ist. In Bleiwerken wird der durch den Ventilator entfernte Staub im allgemeinen am besten in Filtersäcken gesammelt, die aus irgendeinem porösen Material hergestellt sind. Verschiedene wirksame Filter dieser Art werden hergestellt von den Firmen: **Beth, Lübeck, Amme, Giesecke & Konegen A. G., Braunschweig, Danneberg & Quandt, Berlin, Griffenius A. G., Frankfurt a/M. u. a.**

Beim Sammeln des Staubes muß für den entsprechenden Auslaß der verbrauchten Luft Sorge getragen werden um die Entstehung von Reibungswiderständen zu verhüten, die die Wirksamkeit der Einrichtung beeinträchtigen würden.

Um die Gleichmäßigkeit des Zuges einer Anzahl von Zweigleitungen zu sichern, wendet die Zephyr Ventilating Company ein besonderes Gitterwerk von gekrümmten und schrägen Einlässen zu jeder Zweigleitung, das sogenannte „Pentarkomb" an. Die durch diese Art von Kämmen durchziehende Luft wird in zahlreiche kleine Säulen zerteilt, und die Neigung der Kurve, die jede zu machen hat, ist eine derartige, daß die Reibung auf ein Minimum reduziert wird. Mittels dieser Erfindung wurde, wie wir festgestellt haben, bei einer Leitung mit 20 Zweigen der Zug in der vom Ventilator entferntesten Leitung ebenso zweckdienlich wie der in der nächsten eingerichtet. (Die Methode wird im englischen Original auf einer Abbildung in ihrer Anwendung zur Entfernung der Dämpfe von Linotypemaschinen dargestellt.) Im allgemeinen wird der Hauptstrang nahe der Decke geführt.

Wo Elektrizität als Triebkraft zum Antriebe des Ventilators verfügbar ist, können gewisse Änderungen in den dargelegten Grundzügen, wie hinsichtlich der Krümmung der Leitungen und des Systems der Installation gestattet sein. In Bleiglättefabriken z. B. kann es wünschenswert sein, die Zweigleitungen mit scharfen Winkeln zu den Sieben oder Packmaschienen zu führen, um der Neigung eines solchen schweren Staubes, sich in ihnen zu sammeln, entgegenzuwirken. Der elektrische Strom gestattet, einen Ventilator an irgendeinem gewünschten Punkt zu installieren, und wenn man sich bewußt bleibt, daß die infolge eines spitzen Winkels vermehrte Reibung überwunden werden muß, so kann das Endergebnis ganz befriedigend sein.

Die verschiedenen Formen von Vakuum Cleanern mit Mundstücken, die bestimmt sind, den Staub von verschiedenen Oberflächen aufzusaugen, sind sicherlich in zunehmendem Gebrauch. Unserer Meinung nach können sie, wo immer elektrische Kraft zur Verfügung steht, die Anwendung barbarischer Methoden verhindern, so die von Handbürsten zur Entfernung des Staubes von Maschinen, z. B. bei der Abziehbildererzeugung, das Wegkehren des Bleistaubes von Arbeitstischen und Fußböden oder die Verwendung von Blasebälgen zum Ausblasen des Staubes aus Setzerkästen.

Schließlich ist die Ausführung von Bleiprozessen durch automatische Methoden, wobei das Innere des Gehäuses unter negativem Druck steht, so daß das Material von einem Prozeß zum anderen mittels Schnecken oder Transportbändern befördert wird, unter allen Umständen anzustreben. Andererseits wieder wurde es als ökonomisch vorteilhaft befunden, mittels komprimierter Luft in einem geschlossenen System von Behältern und Leitungen das Material in einem sehr feinen Stadium der Zerteilung von einem Ort an den anderen zu befördern, wie z. B. Bleiglätte aus dem Faß in die Mischmaschine zur Bereitung der Pasta für die Erzeugung von Akkumulatorplatten, ohne daß dabei jemand der Gefahr der Berührung ausgesetzt ist.

Ein Maß der Wirksamkeit des Luftzuges kann man dadurch erlangen, daß man Zigarettenpapier an die Mündung der Haube hält. Der „genügende Zug“ wird in einigen Verordnungen über die Entfernung von Dämpfen, wie in der Verzinnungsverordnung, dahin definiert, daß er nicht als wirksam erachtet wird, wenn er nicht den am Entstehungspunkte der Dämpfe erzeugten Rauch zu entfernen imstande ist. Ein genaues Messen des Zuges kann jedoch nur mittels eines Anemometers erfolgen, mittels dessen die Zahl der linearen und der Kubikzentimeter, die durch die Mündung in einer Minute durchgehen, bestimmt wird. Nur selten findet man einen Unternehmer, der von dem Wert des Gebrauches eines solchen Instrumentes durchdrungen ist. Dessen Wichtigkeit wurde in der Verordnung, betreffend das Färben von Garn, anerkannt, in dem bestimmt wird, daß die Geschwindigkeit an jeder Saugöffnung zum mindestens einmal in je 3 Monaten gemessen und in ein Hauptregister eingetragen werden soll. Wir bevorzugen das Davissche selbstmessende Anemometer, welches die Ablesung in Fuß per Sekunde gibt, ohne daß man eine Uhr verwenden müßte. Andere zweckmäßige Anemometer von Casella oder Negretti und Zambra müssen erst nach der Zeit eingestellt werden.

Die Details aller Beobachtungen an einer lokalen Staubabsaugung sollen in eine in der Werkstätte aufgehängte Karte eingetragen werden. Eine solche von unseren Kollegen Fräulein Lovibond und Herrn C. R. Pendock entworfene Karte hat folgenden Inhalt:

Firma . . . . Verrichtung . . . .
Ventilatoren: Nr. . . . . Art . . . . Größe . . . . Erzeuger . . . .
Triebkraft . . . . H.P. . . . . Methode des Antriebs . . . .
Höchstleistung . . . . Bedingungen „ „ . . . .
Schirm . . . . Staubsammlung . . . .
Richtung . . . .
Periodische Reinigung . . . .

Hauben: Nr. . . . . Art . . . . Größe . . . .
Material . . . .
Abstand zwischen jeder . . . .
Leitungen: Nr. . . . . Art . . . .
Größe . . . . Länge . . . . Teil . . . .
Material . . . .
Periodische Reinigung . . . .
Frischlufteinlässe: Nr. . . . . Art . . . .
Lage . . . .
Größe . . . .
Ständig oder zeitweilig . . . .

Haube: Nr.:	Lage des Anemometers	Datum . . . . . Äußere Verhältnisse			Datum . . . . . Äußere Verhältnise			Bemerkungen
		Flächeninhalt d. Mündung	Geschwindigkeit per Minute	Volumen per Min.	Flächeninhalt d. Mündung	Geschwindigkeit per Minute	Volumen per Min.	

Das häufige Reinigen und Untersuchen der Ventilationsanlagen ist sehr wichtig, da die Ansammlung von Staub den Luftzug an allen Punkten des Systems stark hindert. Die mit der Reinigung des Ventilators betraute Person soll einen Respirator tragen. Hauben und Leitungen sollen stets, während der Exhaustor in voller Wirksamkeit steht, gereinigt werden.

Quellen:

1. Annual Report of the Chief Inspector of Factories für 1910, Seite 172.
2. Ibid. Seite 172, 173.
3. G. Elmhirst Duckering: A Report on an Experimental Investigation into the Conditions of work in Tinning Workshops, and Appendices. Included in Special Report on Dangerous or Injurious Processes in the Coating of Metal with Lead or a Mixture of Lead and Tin. Cd. 3793, Wyman and Sons, Ltd. Price 1s.

   G. Elmhirst Duckering: The Cause of Lead Poisoning in the Tinning of Metals, Journal of Hygiene Band VIII, Seite 474—503, 1908.

   G. Elmhirst Duckering: Report on an Investigation of the Air of Workplaces in Potteries. Included as Appendix XLIX in Report of the Departmental Committee appointed to inquire into the Dangers attendant on the Use of Lead, and the Danger or Injury to Health arising from Dust and Other Causes in the Manufacture of Earthenware and China Band II, Seite 93—113, 1910, Cd. 5278, Price 1s 9d.
4. G. Elmhirst Duckering: Annual Report of the Chief Inspector of Factories für 1910, Seite 47.
5. C. R. Pendock (one of H. M. Inspectors of Factories): Report on Systems of Ventilation in Use in Potteries. Included as Appendix XLVIII in vol. II of Potteries Committee's Report, citirt unter 3.

   C. R. Pendock: Second Report of the Departmental Committee appointed to inquire into the ventilation of Factories and Workshops part. I. and especially part. II, 1907, Cd. 3552 and 3553, Price together 4s, 8d.

   Andere Werke die sich auf unser Thema beziehen: Construction des usines au point de vue de l'hygiène, von Ingénieur-Architecte Maniguet. Ch. Béranger, Paris 1906; Hygiène Industrielle von Leclerc de Pulligny, Boulin und anderen. J. B. Bailliere et Fils, Paris 1908; und einige ausgezeichnet illustrierte Kataloge der Ventilationsfirmen, wie the Sturtevant Engineering Company, Ltd. London; Henry Simon, Ltd. Manchester; Davidson and Company, Ltd. Belfast; John Gibbs and Son Liverpool.

XIII. Vorkehrungen gegen die Bleivergiftung.

(Fortsetzung.)

Periodische Untersuchung. In verschiedenen Verordnungen wird verlangt, daß ein Arzt periodische ärztliche Untersuchung der Arbeiter vornehme. Der Ausdruck „Arzt" wird definiert als der „Amtsgewerbearzt[1]) des Bezirkes oder ein vorschriftsmäßig qualifizierter praktischer Arzt, der durch ein schriftliches Dekret des Zentralgewerbeinspektors bestellt ist[2]). Diese Bestellung soll den in dem betreffenden Dekret angeführten Bedingungen unterworfen sein". Der Wortlaut der Bestimmung differiert einigermaßen in den verschiedenen Verordnungen, die Absicht ist aber in allen Fällen dieselbe und das folgende Beispiel der Verzinnungsverordnung kann deren Zweck und Ziel erweisen:

> „Jede beim Verzinnen beschäftigte Person soll einmal in je 3 Monaten oder in solchen längeren oder kürzeren Intervallen, wie sie von dem Zentralgewerbeinspektor schriftlich angeordnet werden, an einem Tage, der allen Beteiligten gehörig zur Kenntnis gebracht worden ist, untersucht werden. Der Arzt soll die Berechtigung haben, hinsichtlich aller beim Verzinnen beschäftigten Personen den Arbeitsausschluß auszusprechen und keine solche Person soll nach diesem Arbeitsausschluß beim Verzinnen wieder beschäftigt werden, ohne schriftliche, vom Arzt in das Gesundheitsregister eingetragene Ermächtigung.
>
> Jede beim Verzinnen beschäftigte Person soll sich zur angegebenen Zeit zwecks Untersuchung durch den Arzt vorstellen. Nach dem Arbeitsausschluß soll keine beim Verzinnen beschäftigte Person ohne schriftliche vom Arzt in das Gesundheitsregister eingetragene Bewilligung weiter hierbei arbeiten".

In den Spezialverordnungen für die Bleiweißfabriken ist die Untersuchung in Zwischenräumen von einer Woche vorgeschrieben, in denen für die keramische Industrie und die Porzellanfabrikation, die Erzeugung von Abziehbildern und Mennige für die Erzeugung von elektrischen Akkumulatoren, Farben und Anstrichen in Zwischenräumen von einem Monat, nach den Vorschriften betreffend die Verzinnung, das Färben von Garnen mit Bleichromat und das Emaillieren in vierteljährlichen Zwischenräumen, aber mit den Beschränkungen oder Verschärfungen, wie sie in der zitierten Verordnung angeführt sind.

Es ist vorteilhaft, die Beschränkung auf die vierteljährliche Untersuchung bestimmten Bedingungen zu unterwerfen deshalb, weil spezielle Vorfälle vermehrte Sicherheitsvorkehrungen verlangen können. Andererseits kann eine Erleichterung mit Rücksicht auf die Anwendung spezieller Einrichtungen oder Maßnahmen, die die Gefahr verringern,

---

1) „Certifying Factory Surgeon" häufig auch kürzer „certifying surgeon", von uns mit „Gewerbearzt" oder „Amtsgewerbearzt" übersetzt. (T.)

2) „Appointed surgeon" mit „Fabriksarzt" übersetzt. (T.)

bewilligt werden. So wurde in einer Garnfärberei infolge des Vorkommens von 6 Bleivergiftungsfällen innerhalb von 5 Monaten an Stelle einer vierteljährlichen die wöchentliche Untersuchung vorgeschrieben. Als nach 8 Monaten keine weiteren Fälle mehr gemeldet wurden, trat an Stelle der wöchentlichen eine monatliche und eventuell werden bei fortgesetztem Nichtvorkommen von Erkrankungen die normalen vierteljährlichen Intervalle wieder eingehalten.

Für den Besuch des Arztes in der Fabrik hat man die Ansetzung einer bestimmten Zeit für notwendig befunden, da gemäß dem Wortlaute der Verordnung der Unternehmer einen Arbeiter nicht weiter beschäftigen darf, der aus einem oder dem anderen Grunde während des vorgeschriebenen Zeitraumes von dem Arzt nicht untersucht wurde. Bei Bekanntgabe des Datums und der Stunde durch Kundmachung an einem in die Augen fallenden Orte läßt sich dann schwer eine Entschuldigung für das Fehlen zur Zeit der Untersuchung vorbringen. Änderungen der festgesetzten Zeit seitens des Arztes sollen, wo möglich, vorher bekanntgegeben werden. In früherer Zeit machten die Ärzte die Untersuchung der Arbeiter häufig ganz unerwartet, um auf diese Weise besondere Vorbereitungen hintanzuhalten. Ein solches Vorgehen hat zwar seine Vorteile, diese werden jedoch ausgeglichen durch die Härte, daß Arbeiter, die aus einem unvermeidlichen Grund abwesend waren, beispielsweise Nachtarbeiter, zu Schaden kommen. Allen Unternehmern wird ein Gesundheitsregister übergeben, in das die periodischen ärztlichen Untersuchungen eingetragen werden; seine Einteilung und die Art der Eintragung werden noch später dargelegt werden. —

Auf folgendes soll der Arzt bei seinen Untersuchungen achten:

1. Der Bleivergiftung vorzubeugen und die Bleiaufnahme auf das kleinste Maß zurückzuführen.
2. Anhaltspunkte zu gewinnen, um dem Unternehmer und dem Gewerbeinspektor über die relative Gefahr des einen oder anderen Prozesses im Hinblick auf die notwendige Anwendung von Sicherheitsvorkehrungen Aufklärung zu geben.

Bei Sicherung der Gesundheit der Arbeiter soll er sich bemühen, ihr Vertrauen zu erlangen, um in der Lage zu sein, ihren Mitteilungen über die subjektiven Symptome entsprechenden Wert beimessen zu können.

Der Verdacht, daß die Untersuchung bloß im Interesse der Unternehmer vorgenommen werde, beeinträchtigt den Erfolg und vermehrt die Neigung, Symptome zu verheimlichen, und unwahre Angaben über den Gesundheitszustand seit der letzten Untersuchung zu machen.

Unserer Ansicht nach wird der Arzt am besten der oben erwähnten ersten Aufgabe dadurch gerecht, daß er auf die zweite sein Augenmerk lenkt. Das Studium von Tausenden von Berichten über Fälle von Bleivergiftung hat uns die Überzeugung verschafft, daß mindestens 90% auf die Einatmung von Staub und Dämpfen zurückzuführen sind. Der Arzt soll deshalb die frühesten Zeichen von Bleiaufnahme benützen, um den Unternehmer und den Gewerbeinspektor vor Zuständen zu warnen, die die Entstehung von Bleivergiftung begünstigen und die vermutlich entweder gewissen unbeachteten Vorgängen bei dem Fabrikationsprozesse, wobei Staub oder Dämpfe nicht vollständig entfernt werden, oder der Unwissenheit und der in Ermangelung von besonderen Instruktionen oft entschuldbaren Sorglosigkeit auf Seite der Arbeiter zuzuschreiben sind. Er soll deshalb sein spezielles Augenmerk neuen Arbeitern zuwenden, nicht bloß, weil sie einer besonderen Leitung bedürfen, um die Vorsichtsmaßregeln zu beobachten und weil sie während des ersten Jahres der Beschäftigung Erkrankungen besonders ausgesetzt sind, sondern auch, weil die Entdeckung von Symptomen an ihnen am sichersten auf Mängel in dem Erzeugungsprozesse hinweist. Gelegentlich können bei dem Arbeiter die Krankheitserscheinungen so drohende sein, daß sie seine sofortige Suspendierung erheischen, im allgemeinen wird aber, bevor man von dieser Berechtigung Gebrauch macht, der Versuch zu machen sein, die Zustände zu bessern, welche zur Entstehung der Symptome Anlaß gegeben haben. Viel kann der Arzt dadurch ausrichten, daß er die Vorarbeiter und Vorarbeiterinnen, die zwecks Untersuchung vor ihm erscheinen müssen, dahin beeinflußt, die ihnen unterstehenden Arbeiter zur Sorgfalt und Reinlichkeit anzuhalten. Wenn der Arbeitsausschluß ungeachtet der angeregten Vorgangsweise notwendig ist, wird der Arzt sich vor Augen halten, daß die Überstellung zu einem keine Berührung mit Blei mit sich bringenden Arbeitsprozeß, wenn durchführbar, in vielen Fällen der vollständigen Ausschließung von der Arbeit vorzuziehen ist. Der Arzt sollte daher wissen, welche Arbeitergruppen mit den Bleiarbeitern abwechseln können.

Der Umstand, daß die Untersuchung, die in der Fabrik durchgeführt wird, auf die Frühdiagnose und Vorbeugung gerichtet ist, während die Behandlung eine untergeordnete Rolle spielt, und daß sie oft an Personen vorzunehmen ist, die unähnlich den Spitalpatienten ihre Symptome zu verheimlichen suchen, macht sie zu einer Untersuchung eigener Art. Es soll der Arzt mehr seinem Auge, als seinem Ohr vertrauen. Ein Arzt, der viel Erfahrung in dieser Richtung hatte, sagte: „Der Bleiarbeiter muß als Individuum betrachtet und die Idiosynkrasien müssen sorgfältig beachtet und in Erwägung gezogen werden; die Berücksichtigung der Individualität ist von größter Wichtigkeit". (1).

Für die Untersuchung ist ein lichter, separierter Raum notwendig. Während es einerseits wünschenswert ist, daß der Arzt von Zeit zu Zeit die Arbeitsverrichtungen und Arbeitsbedingungen sehe, sollen die systematischen Untersuchungen der Arbeiter nur in einem abgesonderten Raum vorgenommen werden. Die Gewohnheit, die Arbeiter in eine Reihe aufzustellen, ist, wenngleich vielleicht in vielen Fällen unvermeidlich, geeignet, den Ernst des Vorganges zu verringern, während das Verständnis hierfür zu vertiefen eines der Ziele der Untersuchung bildet.

Bei Besprechung der Methode der Befragung und gewöhnlichen Untersuchung sagt Dr. King-Alcock (2), Amtsgewerbearzt von Buslem: Man beachte die allgemeine Art der Beantwortung von Fragen und alle Anzeichen von Sorglosigkeit in Kleidung und Körperpflege. Man frage über den Zustand der Verdauung, das Vorhandensein von kolikartigen Schmerzen, die Regelmäßigkeit der Darmfunktionen, der Menses, des Verlaufes von Schwangerschaften und Fehlgeburten, sei es vor, sei es während, oder in Zwischenräumen zwischen der Bleibeschäftigung, über das Vorkommen von Kopfschmerz, Doppelsehen oder Blindheit. Man achte auf die Haltung, auf das Antlitz, auf den Zustand der Zähne und Nägel, die Gesichtsfarbe, das Sprechen, die Zunge, die Stärke des Händedruckes (wenn möglich mittels Dynamometers gemessen), auf jedes Zittern an der ausgestreckten Hand, auf den Widerstand bei passiver Beugung im Handgelenk. . . . Wenn Schielen vorliegt, beachte man, ob es schon von früher herstammt oder neuen Datums ist; scheinen Sehstörungen vorzuliegen, so untersuche man auf Sehnervenentzündung entweder an Ort und Stelle, oder zu Hause (ein sehr wichtiger Punkt, da Fälle von akuter, ernster Sehnervenentzündung bei ihrer Entstehung innerhalb des monatlichen Untersuchungsintervalles das Ansehen der Untersuchung herabdrücken)." Er empfiehlt dem Arzt, abgesehen von der Eintragung in das Gesundheitsregister, die notwendigerweise sehr kurz sein muß, ein privates Vormerkbuch zu führen und in dieses regelmäßig Namen, Beschäftigung, Stand (ledig oder verheiratet), Schwangerschaften, Zustand der Verdauung und der Menses, Zahnpflege und andere bemerkenswerte Tatsachen bei dem einzelnen Arbeiter einzutragen. Ein Kartenregister kann zweckmäßig für solche Eintragungen dienen.

In bezug auf die gegenwärtig übliche Untersuchung mag es nützlich sein, das Verfahren an einem Beispiel zu beschreiben, bei dem eine große Zahl von Arbeitern einer Bleiweißfabrik wöchentlich vor dem Arzt erscheinen[1]).

Die beobachteten Punkte sind folgende:

1. Das allgemeine Aussehen des Mannes beim Hereinkommen, besonders das Aussehen des Gesichtes im Hinblick auf Anämie, die in der Mehrheit der Fälle von kurzer Bleiaufnahme keine wahre Anämie ist, sondern auf vasomotorischen Krampf der Arteriolen des Gesichtes und der Augen zurückzuführen ist. Häufig strömt beim Ansprechen eines Bleiarbeiters in das augenscheinlich anämische Angesicht Blut.

2. Den Glanz (Ausdruck) der Augen und den Zustand der Pupillen, der Bindehaut und der Augenmuskeln.

3. Sodann soll der Mund untersucht und genau auf jede Andeutung von Bleisaum geachtet werden.

4. Beim Vortreten zum Arzt und beim Zurückgehen soll der Gang beobachtet werden, und soll man den Mann, wenn notwendig, einige

---

[1]) Vgl. hierzu Bekanntmachung des Reichsarbeitsministers vom 27. I. 1920 S. 388ff. (T.)

Schritte machen lassen. Wenngleich der pereoneale Typus von Lähmung äußerst selten ist, so soll der Arzt niemals die Möglichkeit seines Vorkommens außer acht lassen.

5. Sodann soll man den Arbeiter anweisen, seine Hände nach vorn mit gestreckten Gelenken und weit ausgespreizten Fingern auszustrecken. Man achte auf das Vorhandensein oder Fehlen von Zittern, auf die Beschaffenheit der Fingernägel mit Rücksicht auf die Gewohnheit, sie zu beißen usw. Sodann prüfe man die Kraft der Strecker und zwar zuerst der Fingerstrecker. Während die Hände des Arbeiters ausgestreckt bleiben, lege der Arzt einen Zeigefinger in die ausgestreckte Handfläche und den Ballen seines Daumens auf die Spitze jedes Fingers des Arbeiters und beachte, sie langsam hinunterziehend, die Federkraft der Muskeln. Diese Probe ist sicherlich sehr empfindlich für die Entdeckung von beginnender Streckerlähmung. Der Zustand der Musc. lumbricales und der Musc. interossei wird bei der Bewegung der Finger beobachtet. Dann untersucht man des weiteren die Strecker des Handgelenkes, indem man den Arbeiter anweist, seinen Arm im Ellbogen zu beugen und die Hand im Handgelenk zu überstrecken, sodaß die Handfläche nach vorwärts gerichtet ist. Dann läßt man ihn die Faust schließen, und der Arzt bemüht sich, das Handgelenk zu beugen, während der Arbeiter gleichzeitig durch angestrengtes Überstrecken des Gelenkes Widerstand leistet. In der Regel sind der Extensor digitorum communis und digiti minimi hinreichend kräftig, um einem sehr starken Gegendruck auf den Handrücken zu widerstehen; gibt das Handgelenk nach, so ist das ein Zeichen, daß die Muskeln erkrankt sind. Bisweilen beurteilt der Arzt die Stärke der Hand- und Fingerstrecker auch dadurch, daß er seine Handfläche auf die Rückseite der ausgestreckten Hand des Patienten legt und sieht, ob dieser gehindert werden kann, sie zu heben, ohne die Gelenke der Hand und der Finger zu beugen[1]).

Diese Prüfungen lassen entdecken:

a) Lähmungen, welche zum größten Teil wieder geheilt sind:

b) beginnende, teilweise Lähmung,

---

[1]) Mir hat sich stets folgende Art der Prüfung der Stärke der Extensoren als praktisch erwiesen: man versucht bei im Handgelenk maximal dorsalflektierter Hand und voll gestreckten Fingern des zu Prüfenden durch Auflegen der Innenfläche der Finger des Prüfenden auf den Handrücken des Prüflings durch möglichst starken Druck eine Beugung im Handgelenk zu bewirken. Bei intakten Streckmuskeln wird es bei mittelkräftigen Menschen und gleichmäßig ausgeübtem Druck nicht oder nur mit größter Mühe möglich sein, eine Beugung herbeizuführen. Stets aber gibt ein Vergleich der Stärke des Widerstandes beider Hände einen Anhaltspunkt für die Beurteilung, da ja fast stets die eine Hand — meist die rechte — früher erkrankt als die andere. Bei leichtesten Graden der Streckerlähmung sieht man auch oftmals, daß die Überstreckung im Handgelenk bei gestreckten Fingern nicht im vollen Umfange möglich ist, oder, da ja bei verschiedenen Individuen die Beweglichkeit in den Gelenken eine verschiedene, bei der einen Hand nicht in demselben Umfange wie bei der anderen. (T.)

c) Schwäche der Muskelkraft besonders bei denen, die jahrelang bei einer Bleiarbeit tätig waren. Diese Schwäche scheint eine Folge der Wirkung des Bleies auf das Muskelgewebe zu sein, oder abhängig von dessen Schwäche, die ein Ergebnis der Bleiaufnahme ist, hingegen unabhängig zu sein von einer Erkrankung der Nerven. Es ist uns bekannt, daß ein solcher Zustand jahrelang unverändert blieb, aber auch daß er Änderungen aufzuweisen hatte, wobei er bisweilen monatelang verschwunden war. Gelegentlich berichten Meldungen über ausgesprochene Lähmung nach vorhergehender Schwäche.

6. Sodann ist der Puls zu beobachten. Die Pulsfrequenz braucht gewöhnlich nicht gezählt zu werden; ist sie aber entweder sehr langsam oder sehr schnell, dann soll am Schlusse der allgemeinen Untersuchung eine sorgfältige Untersuchung angestellt werden. Gut ist es, all dies zu erledigen, bevor eine Frage gestellt wird. Nach Beendigung können Fragen über die Regelmäßigkeit der Verdauung, das Vorhandensein von Schmerzen oder Mißbehagen folgen. Die Sprechweise soll beobachtet werden, da ein hastiges oder zögerndes Sprechen gelegentlich als Frühsymptom der Bleivergiftung auftritt.

Alle diese Punkte kann man sehr rasch absolvieren. Am Schlusse der allgemeinen Untersuchung soll, wenn die Meinung besteht, daß ein Arbeitsausschluß eintreten sollte, eine sorgfältige Untersuchung in der gewöhnlichen ärztlichen Weise vorgenommen werden.

In einzelnen Fabriken werden alle neuen Arbeiter, bevor sie in gefahrbringenden Verrichtungen zu arbeiten beginnen, vom Arzte untersucht. Auf jeden Fall soll dem Arzte bei seinem Besuche ein Verzeichnis solcher neu eingestellter Personen gegeben werden, da naturgemäß die Frage der persönlichen Eignung für die Beschäftigung bei der ersten Untersuchung entschieden werden soll. Eigenschaften, die einen Grund für die Zurückweisung bilden, sind tuberkulöse Erkrankungen jeder Art, idiopathische Epilepsie, alle Formen von Geisteskrankheiten oder Geistesschwäche (Hysterie, Schwachsinn und Neurasthenie), deutlicher Alkoholismus, bei Frauen Schwangerschaft oder Erzählungen von wiederholten, der Bleiarbeit vorausgegangenen Fehlgeburten, ferner sollen Personen mit deutlichen Refraktionsfehlern, außer wenn diese durch Gläser korrigiert sind, zurückgewiesen werden, ebenso solche mit Nierenerkrankungen aller Art, nachweisbar vorausgegangener chronischer Bleivergiftung und stärkerer Mundfäule. Besondere Aufmerksamkeit ist den Gelegenheitsarbeitern zu schenken, und es soll das Ziel des Arztes sein, diese Art Arbeiter aus den Bleiindustrien auszuschalten. Eine Arbeit, die besonderen Verordnungen und Vorschriften unterstellt ist, muß unter strikter Disziplin ausgeführt werden, und diese ist bei anderen als regelmäßig beschäftigten Arbeitern, die die Notwendigkeit der Reinlichkeit und Beobachtung der Vorschriften anerkennen, schwer aufrechtzuerhalten.

Andere Hilfsmittel der Diagnose können bei der Massenuntersuchung nicht verwendet werden, müssen aber in besonderen Fällen notwendigerweise in Anwendung kommen, wie die ophthalmoskopische

Untersuchung des Augenhintergrundes, elektrische Prüfung der Muskeln, Harnanalyse und Untersuchung des Blutdruckes.

Einige wenige Worte seien hinzugefügt über die Bedeutung der zwei gewöhnlichsten Symptome, des Bleisaumes und der Anämie. Man kann nicht scharf genug betonen, daß das Vorhandensein des Bleisaumes am Zahnfleisch in der Regel ein Anzeichen der Bleiaufnahme und nicht der Bleivergiftung ist. Als ein Warnungssignal ist sein Wert sehr groß und kaum geringer bei der Entscheidung der Diagnose in zweifelhaften Fällen. Wo immer der Saum zu sehen ist, ist die Gefahr drohend. und ist die Vergiftung, wenn auch nicht notwendigerweise an dem Individuum, an dem der Saum bemerkt wird, so doch unter den Arbeitern überhaupt unvermeidlich, wenn keine Gegenmaßnahmen ergriffen werden. Leider kann die sorgfältige Zahnpflege, auf die der Arzt notwendigerweise Gewicht legen muß, die Entwicklung des Saumes verhüten, oder es kann die neu aufgenommene Mundpflege nach Verlauf einiger Monate das Verschwinden des Saumes verursachen. Unter diesen Umständen hat dann die geringste Spur ganz dieselbe Bedeutung wie der stark entwickelte Bleisaum bei einem Arbeiter, der die Zahnpflege vernachlässigt. Ein beginnender Bleisaum bei neuen Arbeitern ist ein strikter Hinweis auf die Notwendigkeit der Staubabsaugung an irgendeinem Punkte im Arbeitsprozesse. Der Saum ist unserer Erfahrung nach bei Beschäftigungen, die Anlaß zur Entstehung von Dämpfen oder von Staub von Bleiverbindungen geben, dicht, verhältnismäßig schütter bei jenen, die mit metallischem Blei oder seinen Legierungen zu tun haben, wie Setzern, Bleifoliemachern, Lötern u. dgl.

Ein gewisser Grad von Blässe ist in jugendlichem Alter so gewöhnlich anzutreffen, daß nicht so sehr diese als vielmehr die allmähliche Entwicklung der Anämie es ist, auf die der Arzt besonders achten muß. Als Warnungszeichen hat sie daher dieselbe Bedeutung, wie der Bleisaum; hat aber das Blei die Blutelemente angegriffen, so ist bei neuen Arbeitern diese fortschreitende Anämie, die der Beschäftigung zuzuschreiben ist und die nach Beobachtung durch wenige Monate keine Tendenz zur Besserung aufweist, eine Indikation für den Arbeitsausschluß oder die Versetzung zu einer anderen Arbeit. Bei älteren Arbeitern mit einer fünfjährigen oder längeren Beschäftigungsdauer mag eine Art von pathognomonischer Blässe vorkommen, die im Laufe der Jahre sich nicht ändert. Bei ihnen muß man annehmen, daß sich ein gewisser Gleichgewichtszustand eingestellt hat und es wird die Feststellung anderer Symptome wie von Zittern, Schwäche der Handstrecker oder Albuminurie bedeutungsvoll. Auf den eigenartigen Gesichtsausdruck bei der Bleivergiftung, der von Anämie begleitet wird und durch den Verlust von Fett speziell in den Augenhöhlen und der Bukzinatorgegend des Gesichtes charakterisiert ist, wurde bereits die Aufmerksamkeit gelenkt. „Was die Frage des Arbeitsausschlusses eines Arbeiters anlangt“, sagt Dr. King Alcock, „ziehe ich es vor, meine instinktive Erste-Blick-Diagnose eines Bleikolorits zur

Grundlage meines Vorgehens zu machen. Das Bleikolorit kann nicht als Ergebnis des Hämoglobin- oder Blutkörperchengehaltes angesehen werden; es ist der Ausdruck einer komplexen Toxämie als Ergebnis einer mangelhaften Assimilation und Exkretion" (3).

Die durch die periodischen Untersuchungen vom Arzt erlangte Kenntnis der persönlichen Eigentümlichkeiten der Arbeiter befähigt ihn, die Natur und den Grad der Symptome in bestimmten Fällen nach ihrem besonderen Wert zu beurteilen.

Bisweilen wurde als Regel aufgestellt, daß keinem Bleiarbeiter, der einen Anfall von Bleivergiftung erlitten hat, die Wiederaufnahme der Arbeit gestattet werden soll. Diese Maßregel halten wir für zu hart. Sie mag für Maler zutreffen, wenn aber Schutzmaßregeln wie örtliche Absaugung angewendet werden können, infolge deren bei der Verrichtung, bei der die Vergiftung sich eingestellt hat, die Gefahr beseitigt wird, so scheint das Verbot der Beschäftigung als unnötig scharfe Maßregel[1]).

Das Gesundheitsregister, das allgemein in Verwendung steht, wo von Spezialvorschriften und Verordnungen periodische ärztliche Untersuchung verlangt wird, ist in zwei Teile geteilt, in deren jeden der Arzt bei jeder Visite Eintragungen machen muß.

I. Teil.

Verzeichnis der beschäftigten Personen			Verrichtungen		Einzelheiten der Untersuchung			
Nr.	Vor- und Zuname d. Arbeiters	Verrichtung	Zum ersten Male beschäftigt bei solchen Verrichtungen		Datum	Datum	Datum	Datum
			Alter	Datum	Ergebnis	Ergebnis	Ergebnis	Ergebnis
1	2	3	4	5	6	7	8	9

II. Teil.

Bezogen auf den 1. Teil		Datum der Untersuchung	Zahl der untersuchten Personen	Einzelheiten über irgendwelche vom Arzte erteilten Aufträge. Suspendierungsaufträge oder Zeugnisse, durch die die Wiederaufnahme der Arbeit gestattet wird, müssen vollinhaltlich eingetragen werden	Unterschrift des Arztes
Seite	Spalte				
1	2	3	4	5	6

[1]) Ich möchte hier auf die Leitsätze verweisen, die ich für die Untersuchung der Bleiarbeiter in einem vor dem Großen Rat des Institutes für Gewerbehygiene in Frankfurt am Main gehaltenen Vortrag (Schriften des Institutes für Gewerbehygiene. Protokoll der Sitzung des Großen Rates 4. Mai 1912 — Berlin 1912 A. Seydel) noch vor dem Erscheinen des vorliegenden Buches — es dürfte

Im ersten Teil des Registers soll der Arzt bei der Untersuchung das Datum im Kopfe einer der Spalten von Nr. 6—9 eintragen und darunter gegenüber dem Namen jeder an dem betreffenden Tage

sich damals bereits in Druck befunden haben — aufgestellt habe. Sie zeigen eine sehr weitgehende Übereinstimmung mit den Ausführungen des vorliegenden Buches, eine Übereinstimmung, die, da beide Anschauungen unabhängig voneinander gewonnen und beide Veröffentlichungen unabhängig voneinander erschienen sind, wohl für die Richtigkeit der gemeinsamen Anschauungen spricht.

Leitsätze:

1. Voraussetzung für eine zweckentsprechende Durchführung periodischer ärztlicher Untersuchung der Arbeiterschaft in Bleibetrieben ist Vornahme der Untersuchung in entsprechenden (2—4wöchentlichen) Intervallen. Wünschenswert ist auch, daß dem Arzte die Möglichkeit gegeben ist, einzelne Arbeiter in kürzeren Intervallen zu abermaliger Untersuchung zu bestimmen.

2. Zweckmäßig erscheint auch eine ärztliche Untersuchung der Arbeiter vor Einstellung zur Bleiarbeit. Vom Arzte nicht zu ungelernter Bleiarbeit zuzulassen sind: jugendliche männliche Personen und weibliche Personen vor vollendetem 25. Lebensjahre, wenn sie sich nicht eines sehr guten Gesundheitszustandes erfreuen, sowie Schwangere, ferner Personen mit besonders ungünstiger Konstitution oder schlechtem Ernährungszustande, an Enteroptose oder Nierenerkrankung Leidende, an Tuberkulose oder Herzfehler Leidende, Nervenkranke und Alkoholiker. Bei gelernten oder hochqualifizierten Bleiarbeitern hat eine solche Untersuchung vor erstmaliger Einstellung in einen Bleibetrieb, aber nicht bei jedem Wechsel der Arbeitsstelle vorgenommen zu werden. Bei gelernten und ungelernten Arbeitern aber wird man die Aufnahme von dem Fehlen von Bleivergiftungssymptomen — mit der unten zu erwähnenden Ausnahme — abhängig machen.

3. Die Entscheidung über Ausschluß von der Arbeit hat der Arzt nicht in schematischer Weise auf Grund eines einzelnen Symptomes, sondern unter Berücksichtigung des gesamten körperlichen Zustandes des Arbeiters und unter Berücksichtigung seiner wirtschaftlichen Lage zu fällen.

4. Bei älteren, seit mehreren Jahren der Bleieinwirkung ausgesetzten Arbeitern wird man aus dem bei ihnen oft seit langem bestehenden Bleisaum und Bleikolorit — selbst aus Vorhandensein einer Schrumpfniere — keine weiteren praktischen Konsequenzen ziehen, sondern nur bei Stärkerwerden des Kolorits, Verschlechterung des Gesamtzustandes oder Eintritt anderer, vor allem nervöser Symptome, mit Arbeitsausschluß vorgehen.

5. Sonst aber ist jeder Arbeiter, der irgendwie deutliches Bleikolorit zeigt, jeder, der neben Bleisaum auch nur eine Andeutung des Kolorits oder eine Verschlechterung seines Ernährungszustandes zeigt, von der Bleiarbeit zu entfernen. Entwickelt sich Bleisaum bei gutem Gesamthabitus allmählich nach durch mehrere Monate fortgesetzter Bleiarbeit, so ist — bei Fehlen aller anderen Erscheinungen — weitere Bleiarbeit zu gestatten; tritt Bleisaum nach kürzerer, durch wenige Wochen fortgesetzter Bleiarbeit auf, so ist — auch wenn keine anderen Erscheinungen vorhanden — bei gelernten und hochqualifizierten ungelernten Arbeitern abermalige Untersuchung in 8—14 Tagen anzuordnen, ungelernte sind von der Arbeit auszuschließen. Unbedingt von jeder Bleiarbeit beim Erscheinen der ersten Anzeichen von Bleisaum auszuschließen sind junge Arbeiterinnen.

6. Eine Untersuchung des Blutes auf basophile punktierte Erythrozyten ist in zweifelhaften Fällen empfehlenswert; bei Vorhandensein von punktierten Erythrozyten in größerer Zahl — ein Erythrozyt in mehreren Gesichtsfeldern — ist mit Arbeitsausschluß vorzugehen; dem Nichtvorhandensein von punktierten Erythrozyten kommt keinerlei (? T. 1920) Beweiskraft zu. Das Vorhandensein von Hämatoporphyrin im Harn dürfte sich als wertvolles Frühsymptom erweisen, doch sind noch weitere Untersuchungen hierüber nötig.

7. Bei Vorhandensein irgendwelcher Erscheinungen von seiten des Nerven-

untersuchten Person eine kurze Bemerkung (vergl. die nächste Seite) über den festgestellten Zustand.

Im zweiten Teil soll er wieder in Spalte 3 das Datum der Untersuchung mit Angabe der Gesamtzahl der bei dieser Gelegenheit Untersuchten (Spalte 4) eintragen, in Spalte 5 jede Verfügung des Ausschlusses von der Arbeit oder der Gestattung der Wiederaufnahme der Arbeit und andere von ihm getroffene Verfügungen, in Spalte 6 hat er seine Unterschrift zu setzen.

Pflicht des Unternehmers ist es, im Teil 1 folgende Details hinsichtlich jeder beschäftigten Person einzutragen.

1. Vor- und Zuname (Spalte 2);
2. Die Verrichtung, bei der der Arbeiter beschäftigt ist (Spalte 3);
3. Das Alter im Zeitpunkt der Erstbeschäftigung (Spalte 4);
4. Das Datum der Erstbeschäftigung bei der betreffenden Verrichtung (Spalte 5);

Diese Details müssen bezüglich jeder beschäftigten Person unmittelbar bei Beginn der Arbeit bei der genannten Verrichtung eingetagen werden.

Verschiedene Methoden der Kennzeichnung des Gesundheitszustandes der Arbeiter sind in Anwendung gekommen. Allgemein ist der Gebrauch der Worte „gut“, „sehr befriedigend“ und „befriedigend“ als

---

systems: Schwäche der Extensoren, Tremor, starker Steigerung der Patellar-Sehnenreflexe, aber auch bei subjektiven Klagen über Kopfschmerz, Schwindel, Schlaflosigkeit, Unruhe, ist stets mit Arbeitsausschluß vorzugehen.

8. Dauernd von der Arbeit auszuschließen sind alle, die einmal an Enzephalopathie, Bleiamblyopie, Bleilähmung oder an einer durch Bleiwirkung verursachten, zur Ausheilung gelangten Nephritis gelitten haben, ferner alle mit beginnender Sehnervenatrophie.

9. In allen anderen Fällen hat der Arbeitsausschluß noch 2—3 Wochen über jenen Zeitpunkt hinaus, bis zu welchem alle Symptome der Bleiaufnahme — mit Ausnahme des Bleisaumes — verschwunden sind, jedoch in der Regel mindestens 6 Wochen zu dauern. Das Verschwinden des Bleisaumes braucht nicht abgewartet zu werden. Bei den in Absatz 4 genannten alten Arbeitern ist die Wiederaufnahme der Arbeit vom Ablauf einer gewissen Frist nach Verschwinden jener Erscheinungen, die zum Arbeitsausschluß geführt haben (nicht vom Verschwinden der Bleivergiftungserscheinungen überhaupt!) abhängig zu machen.

10. Da in allerdings sehr seltenen Ausnahmsfällen ernste Krankheitserscheinungen ohne Vorhergehen irgendwelcher Anzeichen auftreten können, so wird auch die exakt durchgeführte periodische Untersuchung nicht imstande sein, das Vorkommen von Krankheitsfällen ausnahmslos zu verhüten; auch kann durch die periodische Untersuchung das Entstehen der ganz langsam sich entwickelnden Veränderungen der Gefäße nicht vollständig verhindert werden; dies kann nur durch Maßnahmen geschehen, die auf Verhütung jeder Bleiaufnahme ihr Augenmerk richten; also durch hygienische und hygienisch-technische Maßnahmen. Die Gewerbeaufsichtsbeamten werden auf diese um so mehr achten müssen, als durch Wegfall der akuteren und alarmierenden Erkrankungsformen infolge der periodischen ärztlichen Untersuchungen ein heute bestehender wirksamer Ansporn zur Verbesserung der Betriebseinrichtungen in Wegfall kommt.

Sache der Untersuchungsärzte ist es, ihre gelegentlich der periodischen Untersuchungen gemachten Erfahrungen über die Gefährdung bestimmter Arbeitergruppen den Gewerbeaufsichtsbeamten zum Zwecke der Einführung wirksamer Verhütungsmaßregeln zur Verfügung zu stellen. (T.)

Angabe des allgemeinen Gesundheitszustandes, wobei oft durch eine Chiffre besondere Bemerkungen über das Vorhandensein und den Charakter von bestimmten Krankheitserscheinungen zugefügt werden. Zweck des Registers ist es, nicht bloß dem Amtsgewerbearzt, dem Fabrikinspektor und dem Unternehmer, sondern auch den Arbeitern einen verständlichen Bericht zu geben. Deshalb sind Eintragungen nach einem gleichförmigen System wünschenswert, die den zwei zu beobachtenden Seiten des Gesundheitszustandes eines jeden Arbeiters Rechnung tragen sollen, nämlich a) den Anzeichen spezieller Wirkungen seiner Beschäftigung und b) seinen allgemeinen von der Beschäftigung unbeeinflußten Gesundheitszustand. Mit Rücksicht hierauf wurde folgendes System der Eintragung in das Gesundheitsregister allgemein angenommen:

Die Eintragungen sollen nach einem gleichförmigen System gemacht werden, wobei, wie unten angeführt, die Grade der Abweichung vom normalen Gesundheitszustand angegeben, und wobei, durch Verwendung von Ziffern, die der Bleiarbeit zuzuschreibenden oder möglicherweise ganz oder teilweise zuzuschreibenden Symptome zu unterscheiden sind von jenen, die ihr nicht zuzuschreiben, und für welch letztere Buchstaben zu verwenden sind. Die Schlußfolgerung wird vielleicht am besten als ein Bruch $\frac{1}{A}$ oder $\frac{2}{C}$ ausgedrückt.

Die Ziffern sollen folgende Bedeutung haben:

1. passiert ohne Bemerkung (keine Wirkung des Bleies beobachtet).
2. Bleisaum (oder Anzeichen eines solchen).
3. Deutliche, gleichsam pathognomonische Anämie oder andere Zeichen von Schwächung der Gesundheit. Albuminurie oder leichte Abnahme in der Spannkraft der Streckmuskeln des Vorarmes sollen, Fehlgeburten und andere Mitteilungen über verdächtige Krankheiten zwischen den Untersuchungen können unter diese Rubrik kommen.
4. Arbeitsausschluß oder Versetzung auf Grund einer Schwächung der Gesundheit infolge der Wirkungen der Bleiarbeit. (In solchen Fällen sollte der Arzt darauf vorbereitet sein, über Ansuchen ein Zeugnis nach dem Arbeiterentschädigungsgesetz auszustellen.)

Mit Ausnahme des Falles, daß ein Arbeiter der Bleiwirkung erst kurze Zeit ausgesetzt ist, sollen Nierenkrankheiten stets durch eine Ziffer bezeichnet werden.

Die Buchstaben sollen folgende Bedeutung haben:

A. keine Bemerkung (d. i. guter Gesundheitszustand),

B, C. wachsende Grade der Schwächung der allgemeinen Gesundheit (Schwangerschaft ohne Suspendierung soll als C eingetragen werden).

D. Suspendierung oder Versetzung aus anderen Gründen als infolge Schwächung der Gesundheit durch Bleiarbeit.

X. Sorglosigkeit oder Außerachtlassung der Vorkehrungen oder Nichteignung für Bleiarbeit. (Suspendierungen aus solchen Gründen sollen mit D X bezeichnet werden.)

Solche Eintragungen von Ziffern und Buchstaben werden im allgemeinen für den beabsichtigten Zweck genügen, selbstverständlich kann der Arzt es für wünschenswert erachten, auch andere Bemerkungen zu seiner eigenen Information einzutragen, und es liegt in seinem Ermessen, auch weitere Details in betreff der Unternehmer oder Arbeiter anzugeben.

Quellen:

1. 2. S. King Alcock, B. M. Bond, A. Scott u. a. in Discussion on the Value of Systematic Examination of Workers in Dangerous Trades. Brit. med. Journal, Bd. II, S. 741—749, 1902.

3. King Alcock: The Early Diagnosis of Industrial Lead Poisoning. Beitrag zum II. internationalen Kongreß für Gewerbekrankheiten. Brüssel 1910.

XIV. Vorkehrungen gegen die Bleivergiftung.

(Fortsetzung.)

Überkleider und Kopfbedeckungen. In älteren Spezialvorschriften und Verordnungen wurde auf das Tragen von Überkleidern und Kopfbedeckungen bei Verrichtungen, die zur Entstehung von Staub oder zum Verspritzen von Glasur oder Farbe Anlaß geben, Wert gelegt. Durch die Verbesserungen der Absaugungseinrichtungen sind sie weniger wichtig geworden. Tatsächlich sollte es das Ziel aller Fabrikanten und Ventilationstechniker sein, die Fabrikationsvorgänge soweit frei von Staub zu machen, daß Überkleider unnötig werden. Die wachsende Kenntnis von der heimtückischen Art, in der Bleistaub entstehen kann, hat gezeigt, daß Überkleider aus Baumwoll- oder Leinenstoff, wie sie gewöhnlich getragen werden, eine wahre Quelle von Gefahr darstellen. Glasurspritzer trocknen an ihnen ein, und bei jeder Bewegung, die ein Reiben der Oberflächenteile aneinander verursacht, entsteht Staub. Gewisse Vorrichtungen zwingen sogar den Arbeiter, den bearbeiteten Gegenstand gegen die Brust zu pressen, sodaß die Möglichkeit der Staubeinatmung von dieser Quelle allein beträchtlich ist. Beim Ablegen der Oberkleider entsteht Staub, und danach besteht der tadelnswerte Brauch, sie entweder zu schütteln oder gegen einen Balken zu schlagen. In großen Fabriken werden die Überkleider gewöhnlich in der Fabrik selbst gewaschen, und wird hierbei das Waschwasser in eine Blei in Suspension enthaltende Lösung verwandelt. Aber selbst nach dem Waschen und Trocknen können die zum Tragen fertigen Überkleider unter Umständen nicht ganz frei von Blei sein. Gewiß besteht die allgemeine Verpflichtung des Unternehmers, alles vorzukehren und einzurichten, was notwendig ist, um gegen die in seiner Fabrik drohenden Gefahren zu schützen, doch sind wir der Ansicht, daß die Gefährdung eines Arbeiters dadurch, daß er die Überkleider nach Hause nimmt und zu Hause waschen läßt, wohl ganz außer Acht gelassen werden kann und daß ein solcher Vorgang in bezug auf genaueste Reinlichkeit Vorteile gegenüber dem Waschen im Fabrikgebäude bietet. Wäscherinnen, die Überkleider vor dem Waschen ausklopften, haben sich, wie bekannt wurde, Bleivergiftung zugezogen.

Wo beständig die Arbeit mit den Armen ausgeführt wird, wie bei dem „Schlagen" von Garn, sind Überkleider beschwerlich und aus diesem Grunde und mit Rücksicht auf die Tatsache, daß bei Anwendung einer wirksamen Absaugung praktisch genommen kein gefährlicher Staub entsteht, verlangen die Verordnungen betreffend das Schlagen von Garn deren Anschaffung bloß über schriftlichen Auftrag des Chefgewerbe-Inspektors.

Wo jedoch das Verspritzen von bleihältiger Flüssigkeit bei der Arbeitsverrichtung sich nicht vermeiden läßt, da kann von einem Schutz der Kleider nicht abgesehen werden. Dann sollen entweder die Überkleider oder wenigstens deren Vorderseite aus einem leichten wasserdichten Material bestehen oder es soll eine wasserdichte Schürze über die gegenwärtig gebräuchlichen Überkleider getragen werden. Ein tägliches feuchtes Abwischen soll dann an Stelle des Waschens treten.

Ist Bleistaub in den Haaren der Arbeiter zu sehen, so muß in den Werkseinrichtungen ein Mangel vorliegen, der auf andere Weise als durch Bedecken des Kopfes behoben werden muß. Unserer Ansicht nach sollen Kopfbedeckungen niemals notwendig sein. Wir können nicht glauben, daß das Entstehen von Bleivergiftung durch die beim Haarbürsten eingeatmete Menge Bleistaubes beschleunigt werden könnte.

Eine allgemeine Vorschrift in den Verordnungen betreffend Überkleider lautet:

Überkleider sollen für alle bei Bleiprozessen beschäftigten Personen beschafft und allwöchentlich gewaschen oder erneuert werden.

Der Unternehmer soll für alle bei Bleiprozessen beschäftigte Personen einrichten und instandhalten:

a) eine Garderobe oder einen anderen passenden Raum, in dem solche Personen die während der Arbeit abzulegenden Kleider deponieren, und davon getrennte geeignete Einrichtungen für die Aufbewahrung der durch die Verordnung geforderten Überkleider;

b) einen Speiseraum, außer wenn alle Arbeiter die Fabrik während der Speisestunden verlassen.

Alle bei Bleiverrichtungen beschäftigten Personen sollen die angeschafften Überkleider tragen ... und sollen derartige Überkleider und alle während der Arbeitszeit abgelegten Kleidungsstücke an den auf Grund der Verordnungen vorgesehenen Orten deponieren. Die Überkleider sollen von den beschäftigten Personen nicht aus der Fabrik oder Werkstatt entfernt werden.

Das allgemeine Gefühl für Reinlichkeit, nicht die mit der allfälligen Nichtbeobachtung verbundene Gefahr veranlaßt uns, darauf hinzuweisen, daß die Überkleider getrennt von den anderen Kleidern des Arbeiters zu halten sind und womöglich außerhalb eines Raumes, in dem Bleiarbeit ausgeführt wird. Soweit aber eine tatsächliche Berührung zwischen den zwei Kategorien von Kleidern verhindert wird, sehen wir kein Bedenken gegen die Benützung des nämlichen Garderoberaumes, wenn er für beide ausreicht. Die beste Einrichtung, die wir diesbezüglich gesehen haben, besteht in einem Raum, in dem jeder Arbeiter zwei Kästen, einen zur Aufbewahrung der Überkleider, den anderen für die während der Arbeitsstunden abgelegten Kleider zur Verfügung hat. Dies setzt Überwachung und wirksame Disziplin voraus. Wir glauben aber, daß alle vernünftigerweise notwendige Vorsorge getroffen werden kann durch Anbringung nummerierter Haken für die Kleider an einer Seite eines Raumes oder eines weiten Korridors und übereinstimmend nummerierter Haken für die Überkleider auf der anderen Seite desselben. Vorrichtungen zum Heizen und zum Trocknen der Kleider sollten nicht vergessen werden[1]).

[1]) Die Forderung, daß durch entsprechende Ventilationseinrichtungen die Überkleider überflüssig gemacht werden sollen, erscheint gewiß theoretisch be-

Die Einrichtung des Speiseraumes. Wo immer Bleiarbeiten ausgeführt werden, ist die Einrichtung eines Speiseraumes in einem von jeder Verunreinigung durch Bleistaub geschützten Teile der Fabrik erforderlich. Dies erachten wir aus allgemeinen Gründen der Reinlichkeit und Selbstachtung und nicht deshalb für notwendig, weil wir glauben, daß die Einnahme von Speisen in Räumen, wo Blei verwendet wird, eine merkliche Vermehrung der Zahl der Fälle von Bleivergiftung zur Folge haben würde. Je bequemer der Speiseraum zu den Arbeitsräumen gelegen ist, desto mehr wird er benützt werden. Kurz auseinandergesetzt sollten die Erfordernisse eines Speiseraumes folgende sein:

1. Gute Ventilation, Beheizung und Beleuchtung.
2. Eine Höhe von nicht weniger als $3^1/_2$ m und eine Bodenfläche die für alle Personen, die sie voraussichtlich zur gleichen Zeit benützen, ausreicht.
3. Die Wände sollen bis zu einer Höhe von mindestens 120 cm vom Boden eine glatte und undurchlässige Oberfläche haben.
4. Fächer oder andere Einrichtungen, in denen jeder Arbeiter seine Speisen getrennt von denen der anderen aufbewahren kann.
5. Einrichtungen für das Wärmen und Kochen der Speisen.
6. Der Raum muß sauber und trocken gehalten werden.

Kein Teil der Fabrik wird bei Mangel der täglichen Reinigung so unansehnlich wie ein Speiseraum, besonders dann, wenn nur für 5 oder 6 Arbeiter vorgesorgt werden soll.

Reid (1) hat folgende Skala des Bodenflächenausmaßes per Person in Speiseräumen angegeben:

6	Personen und weniger	0,975 m²	per Person
über 6—12	„	0,697	„ „ „
„ 12—20	„	0,557	„ „ „
„ 20—28	„	0,511	„ „ „
„ 28	„ und mehr	0,464	„ „ „

---

rechtigt, aber doch praktisch bei sehr vielen Berufen nicht ausführbar. Einem sehr dringenden Bedürfnis entspricht die Forderung nach Herstellung mindestens der Vorderseite aus wasserdichtem abwaschbaren Material, da sonst die Überkleider selbst zu Quellen der Stauberzeugung werden können. So richtig dieser letztere Einwand gegen die Überkleider ist — bei ihrem Fehlen würden eben die Straßenkleider zu Quellen der Gefahr nicht nur bei der Arbeit, sondern auch außerhalb derselben. Technisch ist es aber heute doch noch nicht in allen Betrieben möglich, jedes Verspritzen, jedes Inberührungkommen der Kleider mit bleiischen Substanzen zu vermeiden. Da aber eben die Überkleider selbst Quellen der Verstaubung werden können, ist deren möglichste Trennung von Straßenkleidern am Platz. Das Ablegen der Arbeitskleider in einem Raum, in dem die Straßenkleider frei hängen, kann wohl nur als Notbehelf angesehen werden.

Sind wir auch ganz der Meinung der Verfasser, daß die Bleieinatmung die Hauptquelle gewerblicher Bleivergiftung ist, so muß unserer Anschauung nach doch berücksichtigt werden, daß jedes Mehr an Bleiaufnahme die Gefahr, an Bleivergiftung zu erkranken, erhöht und sie näher rückt, deshalb sind auch solche Gelegenheiten zur Bleiaufnahme zu berücksichtigen, die für sich allein keine Bleivergiftung zu bewirken imstande wären. Daher kommt auch der Einrichtung von Speiseräumen eine Bedeutung für die Vermeidung der Bleivergiftung zu. (T.)

In einer uns wohlbekannten Bleiweißfabrik besteht ein originellerweise in Verbindung mit dem Krankenverein der Fabrik eingerichtetes Restaurant. Für 5 Pence (= 43 Pf.) erhält der Arbeiter eine warme Mahlzeit, bestehend aus Fleisch, Brot und Gemüsen. Allfälliger Gewinn kommt dem Krankenfond zugute. Seit diese Einrichtung besteht, wurde eine merkliche Verbesserung der körperlichen Beschaffenheit der Arbeiter beobachtet, einige Fälle von Anämie und Unterernährung haben sich vollständig gebessert. Kein Arbeiter sollte, wie bereits nachdrücklich betont wurde, die Arbeit in einer Bleibetrieb beginnen, ehe er eine tüchtige Mahlzeit eingenommen hat, d. h. er soll überhaupt wenigstens irgendeine Nahrung im Magen haben, besonders aber eiweißhaltige Speisen wie Milch, Milchkakao oder Milchkaffee. Die passendsten Nahrungsmittel für Bleiarbeiter sind im allgemeinen die proteinhaltigen, nämlich: Fleisch, Eier Milch, Käse und fette Nahrungsmittel. Säuren, wie Weinessig, in Essig eingemachte Gemüse und dergleichen sollen besonders vermieden werden. § 75 Abs. 2 des Fabriks- und Werkstättengesetzes vom Jahre 1901 fordert, daß, wo Blei oder andere giftige Substanzen, die Anlaß zur Entstehung von Staub oder Dämpfen geben können, verwendet werden, für die Einrichtung eines Speiseraumes Sorge getragen werde. Die Frage, welche Betriebe unter diese Bestimmung fallen, ist in der Regel leicht zu entscheiden, aber es gibt Grenzfälle, wo ein Zweifel entstehen kann, wie z. B. in Buchdruckereien hinsichtlich des Staubes und bei Lötarbeiten bezüglich der Dämpfe. Arbeiten in der Setzerei geben zweifellos Anlaß zur Entstehung von Staub, und beim Stereotypieren und Gießen verursacht der unter den Füßen zertretene Abfall ebenfalls die Entwicklung von Staub. In Setzmaschinenräumen jedoch würde bei dem gegenwärtigen Stand der Wissenschaft demjenigen ein sehr schwieriger Beweis obliegen, der zeigen wollte, daß Staub und Dämpfe in einer solchen Menge vorhanden sind, um die Anwendung des genannten Paragraphen zu rechtfertigen. Und dasselbe gilt unserer Ansicht nach hinsichtlich des Lötens.

Wascheinrichtungen. Die gewöhnliche Vorschrift lautet in nahezu allen Verordnungen folgendermaßen:

Der Unternehmer soll für alle bei Bleiarbeiten beschäftigten Personen einrichten und in gutem Zustande erhalten:

1. eine passende Wascheinrichtung mit mindestens einem Waschbecken für je 5 solche Personen, das mit einem weiten Ablaufrohr versehen ist oder in einem Trog mit einem solchen Rohr angebracht ist und einen ständigen Zufluß von heißem und kaltem Wasser besitzt; oder Tröge aus Emailblech oder ähnlichem glatten undurchlässigen Material, die mit großen Ablaufrohren ohne Verschluß ausgestattet, mit einem ständigen Zufluß von warmem Wasser versehen sind, und eine Länge von mindestens 60 cm (des Troges) für je fünf Personen bieten.
2. Seife, Nagelbürsten und einen genügenden Vorrat von reinen Handtüchern, die täglich zu erneuern sind.

Disziplin und Übertragung der Verantwortung für die Reinheit der Waschgeräte und entsprechenden Ersatz der erforderlichen Waschmittel an eine bestimmte Person kann allein den richtigen Gebrauch durch die beschäftigten Arbeiter sichern. Der Arbeiter hat eine so kurze Spanne Zeit zum Einnehmen des Frühstücks und Mittagessens, daß man nicht erwarten kann, daß er sich wäscht, wenn bequeme Gelegenheit hierfür mangelt. Ein emaillierter Eisentrog mit Warmwasserleitung ist unserer Erfahrung nach die zufriedenstellendste Einrichtung, wo die Zahl der beschäftigten Arbeiter mehr als fünf oder sechs beträgt. Die Verwendung von Schmierseife oder Seife in Pulverform und von am Waschtisch befestigten Nagelbürsten verhindern die Veruntreuung. Hölzerne Ständer für die Waschbecken zeigen fast ständig ein sehr unappetitliches Aussehen, außer wenn sie mit Blech überzogen sind.

Gut ausgestattete Waschbecken zum Händewaschen mit Warm- und Kaltwasserzufluß werden bisweilen in nächster Nähe des Arbeitsplatzes noch außer den im eigentlichen Waschraum vorhandenen eingerichtet. Wenn darauf geachtet wird, werden sie geschätzt und benutzt, wenn nicht, verwandeln sie sich in Behältnisse für Abfälle.

Rollhandtücher sollen mindestens 1,4 qm Flächenraum für je drei Arbeiter besitzen und täglich erneuert werden.

In größeren Betrieben ist es vorteilhaft, wenn Garderobe, Speiseraum, Wasch- und Badegelegenheit unter einem Dache und in solcher räumlicher Anordnung untergebracht werden, daß die Arbeiter beim Kommen den Vorraum betreten, in dem sie ihre Privatkleider ablegen, und von hier in den Raum gelangen, in dem sie die Arbeitskleider anlegen. — Beim Verlassen der Fabrik und zu Mittag treten sie bei der in den Arbeitsraum führenden Tür in diesen ein, gelangen von hier in den Bade- und Waschraum, von diesem in den Raum für die Privatkleider und erst von hier in den Speiseraum.

Als Vorteil der löslichen Sulfide in der „Akremnin"-Seife wurde hervorgehoben, daß durch sie das Blei in unlösliches schwarzes Sulfid verwandelt und hierdurch dem Auge sichtbar gemacht wird; von diesem Anblick erhofft man den weiteren Anreiz zum Waschen. — Vermutlich haftet Blei, das nach dem Waschen der Hände mit Seife noch daran bleibt, so fest an der Haut, daß die Gefahr der Verunreinigung der Speisen auf diesem Wege außer Acht gelassen werden kann. Dr. Robertson, Chemiker der kgl. Schießpulverfabrik in Waltham Abbey hat gefunden, daß ebenso gute Ergebnisse wie beim Gebrauch von Akremninseife und ohne jede Mißfärbung der Haut beim Gebrauch folgender Lösung erzielt werden:

Ammoniaksalz wird bis zur Sättigung einer Verdünnung von 8,5 cm^3 handelsüblicher Salzsäure (spez. Gewicht 1,15) auf 100 cm^3 Wasser zugesetzt. Das in Waltham Abbey angewendete Verfahren ist:

1. gewöhnliches Waschen mit Seife, Wasser und Nagelbürste;
2. das Bürsten mit einer in die Speziallösung getauchten Nagelbürste;
3. Abspülen im Wasser und
4. das Waschen mit Seife und Wasser.

Sommerfeld spricht auf Grund seiner großen Erfahrung die Ansicht aus, daß Bimsteinseife mit Zusatz von Terpentin das beste Reinigungsmaterial für Bleiarbeiter bildet.

Bäder. Die Einrichtung von Badegelegenheiten wird in den Spezialvorschriften für Bleiweißfabriken und für die Erzeugung elektrischer Akkumulatoren gefordert. In manchen Fabriken sind für den Gebrauch der Arbeiter Bäder eingerichtet. Sie bewirken natürlich eine Besserung des allgemeinen Gesundheitszustandes, wir können jedoch nicht glauben, daß ihre Einrichtung — noch weniger wie jene von Garderoben und Speiseräumen — geeignet ist, das Vorkommen von Bleivergiftungen in einer Fabrik tatsächlich zu beeinflussen. Die drei Erfordernisse von 1. Bequemlichkeit und Raschheit, 2. Komfort und 3. regelmäßige Benutzung können am besten durch den Gebrauch von Brausebädern an Stelle von Wannenbädern gesichert werden. Ihre Vorteile sind: 1. Geringere Einrichtungskosten; 2. geringe Raumerfordernis, 3. geringer Wasserverbrauch, 4. geringer Zeitverbrauch für das Baden, 5. kein Arbeiter kommt mit dem von einem anderen benutzten Wasser in Berührung, 6. die Reinigung erfolgt vom Kopf nach abwärts. Die Gefahr des Verbrühens wird absolut ausgeschlossen durch den Gebrauch von Hebelventilen, die so angeordnet sind, daß der Heißwasserhahn nicht aufgedreht werden kann, wenn nicht der Kaltwasserhahn gleichzeitig geöffnet wird; außerdem kann die Heizvorrichtung so eingerichtet werden, daß das Wasser nicht über eine bestimmte Temperatur erwärmt wird.

Trennung der einzelnen Arbeitsverrichtungen. Bleiarbeiten sollen soweit als möglich in einer solchen Weise ausgeführt werden, daß der Luftraum, in dem die eine Verrichtung vor sich geht, von dem der anderen getrennt ist. Getrennte Werkstätten sind, außer wenn sie sehr klein sind, immer wünschenswert, sind jedoch nicht immer möglich; durch Absaugungsvorrichtungen können jedoch die Arbeiten so durchgeführt werden, daß der Staub nicht eine Quelle der Gefahr für die andern arbeitenden Personen wird. Beispiele liegen vor, wonach in Farbenfabriken beim Mahlen von bleifreien Erdfarben beschäftigte Personen an Bleivergiftung dadurch erkrankten, daß diese Einrichtungen mit denen für das Mahlen von Bleifarben in engem räumlichem Zusammenhang standen. Das Auffädeln von Steingutröllchen (für Möbelfüße) auf einen Draht vor dem Glasieren, wie es vor dem Jahre 1901 üblich war, führte zur Entstehung einiger schwerer Fälle von Vergiftung. Auf Grund der im Jahre 1901 erlassenen Vorschriften muß die Verrichtung in einem Raume stattfinden, der von jedem Raum, in dem das Glasieren oder ein anderer in der Liste enthaltener Prozeß ausgeführt wird, getrennt ist, und seither sind sehr wenige Vergiftungsfälle vorgekommen. Wenn man sich auf eine Absaugevorrichtung verlassen will, so muß, wie die Versuche von Duckering (S. 199) zeigen, besondere Sorgfalt darauf verwendet werden, zu verhüten, daß mit Bleistaub beladene Luft durch den Ventilator zu einer Arbeitsstelle hingezogen wird. Die Notwendigkeit der Trennung der einzelnen Arbeitsverrichtungen voneinander wird in dem Verhältnisse geringer, in dem der Kubikinhalt des Raumes wächst und Staub und Dämpfe örtlich abgesaugt werden.

Das Alter der Beschäftigten. Die nämlichen Erwägungen, die oben aufgestellt wurden, beherrschen auch diesen Punkt. Wo immer Bleistaub oder Bleidämpfe entstehen, ob nun Absaugungsvorrichtungen angewendet werden oder nicht, sind Personen beiderlei Geschlechts unter 18 Jahren wahrscheinlich für eine Erkrankung infolge ihrer natürlichen geringeren Widerstandskraft empfänglicher. Sobald periodische ärztliche Untersuchung neben den Absaugevorrichtungen in Anwendung kommt, kann das Alter ruhig auf 16 Jahre herabgesetzt werden. Wo bloß mit metallischem Blei hantiert und das gewöhnliche Löten mit einem Löteisen ausgeführt wird, ist die Gefahr der Bleivergiftung eine so geringe, daß jede Altersbeschränkung unnötig ist[1]).

Die Oberfläche der Mauern. Wo die Wahrscheinlichkeit besteht, daß die Mauern mit bleihaltiger Substanz bespritzt werden, wie in Glasierräumen und Emaillierwerkstätten, soll die innere Fläche der Mauer aus glasierten Ziegeln oder Fließen oder emaillierten Platten bestehen, die alle auch das in solchen Räumen erforderliche Licht vermehren helfen. Ist mit Rücksicht auf die Kosten solch ein vollständig glattes Material nicht anwendbar, so sollen die Mauern mit Ölfarbe angestrichen werden, die die periodische feuchte Reinigung ermöglicht. Das Abstäuben der Wände ist zu verwerfen. Demnach sollen Ansammlungen von Staub und Abfällen auf Gesimsen, Sparren, Balken, Decken usw. unserer Ansicht nach nur recht selten abgefegt werden. Wir glauben, daß die Gefahr bei einer einmaligen großen Reinigung geringer ist als bei wiederholten kleinen (siehe S. 217).

Fußböden. Die Fußböden sollen glatt und undurchlässig sein. Hölzerne Fußböden kann man schwerlich als in diese Kategorie fallend ansehen: sie sind ungeeignet, wo Bleiarbeiten ausgeführt werden. Man muß Fußböden aus Beton und ähnlichem Material, das leichter abzuwaschen als zu fegen ist, bevorzugen. Häufig hat der beim Fegen des Bodens aufgewirbelte Staub eine Erkrankung an Bleivergiftung verursacht. Kein Bedenken besteht gegen hölzerne Roste und eiserne Rollmatten, die auf Betonboden gelegt werden, damit die Arbeiter darauf stehen, da durch ihren Gebrauch kalte Füße und die Übertragung von Bleistaub durch die Schuhe verringert werden. Wo ein großer Verkehr besteht, wie dies in Bleibetrieben oft der Fall ist, gerät der hölzerne Fußboden in Vibration, und wird hierdurch Staub aufgewirbelt. In Hüttenwerken sind Gußeisenplatten als Fußbodenbelag zweckdienlich.

---

[1]) Die Verfasser übersehen hier die von uns schon oben erwähnte Tatsache, daß bei dieser Frage nicht nur die vielleicht verschiedene Empfänglichkeit der Geschlechter und Alter in Betracht zu ziehen ist, sondern auch die verschiedene Intelligenz und Schulung. Auch bei gut wirkender Absaugevorrichtung wird es stets — wie ja auch die Verf. betonen — einer verständigen Mitarbeit der Bleiarbeiter selbst bedürfen, um Bleivergiftung zu vermeiden. Eine solche aber können wir bei jugendlichen Personen weniger erwarten als bei alten, daher ist das Schutzalter möglichst hoch anzusetzen und sollte nicht unter 18 Jahren sein. (T.)

Die Belehrung der Arbeiter. Auf diesen Punkt kann gar nicht zuviel Gewicht gelegt werden. Auf ihm aber zu bestehen, ist zwecklos, wenn nicht der Unternehmer die notwendigen Absaugungsvorrichtungen eingerichtet und seine Fabrik mit den anderen notwendigen Erfordernissen ausgestattet hat, um es den Arbeitern zu ermöglichen, sich gegen Staub zu schützen und ihre Hände von anhaftendem Blei in jedweder Form freizuhalten. Ist dies aber geschehen, dann hat der Arbeiter selbst das Seine beizutragen.

Oft erzeugt er unnötigerweise Staub. Beim Ausschaufeln eines Fasses mit einer Schaufel oder einer Kelle gibt er diesem, um auch die letzte Spur des zu übertragenden Stoffes herauszubekommen, sehr oft einen Stoß, infolgedessen der Staub so heftig auffliegt, daß er dem Exhaustor entweicht, oder er entfernt die Geräte rasch vom Exhaustor, bevor sie vollständig entleert sind und während noch Staub aufgewirbelt wird. Er benützt eine Bürste zur Reinigung seines Arbeitstisches, statt ihn feucht zu reinigen. Der Setzer pflegt Typen zwischen seinen Zähnen zu halten. Viele Arbeiter beißen an ihren Nägeln. Schnurrbart und Backenbart werden mit den Fingern berührt, weshalb man die Arbeiter anweisen sollte, sich glatt zu rasieren. Viele pflegen während der Arbeit beständig Tabak zu kauen oder zu rauchen und essen häufig mit ungewaschenen Händen.

Merkblätter, die Sorgfalt und Reinlichkeit einschärfen, sollen — und oft ist dies auch der Fall — in den Werkstätten hängen, oder es wird den Arbeitern bei der ersten Untersuchung durch den Arzt ein Blatt, wie das hier abgedruckte, eingehändigt. Nichts kann jedoch die wirksame mündliche Unterweisung durch Unternehmer, Vorarbeiter und Mitarbeiter, die von der Wichtigkeit der Sache überzeugt sind, ersetzen.

Beispiel eines Merkblattes.

Die Bleivergiftung.

Ihre Ursachen und die beste Art ihrer Verhütung.

Trotz aller darauf verwendeten Sorgfalt ist die Arbeit mit Blei und Bleiverbindungen der Gesundheit nachteilig, da das Blei in den Organismus eintritt und Bleivergiftung verursacht.

Die Gefahr ist beim Einatmen von Bleistaub oder Dämpfen am größten, aber auch das Essen mit ungewaschenen Händen, das Beißen der Nägel oder das in den Mundstecken von Süßigkeiten oder Pfeifen mit bleibesudelten Fingern tragen alle zum Entstehen von Vergiftungen bei.

Viele Bleiarbeiter haben einen blauen Saum rund um die Ränder des Zahnfleisches; die ersten wirklichen Symptome der schädlichen Wirkung des Bleies auf den Organismus sind jedoch Verstopfung, Kolikschmerzen im Unterleib, Kopfschmerz und merkliche Blässe. Gelegentlich ist der Kopfschmerz mit epilepsieartigen Anfällen verbunden, ein sehr ernster Zustand, dem der Verlust der Sehkraft folgen kann. „Fallhand", der Verlust der Kraft in den die Finger und das Handgelenk bewegenden Muskeln ist häufig die Folge von Bleivergiftung und kann dauernde Untauglichkeit zur Arbeit verursachen. Gewöhnlich tritt diese Lähmung erst nach mehrjähriger Bleiarbeit ein.

Wenn auch in kleinen Mengen aufgenommen, hat das Blei die Neigung im Organismus zu bleiben und kann, wenn nicht die nötige Sorgfalt aufgewendet wird, sich im Körper ansammeln, so daß mit der Zeit die Gesundheit dauernden

Schaden leidet, selbst ohne daß ein ausgesprochener Anfall von Bleivergiftung vorgekommen wäre. Mädchen und Knaben müssen, da sie die notwendigen Vorsichtsmaßregeln gewöhnlich nicht so beobachten wie die Erwachsenen, genau überwacht werden. Frauen sollen besonders acht geben, da die verderbliche Wirkung des Bleies die Gesundheit ihrer Nachkommenschaft ernstlich schädigen kann.

Da Blei durch die Poren der Haut nicht in den Organismus eintritt, kann der Eintritt in hohem Maße auf folgende Weise vermieden werden:

1. Durch Anwendung besonderer Sorgfalt zur Hintanhaltung des Entstehens von Bleistaub. Es liegt in jedermanns Interesse, darauf zu sehen, daß die Ventilationseinrichtungen gut funktionieren, um den Staub von dem Entstehungsorte abzusaugen.

Eine, wenn auch kleine, bei der Arbeit aber beständig entstehende Staubwolke wird, wenn eingeatmet, sicherlich eine Bleivergiftung zur Folge haben. Wo Bleifarben in nassem Zustande benützt werden, entsteht die Gefahr dadurch, daß das Material verspritzt und dann in der Folge zu Staub eintrocknet.

2. Durch Anwendung peinlichster Sorgfalt auf die Reinheit der Hände, des Gesichtes, der Zähne und der Kleidung. Die Hände und Nägel sollen stets mit Seife und einer Nagelbürste gereinigt werden, bevor man Speisen zu sich nimmt, und ist es ein kluger Brauch, auch den Mund auszuspülen. Die Zähne sollen mindestens einmal des Tages gebürstet werden, vorzugsweise vor dem Abendessen.

3. Niemals beginne man die Arbeit mit leerem Magen. Fetthaltige Speisen wie Speck und Milch sind zweckentsprechend.

Arbeitskleider dürfen nach dem Auskleiden niemals geschüttelt werden, um sie vom Staub zu reinigen. Sie sollen mindestens einmal in der Woche gewaschen werden.

Abführmittel wie (Epsomer) Bittersalz (ein oder zwei Teelöffel voll in Wasser) können ein- oder zweimal in der Woche von Bleiarbeitern mit Vorteil genommen werden.

Die Erfahrung lehrt, daß die Gewohnheiten und das häusliche Leben der Arbeiter ihre Empfänglichkeit für die Bleivergiftung beeinflussen. Unmäßige Personen fallen ihr als erste zum Opfer. Diejenigen, welche mit leerem Magen zu arbeiten beginnen, setzen sich erhöhten Gefahren aus.

Achtsamkeit während der Arbeit und Reinlichkeit bieten die besten Mittel, um der Erkrankung an Bleivergiftung zu entgehen.

Diejenigen, die eine Bleiarbeit verrichten, sollen sich zu jeder Stunde eines jeden Arbeitstages die Wichtigkeit vor Augen halten, keinen Bleistaub einzuatmen oder Blei nicht auf irgendeine Art in den Mund zu führen.

Ärztlicher Rat soll sogleich eingeholt werden, wenn Zeichen von Bleivergiftung auftreten[1]).

Quellen:

1. George Reid: Memorandum on Mess-room Accommodation: Appendix XXV of the Potteries Committees Report vol. II. 1910. Cd. 5278.
2. Th. Sommerfeld: Die Bekämpfung der Bleigefahr, herausgegeb. v. Leymann, S. 76.

---

1) Siehe Bleimerkblätter auf S. 321, 336, 346, 356.

XV. Die Beschreibung der einzelnen Bleibetriebe.

(Bleihütten. Erzeugung von Minium, Orangemennige und Bleiglätte. Buchdruckerei. Feilenhauen und Feilenhärten. Verzinnen von Metallen, Installateur- und Spenglerarbeit, Messing.)

Bleihütten und Silberraffinierung. Die Bleivergiftung kommt in den Bleibergwerken von Europa sehr selten vor, da Bleiglanz (Bleisulfid), das Haupterz, in dem das Metall gefunden wird, unlöslich ist. Bleiglanz enthält stets, andere Bleierze sehr häufig einen kleinen Teil Silber von 0,001 bis 1% und bisweilen Spuren von Gold. Entsprechend der großen Affinität des Bleies zum Silber bildet die Verhüttung des Bleies notwendigerweise einen Vorprozeß für die Extraktion des Silbers und Goldes (1).

Bleierze, Schlacken usw. werden nach Ankunft in der Hütte, nachdem eine Probe davon genommen wurde, in Kasten oder auf Haufen gelagert (oft in freier Luft) und zur Verhütung der Staubentwicklung mit Wasser begossen. Alle Erze können, schwer schmelzbare (über 4% Kieselerde enthaltende) und Schlacken müssen in einem Gebläseschachtofen mittels Koks geschmolzen werden. Der größere Teil der Beschickung eines Gebläseschachtofens besteht aus mehr oder weniger Edelmetall, speziell Silber enthaltenden Erzen. Wird Bleiglanz in einem Gebläseschachtofen behandelt, so ist das vorherige Rösten unausweichlich, und findet in manchen Bleihütten die Behandlung in einem Flamm- oder Herdofen und nicht in einem Gebläseschachtofen statt.

Die 3 Hauptmethoden der Gewinnung von Blei aus den Erzen sind:

1. Die Röstreaktionsmethode; 2. die Röstreduktionsmethode; 3. die Niederschlagsarbeit.

Bei der Röstreaktionsmethode wird ein Teil des Bleiglanzes zunächst bei Luftzutritt in Bleioxyd und -sulfat verwandelt. Sodann wird bei Abschluß der Luftzufuhr und Erhöhung der Temperatur die „Reaktion" vorgenommen. Der Schwefel des unzersetzten Sulfids verbindet sich mit dem Sauerstoff des Oxyds und Sulfats zu Schwefeldioxyd, das durch Rauchabzugskanäle in die gemauerte Esse geführt wird, während das metallische Blei zurückbleibt. Der Prozeß wird in einem Flammofen oder Herdofen ausgeführt.

Bei der Röstreduktionsmethode führt man den ersten Teil des Prozesses in einem Flammofen aus, worin der Bleiglanz nahezu vollständig zu Bleioxyd und -sulfat geröstet wird, die dann gewöhnlich in einem Gebläseschachtofen mit Koks und anderen Reduktionsmitteln (wie Eisen) zu metallischem Blei reduziert werden.

Bei dem Niederschlagsprozeß wurde Bleiglanz mittels metallischen Eisens bei hoher Temperatur zersetzt, indem ein Gemenge von Eisen und Bleisulfid gebildet wurde. Diese Methode war bloß bei reichen Bleierzen anwendbar und ist jetzt aufgegeben.

Diese 3 Methoden werden kaum jemals voneinander unabhängig angewendet, da die reichen Schlacken oder Rückstände z. B., die bei der ersten Methode sich ergeben nach der zweiten weiter behandelt werden, und die zweite ist, wie bereits gesagt wurde, fast stets mit der ersten kombiniert.

Beim Ablassen des Gebläse- oder Flammofens wird das Blei in einen Bleibehälter oder einen „Sumpf" abgelassen, aus dem man es nach dem Abkühlen in Gußformen ausschöpft, während die Schlacke in transportable Metalltöpfe oder durch spezielle Kanäle abläuft. Die aus dem Flammofen stammende Schlacke enthält viel Blei in der Form eines Silikates, das gewöhnlich im Gebläseschachtofen wieder reduziert werden muß. Während des Röstprozesses muß das Material häufig umgerührt werden. Die Schlacke beim Gebläseschachtofen soll weniger als 1% Blei enthalten.

Auf dem Kontinent und in Amerika wurde in ausgedehnter Weise das „Huntington-Heberlein"-Verfahren in Anwendung genommen, das das Vorkommen von Vergiftungen vermindert, sowohl infolge der Einführung von mechanischen Arbeitsmethoden an Stelle der Handarbeit, als auch infolge der niedrigen Temperatur, bei der die Röstung erfolgt, da diese die Gefährdung durch Bleidämpfe verringert. Bei diesem Verfahren wird das zerkleinerte Erz dadurch entschwefelt, daß es erst mit gebranntem Kalk gemengt und bei Luftzutritt in einem mit automatischen Krählarmen versehenen Ofen mit rotierendem Herd bei mäßiger Temperatur (ungefähr 700° C.) erhitzt wird. Sodann wird das geröstete Material in geschlossenen Behältern, in die es automatisch fällt, mittels staubdichter Elevatoren zu einem Konverter weiter geleitet, in dem atmosphärische Luft bei niedrigem Druck durchgeblasen wird. Die so gebildete Masse wird beim Stürzen aus dem Konverter (wobei Gefahr durch die Staubbildung besteht) gut angefeuchtet, mittels Handarbeit gebrochen und mit Kohle in der gewöhnlichen Art in dem Gebläseschachtofen weiterbehandelt.

In manche Bleihütten kommt das Material in Form von Barren von sogenanntem „unechten Metall", d. i. unreinem silberreichen Blei, die das Ergebnis des vorausgegangenen Schmelzens des Erzes unmittelbar nach seiner Förderung in Australien oder Spanien bilden. Eine der Hauptaufgaben des Schmelzens von Bleiglanz im Gebläseschachtofen bildet es, einen an Edelmetallen reichen Barren zu produzieren. Das so erlangte Blei muß weiter geschmolzen und raffiniert werden, um es von Kupfer, Antimon, Arsenik und Zinn zu befreien. Dies macht man in einem Flammofen, in dem man zuerst bei niedrigerer Temperatur Ofenschlacke sich bilden läßt, die durch die Ofentüren entfernt wird und sodann bei Erhöhung der Hitze und unter Luftzutritt das Zinn, Arsenik und Antimon in der aufgezählten Reihenfolge oxydieren läßt. — Schließlich wird das Blei in Kessel oder Töpfe abgestochen. Wenn es frei von Silber ist, so ist solches Blei, nachdem es in die Formen eingelassen wurde, marktfertig; ist es reich an Silber, so wird es zwecks Gewinnung dieses Metalls entweder a) nach dem Pattinsonschen Verfahren behandelt, das darauf beruht, daß das Blei bei höherer Temperatur kristallisiert als eine Legierung von Blei und Silber, wodurch die Trennung des einen von dem anderen durch das Abschöpfen der Kristalle vom flüssigen Teil ermöglicht wird; oder weit gebräuchlicher b) mittels des Parkesschen Prozesses; dieser beruht darauf, daß bei Zusatz von Zink in einem Tiegel mit geschmolzenem Blei sich Niederschläge aus einer Legierung von Silber, Blei und Zink („Zinkschaum") bilden. Der bei diesem Verfahren erlangte Niederschlag wird nach dem Abkühlen abgebrochen, in einen Schmelztiegel gebracht und das Zink bei einer Temperatur von 1000° C. in einer „Faber du Faur"-Entzinkungsretorte (Graphittiegel), ausgeschieden. Der silberhaltige Barren, der entweder in dem letzten Kessel bei dem Pattinsonschen Prozeß erlangt wird, oder nach dem Entzinken in dem Schmelztiegel zurückbleibt, wird sodann abgetrieben, d. h. man setzt ihn in einem Ofen einem Luftstrom aus. Das Blei wird in Bleiglätte oxydiert, die in ein unter dem Ofen befindliches Gefäß abfließt, während das Silber zurückbleibt. In allen Bleihütten führt der Ofenzug viel Staub von Erz und Brennstoff und Dämpfe, die aus Sulfiden, Sulfaten und Oxyden bestehen, in die Esse. Der Staub wird leicht in Staubkammern gesammelt, aber der Rauch erfordert Leitungen von großer Länge, bisweilen von $1^1/_2$ km oder mehr, um darin sich abzusetzen.

Gefahren und Verhütung. Die Gefahr durch den Staub bei den allgemeinen Arbeiten, beim Abladen der Erze in die Behälter, beim Entfernen derselben, beim Einfüllen in den Ofen kann nur durch das Befeuchten, vorzugsweise durch einen Sprühregen verhindert werden. Aus dem Gebläseschachtofen können Bleidämpfe und Kohlenoxyd an dem Punkte, wo die Beschickung erfolgt, entweichen, wenn hier ein Rückdruck durch Verlegung des Kamines herrscht, oder das Ofengebläse nicht gut arbeitet. Beim Abstich des Bleies und bei Verrichtungen, wie dem Beschicken, Entschlacken und Abschäumen, die durch die Türen der Öfen aller Art ausgeführt werden, müssen Abzugshauben, die an den Seiten bis zum Boden reichen, über den Arbeitsöffnungen eingerichtet und entweder mit Leitungen, die vertikal durch das Dach führen, versehen, oder direkt mit den Abzugskanälen des Ofens oder dem Schornstein selbst in Verbindung gebracht werden. Die durch die Arbeitsöffnungen entfernten Schlacken und der Abschaum sollen in eisernen schließbaren Karren aufgefangen werden, und man sollte sie nicht auf den Boden, von wo sie später erst auf Schiebkarren aufgeschaufelt werden, fallen lassen. Bevor solche Schlacken oder Krusten vom Flammofen zwecks weiterer Behandlung zerkleinert werden, sollen sie gut mit Wasser befeuchtet werden.

Bleiaufnahme unter den bei dem Pattinsonschen und dem Parkesschen Verfahren beschäftigten Personen erfolgt verhältnismäßig selten, da die Temperatur des geschmolzenen Metalls 450—500° C nicht überschreitet. Wird jedoch Zinksilberblei und die Goldlegierung zwecks Abdestillierung des Zinks zur Behandlung in Spezialöfen gebracht vor dem Abtreiben, so läßt man aus dem Parkesschen Tiegel das nunmehr silberfreie Blei, das aber Spuren von Zinn, Antimon und anderen Verunreinigungen enthält, in einigen Werken in sogenannte „Markttöpfe", („market pots",) zwecks endgültiger Raffinierung laufen. Luft und Dampf werden durchgeblasen, um die Verunreinigungen zu oxydieren. Der Tiegel wird zweimal abgeschäumt und zwar das erste Mal die Antimon usw. enthaltende Schicht, das zweite Mal ein feiner Staub, der aus Blei (60%) und Zink besteht. Die Gefahr der Vergiftung an diesem Punkte ist beträchtlich, auch wenn eine Absaugungsvorrichtung die Haube des Tiegels mit einem Zyklonseparator verbindet, um die Gase beim Durchblasen des Wasserdampfes zu entfernen. In anderen Werken erfolgt dieses Entzinken in einem Raffinierofen, wobei das Material sich dann in einem schlackenartigen Zustand befindet, der die Entstehung von Dämpfen verhindert. Nach der Kondensierung des Zinks bei der Destillation der Silber-Blei- und Zinkkrusten wird der Deckel vom Gefäße gehoben und das übrig bleibende Metall, das 80% Blei bei einer Temperatur von ungefähr 1100° C enthält, in Formen geschöpft, um im Treibherde weiter behandelt zu werden. Die Temperatur, bei der dieses Ausschöpfen zu geschehen hat, macht die Arbeit für die daran nicht gewöhnten Personen unmöglich. Absaugungsvorrichtungen beim Entleeren des Tiegels und die Bekämpfung der Hitze durch wassergekühlte Arbeitsröcke empfehlen sich als Mittel zur Bekämpfung der unleugbaren Gefahr.

Beim Abtreiben ist die Temperatur hoch, ungefähr 2000° C, und können durch die Arbeitstür und bei deren Öffnen, wenn das „reiche" Blei in den Ofen gefüllt wird, Dämpfe entweichen. Die Gefahr wird hier entsprechend gewürdigt, durch Abzugshauben und Leitungen, die man an der Stirnseite des Ofens anbringt. Der Zug aber muß, wenn nicht die Leitungen an einen Hochdruckventilator angeschlossen sind, als ungenügend zur Entfernung aller Dämpfe angesehen werden.

Die Reinigung der Esse, die gewöhnlich vierteljährlich oder halbjährlich erfolgt, ist eine staubreiche Arbeit, da eine große Menge des Staubes sich in einem so feinen Verteilungsstadium befindet, daß er durch Wasser nicht benetzt werden kann.

Das Verhütten von anderen Metallen ist, wenn die Erze eine nennenswerte Bleimenge enthalten, gleichfalls eine Quelle von Bleivergiftung. So wurde im Jahre 1901 über 14 Fälle in einem Eisenwerke zur Herstellung von Spiegeleisen, wozu die (nun nicht mehr in Verwendung stehenden) Erze aus Griechenland kamen, berichtet. In den vorausgehenden Jahren scheint die Zahl noch größer gewesen zu sein. Eine bemerkenswerte Erscheinung in allen aus diesem Werk berichteten Fällen war die, daß zwar Kolik, niemals aber Lähmung auftrat. Die Vergiftung war auf das Verdampfen des geschmolzenen Bleies bei der sehr hohen Temperatur zurückzuführen, auf die es gelangt war, wenn das geschmolzene Eisen beim Abstich aus dem Ofen abfloß. Die Gefährdung durch die Dämpfe war auf die ersten wenigen Fuß von der Abstichöffnung beschränkt, da das schwerere geschmolzene Blei zwischen dem lockeren Mauerwerk in eine Grube sank. Staub, den man über der Stelle, wo der Abstich des Ofens erfolgt, sammelte, enthielt 39,77 % Bleimonoxyd und der Staub in der Esse 4,22 % (3). Ein Flanellrespirator, den bloß einmal einer der Ofenarbeiter trug, enthielt Blei, das 16 mg Bleimonoxyd äquivalent war. Im Jahre 1906 berichtete man über drei Fälle bei der Extraktion von Kupfer. Die befallenen Personen waren mit dem Einbringen des Erzes in den Kupolofen beschäftigt (4).

Ein gehäuftes Vorkommen von Bleivergiftung (zwölf Fälle in zwei Monaten) in einer Hütte, die gegenwärtig geschlossen ist, führte zur Untersuchung von 16 Arbeitern. Das Zahnfleisch war bloß bei einem Mann frei von Bleisaum, der bei den meisten anderen besonders dicht war, acht waren anämisch, einer litt an Radialislähmung, fünf andere an Schwäche. Durch den Chemiker der Werke G. D. Cowan wurde an verschiedenen Punkten der Hütte eine Untersuchung der Luft mit folgenden Ergebnissen durchgeführt:

„Die Proben vom Kupolofen wurden innerhalb der Abzugshaube (ungefähr $1^1/_2$ m über den Köpfen der Arbeiter) entnommen. Die Luft wurde durch Baumwolle filtriert, so daß alle festen Teilchen zurückbehalten wurden, und das übrigbleibende Gas gesondert behandelt. Die festen Teilchen seien „Staub“, das Gas nach der Filtrierung „Rauch“ genannt.

Bei der Untersuchung ergab sich folgendes Resultat:

Staub, erste Probe 0,1865 g Blei im Kubikmeter Luft,
„ zweite „ 0,1670 „ „ „ „ „
Rauch, erste „ } 0,012 „ „ „ „
„ zweite „ }

Die Proben über dem Bleistich wurden etwa 30 cm über dem geschmolzenen Metall am Ende des Bleistiches entnommen und gaben folgendes Resultat:

Staub 0,1293 g im Kubikmeter
Dämpfe nichts.

Die Proben von der Brikettiermaschine wurden von der Plattform entnommen, wo die Erze und Flußmittel vor der Brikettierung gemischt wurden. Die erzielten Resultate waren folgende:

Staub 2,1900 g Blei per Kubikmeter,
Dämpfe oder feiner Staub, der das Filter passiert, 0,0301 g Blei per Kubikmeter.

Diese hohen Zahlen sind auf den Staub zurückzuführen, der beim Stürzen der Erzwaggons vor dem Mischen entsteht.

Angenommen, daß $^1/_3$ l Luft bei jeder Atmung in die Lunge eintreten und wieder austreten, so würde ein Arbeiter in acht Stunden etwa 2500 l ein- und ausatmen. Diese Luftmenge würde an jener Stelle des Kupolofens eingeatmet, wo die Probe entnommen wurde, 0,4783 g Blei enthalten; bei dem Bleistich 0,3439 g; bei den Brikettiermaschinen 5,9354 g. Wenn auch die Luft, in der die Arbeiter tatsächlich arbeiteten, weit weniger als diese Mengen enthalten haben muß, so sind die Analysen doch genügend zu Erklärung der ernsten Vorkommnisse.

Collies (5) zitiert die folgende Analyse von Staub und Dämpfen aus Hofmanns „Metallurgie des Bleies.“

Bleihütten: Analysen von Staub und Dämpfen
(aus Hofmanns „Metallurgie des Bleies").

Analysiertes Material	Prozentgehalt von				
	Arsen	Arsen-oxyd	Blei	Bleimon-oxyd	Blei-sulphat
1	2	3	4	5	6
Gesamtmenge des in 10 Jahren gesammelten Staubes, Durchschnitt	—	—	25,6	—	—
Staub von:					
Flugstaubkammern von 11 Gebläseschachtöfen	—	—	47,5	—	—
Decke eines Gebläseschachtofengebäudes	—	—	27,1	—	—
Abzugsvorrichtung über dem Schlackenstich	—	0,6	—	28,5	27,1
Dämpfe vom:					
Schlackentiegel	—	4,8	—	41,0	26,2
heißen Flammofen	2,3	—	—	31,0	—
Hüttenrauch:					
Friedrichshütte, Schlesien	—	—	—	62,8	—
Freiberg, Sachsen, A.	7,5	—	26,2	—	—
B.	37,5	—	21,3	—	—
C.	46,4	—	16,2	—	—
Přibram, Böhmen	—	1,0	—	45,5	—

Collis (6) schätzt die Erkrankungshäufigkeit in Bleihütten auf 30, in Zinkhütten auf 10 per 1000 jährlich. In einer Hütte fand er sie mit 80 per 1000, in einer Zinkhütte kamen fünf Fälle unter sieben Arbeitern innerhalb weniger Monate vor.

Die Verteilung der amtlich gemeldeten Fälle von Jahr zu Jahr war folgende[1]):

[1]) Wir besitzen eine ganz ausgezeichnete Schrift über „Die Bekämpfung der Bleigefahr in Bleihütten" von Rich. Müller, Gustav Fischer, Jena 1908, in der in erschöpfender Weise die hygienische Bedeutung jeder einzelnen in der Bleihütte vorzunehmenden Verrichtung und die Mittel zur Verhütung der Gefahr besprochen werden. Außerdem sind die mit zahlreichen Abbildungen versehenen eingehenden Erhebungen des k. k. arbeitsstatistischen Amtes im Handelsministerium „Bleivergiftungen in hüttenmännischen und gewerblichen Betrieben" I. Teil, Alf. Hölder, Wien 1905, zu erwähnen, die ein reiches Material über die in den österreichischen Bleihütten bestehenden Verhältnisse beibringen. Die ungemein fleißige Arbeit von Marie Gnehm „Über die gesetzlichen Schutzmaßnahmen gegen die gewerbliche Bleivergiftung in den europäischen Ländern", Zürich 1912, bringt eine große Anzahl von Daten aus der Literatur und aus den Gewerbeninspektoren-Berichten auch über die deutschen Bleihütten.

Technisch unterscheidet sich der Bleihüttenbetrieb in Deutschland und Österreich kaum von dem englischen.

Über die Häufigkeit der Bleivergiftung, über die starke Abnahme in zwei Bleihütten orientieren die beiden Tabellen über die kgl. Friedrichshütte in Tarnowitz und über die Walter Croneck-Hütte bei Burowitz (beide nach der Zusammenstellung von Gnehm). Doch zeigen andere, ebenfalls bei Gnehm vorgeführte Tabellen, daß keineswegs in allen Bleihütten Deutschlands die Ab-

Verrichtung	1900	1901	1902	1903	1904	1905	1906	1907	1908	1909	1910	1911	Gesamt
Bleigewinnung	21	26	13	13	7	10	16	21	31	28	21	33	240
Entsilberung	1	3	9	10	16	6	9	4	3	6	—	3	70
Zinkgewinnung	5	11	3	4	4	5	9	2	31	25	12	11	122
Andere (Kupfer-, Eisen- usw.) Gewinnung	7	14	3	10	6	3	4	1	5	7	1	1	62
	34	54	28	37	33	24	38	28	70	66	34	48	494

Die Zinkgewinnung. Blei ist in Zinkerzen in einem Verhältnis von 1—10% (gewöhnlich 3%) vorhanden. Ungeachtet dieses geringen Prozentsatzes ist das Vorkommen chronischer Bleivergiftung unter den

---

nahme eine so starke, ja daß in manchen Bleihütten (z. B. denjenigen des Regierungsbezirkes Aachen) sogar eine Zunahme festzustellen ist. Über die Häufigkeit der Bleivergiftung in einer österreichischen staatlichen Bleihütte, wenigstens in früherer Zeit, berichtet die folgende Tabelle, die dem Werke des österr. Handelsministeriums entnommen ist. Über die Gefahr der Einatmung von Bleidampf und Staub bei den einzelnen Verrichtungen siehe die Tabellen 8, 9 auf S. 246.

Die Bekanntmachung des Reichskanzlers betreffend die Einrichtung und den Betrieb der Bleihütten vom 16. Juni 1905 siehe S. 315 und die österr. Verordnung vom 22. Juli 1908 siehe S. 357. (T.)

Tabelle 7. Erkrankungen der Bleihüttenarbeiter im Reg.-Bez. Oppeln (Kgl. Friedrichshütte bei Tarnowitz und Walter-Croneckhütte bei Burowitz [nach Gnehm mit Ergänzung 1912]).

Jahr	Hütte	Zahl der Arbeiter	Bleikolik u. Lähmung Fälle	Bleikolik u. Lähmung Tage
1905	Kgl. Friedr. H.	766	50	850
	W. Cr. H.	233	127	2206
		999	177	3056
1906	Kgl. Friedr. H.	689	10	287
	W. Cr. H.	208	27	499
		897	37	786
1907	Kgl. Friedr. H.	629	1	11
	W. Cr. H.	199	15	170
		828	16	181
1908	Kgl. Friedr. H.	610	2	48
	W. Cr. H.	219	21	308
		829	23	356
1909	Kgl. Friedr. H.	599	—	—
	W. Cr. H.	235	11	217
		834	11	217
1912	Kgl. Friedr. H.	581	3	48
	W. Cr. H.	241	30	526
		822	33	574

in diesen Betrieben beschäftigten Arbeitern groß, da bei dem gegenwärtigen Stand unserer Kenntnisse die bei der Destillation des Zinkes entstehenden Bleidämpfe nicht wirksam entfernt werden können. Blende (Zinksulfid) wird zuerst kalziniert und der Rückstand nach Mischen mit Zinkasche („Calamine“) und Anthrazit bildet die Charge für den Ofen. Die Muffeln werden in langen Reihen, eine über der anderen und häufig mit den Enden gegeneinander in dem Ofen angeordnet, so daß

Tabelle 8. Kgl. Friedrichshütte in Tarnowitz (nach Wegener und Gnehm, aus den Berichten der Gewerbeaufsichtsbeamten).

Jahr	Flammofen			Schachtofen			Entsilberung			Treibofen			Nebenbetriebe			Insgesamt		
	Arbeiter	Blei-erkrank.	Blei-erkrank. %	Arbeiter	Blei-erkrank.	Blei-erkrank. %	Arbeiter	Blei-erkrank.	Blei-erkrank. %	Arbeiter	Blei-erkrank.	Blei-erkrank. %	Arbeiter	Blei-erkrank.	Blei-erkrank. %	Arbeiter	Blei-erkrank.	Blei-erkrank. %
1884	98	63	64,3															
1885	114	84	73,7															
1886	140	98	70,0															
1887	138	47	34,0															
1887/88	130	37	28,5	164	136	82,9	58	9	15,5	16	3	18,8	226	66	29,2	614	252	41,0
88/89	121	17	14,0	130	63	48,5	56	6	10,7	14	6	42,9	275	30	10,9	616	122	19,9
89/90	137	5	3,6	140	58	41,4	42	5	11,9	12	6	50,0	271	29	10,7	622	104	16,7
90/91	135	4	2,9	138	19	13,8	38	0	—	12	5	41,6	295	20	6,8	636	48	7,5
91/92	119	1	0,8	128	24	19,4	36	2	5,6	13	2	15,5	271	7	2,6	579	36	6,2
1901	131	11	8,3	152	47	30,9	32	10	31,2	12	1	8,3	300	7	2,3	6[illegible]7	65	10,4
2	111	4	3,6	187	21	11,1	34	7	20,6	12	1	8,3	350	2	0,57	694	30	4,5
3	86	12	13,9	263	62	23,5	48	10	20,8	8	—	—	292	8	2,7	697	80	11,5
4	87	8	9,2	232	24	10,3	73	4	5,5	15	1	6,7	309	4	1,3	716	41	5,7
5	83	11	13,3	247	27	10,9	75	4	5,3	14	1	7,1	347	7	2,1	766	50	6,5
6	78	1	1,3	215	4	1,9	65	1	1,5	14	—	—	317	4	1,3	689	10	1,5
7	77	—	—	193	—	—	62	1	1,61	14	—	—	283	—	—	629	1	0,16
8	73	—	—	196	1	0,5	61	—	—	12	—	—	288	1	0,37	630	2	0,32
9	78	—	—	196	—	—	60	—	—	13	—	—	252	—	—	599	—	—

Tabelle 9. Bleivergiftungen in hüttenmännischen und gewerblichen Betrieben.

Přibram, Hüttenarbeiter des Hauptwerkes. Bleikolik und chronischer Magenkatarrh, 1899—1903.

	Fälle	Tage
Beim Herrichten und Ablaufen der Beschickung	32	708
Glättesieben	12	378
Schmelzöfen	10	241
Röst-Hütte	9	381
Pattinson-Hütte	9	211
Treibhütte.	9	289
Erzzerkleinern	5	72
Flugstaubkehren und Gichten	2	36
Maurer und Bleiwarenfabrik	2	75
Insgesamt	90	2391

	Bleikolik	chr. Magenkatarrh
Hüttenarbeiter	62	28

in jedem Ofen 250 und mehr vorhanden sind, und solcher Öfen stehen mehrere in einer Hütte. An die Retorte angeschlossen ist eine Schamottevorlage (Kondensator), in die das Zink überdestilliert wird, und ein Blechstutzen (Prolonge oder Allonge), um die Oxydation im Kondensator zu verhüten. Während der Destillation brennt das ausgeschiedene Kohlenoxydgas hell mit der durch das Zink grünlichweißgefärbten Flamme. Die Verbrennungsprodukte mit Spuren von Bleidämpfen aus den Hunderten Allongen entweichen in die Atmosphäre der Hütten, wo die Temperatur hoch ist. Die neuesten Typen von Allongen haben jedoch eine Öffnung, bei der die Verbrennungsprodukte nahe am Ofen entweichen, so daß der größere Teil in die Abzugshauben kommt. Periodisch, dreimal bei jeder Charge, entfernt der Arbeiter die Allonge, schöpft das kondensierte Zink aus und schüttet es in Formen. Wenn schließlich die Destillation vollendet ist, wird der Inhalt der Retorten ausgekratzt und es sind die auf den Boden gelagerten rauchenden heißen Rückstände, von denen eine beträchtliche Gefahr ausgeht. Bei Destillationsöfen moderner Art fallen die heißen Rückstände durch Öffnungen an den Öfen in sogenannte „Taschen“, in denen sie beträchtlich abkühlen, bevor sie in eiserne Karren entladen werden. Bei einer andern Form des Ofens, die in der Zinkgewinnung in Schlesien in Verwendung steht, kann der Arbeiter nach dem Beschicken den Ofen verlassen, bis die Zeit des Abstiches kommt. Diese zwei Verrichtungen verursachen bloß eine Arbeit von sechs Stunden täglich.

Gefahren und Verhütung. Während der Destillation bildet die nachteilige Wirkung eines jeden Luftstromes auf das Zink (die Bildung von Zinkoxyd) ein Hindernis für die Entfernung der Dämpfe durch Absaugung, die über den Allongen der Kondensatoren örtlich angewendet werden könnte.

Eine Absaugungsvorrichtung einer bestimmten Art kann jedoch, ausgenommen unter ungünstigen Witterungsverhältnissen, dadurch eingerichtet werden, dass Abzugshauben aus solchem Material wie galvanisiertem Eisen senkrecht durch das Dach der Hütte geführt werden und zwar über und parallel mit den Öfen, durch die dann der erhitzte Luftstrom von den Öfen zieht. Hohe geräumige Hütten fördern wesentlich die Entweichung der Dämpfe. Verschiedene Abweichungen in der Form der Kondensatoren, die bestimmt sind, das Entweichen der Dämpfe zu verhindern und so mehr Zink zu gewinnen, sind gegenwärtig im Versuchsstadium.

Proben von als graues Pulver kondensierten Dämpfen, die von Collis aus verschiedenen Arten von Allongen gesammelt wurden, zeigten 1,3 bis 2,7 % metallischen Bleies (7) und eine Probe von Staub, die aus einem 10 % Blei enthaltenden Material abgelagert worden war, 3,25 % (8).[1]

[1]) Die Verfasser erwähnen hier auffallenderweise nicht die bei der Vorbereitung zur eigentlichen Zinkgewinnung vorhandene Gefährdung der Arbeiter. Die Zinkblende muß zerkleinert und dann geröstet werden. Die deutsche Ver-

Die Erzeugung von Minium, Orangemennige und Bleiglätte. Diese Prozesse werden häufig als eine Teilarbeit in Bleihütten ausgeführt. Die Mennige wird durch Oxydation von metallischem Blei in

ordnung schreibt vor, daß die Zerkleinerung in Apparaten geschehen muß, die das Austreten von Staub wirksam verhindern, und verlangt für die Röst- und Kalzinieröfen wirksame Absaugungseinrichtungen. Auch verlangt die Verordnung das Anfeuchten der für die Destillationsöfen bestimmten Erze, schreibt wirksame Absaugevorrichtungen über den Destillationsöfen vor und bestimmt, daß Räumasche nicht in den Hüttenraum gezogen werden darf; sie muß in geschlossenen Kanälen oder Taschen unter den Öfen aufgefangen und aus diesen unmittelbar in Wagen entleert werden, die sich unterhalb der Destillationsräume befinden; es sind also die im Text erwähnten »Öfen moderner Art« in Deutschland bereits vorgeschrieben. Über die Häufigkeit der Bleivergiftungen in den

Tabelle 10. Zinkhüttenarbeiter im Reg.-Bez. Oppeln (zusammengestellt aus den Jahresbericht. d. Gewerbeinspekt. von Fischer).

	Hüttenarbeiter	Bleikolik u. Lähmung	
		Fälle	Tage
1902	4417	29	535
3	4578	28	652
4	4677	44	970
5	4789	50	2217
6	4693	43	1053
7	4692	51	1073
8	4933	57	972
9	4858	66	1240
10	5169	69	1778
11	5036	63	1836
12	4894	55	860

Zinkhütten des preußischen Bezirkes Oppeln gibt Tabelle 10 Auskunft; man ersieht aus ihr, daß es bisher nicht gelungen ist, die Zahl der Bleivergiftungsfälle in den genannten Zinkhütten zu vermindern. Fischer (Die Einwirkung der gesetzlichen Schutzmaßnahmen auf die Gesundheitsverhältnisse der Zinkhüttenarbeiter. Zentralbl. f. Gewerbehygiene 1916) glaubt, daß nach Erlaß der ersten deutschen Zinkhüttenverordnung vom Jahre 1900 der eine oder andere Hüttenarzt in den ersten Jahren gerne das dem Hüttenleiter unbequeme Wort Bleikrankheit vermieden hat, diese Ängstlichkeit aber allmählich geschwunden ist, und führt die in Tabelle 10 gegebenen Zahlenverhältnisse hierauf zurück. Ich würde nach dem über das Ergebnis der kreisärztlichen Untersuchung im Jahre 1909 Erwähnten (Siehe Seite 63) glauben, daß diese Ängstlichkeit wenn auch in etwas geringerem Maße noch heute mitwirkt, und die Zahl der Vergiftungsfälle bei weitem kleiner erscheinen läßt, als sie wirklich ist. Beweisend für eine Besserung der Gesundheitsverhältnisse erscheint mir die von Fischer dargelegte Änderung in der Alterszusammensetzung der Arbeiterschaft, die größere Häufigkeit auch älterer Arbeiter im Zinkhüttenbetrieb. Es waren nach den von ihm gegebenen Tabellen von den oberschlesischen Zinkhüttenarbeitern über 40 Jahre alt

1900	13,2	1901	16,6 %
1911	26,3	1912	24,4 %

Über die Untersuchung der Luft in einer österreichischen Zinkhütte siehe Tabelle 6 Seite 203.

Über die Hygiene der Zinkhütten vergleiche »Die Zinkgewinnung im oberschlesischen Industriebezirk und ihre Hygiene« von Dr. Frey (Berlin 1907.

einem Flammofen bei voller Rotglut zunächst zu Massicot (gelbes Monoxyd) gewonnen; während dieses Prozesses werden von der Oberfläche des geschmolzenen Bleies die Oxydationsprodukte beständig abgekrukt. Das Massicot wird dann aus dem Ofen herausgenommen und dann nach dem Trocknen und Sieben wieder einer ähnlichen Behandlung bei etwas niedrigerer Temperatur unterworfen. Orangemennige gewinnt man durch Behandlung von Bleiweiß in der eben beschriebenen Weise.

Während der 10 Jahre 1900—1909 betrug die Zahl der bei der Erzeugung von Minium berichteten Fälle von Bleivergiftung 108, von denen 47 der Arbeit bei den Öfen, 43 beim Einpacken und Sieben zugeschrieben wurden, 16 unter den übrigen Hilfsarbeitern vorkamen, von denen ein Teil die Aufgabe hat, die Fußböden zu kehren. Collis schätzt die Erkrankungshäufigkeit an Bleivergiftung in den 5 Jahren 1905 bis 1909 bei einer gewissen, 171 Personen beschäftigenden Anzahl von Fabriken auf 50 per Tausend. Ein Blick auf die Tabelle auf Seite 49 zeigt, daß das Verhältnis der an Enzephalopathie leidenden höher ist, als in irgendeiner anderen Industrie, eine Beobachtung, die vorher schon Layet (9) gemacht hat.

Gefahren und Verhütung. Die Gefahren sind praktisch beschränkt auf das Entweichen von Staub 1. beim Abziehen der Charge aus dem Herd in die eisernen Karren, 2. beim Sieben und 3. beim Packen.

Bei allen diesen Verrichtungen sind Absaugevorrichtungen notwendig, und muß für das Sieben und Packen die Anlage mit besonderer Sorgfalt entworfen werden, um das Schaufeln des in sehr feinem Zerteilungszustande befindlichen Materiales in das Faß innerhalb des Wirkungsbereiches des Exhaustors halten zu können. Bisweilen wird das Material aus Vorratskammern mittels Elevatoren gehoben und eventuell auf mechanische Weise in die auf einem Rost stehenden Fässer gepackt. Wenn die Elevatoren nicht ganz staubdicht sind und die Verbindung der Ausladestelle mit dem Faß nicht hermetisch verschlossen ist, so bewirkt die Vibration der schweren Maschine und der Luftdruck innerhalb des Gehäuses das Entweichen von Staub.

Minium kann und wird auch gegenwärtig in ausgedehntem Maße auf eine solche Weise erzeugt, daß alle Verrichtungen von der anfänglichen Manipulation mit den Rohbleimassen bis zum schließlichen Packen auf mechanischem Weg in vollständig abgeschlossenen Apparaten ausgeführt werden, so daß der Arbeiter mit dem Material nicht in Berührung kommt. Die einzige Person, die dann von Bleivergif-

---

A. Hirschwald). Über die einzige österreichische Zinkhütte findet sich ein Bericht in dem erwähnten Werke des arbeitsstatistischen Amtes des Handelsministeriums. Von besonderem Interesse ist der Aufsatz von Dr. Seiffert sen. Beuthen, Ober-Schlesien, „Beteiligung von Blei und Zink am Zinkhüttensiechtum mit Bemerkungen über hygienische Maßnahmen in den Zinkhütten" (Öffentliche Gesundheitspflege 1918), in dem eine Reihe der bei Zinkhüttenarbeitern beobachteten Gesundheitsstörungen auf Zinkvergiftung, nicht auf Bleivergiftung zurückgeführt werden.

Die deutsche Zinkhüttenverordnung siehe Seite 328, die österreichische siehe Seite 357. (T.)

tung befallen werden kann, ist der die Reparaturen der Maschine besorgende Mechaniker. Das Rohblei wird in einem gedeckten Schmelzkessel geschmolzen, gerührt und gemischt. Das entstandene Massicot wird mittels eines Exhaustors in einen Fülltrichter gezogen, von dessen Grund es mechanisch dem Ofenboden zugeführt wird. Mechanisch betriebene Krählarme führen es dann vom Zentrum an die Außenseite des Ofenbodens, von wo es unter negativem Druck zu dem Einfülltrichter einer Mühle geführt wird. Von hier gelangt es in gleicher Weise in einen anderen Ofen. Die Saugleitung sammelt das fertige Produkt aus diesem Ofen, führt es mechanisch in einen Trichter, der das Minium dann automatisch in Fässer füllt. Ein negativer Druck verhindert durchweg das Entweichen von Staub.

Die Erzeugung von Bleiglätte. Rohblei bringt man in einen Treibofen, rührt beständig um und zieht beständig die gebildeten Oxyde an der Oberfläche ab, um eine vollständige Oxydation zu bewirken, zieht dann die Glätte aus dem Ofen mit Krücken ab oder läßt sie von dem Ofenherde in Mulden fließen und in Form von großen Stücken erkalten. Diese Stücke von grobkristallinischer Struktur legt man auf den Boden, wo sie dem Luftzutritt ausgesetzt sind. Ihr Zerfall wird durch Zerbrechen der großen Stücke von Hand beschleunigt. In der Folge wird das Material zwecks feiner Zerteilung in einen Desintegrator gebracht und dann eingepackt.

Gefahren und Verhütung. Die Erzeugung von Bleiglätte kann eine größere Staubmenge verursachen als irgendein anderer, uns geläufiger Erzeugungsprozeß. Die Art der Verrichtungen ist derart, daß es unmöglich ist, in allen Stadien diesen Staub zu verhüten oder seiner habhaft zu werden. Die Gefahr ist am größten bei den ersten Verrichtungen des Einschaufelns des zersetzten pulverigen Materiales vom Boden in die Behältnisse und beim Verteilen ihres Inhaltes in die Desintegratoren. Die Arbeit ist schwer, und ist ein Respirator nur mit Schwierigkeit zu tragen. Eine bewegliche Abzugshaube im Anschluß an eine bewegliche, mit einem Exhaustor verbundene Leitung, die von Ort zu Ort in dem Arbeitsraum fortbewegt werden kann, empfiehlt sich, hat jedoch in praxi den Staub nicht wirksam entfernt, wegen der Mühen und der Schwierigkeiten, die es macht, den Exhaustor nahe genug an die Arbeitsstelle zu bringen. Wenn einmal das Material den Desintegrator erreicht hat, kann eine Absaugung über dem Einfalltrichter und zugleich über dem eingeschlossenen Sieb, der Mühle und der Packmaschine leicht vorgesehen werden. Für die Mennigeklumpen sollen Behälter angeschafft werden, um zu verhüten, daß das Pulver mit den Füßen zertreten wird, und gedeckte Karren zur Entfernung des halbgepulverten Materiales. Ein Wechsel in der Beschäftigung verringert die Gefahr und sollte stets eingerichtet werden. Bei neuen Anlagen soll die automatische Durchführung dieser Verrichtungen soweit als möglich in Betracht gezogen werden[1]).

---

[1]) In österreichischen und deutschen Miniumfabriken geschieht die Erzeugung scheinbar nirgends auf vollkommen mechanischem Wege, jedoch sind

Die Erzeugung von Bleiplatten und Bleirohren. Diese Produktion wird auch nicht selten in Hüttenwerken ausgeführt. Um Bleiröhren zu erzeugen, läßt man geschmolzenes reines Blei in einen Zylinder laufen, der in seinem Mittelpunkt einen entsprechenden Dorn enthält. Diesen Bleizylinder drückt man mittels hydraulischer Kraft in einen Hohlraum mit passender Öffnung, um die gewünschte Dicke der Röhre zu erzeugen. Bei der Herstellung von Bleiplatten werden die dicken Platten durch den Druck schwerer Stahlwalzen allmählich auf die gewünschte Dicke gebracht.

Gefahren und Verhütung. Mit der Handhabung von reinen Bleiplatten oder -Tafeln ist nur geringe Gefahr verbunden. Sie besteht nur in den ersten Stadien der Erzeugung. Alte oxydierte Bleirohre, Bleibehälter, Teekistenblei, Akkumulatorenplatten usw. liegen da in Haufen auf dem Fabriksgebiet. Mit diesen kann man nicht ohne Erzeugung von Staub hantieren. Beim Schmelzen und Um-

---

große Teile der Erzeugung bereits mechanisiert. Auch in Glättefabriken kann der ganze Prozeß mechanisiert werden, und ist gegenwärtig bereits in manchen Betrieben ein beträchtlicher Teil des Prozesses mechanisiert worden. In den österreichischen Miniumfabriken und Glättefabriken war nach den Erhebungen des Arbeitsstatistischen Amtes des Handelsministeriums, den letzten Nachrichten, die über diese Betriebe vorliegen, die Gefährdung noch eine recht hohe:

Tabelle 11.

	Miniumfabrik Saag		Minium- und Glättefabrik Ober-Fellach	
	Arbeiter	Bleikolik	Arbeiter	Bleikolik
1899	41	2	30	4
1900	45	4	32	35
1901	46	—	28	16
1902	42	—	27	25
1905	38	1	23	13
im Mittel der 5 Jahre	42	1	28	19

Über die Verhältnisse in den Bleifarbenfabriken des Regierungsbezirks Köln gibt folgende Tabelle Aufschluß. Die deutsche Verordnung siehe S. 331.

Tabelle 12.

Bleiproduktenfabriken d. Reg.-Bez. Köln (Bericht der Gewerbeinspekt. 1909)

		Anlagen	dauernd beschäftigte Arbeiter	vorüberg. beschäftigte Arbeiter	Bleikoliken bei dauernder Beschäftigung	Bleikoliken bei vorüberg. Beschäftigung	insgesamt
Bleifarben-fabriken	1908	22	1005	663	32	57	89
	1909	20	962	609	35	33	68
Akkumulatoren-fabriken	1908	1	439	23	41	—	41
	1909	2	372	44	15	4	19

(T.)

rühren steigen dichte Dämpfe auf, die Staub mit sich tragen; durch diese, sowie durch beim Entschlacken der Oberfläche des Metalles entstehenden Staub ist die Aufnahme von Blei unvermeidlich, wenn nicht der Schmelzkessel vollkommen gegen seitlichen Zug geschützt und mit einer Abzugshaube und einer in den Hauptschornstein führenden Leitung versehen ist. Türen an der Stirnseite der Abzugshaube dienen weiter zur Einschließung der Dämpfe. Der Schaum aus dem Kessel muß in einem innerhalb der Abzugshaube befindlichen Behälter aufbewahrt werden. Von 109 in den 10 Jahren von 1900 bis 1909 berichteten Fällen entfielen auf die Verrichtungen bei dem Schmelzkessel mindestens 47. Wir stimmen mit Dixon Mann überein, welcher bemerkt:

„Arbeiter, die mit metallischem Blei zu tun haben, leiden nicht an Bleivergiftung, außer, wenn sie sich häufig in der Nähe von großen Mengen des geschmolzenen Metalles aufhalten, oder wenn sie bei der Manipulation mit Altmetall feine Teilchen des festen Bleies oder seiner Oxyde einatmen. Das Blei ist, wenn auch gewöhnlich nicht unter die flüchtigen Metalle eingereiht, doch der Verflüchtigung bei einer hohen Temperatur fähig und kann in Form von Dämpfen durch den Atmungstrakt in den Organismus und auch in den Magen aufgenommen werden. Einer der schlimmsten Fälle von chronischer Bleivergiftung, die ich jemals sah, war der eines Mannes, der die Bleifolien zur Auskleidung alter Teekisten kaufte und zu Bleiblöcken umschmolz. Diese Arbeit verrichtete er in einem kleinen Raum ohne irgendeine Ventilationseinrichtung und besorgte die ganze Verrichtung selbst."

Buchdruckerei. Bei dieser Industrie kommt es in folgenden Fällen zur Berührung mit Blei:

1. Mit geschmolzenem Blei a) beim Gießen der Typen mittels der verschiedenen Arten von Maschinen, einschließlich der Monotype- und Linotypemaschinen; b) beim Stereotypieren; c) beim Umgießen der Zeilen oder einzelner Typen nach einmaligem Gebrauch, zusammen mit den Abfällen von der Stereotypiemaschine und dem Bodenkehricht in Gußformen.
2. Mit metallischem Blei beim Hantieren und Bearbeiten der Typen und dem nachfolgenden Gebrauch durch den Setzer. Das Typenmetall selbst besteht gewöhnlich aus 75% Blei, 23% Antimon und 2% Zinn.

Während der 10 Jahre 1900 bis 1909 wurden über 200 Fälle berichtet und zwar 92 bei Setzern, 71 bei Stereotypeuren und Maschinensetzern und 37 bei Hilfsprozessen, hauptsächlich im Gießraum. Demnach scheinen die Verrichtungen, welche ein Arbeiten mit dem geschmolzenen Metall mit sich bringen, augenscheinlich eher Bleivergiftung zu verursachen als das Hantieren mit festem Blei.

Das Typengießen. Beim Letterngießen und bei der Monotypeletterngießmaschine füllt das geschmolzene Metall, beim ersteren durch ein Kohlenfeuer, beim letzteren durch einen Bunsenbrenner erhitzt, in regelmäßigen Intervallen die Matrizen bis zu einem Punkt, an dem es durch einen Strahl komprimierter Luft abgekühlt wird, worauf die gebildete Type mechanisch in ein Behältnis ausgeworfen wird. Die Temperatur des geschmolzenen Bleies muß sorgfältig reguliert werden und steigt gewöhnlich nicht über 400 bis 450° C, eine Temperatur, bei der es höchst zweifelhaft ist, ob Bleidämpfe entstehen können. Sommerfeld (11) stellt fest, daß in 60 m^3 Luft, die dicht neben einer Letterngießmaschine aufgesaugt wurden, keine Spur von Blei zu finden war, da eine Verdampfung unter 550° nicht platzgreift. Der Schaum, der gelegentlich von der kleinen Oberfläche des geschmolzenen Metalles entfernt werden muß, befindet sich in schlackenartigem Zustand und scheint nicht viel Oxyd zu enthalten. Er wird gewöhnlich in einem kleinen Kistchen aufbewahrt und einmal im Tage entfernt, um wieder eingeschmolzen zu werden. Was an Dämpfen von oft unangenehmem Geruch wahrgenommen wird, ist vermutlich auf die Acroleinsäuren von Fett und Schmutz zurückzuführen.

Nach dem Gießen der Lettern werden sie auf einem Sandstein oder einer Feile abgeschliffen, wodurch kleine Mengen von Metallstaub entstehen. Sodann werden sie auf Setzbretter gestellt, so daß alle Lettern nach derselben Seite gerichtet sind (eine Arbeit, zu der gewöhnlich junge Frauenspersonen verwendet werden), gewisse Teile der Lettern werden unterschnitten, damit sie vollständig parallel liegen, dann gehobelt, geglättet und geprüft, damit sie alle die genaue gleiche Höhe haben und schließlich nach Gießart sortiert und im Magazin verpackt. Bei allen diesen Verrichtungen werden notwendigerweise die Finger durch die Berührung geschwärzt, und es muß eine leichte Weiterübertragung der Metallteilchen stattfinden, um die berichteten Fälle von Bleivergiftung zu erklären[1]).

[1]) Bei uns sind zwei Arten von Gießmaschinen gebräuchlich, die sogenannten „Handgießmaschinen", die Gießmaschinen alten Systems, deren Produkt noch einer Nacharbeit bedarf, und die „Komplettgießmaschinen", die fertige Lettern liefern. Erstere sind relativ einfach zu handhaben. Die Maschine arbeitet langsam, die Matrize aber kann auf ziemlich einfache Weise relativ rasch ausgewechselt werden. Sie ist daher geeignet, wenn es sich um Herstellung einer kleineren Anzahl von Lettern einer bestimmten Sorte handelt. Die Komplettgießmaschine erfordert äußerst exaktes und daher auch langwieriges Einstellen der Matrize, liefert aber dann eine große Anzahl vollständig hergestellter Lettern. Danach wird die Handgießmaschine, die auch noch häufig mit Kohlenfeuer geheizt wird, zum sogenannten „Defektgießen", zum Gießen eines einer bestimmten Druckerei gerade fehlenden Buchstabens, die Komplettgießmaschine zur gewöhnlichen Herstellung von Lettern in großer Masse verwendet. Nur die mit der Handmaschine gegossenen Lettern bedürfen eines nachfolgenden Abschleifens auf Sandstein oder Feile. Bei dieser letzteren Arbeit entsteht eine große Menge Staub, und sind die damit beschäftigten Arbeiter — es waren früher hauptsächlich Frauen mit dieser Arbeit beschäftigt — sehr gefährdet.

Die Maschinensetzer, die besser hier als bei den Handsetzern zu besprechen sind, arbeiten unter ähnlichen Verhältnissen wie die Schriftgießer an der Komplettmaschine. Von größter Wichtigkeit ist, daß in den Schmelztöpfen der Setzmaschinen nicht nur keine höhere Temperatur als 340° C notwendig ist, sondern höhere Temperaturen, da das Blei dann zu dünnflüssig wird, direkte Störungen verursachen (Roth, O., Über Bleistaub und Bleidämpfe. Siehe Seite 197). (R. Heise, Arbeiten a. d. kais. Gesundheitsamt. 51. Bd., 1908).

Bei der Setzmaschine bringt man die Matrizen aus dem Magazin durch Berührung der entsprechenden Buchstaben auf dem Tastenapparat herab, bis sie eine Zeile bilden. Ein Hebel bringt sie sodann seitwärts in eine solche Lage, daß das geschmolzene Metall in die durch sie gebildete Gußform fließen und so die Zeile gegossen

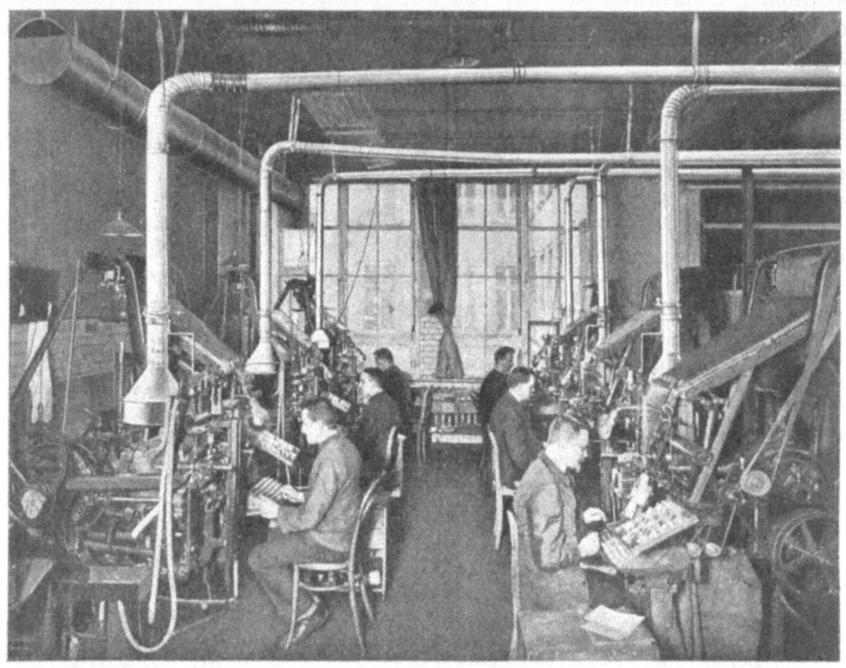

Abb. 6. Lüftung eines Setzmaschinen-Raumes und Dampfabsaugungsanlage für die Letternmetallschmelzkessel der Setzmaschinen in einer großen Berliner Zeitungsdruckerei.

Das seitlich an der Decke verlegte Rohr, das ins Freie mündet, führt die Frischluft in den Raum. Sie tritt unterhalb der Decke aus und fällt nach unten. — Die in den Letternschmelzkesseln entstehenden Dämpfe werden mit besonderer Absaugungsanlage abgeführt. Zu diesem Zweck sind über den Schmelzkesseln Saughauben angeordnet, die mit dem an einen Exhaustor angeschlossenen Rohrnetz verbunden sind, wodurch die Dämpfe mechanisch abgesaugt werden. Diese Lüftungs- und Absaugungsanlage ist von Danneberg und Quandt, Berlin W 35, ausgeführt.

werden kann. Ein anderer Hebel hebt dann die Matrizen, die in das Magazin zurückgeführt werden, während die gegossene Zeile in ein Behältnis fällt. Hier kommt wieder die Gefahr von Bleidämpfen kaum in Frage. Wenn die Matrizen vom Magazin herabfallen, so werden Teilchen von Blei, die daran während der Berührung mit dem Metall haften geblieben sind, losgetrennt und sind bei jeder Linotypemaschine an dieser Stelle zu sehen. Der Messingdeckel des Magazins wird, wenn er nicht häufig gereinigt wird, bald mit feinem Staub bedeckt. Wenn auch Bleidämpfe nicht ausgeschieden werden, so ist nichtsdestoweniger die Entfernung der Verbrennungsprodukte von der Erhitzungsvorrichtung notwendig, um die beständige Verunreinigung der Luft zu verhindern und die Temperatur in der Nähe der Maschine herabzusetzen. Monotypemaschinen strömen große Hitze aus. Eine gut über die Tiegel reichende Dunsthaube und Zweigleitungen, die tangential in die in Verbindung mit einem Ventilator stehende Hauptleitung eintreten, können allein in zufriedenstellender Weise diese Schädlichkeiten beheben (Fig. 6). Abzugsvorrichtungen und Leitungen, die bloß in einen Kanal an der Seite des Gebäudes führen, können die Kondensation der Wasserdämpfe nicht verhüten, die infolgedessen zurücktropfen. Wo jedoch ein gut ausgedachtes Ventilationssystem eingerichtet wurde, ist Herabsetzung der Temperatur und Erleichterung für die Arbeiter erreicht worden. Temperaturen über 18,3° C müssen für den Maschinsetzer lästig werden.

In der Gießerei wird das Wiedereinschmelzen von alten gebrauchten Typen usw. vorgenommen, und wird zeitweilig Bruchmetall und Kehricht eingeschmolzen. Diese Schmelzkessel sollen teleskopartig verschiebbare Dunsthauben haben, die so ausbalanziert sind, daß sie leicht herabgelassen werden können, auf diese Weise den Kessel mit geschmolzenem Metall einschließen und bewirken, daß die Dämpfe durch den Ventilator in eine Leitung von solcher Weite gezogen werden, daß kein Hindernis für ihr Entweichen besteht. Eine Leitung, die zu eng ist, um der großen Expansion der erhitzten Luft zu entsprechen, ist ein sehr häufig beobachteter Fehler. Eine Hauptquelle der Gefahr liegt in dem Abschäumen des Schmelzkessels zum Zwecke der Reinigung usw. und im Ablagern großer Mengen Schlacke an der Seite des Kessels. Behältnisse für die Schlacke, die noch unter der Wirkung des Ventilationssystems stehen, sind dringend geboten.

Abzüge über den oft großen Schmelzkesseln für die Stereotypie sind, wo immer anbringbar, wünschenswert, auch um eine entsprechende Temperatur zu sichern. Hier liegt auch die Gefahr des Verspritzens von geschmolzenem Metall vor, das dann unter den Füßen zertreten werden kann.

Die Setzarbeit. Die Lettern werden in die kleinen Abteile der Setzkästen verteilt. Infolge der Reibung kann viel Staub in den Fächern liegen, und es besteht bei der Arbeit stets die Neigung, kleine Mengen dieses Staubes zu verstreuen. Da dies die Hauptquelle der Vergiftung ist, insoweit der Blei enthaltende Staub an den Fingern haftet, kann auf diese Weise Blei in den Organismus mit der Nahrung oder beim Rauchen eintreten. Es ist auch ebenso leicht möglich, anzunehmen, daß die Bleivergiftung auf die lösende Wirkung des Blutes und der Gewebeflüssigkeiten auf die kleinen Bleisplitter zurückzuführen ist, die die Haut durchdringen, — wie man auch den wohlverbürgten Fällen von Bleivergiftung Glauben schenkt, die dem

Zurückbleiben von Kugeln oder Schrott in dem Körper folgten. Setzer nehmen bisweilen auch die Gewohnheit an, Lettern zwischen ihren Zähnen zu halten.

Die alte gefahrbringende Methode des Ausblasens des Staubes aus den Letternkästen mittels eines Blasebalges sollte schon längst durch den Gebrauch von Saugegebläsen oder von Setzkästenstaubabsaugern ersetzt worden sein. Bei dem sogenannten „Clement"-Apparat bringt man die Kästen auf ein Gestell, das man zum Schwingen bringt; in die Abteile wird Luft in zahlreichen Strahlen getrieben, so daß der Staub auffliegt, der durch Absaugen entfernt und gesammelt wird. Die Kästen werden so mit großer Zeitersparnis im Setzraume selbst gereinigt, ohne daß die Atmosphäre durch den Staub verunreinigt wird.

Der aus einem Setzkasten mittels eines Vakuum-Cleaners entfernte Staub enthielt, wie im Regierungslaboratorium festgestellt wurde, 9,8% metallischen Bleies, der von der Höhe des Magazins einer Linotypemaschine gesammelte 8,18%[1]).

---

[1]) Nicht erwähnt wird hier die Gefährdung der Setzer durch die Gewohnheit des sogenannten „Aufschüttelns" des Setzkastens. Es werden die Setzkästen hart gegen ihre Unterlage gestoßen, um in den Ecken liegende oder in Ritzen festgeklemmte Lettern dann besser ergreifen zu können; bei diesem Aufschütteln entwickelt sich natürlich Staub. Das Herausnehmen der Lettern aus den Setzkästen selbst ist mit keiner Staubentwicklung verbunden. Ich selbst glaube auch nicht an die große Gefährdung der Setzer durch ihren Beruf, wenn die Arbeitsräume rein und sauber gehalten werden. Es ist auffallend, daß schon bei den ältesten über reiche eigene praktische Erfahrung verfügenden Autoren die Gefährdung der Setzer keineswegs als eine so besonders hohe angesehen worden war. Schon unter den Bleivergiftungsfällen Tanquerel de Planches ist die Zahl der Setzer und Buchdrucker eine auffallend geringe (24 gegen 96 bleikranke Gießer). Hirt betont den kleinen Prozentsatz von Bleikranken unter den Druckern und Setzern (5—10% während 5jähriger Arbeit, gegen 35—40% bei den Gießern), aber die große Häufigkeit der Phthise. M. Sternberg sagt aus seiner reichen Wiener Erfahrung: „Ich habe über 1000 erkrankte Schriftsetzer in 10 Jahren untersucht. Bleisaum habe ich im ganzen in 8 Fällen gesehen, während er bei unseren Anstreichern eine alltägliche Erscheinung ist. Bleikolik, Bleilähmung, Bleiarthralgien kommen ja wohl vor, aber recht selten. Bleiniere habe ich nicht beobachtet. Die Diagnose ‚Bleivergiftung' ist freilich unzählige Male auf dem Krankenzettel zu lesen, aber der entsprechende objektive Befund keineswegs ebenso häufig nachzuweisen". Ich muß heute auf Grund meiner nun schon 10jährigen Erfahrung die Angaben Sternbergs voll und ganz bestätigen, kann auch auf Grund meiner genaueren Untersuchungen über die Erkrankungshäufigkeit bei der Buchdruckerkrankenkasse (Vorlesungen über soziale Medizin I. Teil G. Fischer, Jena 1914) die früher (Referat auf dem Hygienekongreß 1907) gemachte Einschränkung, daß sich die Bleivergiftung dort in den häufigen Erkrankungen des Verdauungstraktes äußert, nicht im vollen Umfange gelten lassen. Doch muß noch immer zugegeben werden, daß sich die Bleivergiftung vielleicht in ganz chronischer Form in Veränderungen des Gefäßsystems äußert. Jedenfalls ist die klinisch diagnostizierbare typische Bleivergiftung bei Schriftsetzern und Buchdruckern eine große Seltenheit. Wenn trotzdem die Krankenkasse der Buchdrucker in Wien in früheren Jahren eine große und auch jetzt noch eine nicht geringe Zahl von Bleivergiftungen unter Schriftsetzern und Buchdruckern aufweist, so rührt dies daher, daß viele Ärzte allzu geneigt sind, bei diesen Berufen die Diagnose Bleivergiftung zu stellen oder sie sich von den Patienten

Die im Jahre 1911 in Österreich erlassene Verordnung fordert unter anderen Dingen:

---

suggerieren zu lassen. Ich sah schon Buchdrucker mit den allerverschiedensten Leiden: Tuberkulose, Gingivitis, Appendicitis acuta, Furunkulosis, Lues, Tabes usw. mit der auf dem Krankenzettel verzeichneten Diagnose „Bleivergiftung" in meiner Ordination — ich bin Spezialarzt für Berufskrankheiten des Verbandes der Krankenkassen Wiens und Niederösterreichs — erscheinen. Das starke Sinken der Bleivergiftung unter den Schriftsetzern in Wien erklärt sich nur zum allergeringsten Teil aus gewerbehygienischen Verbesserungen, zum weitaus größten aus geänderter Diagnosenstellung. Ich selbst war in den ersten Jahren meiner Tätigkeit mehr geneigt, auf unbestimmte Symptome hin die Diagnose Bleivergiftung zu stellen. Auch damals war die Zahl der Schriftsetzer und Buchdrucker, bei denen ich die Diagnose Bleivergiftung gestellt habe, keine große (16—24 bei Schriftsetzern). In den späteren Jahren, da ich die Diagnose exakt zu stellen gelernt habe, konnte ich von den mir in immer wachsender Zahl zugewiesenen angeblich „bleikranken" Schriftsetzern und Buchdruckern nur bei sehr vereinzelten die Diagnose „Bleivergiftung" bestätigen. Fast sämtliche bei Schriftsetzern, sämtliche bei Buchdruckern in der Kassenstatistik der letzten Jahre ausgewiesenen Fälle von „Bleivergiftung" stammen aus den Krankenbüchern der übrigen Ärzte, nicht aus dem des Spezialarztes, während ich in anderen Berufen, z. B. bei den Anstreichern, fast 90% der ausgewiesenen Bleivergiftungsfälle behandelt habe, und auch von den Schriftgießern einen sehr bedeutenden Teil.

Tabelle 13. Gremialkrankenkasse der Buchdrucker und Schriftgießer in Wien.

Zahl der ausgewiesenen Bleivergiftungsfälle im jährlichen Durchschnitt:

	Setzer	Drucker	Gießer	Hilfsarb. männl.	weibl. Druckerei-Arbeiter	weibl. Gießerei-Arbeiter
1902—1905	89	21,5	13,5	15	5,0	9
1906—1909	58	15,0	12,0	11	3,5	6
1910—1913	29	5,0	8,5	9	2,0	3
		Erkrankungsprozente an allen Krankheiten.				
1902—1905	54,4	46,0	47,4	41,2	56,6[1])	70,4[1])
1906—1909	46,9	42,6	45,8	41,1	53,8[1])	51,1[1])
1910—1913	49,1	40,4	46,7	47,2	56,8[1])	53,7[1])
		Erkrankungsprozente an Bleivergiftung.				
1902—1905	2,82	2,64	5,55	1,44	0,35	12,0
1906—1909	1,58	1,56	4,46	0,88	0,21	8,0
1910—1913	0,76	0,44	2,92	0,60	0,10	3,8

[1]) mit Entbindungen.

Sterblichkeit auf 1000 (nach Teleky: Vorlesungen über soziale Medizin).

An Tuberkulose und Pleuritis			An Tuberkulose	
	Setzer	männl. Mitglieder d. Buchdrucker-Kr.-K.	männl. Wiener Bevölkerung.	
15—20	3,07	0,66	10—20	1,8
25—30	5,64	6,62	20—30	4,9
31—40	6,40	8,43	30—40	6,3
41—50	9,94	7,37	40—50	7,4
51—60	8,57	11,34	50—60	7.1
über 60	13,59	24,54		

1. Die Schmelzkessel und, soweit es praktisch durchführbar ist, auch die Linotypetiegel sind mit Dunsthauben und Leitungen zu versehen, um die Dämpfe in die Außenluft oder in einen Schornstein zu führen.
2. Die Setzkästenregale sollen entweder dicht auf dem Fußboden aufstehen oder einen genügenden Zwischenraum zwischen dem untersten Fach und dem Fußboden lassen, damit dieser leicht gereinigt werden kann.
3. Das Innere aller Setzkästen muß mindestens einmal in je drei Monaten, wenn möglich mittels eines Vakuum-Saugapparates gereinigt werden.
4. sind vierteljährliche periodische ärztliche Untersuchungen der beim Gießen, Stereotypieren, Maschinensetzen, Typensortieren und Setzen beschäftigten Personen vorzunehmen.

Sommerfeld (12) glaubt, daß in Berlin 1,07% der Setzer alljährlich an Bleivergiftung leiden, und daß 2,5% aller Krankheiten, an denen sie leiden, auf Blei zurückzuführen sind. Unter 3641 Buchdruckern, die ärztliche Hilfe in Anspruch nahmen, fand Silberstein (13) 65, die an Bleivergiftung litten (1,7%). Wo jedoch die Diagnose der Bleivergiftung auf der Blutuntersuchung beruht, wie in Leipzig, hat

---

So wie in Wien geht es aber auch in anderen Städten: bei exakter Diagnosenstellung verringert sich die Zahl der Bleivergiftungen unter Schriftsetzern und Buchdruckern. So schreibt Schönfeld, von dem die oben zitierten Zahlen über Leipzig stammen (Geschäftsbericht der Ortskrankenkasse für Leipzig und Umgebung für das Jahr 1912). „Das Bewußtsein, während der gewerblichen Tätigkeit sich fortdauernd der Möglichkeit einer Vergiftung auszusetzen, genügt, um den einen mehr, den anderen weniger zum Bleihysteriker zu machen. Es betrifft die Bleihysterie vornehmlich die große Menge der Schriftsetzer, deren anstrengender Beruf im Arbeitsraum mit schlechter nach Schmieröl und Druckerschwärze riechender Luft an das Nervensystem außerordentliche Anforderungen stellt. Der Schriftsetzer denkt bei eintretenden Beschwerden zunächst mit vollem Recht an Bleivergiftung, mit fertiger Diagnose sucht er gewöhnlich den Arzt auf.“ Ich möchte die Berechtigung des „mit vollem Rechte“ bezweifeln. Fand doch Schönfeld unter 290 anderen Arbeitern, die wegen Bleieinwirkung erwerbsunfähig waren, 104 mal die für Bleivergiftung charakteristischen punktierten Erythrozyten, unter 205 Buchdruckern und Schriftsetzern nur 23 mal. Nicht wenig zu dem Glauben an die ungeheure Häufigkeit der Bleivergiftung unter den Buchdruckern und Schriftsetzern tragen gewisse Handbücher bei, in denen sich ein einmal aufgekommener Irrtum ad infinitum fortpflanzt. Weit mehr als die Buchdrucker und Schriftsetzer leiden die Schriftgießer und Stereotypeure unter der Bleivergiftung. Über die Zahl der in der Statistik der Wiener Gremialkrankenkassen der Buchdrucker und Schriftgießer ausgewiesenen Bleierkrankungen gibt die Tabelle 13 Auskunft.

Mit Recht weist schon Hirt darauf hin, daß die eigentliche Berufskrankheit der Schriftsetzer und Buchdrucker die Lungentuberkulose ist; insbesondere die Tuberkulosesterblichkeit der Schriftsetzer überragt die vieler anderer Berufe um ein sehr erhebliches, und dies, obwohl die Schriftsetzer doch zu den bestbezahlten Arbeitergruppen gehören. Besonders auffallend aber ist die große Tuberkulosesterblichkeit der Schriftsetzer in der ersten Altersklasse (Tabelle 13) und dies weist uns darauf hin, daß das Moment der Auslese für den Beruf hier eine große Rolle spielt. Es sind vor allem schwächliche Individuen, die sich dem Setzerberufe, der ja wenig körperliche Anforderungen stellt, zuwenden. Siehe die Verordnungen Seite 325 und 348. (T.)

sich die Höhe der von den Krankenkassen gezahlten Entschädigungen beträchtlich vermindert. So zeigten von 207 Setzern, die entweder von Ärzten als an Bleivergiftung leidend geschickt worden waren, oder mit der Vermutung, daß sie daran litten, von selbst kamen, bloß 17 (8,2%) Basophilie in einem solchen Grade, daß die Diagnose zu rechtfertigen war, während andererseits unter den Schriftgießern und Galvanoplastikern das Verhältnis 28,6% war.

Die Buchdrucker leiden in ausgedehntem Maße an Tuberkulose. Ihre verhältnismäßige Sterblichkeit an dieser Krankheit im Vergleich mit der Ziffer für alle männlichen Arbeiter ist 290:175 (14). Diese hohe Sterblichkeit ist vermutlich hauptsächlich auf die Verunreinigung der Atmosphäre zurückzuführen und auf die Abneigung, frische Luft einzulassen, infolge der übergroßen Empfindlichkeit gegen „Zug". Dieses Geschlossenhalten der Fenster durch die Arbeiter sollte ein Grund mehr sein, die Luftverunreinigung durch die Bunsenbrenner in Verbindung mit den Linotype- und Schriftgießmaschienen durch das einzig praktische Mittel, das nicht zu wahrnehmbarem Zug führt, nämlich durch Absaugung, zu verhindern.

Das Feilenhauen (15). Die zu behauende Stahlfeile legt man auf einen Steinblock, in dessen Mitte ein kleinerer Stahlblock, ein sogenanntes Gesenke eingelassen ist. Der Arbeiter hat in der rechten Hand einen Hammer im Gewichte von bisweilen 3 oder 4 Kilo und in seiner Linken, sehr fest gehalten, einen Meißel. Jede Rille der Feile und deren kann es bis zu 3800 einzuhauen geben, ist das Ergebnis eines Schlages auf den Meissel, und wir haben bis zu 120 Schlägen mit einem Dreikilohammer und 200 mit einem Zweikilohammer in der Minute gezählt. Um dem Schlag Widerstand zu leisten und auch den Rückstoß zu verhüten, legt man die Feile wenigstens bei den feineren Sorten auf eine Bleiunterlage, einen dünnen Streifen metallischen Bleies. Infolge der Reibung durch das fortgesetzte Stoßen wird die Bleiunterlage im Laufe weniger Tage abgenützt, und ein Teil von dem so abgenützten Blei wird notwendigerweise zu feinem Bleistaub.

Die Gefahren. Die Bleiaufnahme ist die Folge des bei jedem Schlag erzeugten Staubes, des Abbürsten des Staubes von der gehauenen Feile und des Ableckens des den Meißel haltenden Fingers und Daumens. Andere Verhältnisse, welche vor dem Inkrafttreten der geltenden Verordnungen die Bleivergiftung begünstigten und auch gegenwärtig nicht gänzlich ohne Bedeutung sind, waren die zu geringe Entfernung eines Ambosses vom anderen, die mangelhafte Ventilation des häufig kleinen Raumes, in dem die Arbeit ausgeführt wurde, die Überfüllung, die Ansammlung von Staub auf den Arbeitstischen und den unebenen Fußböden, die nicht entsprechenden Waschgelegenheiten und offenbar die mangelnde Würdigung der Gefahr.

Die charakteristischen Merkmale der Bleivergiftung in dieser Industrie sind die lange Dauer der Beschäftigung vor dem Auftreten ausgesprochener Symptome (vgl. Seite 51). Dies schleichende Einsetzen geht jedoch mit einem Untergraben der ganzen Konstitution einher, das sich eventuell in einer Atrophie der Muskeln, speziell des Daumen- und Kleinfingerballens, der Musculi lumbricales und der Zwischenknochenmuskeln der Finger zeigt, als Ergebnis des ununterbrochenen Haltens von Hammer und Meißel, ferner in chronischer interstitieller Nephritis, damit verbundenen arteriosklerotischen Veränderungen und Vorkommen von Schwindsucht.

Die Einrichtung von örtlicher Staubabsaugung wurde für diese Industrie niemals in Vorschlag gebracht, da es in den kleinen Werkstätten an Antriebskräften für einen Ventilator fehlt und kein Bleistaub aufgewirbelt wird. Die Verringerung in der Zahl der Fälle ist auf die Tatsache zurückzuführen, daß das maschinelle Feilenhauen mit Zink als Unterlage an Stelle des Feilenhauens mit der Hand für grobe Feilen getreten ist. Beim Handhauen haben in einzelnen Fällen Unterlagen aus Zink oder aus Legierungen mit verhältnismäßig geringem Bleigehalt den Gebrauch von Bleiunterlagen ersetzt. Die in der Verordnung vorgeschriebenen Maßregeln haben auch eine Rolle gespielt. Zur Zeit des Inkrafttretens der Verordnung im Jahre 1903 gab es ungefähr 708 Feilenhauereien in Großbritannien, von denen sich 517 in Sheffield befanden. Unmittelbar nach dem Inkrafttreten wurden 126 Ausnahmezertifikate[1]) mit Rücksicht auf die Verwendung von Unterlagen mit weniger als 5% Blei erteilt, und jedes Jahr liefen neue Ansuchen ein (16). Es scheint jedoch schwierig zu sein, Unterlagen zu beschaffen, die den aufgestellten Forderungen entsprechen. So wiesen in den 4 Jahren 1907 bis 1910 von 23 unterbreiteten Mustern mit einem angeblichen Gehalt von weniger als 5%, 16 einen höheren Bleigehalt auf. Die Zahl der Berichtsfälle von Bleivergiftung betrug in den 5 Jahren 1900 bis 1904 151, in den 5 Jahren 1905 bis 1909 51.

Die Morbidität an Bleivergiftung beträgt ungefähr 10 auf 1000. Es ist jedoch, wenn sie auch im Vergleiche mit anderen Gewerben gering erscheint, die weit größere Schwere der Anfälle in Erwägung zu ziehen[2]).

---

[1]) Der Chefinspektor kann von Befolgung der in der Verordnung enthaltenen Vorschriften dann befreien, wenn solche Unterlagen verwendet werden, die nicht gesundheitsgefährlich sind. (T.)

[2]) Die Technik des Feilenhauens ist bei uns dieselbe wie in England. Die Bleiunterlage wird vor allem deshalb verwendet, weil bei harter Unterlage die Gefahr besteht, daß beim Hauen der zweiten Seite die bereits gehauene, nun auf der Unterlage aufliegende Seite stumpf wird. Doch ist es technisch sehr gut möglich, hier die Bleiunterlage durch eine Bleilegierung oder noch besser durch eine Zinn- oder Zinkunterlage zu ersetzen. In Wien verwandten (Arnstein, Über die Häufigkeit der Bleivergiftung unter den Feilenhauern in Wien. — Das österr. Sanitätswesen 1912, Beihefte zu Nr. 18, Wiener Arbeiten aus dem Gebiete der sozialen Medizin) von 34 Betrieben 12 bleifreie Unterlagen, 18 Bleilegierungen (Bleizinn oder Bleiantimon), nur 4 reines Blei als Unterlage zum Hauen von Feilen; durch Tarifvertrag ist zumindest die Verwendung von reinem Blei als Unterlage zum Hauen von Feilen untersagt. Ist es also gewiß möglich, beim Hauen von Feilen mindestens ohne reine Bleiunterlagen auszukommen, so ergeben sich beim Hauen von Raspeln größere Schwierigkeiten. Die feinen Widerhäkchen verlangen eine weichere, nachgiebigere Unterlage.

Das Feilenhärten. Dieser Prozeß besteht darin, daß man die mit Holzkohle bedeckten Feilen in ein Bad von geschmolzenem Blei von hoher Temperatur taucht. Die Feile wird, wenn sie rotglühend ist, herausgenommen, wenn notwendig gerade ausgerichtet und in Salzwasser geworfen.

Gefahren und Verhütung. Die Vergiftung ist auf die vom geschmolzenen Metall (bei einer Temperatur von 850° C, wie S. R. Bennet berichtet s. S. 196) abgegebenen Dämpfe zurückzuführen, und es kann dieser Gefahr nur mittels wirksamer Dunsthauben und Abzugsvorrichtungen begegnet werden, wenn man nicht eine Ersatzmethode zum Härten anwendet, die das Bleibad überflüssig macht, z. B. durch die Erhitzung in einem Herd, einem Gasofen, oder andere Mittel. In der Kleinindustrie in und um Sheffield berichtet man über 3 Fälle innerhalb eines Jahres, deren jeder zu einer teilweisen oder vollständigen Lähmung der Streckmuskeln des Vorderarmes geführt hatte. Von 10 in dem betreffenden Werke beschäftigten Arbeitern zeigten 3 einen Bleisaum, 3 waren kachektisch, und einer litt an Schwäche der Arme und der Handstrecker. In 2 von den 3 Betrieben wurden erfolglose Versuche gemacht, die Dämpfe mittels Dunsthaube und Leitung zu entfernen (17).

Das Härten von Gabeln und ähnlichen Artikeln hat in gleicher Weise Anlaß zur Entstehung von Vergiftungen gegeben.

Wir sind davon unterrichtet, daß in einigen Werken Methoden der Härtung und Temperung von Bohrern, Werkzeugen usw. mittels geschmolzener Metallsalze angewendet werden. Bei einem Zusammenmischen von zwei oder mehreren Salzen in bestimmten Verhältnissen kann in allen Fällen die passende Höhe des Schmelzpunktes hervorgerufen werden. Diese Bäder kann man auf irgendeinen gewünschten Schmelzpunkt bringen, um den Anforderungen der verschiedenen Stahlsorten zu entsprechen. So gibt z. B. Natrium- und Kaliumnitrat in gewissen Verhältnissen Schmelzpunkte von 220—340° C und kann für Temperbäder bis zu 600° C verwendet werden. Für das Tempern über 600° C kann man Mischungen von Natrium- und Kaliumchlorid verwenden, während für das Härten Natrium- oder Bariumchlorid entsprechende Temperaturgrade geben. In gleicher Weise kann man durch Mischen von Natriumsulfat (Schmelzpunkt 890° C) und Lithiumsulfat (860° C) einen Schmelzpunkt von 605 bis 860° C erzeugen.

Von einer größeren Geräumigkeit usw. der Werkstätten kann ich mir nicht viel versprechen, da ja jeder Arbeiter vor allem durch den von ihm selbst erzeugten Bleistaub gefährdet wird; hier ließe sich etwas von direkter Absaugung erwarten. Das beste Mittel aber erscheint der Ersatz der Bleiunterlagen durch Zinkblechunterlagen oder — und dies ist ja allenthalben in immer größerem Maße der Fall — der Ersatz der Handarbeit durch Maschinenarbeit, bei der der Arbeiter weniger gefährdet ist. Aber auch bei Maschinenarbeit sind Schutzmaßregeln notwendig. Bei einer Untersuchung der 78 in Wien in kleinen Betrieben beschäftigten Arbeiter fanden sich 5 sichere Fälle von Bleivergiftung, 8 boten Zeichen von Bleiaufnahme. Die Zahl der Bleivergiftungsfälle unter den Feilenhauern und Feilenschleifern Wiens (durchschnittlicher Stand etwa 360) ist aus der Tabelle 1 (Feinzeugschmiede) auf Seite 64 zu ersehen. (T.)

Das Verzinnen von Metallen (18). Billige Hohlgefäße wie Kessel und Backpfannen werden oft mit einer Legierung (gewöhnlich aus gleichen Teilen Blei und Zinn bestehend) überkleidet, was nach Reinigung in Salzsäure durch Eintauchen in ein Bad des geschmolzenen Metalles geschieht.

Gefahren und Verhütung. Duckering hat gezeigt (vgl. S. 198), daß die hierbei entweichenden Bleichloriddämpfe besonders dann auftreten, wenn der getauchte Gegenstand weiter zu einem Ständer gebracht wird, um das überschüssige Metall mit Werg abzuwischen, solange es sich noch in geschmolzenem Zustande befindet. Nähere Angaben über die Natur der ausgeschiedenen Dämpfe und die Menge Blei, die in der täglich vom Arbeiter eingeatmeten Luft sich befindet, finden sich auf S. 200.

Die Gefährdung durch die Dämpfe kann sowohl beim Metallbade als auch beim Abwischständer im großen Umfange durch örtliche Absaugung beseitigt werden, die durch Ausnützung des Zuges vom Feuer unter jedem Schmelztiegel bewirkt wird oder durch eine Dunsthaube und eine Leitung, die senkrecht durch das Dach durchgeführt wird, wie sie auf S. 209 beschrieben ist. Die Gefahr durch Staub entsteht auch beim Abschäumen, wenn der Schaum nicht in ein Behältnis innerhalb der Abzugshaube eingelagert wird, ferner durch Staub und Abfall auf dem Fußboden und möglicherweise von den Spuren metallischen Bleies und Bleichlorids, die an den in der Luft herumfliegenden Wergteilchen haften. Die Gefahr der Bleiaufnahme ist bei den späteren Verrichtungen, wie beim Befestigen der Ausgußnasen und der Handhaben (Montieren) und beim Hämmern und Treiben geringer. Gelegentlich werden Rauheiten durch Abreiben des Überzuges mit Schmirgelpapier entfernt.

Das Plattieren von Pferdegeschirren u. dgl. Stangen, Schnallen, Pferdegeschirre usw. werden gewöhnlich mit Nickel oder Kupfer plattiert, weit seltener mit Silber. Das Verfahren ist seinem Wesen nach ein Lötprozeß, und zwar wird der Stahl, der in gleicher Weise, wie bei den Hohlgefäßen beschrieben, vorgerichtet wurde, mit einer Mischung von 2 Teilen Zinn und 1 Teil Blei auf einem Herd übergossen. Ein Streifen von dünnem Nickelblech wird durch eine ähnliche Lösung durchgezogen und mit Werg abgewischt; auf diese Verrichtung sind die Fälle von Bleivergiftung, die in dieser Industrie vorkommen, hauptsächlich zurückzuführen infolge der Schwierigkeit eine wirksame Absaugung der vom geschmolzenen Metall entweichenden Bleichloriddämpfe über dem langen Nickelstreifen durchzuführen. Sodann vereinigt man die vorgerichtete Stahlware und den Nickel- oder Kupferstreifen unter dem Druck eines Löteisens. Beim Silberplattieren ist die Gefährdung durch die Dämpfe ein wenig geringer, da nur der Stahlteil (z. B. bei Zaumzeug) verzinnt wird. Bei der Endverrichtung des Polierens mit einem Polierlappen entsteht durch die Staubbildung Gefahr, wenn nicht für direkte lokale Absaugung vorgesorgt wird.

Die Erzeugung von eisernen Fässern und Bottichen. Der Gebrauch einer Legierung von Blei und Zinn ergibt sich aus der gebräuchlichen Art des Zusammenfügens der Teile in dieser Industrie. Den Bottichkörper macht man entweder aus schwarzem Eisenblech oder aus Terneblech (verbleitem Eisenblech). Um die Nähte zu vereinigen und das Bodenblech zu fixieren, läßt man den Bottich in einem seichten Metallbad stehen und legt ihn dann auf die Seite. Die Gefahr durch die Bleichloriddämpfe ist beträchtlich und die Methode der Verhütung genau von der oben beschriebenen Art.

Ein gleiches Überziehen mit Metall von zunächst in Salzsäure gereinigten Waren kommt z. B. bei Bestandteilen der Radiatoren von Automobilen, von Stahlstäben und Draht in Anwendung. Bleivergiftung ist jedoch nicht in solchem Umfange vorgekommen, daß sie andere Maßnahmen notwendig gemacht hätte als die Anwendung lokaler Absaugevorrichtungen zur Entfernung der Dämpfe.

Die Erzeugung von verbleitem Eisenblech. Die Erzeugung von verbleitem Eisenblech für Eindeckzwecke wird in einigen Werken in Süd Wales zugleich mit der Erzeugung von Zinkplatten ausgeführt. Bleivergiftung ist bei dieser Industrie in der Praxis unbekannt. Wir können uns bloß an das Vorkommen eines Falles erinnern, ungeachtet der Tatsache, daß die Mischung 65 bis 95% Blei enthält. Zwecks Reinigung der Platten vor dem Durchgang durch die konzentrierte Zinkchloridlösung in die Schmelzmischung wird verdünnte Schwefelsäure und nicht Salzsäure verwendet. Bezüglich der bedeutend verschiedenen Wirkungen der beiden Prozesse auf die Gesundheit kommt Duckering zu folgenden Schlüssen:

„Das Nichtvorkommen von Bleivergiftung unter den Erzeugern und Verzinnern von verbleitem Eisenblech dürfte aufgeklärt scheinen: 1. durch den Gebrauch von Reinigungsmitteln und Flußmitteln von solcher Art und Weise, daß sie mit den Verzinnungsmetallen nur sehr wenig in Berührung kommen und nur unter solchen Bedingungen, daß eine ausgedehnte Zwischenwirkung zwischen ihnen verhütet und — selbst wenn eine Zwischenwirkung eintritt — das Entstehen von Dämpfen oder Rauch hintangehalten wird; 2. durch den Gebrauch eines wissenschaftlich bereiteten Flußmittels, welches keine ungebundene Säure und keinen Überschuß an Wasser enthält, so daß die Zuführung dieser Substanzen verhindert wird und auch die von Eisenverbindungen, die in zu enge Berührung mit dem Verzinnungsmetall kommen würden; 3. dadurch, daß die Verzinnung so ausgeführt wird, daß irgendwelche Chloride, die möglicherweise an den Platten haften, entfernt werden, bevor die Platten wieder an die freie Luft kommen, und daß verhütet wird, daß sie in die Luft als Dampf aufsteigen könnten, — wobei es übrigens sehr zweifelhaft ist, ob überhaupt irgendwelche Chloride an den Platten haften können; und 4. auf das Fehlen einer jeglichen Handarbeit mit den Platten, bevor der Metallüberzug fest und hart ist.

Auf der anderen Seite wird das weitverbreitete Vorkommen von Bleivergiftung beim Verzinnen von Hohlgefäßen erklärt: 1. durch den Gebrauch von Reinigungs- und Flußmitteln in einer Art, daß sie mit den Verzinnungsmetallen unter Bedienungen in engste Berührung kommen, die der chemischen Zwischenwirkung und Verflüchtigung der sich ergebenden Verbindung besonders günstig sind; 2. die Verwendung von unwissenschaftlich bereiteten Flußmitteln, die einen großen Überschuß an Wasser und viel freie Säure enthalten; 3. die Ausführung der Verrichtungen auf eine Art, die das Entweichen von Dämpfen löslicher Bleiverbindung, wie des Bleichlorids, sowie von metallischem Blei und löslichen Bleiverbindungen in die Atmosphäre begünstigt. Die beiden letztgenannten werden mechanisch durch die Wergfasern während der dem Verzinnen folgenden Prozesse (wie beim Abwischen) in die Luft mitgeführt. 4. Ein minder wichtiger, jedoch nicht außer Betracht zu lassender Punkt ist die Möglichkeit der Verunreinigung der Hände durch lösliche Bleiverbindungen, die auf das Manipulieren mit Material, mit dem die Waren gewischt wurden, zurückzuführen ist.

Hinzugefügt werden kann, daß, wenn auch die Verwendung eines wissenschaftlich zubereiteten Flußmittels (vgl. oben 2) beim Verzinnen von Hohlgefäßen zweifellos die Möglichkeit der Enstehung von Dämpfen verringern würde, man doch nicht im voraus erwarten kann (außer, wenn ein Chloride nicht enthaltendes Flußmittel verwendet würde), daß dadurch die Bleivergiftungen verschwinden würden. Mit anderen Worten: es ist, wie oben angegeben, die Anwendungsmethode von weit größerer Bedeutung.

In den 10 Jahren 1900 bis 1909 betrug die Zahl der Berichtsfälle beim Verzinnen von Hohlgefäßen 93 unter ungefähr 200 Arbeitern, beim Plattieren 23 unter 150 und bei der Erzeugung von eisernen Bottichen und Kesseln 47 unter 250 beschäftigten Personen.

Installations-, Kitt- und Lötarbeit. Die in der Tabelle auf S. 46 enthaltenen Ziffern beziehen sich nur auf Verrichtungen die in Fabriken ausgeführt werden. Andere Installateure, soweit über sie berichtet wird, sind in einer Rubrik mit den Hausmalern vereinigt[1]).

Die Ziffern beziehen sich auf zwei Kategorien: 1. die mit Bleiweiß- und Miniumkitt hantieren; 2. die beim „Löten" und „Bleiverschmelzen" beschäftigt sind. Die Zahl der Fälle betrug in den zehn Jahren 1900 bis 1909 in der ersten Kategorie 122, in der zweiten 95.

Jeder Arbeiter, der Minium als Verbindungskitt verwendet und kein Hausinstallateur oder Wagen- oder Schiffbauer ist, ist in der ersten Kategorie enthalten, wie z. B. Elektriker, ferner Arbeiter, die in mechanischen Werkstätten, sowie bei der Herstellung von blei-

---

[1]) Da das englische Gesetz sich nur auf Werkstätten bezieht, so fallen jene Verrichtungen, die nicht in Werkstätten vorgenommen werden, z. B. die Einrichtung von Gas- und Wasserleitungsinstallationen in Häusern und Straßen, Vornahme von Zimmermaler- und Anstreicherarbeiten auf Neubauten und in Wohnungen nicht unter die Bestimmungen des Gesetzes und der auf ihm fußenden Verordnungen. (T.)

gefaßten Fenstern tätig sind, wobei Miniumkitt zwischen Bleistreifen und Glas gestrichen wird, um die Wasserdichtheit zu bewirken, ferner Arbeiter bei solchen Beschäftigungen wie z. B. dem Anbringen von mit Minium getränkten Jutestreifen zwischen Eisenblechen vor dem Vernieten, um einen Schutz gegen das Rosten zu bilden. In mehreren Berichten spricht man über den Staub, der beim Losstemmen alter Verbindungen mittels Hammer und Meißel vor Ausbesserungsarbeiten an Schiffen entsteht.

Der beim Anfertigen des Kittes entstehende Staub ist die Hauptquelle der Gefahr. Dies wird ganz roh ausgeführt, und ist, wenn nicht große Mengen des Kittes verfertigt werden, niemals eine Staubabsaugung vorgesehen, da die Arbeit nur zeitweise vorgenommen wird. Möglich wäre das Tragen eines Respirators, aber es wäre gefährlich, diesen als genügendes Mittel zur Verhütung zu empfehlen. Wenn immer möglich, ist die Einrichtung von lokalen Absaugevorrichtungen an den Mischtischen sehr wünschenswert. Persönliche Reinlichkeit ist wichtig, da die Hände von der Paste beschmutzt werden.

Die Kategorie „Löten" schließt in der Hauptsache ein:

a) das Löten von Zinnwaren aller Art, von Fahrradlampen usw. mit einer Stange aus Lötmetall, die entweder in der Hand gehalten wird oder auf der Werkbank liegt, und mit einem heißen Löteisen, wobei die zu lötende Oberfläche vorher mit sogenanntem „gedämpften" Spiritus, d. i. Zinkchloridlösung („Lötwasser") gut gereinigt werden muß und

b) das Bleiverschmelzen mittels einer Wasserstoff- oder Knallgasflamme bei bleigefaßten Gefäßen, Fässern in Schwefelsäure- und anderen chemischen Werken. Einige Fälle sind inbegriffen, die bei der Erzeugung von Lötmetall selbst entstanden sind. Man hält dabei frisches Holz auf den Grund des Tiegels mit geschmolzenem Metall, und die aus dem Holz destillierten Gase steigen durch das Metall auf und entweichen an der Oberfläche, kleine Mengen von Blei in die Atmosphäre des Arbeitsraumes mittragend.

Gefahren und Verhütung. Man kann ruhig sagen, daß das Löten bei Berücksichtigung der großen Zahl der beschäftigten Personen eine bemerkenswert kleine Zahl von Berichtsfällen aufweist, und es ist schwer, im allgemeinen zu behaupten — wie dies vom Verzinnen wohl gesagt werden kann — daß die Einatmung von Lötdämpfen notwendigerweise Bleivergiftung herbeiführen muß. Ja, im Gegenteil, die Untersuchung von beim Löten verwendeten Personen auf Zeichen der Bleiaufnahme ist fast immer negativ, ein Bleisaum ist äußerst selten sichtbar.

Auf der anderen Seite ist der Lötprozeß der Verzinnung so ähnlich, daß vorkommende Vergiftungen vermutlich auf die Einatmung von Bleichloriddämpfen durch empfängliche Personen zurückzuführen sind, und dies wird bestätigt durch die Ergebnisse der im Regierungslaboratorium durchgeführten Analyse einer Probe von Ablagerungen aus einer Ventilationsleitung, durch die Lötdämpfe abgesaugt worden waren.

Das Material war eine schwarze Masse, die augenscheinlich einen großen Teil Kohle enthielt. Bei vollständigem Ausziehen mit Wasser zeigte die Lösung einen Säuregehalt, der rechnerisch dem Vorhandensein von 0,20 % Salzsäure in der Probe entsprach, und waren in der Lösung folgende metallische Substanzen zugegen:

	Prozent der ursprünglichen Masse
Zink als Zinkchlorid berechnet	19,53
Kupfer als Kupferchlorid berechnet.	1,77
Blei als Bleichlorid berechnet.	0,19

Zinn und Arsenik fehlten, und das vorhandene Chlor entsprach genau der Menge der oben erwähnten Chloride.

Der im Wasser unlösliche Teil der Substanz enthielt folgende metallische Substanzen:

	Prozent der ursprünglichen Substanz
Zinn als Zinnoxyd berechnet	6,09
Blei als Bleioxyd berechnet	1,33
Kupfer als Kupferoxyd berechnet	0,57
Zink als Zinkoxyd berechnet	0,20

Dieser Teil der Probe war ebenfalls frei von Arsenik.

Wir glauben, daß, wo das Löten von mehreren Arbeitern in einer Werkstätte vorgenommen wird, das Einatmen der Dämpfe der Gesundheit nachteilig ist und die üblichen Methoden der örtlichen Absaugung wünschenswert sind. Wo dies durchgeführt ist, ergaben sich in jeder Hinsicht zufriedenstellende Resultate.

Beim Bleizusammenschmelzen ist die Hitze der Lötrohrflamme, wenn sie genügend lange in Berührung mit dem Bleiblech bleibt, ausreichend, um eine Verflüchtigung des Metalls zu bewirken, und ist, da das Gesicht des Arbeiters notwendigerweise hart an der Flamme sich befindet, die Einatmung von Dämpfen unausweichlich. Eine solche Arbeit ist jedoch oft bedauerlicherweise in beschränkten Räumen auszuführen, wo eine Saugventilation nicht angewendet werden kann[1]).

---

[1]) Installateure haben auch sehr häufig mit Bleirohren zu manipulieren, die als kleinere Zuleitungsrohre für Wasserleitungen, als Abflußrohre für Aborte usw. verwendet werden. Die Hauptquelle der Bleivergiftung scheint aber die häufige Anwendung von Miniumkitt zum Kitten der Verbindungsstellen zu sein. Sternberg berichtet, daß beim Neubau der städtischen Gaswerke in Wien eine förmliche Epidemie von Bleivergiftung beobachtet wurde. In den Kesseln und Gasometern wurden die Verbindungsstellen der Bleche heiß vernietet, wobei Leinwand und Werg, die mit Miniumkitt bestrichen waren, als Dichtungsmittel dienten. Auch ich sah beim Neubau eines Gasometers zahlreiche Vergiftungsfälle bei den dort beschäftigten Schlossern und Arbeitern, die auf Heißnieten, nachdem zwischen die Bleche in dünnen Miniumkitt getauchte Leinwand- und Jutestreifen gelegt worden waren, zurückzuführen waren.

Nun ist es ganz gut möglich, an Stelle des Miniumkittes einen anderen, nicht giftigen Kitt bei Installationsarbeiten zu verwenden, wenigstens dort, wo es sich um Ineinanderfügung kleiner Rohre handelt. In Wien wird seit einer Reihe von Jahren Minium hiezu fast nicht mehr verwendet, an seiner Stelle „Feer“, eine zinkweißhaltige Masse. (T.)

Messingverarbeitung (19). Die Krankheit, an der die Gelbgießer in früherer Zeit litten, ist das „Gießfieber". Blei wird jedoch, wenn auch selten mehr als 10%, zum Zwecke des Weichermachens der Kupfer- und Zinklegierung, zugesetzt. Unter 77 Fällen von Bleivergiftung in den 10 Jahren 1900 bis 1909, die in der Rubrik „Messing" enthalten sind, betrafen 38 Polierer, 28 Gießer und andere und 11 Lüstermontierer. Die Fälle unter den Gießern kamen vermutlich infolge der Einatmung der Dämpfe beim Gießen, bei den Polierern infolge der Einatmung der kleinen Mengen Blei in dem Staub bei Mangel einer entsprechenden Absaugung zustande. In einer Fabrik, wo zwei Schmirgelräder waren, das eine mit einer Haube und einem Ventilator zur Entfernung des Staubes versehen, das andere ungeschützt, litt der Arbeiter an dem ungeschützten Rad an Bleivergiftung. Beim Feilen und Zurichten hält man die Ware in einer Klammer mit Bleibacken, die allmählich abgenutzt werden, ebenso wie dies bei der Bleiunterlage der Feilenhauer der Fall ist. Darauf mag die unter den Feilern und Zurichtern (Lüsterarbeitern) gemeldete Vergiftung zurückzuführen sein.

Eine Probe von Staub, die von einem beim Messingpolieren verwendeten Kalikolappen entnommen wurde, enthielt, wie im Regierungslaboratorium festgestellt wurde, 2,1% Blei.

Die Fugen von Lüstern werden mit Bleiweißkitt verkittet. Anstatt die Dichtheit des Kittes stets mittels einer Luftpumpe und eines Manometers zu prüfen, prüft sie der Monteur häufig dadurch, daß er seine Lippen an das unverkittete Ende setzt und durch das Rohr durchbläst. Alle Fälle von Bleivergiftung unter den Lüstermonteuren sind auf diese Art verursacht worden, vielleicht das klarste Beispiel der Vergiftung von Bleiaufnahme durch den Nahrungskanal — deutlich geschieden von der Aufnahme durch die Lungen — das beigebracht werden kann. Da die Verwendung einer Luftpumpe und das Versenken der Verbindungsstellen unter Wasser oder die Verwendung eines Manometers allein einen vollständigen Schutz bilden, sollte, wo immer diese Arbeiten ausgeführt werden, für das Vorhandensein dieser Apparate stets gesorgt und ihre tatsächliche Benutzung überwacht werden. Das Verkitten der Arme kann auch mit einem als „Kaulkitt" bekannten Material geschehen, das weder Bleiweiß noch Mennige enthält[1]).

Quellen:

Siehe Ende des Kapitels XVII.

---

[1]) Vgl. Anmerkung auf Seite 266. (T.)

XVI. Beschreibung der Verrichtungen.

(Fortsetzung.)

Die Bleiweißfabrikation. Die hierlands übliche Methode ist das sogenannte „holländische Verfahren", obgleich auch der deutsche Kammerprozeß, die Niederschlagsverfahren und andere geübt werden.

Das holländische Verfahren. Eine Schichte von gebrauchter Lohe bringt man auf den Boden der „Grube" (einer Kammer, mit Ziegelwänden von ungefähr $7^1/_2$ Meter Höhe und einer senkrechten Öffnung von oben bis unten, durch die die Arbeiter eintreten können); auf die Loheschichte reiht man irdene Töpfe, die zum Teil mit verdünnter Essigsäure gefüllt sind. Bleistreifen bringt man dann in kleine viereckige („Cockney"-Töpfe) „Kleintöpfchen" oder seltener in Form von gefalteten Rosten in tiefe lange sogenannte („Castle-Töpfe") „Turmtöpfe" und deckt das Ganze mit Brettern zu, die auf besonderen („bearer"-Töpfen) „Trägertöpfen", die verdünnte Essigsäure enthalten, aufliegen. — 10 oder 15 solcher Lagen („blaue Lager") werden eine auf der anderen in den Kammern bis zu einer Höhe von an 6 Metern aufgebaut, sodann läßt man die Kammern 80 bis 100 Tage stehen, bevor sie entleert werden. Während dieser Zeit steigt die Temperatur auf 75 bis 80° C, wobei eine beträchtliche Menge von Kohlensäure sich entwickelt und das Blei zuerst in Azetat und dann in das weiße basische Karbonat umgewandelt wird. Die Lager („weiße Lager") werden aufgedeckt und die korrodierten Streifen (die „Korrosion") mit der Hand herausgenommen. Man gibt sie in Kübel und trägt sie zu schweren Stahlwalzen, durch die bei nachfolgendem Schütteln und Rühren in Wasserbecken das Karbonat von dem nichtkorrodierten Mittelkern des metallischen Bleies abgetrennt wird. In manchen Fabriken bringt man jetzt die „Korrosion" von den Kammern zu den Wasserbecken oder Walzen mittels Laufkran. Das gewonnene metallische Blei wird in nassem Zustande entfernt, um wieder eingeschmolzen und gegossen zu werden. Die „Korrosion" wird nach Durchgang durch die Walzen und Wasserbecken auf einen Sortiertisch geschaufelt und allmählich in die Mühle überführt. Von den Mahlsteinen gelangt die gemahlene Masse zu den Setzbecken durch verschiedene Siebe von feinen Kupfernetzen. In Breiform wird dann das Material von Hand in Töpfe gebracht, um in die Trockenöfen zu gelangen. Nach dem Trocknen wird der Inhalt der Töpfe in Fässer ausgeleert und signiert oder in Einfüll-Trichter entleert, aus denen das Material weitergeführt wird zur Verpackung von Hand oder zu automatischen Packvorrichtungen oder zur weiteren Verarbeitung zu Farben.

Gefahren und Verhütung. Beim Gießen der Streifen entsteht keine Gefahr durch Bleidämpfe, da die Temperatur, bei der es ausgeführt wird (350° C), zu niedrig ist, als daß nennenswerte Dämpfe entstehen könnten. Die Gefahr stammt aus dem Abgeschäumten und dem Ablagern desselben auf dem Boden oder in einem Behältnis, das nicht durch Absaugeeinrichtungen geschützt ist. Die Kessel, in welchen der nichtkorrodierte Kern, die Abfälle, wieder eingeschmolzen werden, sollten mit Rücksicht auf den Staub, der beim Umrühren und Abschäumen und das Herausspritzen, welches infolge des Anfeuchtens entsteht, mit Dunsthauben und Absaugeeinrichtung versehen sein. Bei Herstellung der „blauen“ Lager erhebt sich Staub infolge der an den Töpfen und an der Lohe haftenden Bleiweißteilchen. Aus den Töpfen sollte daher bei Entfernung aus den weißen Lagern das ganze darin enthaltene Bleiweiß durch Waschen in einem Bottich entfernt werden. Das Sieben der Lohe sollte unterbleiben. Auf das Entleeren der »weißen« Lager ist vielleicht die größte Zahl der Erkrankungsfälle zurückzuführen, entsprechend der Unmöglichkeit, bei dem gegenwärtigen Stande der Technik den Staub mit Absaugevorrichtungen oder in ganz entsprechender Weise durch das Bewässern oder durch Tragen von Respiratoren unschädlich zu machen. Das Bewässern mittels eines Schlauches mit angebrachter Brause ist gegenwärtig der Hauptschutz. Die Ersetzung der langen „Turmtöpfe“ durch die viereckigen „Kleintöpfchen“ ist ebenfalls von Bedeutung, da die flachen Bleiplatten eine dichtere und mehr porzellanartige[1]) Korrosion bilden als die Roste in den „Turmtöpfen“. Beim Ausleeren der Lager können überdies die flachen „Korrosionen“ ohne Stauberzeugung in die Kübel gebracht werden, während das Ausleeren des Inhaltes der Turmtöpfe einen scharfen Schlag erfordert und der unglasierte Teil der inneren Oberfläche der letzteren, eine gewisse Menge Karbonat, wenn es angefeuchtet ist, zurückhält. Das Bewässern muß gründlich und mit Sorgfalt geschehen, sonst wird das weichere Material der „Korrosion“ in die Lohe abgespült. Nicht minder wichtig ist es, die Lohelager zu befeuchten, und zwar solange sie noch warm und ein wenig feucht sind, da sonst die Lohe so trocken wird, daß das Wasser durchrinnt und die Staubbildung bei ihrer Entfernung nicht entsprechend verhindert wird. Eine Forderung der Spezialvorschriften ist es auch, daß die Mulden für die Sammlung der Korrosion nicht unmittelbar auf den Lagern stehen sollen. Wenn die Korrosion nicht einen entsprechenden Teil von Bleiazetat enthält, wird sie technisch als „mehlig“ bezeichnet, und es kann beim Wässern viel Staub entstehen, wenn es nicht mit einer sehr feinen Brause erfolgt.

Die Staubbildung bei den Walzen und Waschbecken wird gewöhnlich durch vorheriges Eintauchen der Mulden mit der Korrosion in einen Trog mit Wasser verhütet, aber das große Gewicht des Wassers hat zur Folge, daß in Ermangelung von mechanischen Einrichtungen für das Eintauchen dieses nur oberflächlich geschieht. Wo ein Walzwerk verwendet wird, wird die Mulde in eine kleine Öffnung über diesem eingefügt, der Inhalt durch einen Sprühregen bis zur

[1]) Daher weniger staubende. (T.)

Sättigung angefeuchtet und dann umgekippt. Diese Methode kann ebenfalls bei der Verhütung der Staubbildung versagen; wenn die beim Waschen der Korrosion im Wasserbecken beschäftigten Arbeiter die umgekippte Masse auf einen Haufen aufschichten, dann fällt der Inhalt der Mulden auf den Haufen und nicht in das Wasser. In einzelnen Fabriken war eine Staubabsaugung bei den Walzen oder Wasserbecken notwendig.

Während der folgenden nassen Prozesse des Mahlens besteht die Gefahr hauptsächlich im Verspritzen. Von den Klärbecken wird das Bleiweiß in Filterpressen gepumpt und der sich ergebende Kuchen getrocknet. Hierbei ist eine beträchtliche Gefährdung durch Verspritzen nahezu unvermeidlich. Notwendig sind Betonböden. Das Entleeren der Öfen verursacht eine umfangreiche Hantierung mit unvermeidlicher Staubbildung, besonders beim Herabnehmen der Töpfe von den Gestellen. Die Gefahr wurde dadurch bedeutend verringert, daß die Höhe der Gestelle auf 3 Meter reduziert und das Auftürmen eines Topfes auf den anderen verboten wurde. Mechanische Trockenöfen, in die die Arbeiter weder zum Füllen noch zum Herausziehen der Töpfe eintreten müssen, sind nun gewöhnlich anzutreffen. Von diesen gibt es verschiedene Typen:

1. Gestelle, ähnlich denen, die in Waschanstalten gebräuchlich sind und auf Rädern herausgezogen werden können.

2. Kleine Kammern, die, eine über der anderen gewissermaßen in Form von Gasretorten in einem Gaswerk aufgebaut, durch Dampfheizung erwärmt werden, wobei jede Kammer bloß 2 oder 3 Kuchen des Bleiweißteiges enthält. Die Kuchen selbst werden auf mechanischem Wege aus der Presse in die Trockenkammern gebracht.

3. Förderkarren, die das Bleiweiß in Schalen und auf Gestellen durch den tunnelartigen Ofen durchführen.

4. Trockenmaschinen, d. s. geschlossene Zylinder mit einer Reihe von so angeordneten und so befestigten Plattformen, daß sie auf einer Seite mit Bleiweiß beladen und mittels mechanischer Vorrichtungen umgedreht werden. Nach dem Trocknen wird das Material auf eine schiefe Ebene und mittels einer Reihe von Schabeisen in einen kleinen geschlossenen. Raum gebracht, der das zu füllende Faß enthält. Bei der Trockenmaschine besteht jedoch eine beträchtliche Gefahr des Herausdringens von Staub, besonders dann, wenn die Türen offen sind. Beim Einpacken von Hand hängt die Sicherheit von der Wirksamkeit der Saugventilation ab, während der Inhalt in das Faß gestürzt wird; eine beständige Gefahr besteht auch darin, daß die Arbeit rasch versehen werden muß und die Gefäße aus dem Wirkungsbereiche des Exhaustors weggezogen werden, bevor die letzten Spuren von Staub aus ihnen entfernt worden sind. Die mechanische Verpackung mittels breiter Schraubenflügel, die das Bleiweiß in das Faß drücken, das nach dem Anfüllen automatisch weggeführt wird, sind, wo immer möglich, wünschenswert. Eine wesentliche Bedingung dieser Methode bildet es, daß ein staubdicht schließendes Band den auto-

matischen Packer mit dem Faß verbindet. Eine gewisse Staubmenge aber entweicht fast unter allen Umständen, und sollte eine Dunsthaube und ein Exhaustor eingerichtet werden, wenn auch die Maschine noch so vollkommen funktioniert.

Ein großer Teil des Bleiweißes wird an Ort und Stelle zu Farbe verarbeitet, indem es in Farbmühlen, „Torrance“-Mühlen oder Kollergängen mit Öl verrieben wird. Innerhalb des Gehäuses, in dem die Mahlsteine eingeschlossen sein müssen, muß ein negativer Druck aufrecht erhalten werden. — Hier herrschen dieselben Verhältnisse, wie sie bei der Erzeugung von Farben und Anstrichen beschrieben werden. In manchen Bleiweißwerken erfolgt die Umwandlung in Farben ohne den gefahrbringenden Prozeß des Trocknens im Ofen entweder durch Trocknen unter einem Vakuum oder durch direkte Mischung des Bleiweißes mit Öl. Beim Vermahlen vermischt sich das Öl mit dem Bleiweiß und das Wasser wird ausgetrieben, das in einem klaren Strom abfließt.

Das Kammerverfahren. Bei diesem Verfahren, welches in Deutschland fast allgemein verwendet wird und in unserem Lande mindestens in einem großen Bleiweißwerk angenommen wurde, tritt eine Kammer mit zahlreichen Reihen von parallelen Stangen, auf denen die dünnen Bleistreifen sattelförmig aufruhen, an die Stelle der „Grube“ des holländischen Verfahrens. Kohlensäure und Essigsäuredämpfe wirken auf die Streifen ein und korrodieren sie. In einer Zeit von 8 bis 10 Wochen fällt die „Korrosion“ meistens auf den Boden. Die nicht herabgefallenen Streifen müssen von den Stangen abgehoben werden, nachdem sie vorher aus einem Schlauch gut mit Wasser getränkt worden und auf den Boden der Kammer abgetropft sind. Wir sind nicht davon überzeugt, daß die Arbeit in dem dunklen engen Raum bei künstlichem Licht weniger gefahrbringend ist als das Arbeiten in den Gruben. Das in den Kammern gewonnene Blei wird weiter im wesentlichen denselben Prozessen unterworfen, die schon beschrieben wurden.

Die Niederschlagsverfahren. Diese machen ebenfalls die Gruben und die dadurch bewirkten Gefahren bei der Verrichtung der Arbeit an den blauen und weißen Lagern überflüssig, führen aber eine andere herbei, nämlich die Verwendung von Bleioxyd (Bleiglätte oder Bleisuperoxyd) als Ausgangsprodukte, die mit Kohlensäure zu behandeln sind, wobei beim Fehlen mechanischer vollständig umschlossener Einrichtungen die Gefahr beim Schaufeln des staubförmigen Materials unvermeidlich ist. Bei vielen dieser Methoden ersetzen jedoch mechanische Vorkehrungen die Handarbeit oder die Berührung mit Staub in allen Prozessen mit Ausnahme des ersten.

Das „Brimsdown“-Verfahren (21) z. B. ist automatisch und staubfrei, ausgenommen im Anfangsstadium der Gewinnung der Bleiglätte in Treiböfen. Der großen Gefahr durch den Zerfall dieses Materiales (vgl. S. 250) beim Ausbreiten auf dem Boden wird dadurch begegnet, daß man den Zerfall in Töpfen eintreten läßt (die nicht vollständig gefüllt sein dürfen) und diese nach dem Erkalten unmittelbar in eine Brechmaschine schüttet, die unter Wirkung eines kräftigen Abzuges steht. Aus den Kästen, in die das Material fällt, wird es durch staubdichte Elevatoren zu a) Sieben und Verpackungseinrichtungen geführt, wenn es sich um Schuppenglätte handelt, oder b) im Falle, daß die Masse des Materiales zur Erzeugung von Bleiweiß dient, durch geschlossene Transporteinrichtungen zu Zerkleinerungsapparaten und Mischmühlen, wo die Zerkleinerung und Wässerung stattfindet. Sodann wird das Material automatisch in eine schwache Lösung von Essigsäure gebracht und bei Einwirkung von Kohlensäure in basisches Bleikarbonat umgewandelt. Von den „Karbonatoren" wird es in Filterpressen gepumpt, wo das Azetat abtropfen gelassen und durch reines Wasser ausgewaschen wird. Die Bleiweißkuchen führt man dann in Mischmaschinen und mahlt sie unter Zusatz von Leinöl, bis das Wasser vollständig entfernt ist, worauf sie schließlich durch ein Walzwerk durchgehen, um dann in Tonnen verpackt zu werden.

Das trockene Bleiweiß wird dadurch gewonnen, daß ein bewegliches Gitterwerk aus Metall mit breiartigem Bleiweiß innerhalb einer vollständig geschlossenen Trockenkammer bedeckt wird. Nach dem Trocknen wird das Bleiweiß automatisch abgebürstet, gehoben und automatisch in einer Kammer unter wirksamem Saugzug verpackt. Bei diesem Teil des Prozesses ist daher die Gefahr für die Arbeiter sehr gering.

Die strengen Spezialvorschriften für die Bleiweißindustrie zeigen, welche anderen Vorkehrungen, abgesehen von der Saugventilation, notwendig sind — vornehmlich die persönliche Reinlichkeit. Die Wirkung eines anderen Faktors, der Gelegenheitsarbeit, muß jedoch hier berührt werden. Die Verhältnisse sind gegenwärtig ganz verschieden von denen, welche vor 12 Jahren bestanden haben. Aus einer Fabrik, in der zum großen Teile Gelegenheitsarbeiter beschäftigt wurden, wurde im Jahre 1899 über 111 Fälle berichtet, von einer anderen über 72. Bei einer von einem der Verfasser im Jahre 1898 angestellten Untersuchung erlangte dieser Kenntnis von der wirklichen Zahl der zu gleicher Zeit beschäftigten und von der Gesamtzahl der in diesen Fabriken in einem Jahre in Arbeit gestandenen Arbeiter.

Bei den Firmen mit regelmäßiger Beschäftigung der Arbeiter betrug zu jener Zeit die Zahl des Vorkommens von Bleivergiftung 60 auf 1000 der im Durchschnitt beschäftigten Personen, bei denen mit Gelegenheitsarbeitern 390 auf 1000. Die Bleiarbeit hat einen schlechten Ruf erlangt, und kein Arbeiter, der anderweitig Beschäftigung erlangen konnte, nahm eine Bleiarbeit an. Folglich war das Niveau der in diesen Fabriken beschäftigten Personen ein niedriges; es waren Leute, die aus anderen Beschäftigungen entlassen wurden oder für eine qualifizierte Arbeit ungeeignet waren. Nicht wenige waren dem Alkohol ergeben. Die Arbeit war eine ungelernte und hatte für Arbeiter dieser Kategorie noch den Vorteil, daß sie im Akkord bezahlt wurde, und zwar zu guten Bedingungen, und daß die Arbeit in der Regel schon um 3 Uhr nachmittags beendet werden konnte.

Die Verringerung in der Zahl der Fälle von 399 im Jahre 1899 auf 34 im Jahre 1910 wurde hauptsächlich durch folgende Umstände herbeigeführt: 1. Verbesserte bauliche Bedingungen, 2. Anwendung mechanischer Mittel (Krane, Schienenwege, Aufzüge usw.) für die Beförderung des Materiales an Stelle des Transportes von Hand, 3. Absaugungsvorrichtungen an jenen Punkten, wo Staub entsteht, wie beim Packen und Farbmischen; 4. periodische ärztliche Untersuchung, 5. die Verringerung der Höhe der Trockenöfen oder Anwendung von mechanischen Trockenvorrichtungen, 6. die Umwandlung des Bleiweißes in Farbe durch direkte Mischung mit Öl in breiförmigem Zustand und 7. die Ersetzung der tiefen Turmtöpfe, in die die Bleiroste gefaltet in die weißen Lager hineinkommen, durch kleine viereckige glasierte Töpfe (Cockney-Töpfe), in die Bleistreifen gelegt werden. Das Verbot der Beschäftigung von Frauen bei den gefahrbringenden Verrichtungen wurde schon vor der Spezialvorschrift vom Jahre 1899 verfügt. Ihre größere Empfänglichkeit im Vergleich zu der der Männer, die speziellen Wirkungen des Bleies auf die Gebärmutter und die Unzuträglichkeit des größten Teiles dieser Arbeit für Frauen rechtfertigten vollkommen den durch das Bleiweißkomitee im Jahre 1898 empfohlenen Schritt[1]).

[1]) In Deutschland und Österreich ist das Kammerverfahren das allgemein gebräuchliche. Entgegen der von den Verfassern und auch der von anderen Autoren vertretenen Anschauung, daß beim Gießen der Bleiplatten und Bleistreifen wegen der niedrigen Temperatur kein Bleidampf entstehen kann, findet das arbeitsstatistische Amt des österreichischen Handelsministeriums in der Nähe des Mundes des am Schmelzkessel stehenden Arbeiters noch eine deutliche Menge Blei (0,25 mg Blei in 186 l Luft). Möglicherweise ist dies auf zerstäubtes Bleioxyd von der Oberfläche des geschmolzenen Bleies zurückzuführen, doch möchte ich darauf hinweisen, daß überall dort, wo hohe Temperaturen zwar nicht notwendig, aber auch für den Betrieb nicht störend sind (wie dies bei Setzmaschinen der Fall ist) keinerlei Bürgschaft gegen Überheizung des Bleibades gegeben ist. Über den Bleigehalt der Luft bei den verschiedenen Verrichtungen in der Bleiweißfabrikation, vgl. Tabelle 6. Daß insbesondere alle jene Verrichtungen, bei denen mit trockenem Bleiweiß gearbeitet wird, oder bei denen es zum Eintrocknen und Verstauben von Bleiweiß kommt, mit größter Gefahr verbunden sind, braucht wohl nicht erst erörtert zu werden. In manchen Fabriken, insbesondere in österreichischen, spielt die Arbeit des Verkaufsfertigmachens eine große Rolle; es wird nämlich das Bleiweiß zum Teil in Form von kleinen Hütchen, zum Teil in Ziegelform in den Handel gebracht. Zur Herstellung der ersteren wird es in dickflüssigem Zustand mit dem Schöpflöffel in Formen eingetragen und diese werden, um die eingeschlossene Luft zu entfernen, auf dem Klopftisch geklopft, wobei von früher verspritztes und eingetrocknetes Bleiweiß als Staub aufgewirbelt wird. Die Bleiweißziegel werden auf den Schabtischen in halbtrockenem Zustand geschabt und geglättet, auch dabei entwickelt sich Staub. Von diesen beiden Verrichtungen rühren die häufigen Bleivergiftungen unter den Frauen der Fabriken in Klagenfurt und Wolfsberg her (Tabelle 14). Auch in den deutschen Bleiweißfabriken sind die Bleivergiftungen sehr zahlreich. In dem Jahresberichte der Preußischen Gewerbeaufsichtsbeamten von 1907 finden sich folgende Angaben (zit. nach Gnehm) über die Breslauer Bleiweißfabriken. Diese Tabelle 15 zeigt uns zugleich den ganz kolossalen Arbeiterwechsel, der in manchen Betrieben, insbesondere aber in den Bleiweißfabriken gebräuchlich ist, und zeigt dadurch auch, wie irreführend Angaben sind, die die Zahl der Bleivergiftungsfälle nicht auf die Zahl der durchschnittlich, sondern auf die Zahl der überhaupt beschäftigten Arbeiter berechnen (siehe Tabelle 16). Dabei hat

Tonwaren und Porzellan (22). Diese Industrie schließt ein: die Erzeugung von Tonwaren, Porzellan, Fliesen, Majolikawaren, ordinäre (Rockingham-) Töpferware (Teekessel), Sanitätsartikeln, Porzellanartikeln

man auch in Deutschland die Erfahrung gemacht, daß die Passanten viel gefährdeter sind als die Stammarbeiter, wobei allerdings auch zu bemerken ist, daß man die Passanten gerade zu der gefährlichsten Arbeit, vor allem zur Kammerarbeit verwendet.

Um die gefährlichsten Verrichtungen auszuschalten, hat eine deutsche Fabrik versucht, das nasse Bleiweiß direkt mit Öl anzureiben. Doch mußte sie zur Erzeugung von trockenem Bleiweiß übergehen, da ihre Kunden trockenes Bleiweiß verlangten.

Die deutsche Verordnung über den Betrieb von Anlagen zur Herstellung von Bleifarben und anderen Bleiprodukten siehe Seite 331. Jedenfalls müssen wir sagen, daß durch die frühere Verordnung (vom 26. V. 1903/6. III 1913) die Zustände keineswegs befriedigende geworden sind.

Tabelle 14. Bleiweißfabriken in Klagenfurt und Wolfsberg.

	Klagenfurt						Wolfsberg					
	Arbeiter überhaupt	Fälle von Bleikolik	Frauen	davon Bleikolik	Kammerarbeiter	davon Bleikolik	Arbeiter überhaupt	Fälle von Bleikolik	Frauen	davon Bleikolik	Kammerarbeiter	davon Bleikolik
1899	48	10	11	2	26	8	52	14	16	2	24	12
1900	57	14	11	3	32	11	53	19	16	6	25	17
1901	55	7	11	2	32	5	52	28	15	10	25	13
1902	54	8	12	—	31	8	50	15	15	2	25	2
1903	54	11	13	3	30	8	45	4	13	2	20	2
Im Mittel von 5 Jahren	54	10	12	2	30	8	50	16	15	4	24	12

Tabelle 15. Breslauer Bleiweißfabriken nach Jahresbericht der Preußischen Gewerbeaufsichtsbeamten 1907 (zitiert nach Gnehm) in verkürzter Form.

	Beschäftigte Arbeiter	Arbeiter im Durchschnitte wöchentlich	Bleierkrankungsfälle	Bleierkrankungstage
1904	3959	76	40	754
1905	3395	65	38	799
1906	2906	55	24	405

Zahl der Bleivergiftungen 1910—13: 38, 35, 36, 25. (T.)

Mitteilung einer Bleifarbenfabrik (zitiert nach Gnehm).

	Stammarbeiter			Passanten		
	Zahl	Bleierkrankungsfälle	Tage	Zahl	Bleierkrankungstage	Fälle
1908	35	1	—	147	24	—
1909	42	1	20	198	23	437

und Materialien für Isolatoren und elektrische Montierung und allen anderen aus Ton hergestellten Artikeln; doch waren von der Gesamtzahl (6865) der bei Bleiprozessen in diesen Industrien im Vereinigten Königreich im Jahre 1907 beschäftigten Personen 5834 bei der Erzeugung der 3 erstgenannten Waren beschäftigt. Und selbst bei der Erzeugung von Tonwaren, Porzellan und Fliesen sind die vorgekommenen Vergiftungsfälle nicht gleichmäßig über die Gesamtheit der Fabriken verteilt. Deren gibt es insgesamt 550, und waren in der Periode von 1904 bis 1908 5 Tonwarenfabriken für 75 Fälle, 17 für 119, 151 für 323 Fälle verantwortlich, während von den übrigen 377 Fabriken (unter den 550) über keinen Fall berichtet wurde. Ihr Vorkommen scheint mehr auf dem Umfange und der Geschwindigkeit bei der Erzeugung der Tassen, Schalen, Teller und Fliesen, wie sie täglich geübt wird, als auf irgendeiner anderen Ursache zu beruhen. Die Zahl der Berichtsfälle für die einzelnen Jahre von 1900 bis 1909 ist aus der Tabelle S. 276 ersichtlich.

Die Verrichtungen können, insofern Blei bei ihnen vorkommt, am besten in 2 eingeteilt werden, 1. das Glasieren, 2. das Verzieren (Dekorieren).

1. Die Glasierarbeiten. Die Glasurmasse wird durch Auswägen und Mischen von Bleikarbonat mit den notwendigen Silikaten und Silikoboraten im „Bleihause“ oder Mischraume hergestellt, wo durch nasses Mahlen die Mischung für das Glasiergefäß bereitet wird. Die „Zureicher“ reichen die Ware dem „Glasierer“, von dem sie die „Abnehmer“ übernehmen und zwecks Übertragung auf die Trockenapparate auf Bretter stellen oder (in großen Betrieben) direkt auf das Gestell einer als „Mangel“ bekannten Vorrichtung bringen, auf der mittels einer endlosen Kette die Ware durch eine erhitzte Kammer geführt wird. Dann muß die überflüssige Glasur vom Boden, den Rändern und nicht selten auch von anderen Teilen der Waren entfernt werden. Dieses Reinigen der Ware (Verputzen) erfolgt entweder mit einem nassen Schwamm oder Flanell, solange die Ware noch feucht ist, wobei die entfernten Glasurteile in ein Gefäß mit Wasser fallen, oder, wenn die

Tabelle 16. Auszugsweise Wiedergabe einer Tabelle in „Gesundheitsverhältnisse in den deutschen Bleiweißindustrien“. Dargestellt vom Verein deutscher Bleifarben-Fabrikanten.

	Bleierkrankungen		Auf 1 überhaupt beschäftigten Arbeiter
	Fälle	Tage	Bleierkrankungstage
1905	284	5205	1.34
1906	191	3079	0.79
1907	239	3807	1.05
1908	214	3570	1.12
1909	197	3816	1.18
1910	203	4081	1.19

Alle Bleiarbeiter in Betrieben unter den Spezialvorschriften für Ton- und Porzellanwarenerzeugung. Das gesamte Königreich (einschließlich North Stafford).

	Zahl der beschäftigten Arbeiter								
	Porzellan	Tonwaren	Fliesen	Majolika	ordinäre Töpferwaren	Porzellanartikel und elektr. Montierungst.	Sanitätswaren	Gesamtzahl	Gesamtzahl Männer und Frauen
1904 Männer	536	2751	557	100	216	44	190	4394	6694
Frauen	238	1122	562	110	71	158	39	2300	
1907 Männer	625	2835	474	96	171	66	237	4504	6865
Frauen	302	1111	487	170	70	179	42	2361	

	Zahl der Fälle von Bleivergiftung																	
	Fälle	Morbidität auf 1000	Fälle	Morbidität auf 1000	Fälle	Morbidität auf 1000	Fälle	Morbidität auf 1000	Fälle	Morbidität auf 1000	Fälle	Morbidität auf 1000	Fälle	Morbidität auf 1000	Gesamtzahl der Fälle	Morbidität auf 1000	Gesamtzahl der Fälle M. u. Fr.	Morbidität auf 1000
1899 M.	13	24	106	39	7	13	2	20	—	—	—	—	—	—	128	29	249	37
Fr.	8	34	83	74	21	37	4	36	—	—	5	32	—	—	121	53		
1900 M.	11	21	62	23	12	22	3	30	5	23	1	23	1	5	95	22	200	30
Fr.	10	42	67	60	15	27	2	18	—	—	11	70	—	—	105	46		
1901 M.	7	13	37	13	9	16	—	—	3	14	1	23	—	—	57	13	106	16
Fr.	2	8	28	25	7	12	2	18	1	14	9	57	—	—	49	21		
1902[1] M.	3	6	30	11	6	11	—	—	—	—	—	—	1	5	40	9	87	13
Fr.	2	8	33	29	5	9	2	18	1	14	4	25	—	—	47	20		
1903 M.	1	2	29	11	8	14	1	10	3	14	—	—	1	5	43	10	97	14
Fr.	6	25	32	29	9	16	6	55	—	—	1	6	—	—	54	23		
1904[2] M.	2	4	31	11	6	11	—	—	—	—	—	—	—	—	39	9	106	16
Fr.	1	4	41	37	19	34	1	9	1	14	4	25	—	—	67	29		
1905 M.	4	8	25	9	4	7	—	—	—	—	2	45	1	5	36	8	84	13
Fr.	3	13	23	20	14	25	4	36	2	28	2	13	—	—	48	21		
1906 M.	5	8	34	12	7	15	—	—	—	—	—	—	1	4	47	10	107	16
Fr.	2	7	41	37	10	21	3	18	—	—	3	17	1	24	60	25		
1907 M.	6	10	38	13	4	8	—	—	1	6	—	—	3	13	52	12	103	15
Fr.	7	23	33	30	6	12	1	6	—	—	3	17	1	24	51	22		
1908 M.	4	6	45	16	3	6	—	—	1	6	1	15	2	8	56	12	117	17
Fr.	1	3	42	38	8	16	1	6	—	—	8	45	1	24	61	26		
1909 M.	2	3	22	8	4	8	—	—	—	—	—	—	—	—	28	6	58	8
Fr.	1	3	17	15	7	14	—	—	2	29	2	11	1	24	30	13		

[1]) Inkrafttreten des Lord James Gesetzes Artikel 3. [2]) Beginn der ärztlichen Untersuchung.

Glasur trocken ist, durch Abkratzen über einem mit Absaugung ausgestatteten Gitter. Die Ware wird sodann von dem „Einsetzer" auf Bretter gebracht und jedes Stück separat in eine Chamottekapsel (den „Sagger") gestellt und zur Erhitzung in einen Ofen gebracht.

2. Dekorationsverfahren. Das Majolikamalen ist das Auftragen einer farbigen bleireichen Glasur mittels Pinsel. Das Grundieren besteht im Aufstauben von pulverisierter Emailfarbe auf ein glasierter Ware mit einem öligen Mittel aufgedrucktes Muster. Aufpudern der Farbe unterscheidet sich von diesem Vorgang bloß in Kleinigkeiten. Das Aërographieren (Farbenaufblasen) besteht darin, daß auf die Ware mittels eines Strahles komprimierter Luft farbige Glasuren oder Emailfarben aufgeblasen werden, die in Öl oder einer anderen Flüssigkeit suspendiert, sich in einem Glasurkessel oder dem Aërographen befinden.

Gefahren. Abgesehen von der Gefahr, die untrennbar mit mangelhafter Beleuchtung, unebenen Holz- oder Ziegelböden, der Ansammlung von Staub auf Arbeitstischen und Fußböden verbunden ist und durch all dies vermehrt wird, und der Gefahr, die das Auskehren und Abkehren dieser selbst nach Bespritzen mit Wasser zur Folge hat, und abgesehen vom Mangel an Sorgfalt und Aufmerksamkeit im einzelnen von Seite der Arbeiter kommen folgende spezielle Gefahren bei den verschiedenen Verrichtungen vor:

Beim Tunken (Glasieren) spritzt die Glasur, ausgenommen bei Fliesen, wo man nur die Oberfläche mit der Flüssigkeit in Berührung kommen läßt, auf das Gesicht und die Arbeitskleider der Glasierer, Zureicher und Abnehmer (der Gehilfen des Glasierers) und der Auffädler (bei der Porzellanartikelerzeugung), besonders wenn, wie bei Tellern, die Ware viel geschüttelt wird. Diese Glasurspritzer trocknen ein, und es können die Arbeitskleider so mit Glasur bedeckt werden, daß jede Bewegung, wie das Tragen der Bretter oder das Anlehnen gegen die Gestelle, Staub in die Luft streut. Da der Glasierer die Ware schüttelt, werden einige von den Tropfen als ein feiner Sprühregen in die Luft verstreut. Beim „Verputzen" muß die Arbeit so rasch verrichtet werden, daß es schwierig ist, stets eine besondere Sorgfalt zu beobachten und der Arbeiter verleitet wird, die Ware aus dem Bereich des Exhaustors herauszuziehen. Bisweilen wurde eine Verputzerin beobachtet, die mit ihrem Mund den auf der Ware liegenden Staub wegblies.

Die Glasierbretter verursachen, auch wenn sie durch Waschen nach dem Gebrauch von der anhaftenden Glasur befreit werden, Staubentwicklung, so oft Ware auf sie gestellt oder von ihnen entfernt wird, wenn man mit ihnen hantiert oder sie auf die Gestelle legt oder wegnimmt und wenn sie aufgeschichtet werden. Arbeiter, welche von den Gestellen die Waren abnehmen, sind dem Staub ausgesetzt, wenn irgendein Luftstrom von außen eindringt. Der Einsetzer verursacht eine geringe Staubmenge, wenn er die Ware von dem Brett herunternimmt und in die Kapseln einsetzt. Die früher allgemein übliche gefährliche Praxis des Abreibens der Böden und Ränder von Tassen usw. entweder aneinander (ohne Verwendung irgendeiner Staubabsaugung) oder durch Abreiben an einem um die Brust befestigten Stück Leder ist allgemein durch die Entfernung der Glasur mittels eines feuchten Flanellstückes ersetzt. Es ist jedoch noch möglich, in entlegenen Töpfereien Arbeiter zu finden, die die erstgenannte Methode üben. Beim Majolikaglasieren und -malen entsteht, abgesehen von der drohenden Gefahr des Verspritzens und der Verunreinigung der Hände, die Gefahr hauptsächlich durch das Abkratzen der Kanten und unteren Flächen der Fliesen, auf die von der zu glasierenden Fläche die Glasur übergeflossen ist. Die Menge der so entfernten Glasur ist beträchtlich, und es wird durch sie, wenn sie nicht vollständig in einen Trog mit Wasser aufgefangen wird, der Fußboden eine weitere Quelle der Gefahr.

Bei allen Dekorationsprozessen, Grundieren, Aërographieren, Farbenaufpudern und Reiben der Farben für das Aërographieren usw. entsteht die Gefahr ausschließlich durch Staub.

Verhütung. Nur allein durch peinliche Sorgfalt auf die Einzelheiten, nicht bloß bei der Einrichtung, sondern auch im Betriebe der örtlich wirkenden Staubabsaugungsvorrichtungen, kann die Gefahr bei den Verrichtungen, mit denen Staubentwicklung verbunden ist, wie beim Verputzen der Waren, dem Aufstellen auf die Gestelle, dem Einsetzen und den Dekorationsprozessen verhütet werden. Das Bleikomitee[1]) war der Ansicht, daß, da es keine rasche Methode der Prüfung des tatsächlichen Feuchtigkeitsgehaltes gibt, die Absaugung dann erforderlich ist, wenn die Ware nicht innerhalb 15 Minuten nach Auftragen der Glasur verputzt wird. Eine solche Vorschrift würde das gegenwärtig geübte Vorgehen, bis zu 3 Dutzend Fließen zu bemalen, wobei eine auf die andere gestellt wird, und dann erst an das Abkratzen zu gehen, verhindern. Mit der Entfernung der Glasur mittels eines feuchten Schwammes oder Flanelles ist keine Gefahr verbunden; es müssen jedoch stets Mittel, um sie zu waschen und zu trocknen, zur Hand sein. Im Glasierhause muß a) der Fußboden undurchlässig und waschbar sein, um die Gefahren durch das Auskehren der getrockneten Glasur, die dann als Staub aufgewirbelt wird, zu verhüten; b) die Glasiergefäße müssen zur Verhütung des Verspritzens und Versprayens teilweise bedeckt sein; c) die Arbeitskleider, die gegenwärtig von den Arbeitern im Glasierhause, den Einsetzern, den Glasurmalern und Mischern, Majolikamalerinnen und anderen getragen werden, müssen durch Überkleider aus einem leichten wasserdichten Material, das gewaschen werden kann, ersetzt werden oder es sind Schürzen aus wasserdichtem Material, über den Arbeitskleidern zu tragen. Glasier-

[1]) Die englische Regierung hat am 12. Mai 1908 ein Komitee zum Studium der Blei-, Staub- und anderen Gesundheitsgefahren in der keramischen Industrie eingesetzt, das im Jahre 1910 ausführliche Berichte über seine Untersuchungen erscheinen ließ. — Dieses Komitee wird von dem Verf. kurz „Bleikomitee“ genannt. (T.)

gefäße, Mauern und Fußböden in unmittelbarer Nähe dieser Verrichtungen sollen vorteilhafterweise rot angestrichen werden. Die Glasierbretter sollen nach jedesmaligem Gebrauch mit reinem Wasser abgewaschen werden. In manchen Fabriken sind automatische Vorrichtungen zum Waschen und Abreiben der Bretter in Gebrauch.

Zur Verringerung des Risikos und zur Beseitigung der Gefahr der Bleivergiftung in dieser Industrie wurde die Verwendung von schwer löslichen oder bleifreien Glasuren befürwortet. Über diesen Punkt äußert sich das Bleikomitee folgendermaßen:

„Die Wirkung des Zusammenschmelzens des Bleies mit Kieselsäure läuft darauf hinaus, es derart zu binden, daß es der Einwirkung von Säuren gegenüber, denen es beim Durchgang durch den menschlichen Körper begegnet, widerstandsfähiger gemacht wird, und es verringert folglich bedeutend die Wahrscheinlichkeit seiner Aufnahme in das Blut. Wenn die Fritte richtig zusammengesetzt ist, wird das ganze Blei mit Ausnahme eines kleinen Bruchteiles unlöslich gemacht, und werden die so verfertigten Glasuren als „wenig lösliche" bezeichnet. Die fertige Glasur enthält im allgemeinen 12—22% oder mehr Bleioxyd, nach dem Frittprozeß mit genügend kieselsäurehaltigem Material, bleiben nur mehr 2—5% löslich[1]).

Hinsichtlich der Verwendung von bleifreien Glasuren kommt das Komitee zur Schlußfolgerung, daß bei allen Arten von Tonwaren eine große Menge von Artikeln in sehr guter Ausführung und bei gewissen Sorten der ordinären Waren (wie Jamtiegel und persische gemalte Ware) sogar unter Verringerung der Produktionskosten mit bleifreier Glasur hergestellt werden können; daß aber bei gewissen anderen Arten infolge der übermäßigen Zahl der sich ergebenden Sekundaqualität ihre Verwendung vermehrte Kosten oder eine Einbuße an Qualität verursachen würde, so daß der Verlust bedeutender Absatzgebiete herbeigeführt werden könnte, und schließlich, daß gewisse Arten von Ware wegen der Schwierigkeit der genauen Nachahmung alter

---

[1]) „Rohes Blei" umfaßt Minium, Bleiweiß und Bleiglätte. In dieser Form, als Bestandteil der Glasur eingeführt ist es in verdünnten Säuren löslich. Wird aber das rohe Blei durch Erhitzen mit einem Teil oder der ganzen möglichen Kieselsäure geschmolzen, so verwandelt es sich in „gefrittetes Blei". Die Löslichkeit der Fritte hängt von den relativen Verhältnissen der verwendeten Materialien ab. Thorpe (23) hat als Ergebnis zahlreicher Analysen von Bleisilikaten (zur Bestimmung der Löslichkeit des in ihnen enthaltenen Bleies) und zwar sowohl einfacher als auch zusammengesetzter, die in Töpfereien bei uns oder auf dem Festlande in Verwendung standen, gefunden, daß die Menge des gelösten Bleies nicht notwendigerweise im Verhältnis steht zur Menge des Bleies im Silikat. „In erster Linie hauptsächlich hängt die Unlöslichkeit des Bleies nicht von irgendeinem Oxyd oder einer Gruppe von Oxyden ab, sondern von der Einhaltung einer bestimmten Proportion zwischen der Gesamtheit der basischen Oxyde einerseits und der Gesamtheit der sauren Oxyde auf der anderen Seite. Wenn der Wert der Formel $\frac{\text{Basen}}{\text{Säuren}}$ höher ist oder angenähert gleich 2, ist, so ist die Menge des löslichen Bleies klein, wenn sie jedoch unter 2 fällt, so beginnt die Menge löslichen Bleies rasch zu steigen."

Muster, Farben oder Dekorationsmethoden gegenwärtig überhaupt nicht ohne Verwendung von Blei hergestellt werden können.

Wenn Fabrikanten in der Lage sind, der sogenannten „Thorpeprobe" für geringe Löslichkeit zu entsprechen, d. i. Glasur zu verwenden, die an verdünnte Salzsäure nicht mehr als 5 % ihres Trockengewichtes als lösliche Bleiverbindung (berechnet als Bleimonoxyd (PbO)) abgibt, ist eine bedeutende Erleichterung gewisser Spezialvorschriften gestattet, wie in der Beschränkung der Verwendung von Frauen und jugendlichen Arbeitern und der periodischen ärztlichen Untersuchung der Arbeiter.

H. R. Rogers (24), einer der kgl. Fabrikinspektoren in Stoke-on-Trent, hat eine einfache Methode ausgearbeitet, um angenähert zu zeigen, wieviel Blei zu der Glasur eines Stückes Tonware verwendet wurde. Durch Behandlung der Glasuren mit Flußsäure durch 40 Sekunden, Aufsaugen der Flüssigkeit mit Filterpapier, Niederschlagen des Bleies auf dem Papier als Sulfat, Lösung des löslichen Sulfates in Wasser und dann Ausfällen des Bleies auf dem Papier als Sulfid werden Färbungen von verschiedener Farbentiefe hervorgebracht, entsprechend der in den betreffenden Glasuren enthaltenen Bleimenge (vgl. Tafel II Abb. 10—16).

Kurz zusammengefaßt sind die Anträge des Töpfereikomitees hinsichtlich der einzelnen Verrichtungen folgende:

Erzeugung von Glasuren. Kein Hantieren mit Bleiweiß oder Mennige ohne Zusatz von mindestens 5 % Feuchtigkeit, kein Auswägen usw. soll ohne das Tragen eines Respirators gestattet sein, noch auch sonst irgendeine Tätigkeit in einem Raume, in dem derartiges Auswägen usw. innerhalb der letzten 30 Minuten stattgefunden hat.

Sieben, d. i. das Seihen der Glasur zur Entfernung von ungenügend gemahlenem Material durch ein feines Battistsieb soll bloß von einem erwachsenen männlichen Arbeiter besorgt werden, ausgenommen, wo weniger als 1,14 l (ein Quart) Glasur gesiebt wird.

Glasieren. Undurchlässige Fußböden, die gegen einen Abfluß geneigt sind, sollen nach Beendigung der Arbeit von einem erwachsenen männlichen Arbeiter mit einem Wasserstrahl und einem Scheuerlappen gereinigt werden. Die Wände in der Nähe der Glasiergefäße sollen mit Fliesen belegt oder mit waschbarer Farbe angestrichen sein und täglich gereinigt werden. Das Glasieren soll nicht in Räumen vorgenommen werden, wo künstliches Licht während der Tageslichtstunden notwendig ist.

Das „Auffädeln" und „Aufstechen" soll in einem Raum erfolgen, der von jedem Orte, wo die in der Liste angeführten Verrichtungen ausgeführt werden, hinreichend getrennt ist.

Das Trocknen der Waren nach dem Glasieren. Dieselben Erfordernisse hinsichtlich der Fußböden wie im Glasierhause.

Bretter. Die Bretter sind jedesmal, nachdem getunkte Ware auf sie gestellt wurde, vor dem Wiedergebrauch mit reinem Wasser von einem erwachsenen männlichen Arbeiter zu reinigen, Bretter zur Verwendung bei Bleiarbeiten sind an den Enden rot zu streichen.

Mangeln. Die Ventilation ist so einzurichten, daß vom Arbeitsraum in die Trockenkammer ein Luftstrom unterhalten wird. Die Mangeln sollen einmal in der Woche gründlich naß gereinigt werden.

Das Verputzen der Ware. Lokale Absaugevorrichtungen sind anzuwenden, außer wenn der Prozeß vollständig unter Verwendung von feuchtem Material, feuchten Schwämmen usw. ausgeführt oder innerhalb 15 Minuten nach Auftragen der Glasur vorgenommen wird. Für die gesammelte Glasur sind Tröge anzuschaffen und mindestens einmal in der Woche zu reinigen und mit frischem Wasser zu versehen. Die Fußböden und die Lichtverhältnisse sollen die nämlichen sein wie im Glasierhause.

Einsetzen. Die Bretter sind in der schon beschriebenen Art zu behandeln. Die Fußböden sollen undurchlässig, Frauen, jugendliche Personen und Kinder ausgeschlossen sein, doch ist es Frauen erlaubt, Porzellangeschirr und elektrotechnische Artikel einzusetzen.

Majolikamalen und Sprenkeln. Ein Schwamm und reines Wasser soll bei jeder Malerin stehen; spezielle Wascheinrichtungen sollen im Malraume oder im daran anstoßenden Raume vorhanden sein; die Spritzer sind sofort durch nasse Schwämme zu entfernen. Arbeitsbänke und Fußböden sollen denselben Vorschriften unterworfen sein wie in Töpferwerkstätten.

Flußmittel, das sind pulverförmige Substanzen, die gewöhnlich viel Blei enthalten und in die Brennkapseln gebracht werden, um zu bewirken, daß gewisse auf die Biskuitware gebrachte Farben leicht fließen, sollen vor einer Absaugvorrichtung gewogen und dem Einsetzer durch einen erwachsenen männlichen Arbeiter übergeben werden.

Das Grundieren, Farbenaufpudern und Aërographieren soll unter örtlich wirkenden Absaugevorrichtungen erfolgen. Besondere Behältnisse sind für die gebrauchte Baumwolle vorzusehen, und ist die benützte Baumwolle zu verbrennen. Kurzsichtige Personen sollen weder beim Glasur- noch Farbenaufpudern verwendet werden, wenn sie nicht passende Augengläser tragen, und es soll zu diesem Zwecke eine Bestätigung in das Gesundheitsregister eingetragen werden[1]).

---

[1]) Die Frage der Bleivergiftung in der keramischen Industrie ist in Deutschland und Österreich eine wesentlich andere als in England. Während es sich in England vor allem um Erzeugung von weißer Steingutware. Eßgeschirr, Sanitätsware (Klosette, Badewannen usw.), Wandfliesen handelt, die bei hoher Temperatur gebrannt werden, spielt in Deutschland und Österreich eine große Rolle die Fabrikation von Gegenständen, die in der englischen Literatur nur nebenbei als ordinäre Töpferware oder überhaupt kaum (Ofenkacheln) erwähnt werden. Insbesondere die Erzeugung von Ofenkacheln ist es, die bei uns vom gewerbehygienischen Standpunkt das größte Interesse erfordert, denn die in diesen kleinen und mittleren Betrieben bestehende Bleivergiftungsgefahr ist bei weitem größer als die in den wenigen großen und relativ gut eingerichteten Fabriken, die Steingut erzeugen. Während das weiße Steingut bei einer Temperatur von 1200—1300° zuerst gebrannt wird (Rohbrand) und der Glasurbrand bei einer Temperatur von 1100—1200° erfolgt, erfolgt das Brennen von ordi-

Die Herstellung von Abziehbildern (25). Abziehbilder zur Verzierung von Ton- und Porzellanwaren werden in speziellen Fabriken,

närem Töpfergeschirr und Ofenkacheln bei einer Temperatur von meist 900 bis 950°. Diese niedrige Temperatur bringt es mit sich, daß in unserer Töpferwaren- und Ofenkachelindustrie leichter flüssige Glasuren verwendet werden müssen als in der Steingutindustrie. Deshalb ist auch in den erstgenannten Betrieben der Ersatz der Bleiglasur durch solche, die kein lösliches Blei enthalten, bei weitem schwieriger. Manche unserer kleinen und mittleren Betriebe stellen sich das nötige Bleioxyd selbst her durch Oxydieren einer Bleizinnlegierung in besonderen Öfen, den Äscheröfen. Schon diese Arbeit ist eine sehr gefährliche, dann wird der Glasursatz häufig in ganz primitiver Weise durch Mischen und eventuell Zerkleinern in offenen Gefäßen hergestellt. Erfolgt das Glasieren mit solcher rohen Glasur, so ist die Gefährdung aller mit ihr in Berührung kommenden Arbeiter, der Glasierarbeiter, eine sehr große. Findet in solchen kleinen und mittleren Betrieben aber selbst ein Fritten der Glasurmasse statt, so erfolgt dies häufig in den gewöhnlichen Brennöfen und ist der Vorgang nur ein so oberflächlicher, daß große Mengen des in der Glasur enthaltenen Bleies in ihr noch in löslichem Zustand enthalten sind. Wichtig wäre hier zur Verhütung der Bleivergiftung, wenn die Verwendung ungefritteter Glasuren, sowie die Frittung von Glasuren in kleinen und mittleren Betrieben verboten und die Verwendung einer gefritteten aus großen Betrieben oder Glasurfabriken bezogenen Glasurmasse, die nicht mehr als 5% lösliches Blei enthalten darf, vorgeschrieben würde (vergl. hierzu die Enquete im österr. Handelsministerium (Bleivergiftungen in hüttenmännischen und gewerblichen Betrieben IX. Teil). Aus den Ausführungen auf dieser Enquete scheint auch hervorzugehen, daß die großen, weiße Waren erzeugenden Betriebe schon heute mit bleifreier oder bleiarmer Glasur arbeiten. Wie groß in der keramischen Industrie unter den Personen, die überhaupt einer Bleivergiftungsgefahr ausgesetzt sind, die Häufigkeit der Bleivergiftung bzw. das Vorhandensein von Zeichen von Bleiaufnahme ist, geht aus der Tabelle 17 hervor. In Deutschland

Tabelle 17. Erhebungen in der keramischen Glas- und Emailleindustrie. (k. k. arbeitsstatistisches Amt. Bleivergiftungen in hüttenmännischen und gewerblichen Betrieben. VIII. Teil.)

	Zahl der untersuchten gefährdeten Personen							Zahl der Personen mit			
	überhaupt		mit ausgesprochenen Bleisymptomen		mit nicht ausgesprochenen Bleisymptomen			Bleisaum	früherer Bleikolik n. Angabe	Radialislähmung	Tremor
	m.	w.	m.	w.	m.	w.					
Keramische Klein- und Mittelbetriebe . . .	106	7	46	3	7	1	37	34	20	6	11
Keramische Großbetr.	286	126	67	35	15	9	74	56	62	5	16
Glasurfabriken . . .	17	—	10	—	2	—	8	3	4	—	—
Porzellanmalereien . .	260	233	4	7	3	—	11	1	5	—	2
Erzeugung von Bleigläsern	19	—	12	—	—	—	7	7	2	1	—
Erzeugung von Kompositionsmasse . .	15	—	4	—	—	—	3	3	2	—	—
Erzeugung v. Schmelzfarben	23	—	9	—	—	—	8	8	3	1	—
Glasmalereien . . .	34	5	12	1	7	1	11	8	7	3	3

deren es sieben mit 275 Arbeitern gibt, hergestellt. Die Bilder werden nach der gewöhnlichen chromolithographischen Art gedruckt, da jedoch die Emailfarben mit einem hohen Prozentgehalt an Blei entweder mechanisch in der Maschine oder von Hand mittels eines Baumwollbausches aufgetragen werden, ist die Gefahr durch die Staubbildung groß, wenn nicht innerhalb der Einstaubmaschine ein negativer Druck unterhalten wird und eine wirksame Absaugung hinter dem Arbeitstisch, an dem das letzte Einstauben mit Farbpuder erfolgt, für Entfernung der überflüssigen Farbe sorgt. In einer Fabrik mußten, bevor eine frische Farbe auf das auf Blech aufgetragene Muster gebracht wurde, die Maschinen soweit als möglich von den vorher benutzten Farben gereinigt werden. Hierzu war es notwendig, daß der Arbeiter in eine an der Rückseite jeder Maschine befindliche geschlossene Kammer eintrat, um das Pulver in die zu den Walzen führenden Trichter zu fülen oder sie mittels einer Bürste zu reinigen, bisweilen nahezu jede halbe Stunde. Die oben angebrachte auf das Innere der Maschine wirkende Staubabsaugung hatte die Tendenz, den beim Bürsten entstandenen Staub über das Gesicht des Arbeiters zu streuen und führte so zum Vorkommen von schweren Vergiftungen. Die von Bendock (26) vorgeschlagene Abhilfe bestand darin, von der Notwendigkeit in die Kammer einzutreten, gänzlich zu befreien, dabei einen leichten negativen Druck innerhalb der Maschine durch einen von unten wirkenden Exhaustor aufrecht zu erhalten und den Staub mittels einer kleinen Vakuumreinigungsvorrichtung zu entfernen.

In derselben Fabrik befand sich der Einstaubtisch im selben Raume wie die Maschinen, und erhielt der örtlich wirkende Exhaustor seine Luftzufuhr aus der allgemeinen Atmosphäre des Raumes. Abgesehen von der fehlerhaften Einrichtung der Saugleitungen, die zur Wirkung von allzu lokalem Charakter führte, wurde Staub aus anderen Teilen des Raumes (einschließlich der Maschinen) eingesaugt, so daß ein häufiges Reinigen der Glashauben notwendig wurde. Unter den beim Einstauben beschäftigten Arbeitern kam Bleivergiftung vor. Zur Abhilfe wurde ein Gitter, mit gekrümmten Einlässen in Abständen von je 5 cm, die in eine mit einem Ventilator in Verbindung stehende Leitung führten, entlang der Rückseite des Tisches und unter der Kuppe der Glashaube angebracht. Damit jedoch die Wirkung dieser Staubabsaugung von der allgemeinen Ventilation des Raumes nicht störend beeinflußt werde, sondern in großem Umfange von dieser unabhängig sei, wurde ein ähnliches Gitter, das Luft von der Straße einführte, entlang der Vorderseite des Tisches angebracht. Die ganze Einrichtung wurde durch einen Saugventilator in Betrieb gesetzt. In

---

ist es insbesondere die Kachelerzeugung in Velten, Meißen und Fürstenwalde, die eine größere Anzahl von Arbeitern beschäftigt und diese einer bedeutenden Bleivergiftungsgefahr aussetzt. In der bereits sehr bedeutenden und immer mehr an Bedeutung gewinnenden Großindustrie, die Fliesen und weiße Steingutwaren erzeugt, ist die Gefährdung im allgemeinen geringer. (T.)

dieser Fabrik kamen in dem Jahre vor dieser Einrichtung zehn Fälle vor, in den drei Jahren seither wurde bloß über drei Fälle berichtet. In den zehn Jahren 1900 bis 1909 wurde über 48 Fälle unter 257 beschäftigten Personen berichtet[1]).

Emaillieren (glasartig). Flächen, wie Eisenblech für Firmenschilder, Gußeisen für Wannen und Gasöfen, Kupfer für Kupferlettern und Tafeln, Messing für Bijouteriewaren und Glas für Aufschriften und Verzierungen werden mit Glasur oder Emailfarben behandelt, die entweder bei der Art ihrer Auftragung oder der weiteren Behandlung vor der endgültigen Verglasung Anlaß zum Entstehen von Staub geben.

Bei der Erzeugung von Ankündigungsschildern wird die Glasur auf das Eisenblech aufgesiebt. Nach dem Trocknen wird sie gebrannt oder verglast und werden auf diese Oberfläche weiter soviel andere Glasurschichten aufgetragen, als notwendig ist. Sobald die Farbe trocken ist, bewirkt man das Hervortreten der Schrift durch Abkratzen der getrockneten, jedoch noch nicht gebrannten Glasur mittels Stiftes.

Gefahren und Verhütung. Eine Absaugung zwecks Entfernung des Staubes ist wesentlich, ist aber bedauerlicherweise nicht geeignet, den Staub abzuziehen, wenn das Abkratzen in einer Entfernung von mehr als 45 cm von der Exhaustoröffnung vonstatten geht. Dabei aber sind einzelne von den zu emaillierenden Platten sehr groß. Bis jetzt wurde noch keine Saugleitung erfunden, die den Handbewegungen des Arbeiters folgen kann, ohne seine Bewegungen zu behindern. Infolge des Vorkommens von schweren Vergiftungen hauptsächlich unter den das Abkratzen besorgenden jungen Arbeiterinnen, solange der Prozeß mit 15—75% Blei enthaltenden Emailglasuren ausgeführt wurde, wendeten die Fabrikanten bald ihre Aufmerksamkeit der Verwendung bleifreier Emaille zu. Für diese Art von Arbeiten scheinen diese Versuche erfolgreich gewesen zu sein, und gehört hier die Bleivergiftung jetzt nahezu der Vergangenheit an. So wurde bei 122 im Jahre 1910 untersuchten Proben von Fabriken, die die Befreiung von den Bestimmungen der Verordnung mit Rücksicht auf die Verwendung von Emaillen mit weniger als 1% Blei in Anspruch nahmen, lediglich bei drei ein Übermaß gefunden (28).

Emaillieren (porzellanartig). Die gußeiserne Wanne oder der Ofen wird in einem Muffelofen auf Rotglut erhitzt. Beim Herausnehmen aus dem Ofen bringen ihn die Hilfsarbeiter auf einen nach

---

[1]) Auch in Deutschland ist die Gefährdung der Arbeiter in den keramischen Buntdruckanstalten eine sehr große. Schönfeld untersuchte in Leipzig, dem Hauptsitz dieser Industrie, die Arbeiter zweier Firmen; von 35 Arbeitern der einen Firma waren „30 bleikrank", von diesen 14 schwer, von 16 der anderen Firma waren „11 positiv bleikrank". Viele von ihnen zeigen keinen klinischen Befund, die Diagnose war auf Grund des Blutbefundes — metachromatische Färbung der Erythrozyten oder punktierte Erythrozyten — gestellt worden. (T.)

jeder Richtung drehbaren Tisch, sodann wird auf die erhitzte Metalloberfläche durch ein an langer hölzerner Handhabe befestigtes Sieb vom Einstauber, der sich gegen die intensive Hitze durch eine Maske und ein Asbestüberkleid schützt, Emailpulver aufgesiebt.

Gefahren und Verhütung. Die erhitzte Luftsäule reißt viel pulverige Glasur mit sich, da sie durch das Rütteln der Handhabe des Behältnisses ungleichmäßig verteilt wird, und kann in Ermangelung einer sehr wirksamen Saugventilation dieser Staub, sobald der Luftstrom die Decke erreicht und abgekühlt ist, wieder niedersinken. Die über der zu emaillierenden Wanne angebrachte Abzugshaube muß steile Seitenwände haben und muß, soweit als ohne Behinderung der Arbeit möglich ist, herabgelassen werden, auch muß die zum Ventilator führende Leitung ungewöhnlich weit sein, um dem Auftrieb der erhitzten Luft zu entsprechen. Wären die Seitenwände der Abzugsvorrichtung nicht genügend steil, so würde nicht bloß der Staub nicht entfernt werden, sondern würde die Haube selbst so heiß werden, daß während der Dauer des Aufstaubens die Belästigung durch die Hitze, der die Arbeiter fünf- oder sechsmal in einer Stunde durch je drei oder vier Minuten ausgesetzt sind, eine beträchtliche Vermehrung erfahren würde. Eine Methode zur automatischen Ausführung des Einstaubprozesses in geschlossenen Kammern für kleine rotglühende Gußstücke, wie sie bei der Herstellung von Öfen gebraucht werden, wurde von Herrn Dormoy of Sougland (29) in Aisne, Frankreich, patentiert. Sie ist für Badewannen nicht anwendbar.

Gelegentlich wird bei kleinen Gußwaren das Email mittels eines Aerographen aufgespritzt. Für diese außerordentlich gefahrbringende Verrichtung haben wir eine einfache und sinnreiche Vorrichtung gesehen, durch die sie ganz gefahrlos in einem unter negativem Druck stehenden und, mit Ausnahme der notwendigen Öffnungen für das Besprayen ganz geschlossenen Kasten ausgeführt wird[1]).

Der zu glasierende Bestandteil wird auf einen Gleittisch gelegt, mittelst dessen er in den Kasten geführt wird. — Wenn das Stück ganz im Kasten ist, wird dieser durch die mit Filz gedichteten Endstücke fest verschlossen. Durch die Öffnungen in der die Vorderseite des Kastens bildenden Glaswand wird die Glasur entweder feucht mittelst Aërographen aufgesprayt oder trocken mittelst Siebes aufgestaubt. An der Decke des Kastens ist eine Saugleitung zur Herstellung negativen Druckes angebracht.

Weißes, bleifreies Emailpulver wird von einzelnen Firmen ausschließlich verwendet; die schwarzen und die farbigen Emaille auf Ofengittern enthalten jedoch Blei. Eine im Regierungslaboratorium analysierte Fritte enthielt 26,66% Bleioxyd. Der Umstand, daß alles Blei in Form von Silikaten verwendet wird, hat, trotzdem das Silikat in verdünnter Säure leicht löslich ist, unserer Meinung nach die Wirkung, daß das Vorkommen von Bleivergiftung seltener ist, als man

[1]) Die Schränke sind der Firma Wilsens and Mathiesons Ltd. in Leeds patentiert worden, von der sie auch verfertigt und geliefert werden. Seit ihrer Verwendung hat sich keine Spur von Krankheit unter den beschäftigten Personen gezeigt.

nach der oft in der Luft vorhandenen Menge Staub erwarten könnte, und bewirkt weiter, daß die Erkrankungen wenn sie vorkommen, in der Regel weniger schwer sind, als dies bei alleiniger Anwendung von Bleikarbonat der Fall wäre. Für die mühsame Arbeit werden die Arbeiter besonders ausgewählt. Ungeachtet sie dem Bleistaub ausgesetzt sind, setzt die Mehrheit die Arbeit jahrelang ohne merkliche Zeichen von Bleiaufnahme fort. Die Werkleitung sollte einen passenden Raum einrichten, in dem sich die Arbeiter in den Zwischenzeiten während des Einstaubens abkühlen können[1]).

Die Erzeugung elektrischer Akkumulatoren (36). Elektrische Akkumulatoren sind sekundäre Batterien, die zur Aufspeicherung von Elektrizität dienen, um nach Bedarf einen Strom zu liefern. Eine primäre Batterie ist eine solche, in der die Materialien durch die chemische Aktion aufgebraucht werden und in der, wenn nicht ein Teil oder die ganzen Materalien erneuert werden, die Abgabe von Elektrizität versagt. Die sekundäre Batterie wird in der nämlichen Art erschöpft, die chemischen Stoffe sind jedoch von der Art, daß es bloß notwendig ist, einen elektrischen Strom durch die Batterie durchzusenden, um sie wieder zu laden. In der Akkumulatorenbatterie bildet das positive Element Bleisuperoxyd, das negative Bleischwamm. Die Elemente, und zwar mehrere positive und mehrere negative aneinander angeschlossen, bringt man in Glasgefäße mit verdünnter Schwefelsäure.

Die gegenwärtig nahezu allgemein in Verwendung stehende Akkumulatorenart sind mit Masse bestrichene Platten. Sie variieren jedoch wesentlich in der Größe, entsprechend dem Zweck, für den sie verwendet werden. Sie können entweder groß sein, um als Ausgleicher oder Stromreservoir bei elektrischen Beleuchtungsanlagen zu dienen, oder ganz klein für Zwecke der Zündung bei Motorwagen. Die auf eine Platte aufgestrichene Bleiglätte verwandelt sich während des sogenannten Ladeprozesses (Durchgang des elektrischen Stromes durch die verdünnte Schwefelsäure, in der sich die Platte befindet,) in das positive

---

[1]) Dieselbe Art der Emaillierung wie in England ist auch in Deutschland und Osterreich gebräuchlich, doch wird hier nicht ausschließlich aufgepudert, sondern ein Teil auch dieser Emailwaren durch Aufgießen der in Wasser suspendierten Glasurmasse erzeugt. In einer größeren Anzahl von Fabriken werden bleifreie Emailmassen angewendet, so wird in Österreich die Emaillierung von Stahlblechbadewannen bleifrei hergestellt. In einem österreichischen Betriebe werden auch gußeiserne Badewannen bleifrei hergestellt, doch wird für Gußeisenemailwaren meist Bleiglasur verwendet. Ähnlich wie die oben beschriebene Erzeugung von Ankündigungstafeln erfolgt die Erzeugung der Aufschriften auf Apothekerflaschen. Die Glasurmasse wird aufgetragen, dann noch vor dem Einbrennen eine Schablone aufgelegt, die die gewünschte Inschrift enthält, und nun nach dieser das in ihr zutage liegende Email entfernt. Geschieht dies, nachdem die Glasurmasse bereits ganz getrocknet ist, so entsteht dabei viel Staub, der die Arbeiter stark gefährdet; ich sah in einem Betriebe bei den damit beschäftigten Arbeitern häufig Bleivergiftung. Die Zustände besserten sich sehr erheblich, seitdem eingeführt wurde, daß die Glasur noch in halbfeuchtem Zustand abgekratzt oder weggewischt wird (vgl. auch die Erhebungen des Arbeitsstatistischen Amtes im Handelsministerium, VII. Teil). (T.)

Element, Bleisuperoxyd, das auf die andere Platte verstrichene Mennige wird in Bleischwamm verwandelt, um das negative Element zu bilden.

Diese Industrie beschäftigt ungefähr 1200 Personen. Aus einem geschmolzenes Blei oder Blei mit Zusatz von Antimon enthaltenden Kessel werden zunächst Platten in Formen gegossen. Unregelmäßigkeiten an den so gegossenen Platten werden mittels einer Säge oder eines Messers entfernt (Zurichten), bisweilen weggefeilt oder mittels einer Drahtbürste weggebürstet. Die Spalten der Gitterplatten werden sodann mittels einer Spachtel mit einer Paste von Bleiglätte oder Mennige, je nach der Sachlage, ausgefüllt, die vorher entweder mit der Hand auf dem Arbeitstisch oder in einer speziellen mechanischen Mischmaschine gemischt wurde. Nach dem Trocknen bringt man die Platten in den Laderaum zwecks Ladung. Um den Strom durchzulassen, verbindet man die positiven Elemente miteinander und ebenso die negativen mittels eines Löteisens oder häufiger mittels eines Knallgasgebläses. Nach Beendigung des Ladens werden die Platten in Batterien eingebaut oder zusammengesetzt. Schlußstücke, technisch als „Läppchen" bekannt, werden mit jeder Platte verbunden, was in der Regel mittels des Knallgasgebläses geschieht. Schließlich wird auch ein Verbindungsstück aus Blei angegossen oder an die „Läppchen" angelötet.

Gefahren und Verhütung. Beim Gießen entsteht die Gefahr hauptsächlich durch die Staubentwicklung beim Ablagern des Schaumes und durch Dämpfe, wenn alte Akkumulatorplatten eingeschmolzen werden. Aus diesem Grunde sollen über den Schmelzkesseln Absaugevorrichtungen eingerichtet werden, die auch, wenn notwendig durch Zweigleitungen, die Behältnisse umfassen, in die die Bleiasche geworfen wird. Beim Mischen und Aufstreichen der Paste ist die Gefahr infolge des Bleioxydstaubes auf folgende Art hintanzuhalten: 1. eine Absaugevorrichtung soll durch Zweigleitungen schützen, a) das Faß, aus dem das Material geschöpft wird, b) den mechanischen Mischer, in den die gewogene Menge Bleioxyd gebracht wird, c) den Arbeitstisch, auf dem das Mischen von Hand erfolgt, 2. Feuchthalten der Arbeitstische und des Fußbodens soll das Entstehen von Staub sowohl bei der Manipulation mit den oft schweren Platten als auch beim Zertreten der auf den Boden gefallenen Paste verhüten.

Das Verbinden oder Zusammenfügen der „formierten" Platten und in den früheren Stadien der Erzeugung das Feilen oder die Benützung einer Drahtbürste geben Anlaß zur Enstehung von metallischem Bleistaub oder von Oxydstaub (sobald die Bürste dasselbe berührt), eine Gefahr, der lediglich durch Absaugevorrichtungen begegnet werden kann. Wie weit die Vergiftung, der die beim Zusammenfügen der Platten beschäftigten Löter ausgesetzt sind, auf die durch die hohe Temperatur der Lötrohrflamme verursachten Bleidämpfe zurückzuführen ist, wie weit auf das Hantieren mit den Platten mit der hierbei unvermeidlichen Staubentwicklung, ist nicht in zufriedenstellender Weise klargestellt worden. Das Vorkommen von Bleivergiftung bei dieser Kategorie von Arbeitern in früheren Zeiten wurde bereits besprochen.

Im allgemeinen sind undurchlässige, solid gebaute Fußböden notwendig, um die Vibration und das Entstehen von Staub beim Passieren der mit den schweren Platten beladenen Karren zu verhüten. Häufig werden Handschuhe benutzt, mehr um die Hände vor der Berührung mit der bei der Herstellung der Paste verwendeten Schwefelsäure und mit den gezackten Rändern der Platten zu schützen, als um die Bleiaufnahme zu verhüten.

In den 10 Jahren 1900 bis 1909 betrug das Vorkommen entsprechend der Beschäftigung: Gießen 33, Arbeiten mit Paste 114, Bleilöten 69, Zusammenfügen der Platten usw. 69[1]).

[1]) Auch in Deutschland und Österreich nimmt die Bedeutung der Akkumulatorenfabriken immer mehr zu. Gefährdet sind nach meiner Erfahrung außer den obengenannten in ganz besonders hohem Maße die mit der Reparatur von Akkumulatoren Beschäftigten, die mit dem Auseinandernehmen und Reinigen der alten Akkumulatoren zu tun haben. Auch wird der Akkumulatorenschlamm gesammelt, getrocknet und dann den Akkulumatorenfabriken wieder zugeführt. Die Manipulation des Sammelns, Trocknens und Verladens dieses Akkumulatorenschlammes ist eine sehr gefährliche.

Tabelle 18. Hagener Akkumulatorenfabrik (von Gnehm nach verschiedenen Quellen zusammengestellt mit Ergänzung 1911—12).

	Gesamtzahl der Arbeiter	Mit Blei beschäftigte Arbeiter	Blei-erkrankungsfälle
1894	504		37
95	416		10
96	515		8
97	664	189	40
98	848	237	18
99	967	271	8
1900	971	298	6
01	915	237	3
02	926	216	5
1911	975	408	5
12	1021	411	4

Erkrankungen der Arbeiter der Akkumulatorenfabriken des Bezirkes Köln (zusammengestellt von Gnehm nach den Berichten der Gewerbeaufsichtsbeamten mit Ergänzung 1911—12).

	Mit Bleiprodukten kommen in Berührung durchschnittlich	Zahl der Erkankungen an Bleikolik, ab 1911 „Bleierkrankungen"
1904	200	6
5	380	12
8	453	41
9	308	19
1911	333	9
12	301	5

Es ist zwar in Deutschland gelungen, durch Verordnung vom 6. Mai 191 die Häufigkeit der Bleivergiftung in Akkumulatorenfabriken zu vermindern.

Das Glasschleifen (31). Mennige spielt bei der Mischung der Rohstoffe für die Glaserzeugung eine bedeutende Rolle. Flintglas enthält z. B. 43 % Blei. Die Rohstoffe: weißer Sand, Mennige und meist auch Salpeter müssen sorgfältig gemischt werden; einige Fälle von Bleivergiftung durch den beim Sieben entstandenen Staub wurden bekannt. Ein Arbeiter bedient das auf 2 Läufern über dem Behälter ruhende Sieb, während ein anderer die Mischung in das Sieb schaufelt. Diese Verrichtung wird nicht ununterbrochen ausgeführt und man verließ sich zum Schutze der Arbeiter hauptsächlich auf die Respiratoren. Es sollte jedoch möglich sein, die Mischungsoperationen in einem staubdicht geschlossenen Apparat auszuführen.

Die Vergiftung durch die in einem Glasofen gebildeten Bleidämpfe ist unbekannt[1]). Hingegen pflegte die Bleivergiftung allgemein zu sein beim Polieren von geschliffenem Glas auf einer Bürste mittels des Polierpulvers (29 % Zinnoxyd und 71 % Bleioxyd), das mittels Wassers zur Konsistenz einer Paste vermischt wurde.

Die Bürste war zum Rotieren bei hoher Geschwindigkeit eingerichtet, wobei das Polierpulver als feiner Staubregen in die Atmosphäre des Arbeitsraumes verstäubt wurde. Obgleich Rouge und Eisenoxyd bis zu einem gewissen Grad das „Polierpulver" ersetzt haben, besonders für das Polieren der abgeschrägten Ränder von Glasplatten, konnte bis jetzt kein Ersatz gefunden werden, um geschliffenem Glas und gewissen Sorten von hochwertiger Arbeit, wie Linsen, den letzten Glanz und die erforderliche Brillanz zu geben.

Örtlich angewendete Absaugevorrichtungen haben die Gefahren des Prozesses beseitigt. Pyramidenförmige Hauben umschließen die Spindel,

---

doch zählen infolge der Art ihrer Verrichtungen deren Arbeiter zu den bleigefährdetsten Arbeitern der Industrie und sind die Verhältnisse in den einzelnen Fabriken je nach Art der Einrichtung sehr verschieden. Auch in Österreich haben sich die Verhältnisse gegenüber den beim Entstehen der Industrie beobachteten sehr erheblich gebessert. Die deutsche Verordnung siehe S. 322. (T.)

[1]) Ich hatte Gelegenheit, in zwei Glashütten eine große Anzahl von Bleivergiftungsfällen zu beobachten, die auf im Glasofen gebildete Bleidämpfe zurückzuführen waren. In der einen Glashütte, die Bleiglas in großen Mengen zur Erzeugung von elektrischen Glühbirnen verwendete, kamen in der Zeit von $8^1/_2$ Monaten vor: unter durchschnittlich beschäftigten 142 Meistern (einschließlich sogenannter Halbpartler, die bald als „Meister", bald als Gehilfen arbeiten) bei 83 Personen 129 Bleierkrankungen, unter durchschnittlich 54 Gehilfen bei 15 Personen 18 Erkrankungen. Der Gehilfe steht am nächsten dem Ofen und nimmt mit der Pfeife die Glasmasse aus demselben, der Meister übernimmt dann die Pfeife und bläst die Glühlampenbirne. Wir fanden bei der Untersuchung der Luft des Arbeitsraumes einen — trotz aller Wiederholungen der Untersuchung und Neuberechnung der Untersuchungsergebnisse — auch uns unwahrscheinlich hohen Bleigehalt 0,02 bis 29,9 g in m³; reichlich Blei fanden wir aber auch an der Innenseite der Pfeife niedergeschlagen (0,0236–0,089 g Blei). Das Auftreten der Bleivergiftungen dürfte auf ungünstige Abzugsverhältnisse in den Öfen und Verarbeitung einer ungünstig zusammengesetzten und daher reichlich Bleidämpfe abgebenden Glasmasse zurückzuführen gewesen sein. (Fraenkel u. Teleky, Über Bleivergiftung bei Glasbläsern, Das österr. Sanitätswesen. 1915. Nr. 47/50, Beilage). (T.)

die Pulverschachtel und die Bürste, vor denen der Arbeiter sitzt. Der Ventilatorzug verhütet das Entweichen des Staubregens. Der Arbeiter, der die Bürste mit dem Polierpulver versieht, steht zur Seite, und sind unserer Erfahrung nach seine Kleider und seine Kopfbedeckung frei von Spritzern. Ehemals wurde das Polieren von jedem Arbeiter an seinem Arbeitsplatz ausgeführt, so daß die Gesundheit aller in der Nähe Arbeitenden gefährdet war, da es Gepflogenheit in diesem Gewerbe ist, daß der nämliche Arbeiter sowohl das Schleifen als das Polieren ausführt. Das Polieren nimmt bloß ungefähr ein Fünftel der Zeit in Anspruch und wird jetzt entsprechend der Lage des Ventilators in einem besonderen Teil des Raumes ausgeführt.

Dr. D'Arcy Ellis (32), Gewerbearzt für den Distrikt Stourbridge, hat den ehemals ausgeführten Prozeß nachstehend beschrieben.

„Die Mischung von Blei und Zinn wird in flachen eisernen Pfannen über offenem Feuer erhitzt, beim Schmelzen wird der sich bildende oberflächliche Schaum abgeschäumt, getrocknet, in einem eisernen Mörser zu Pulver gestampft und sodann gesiebt. Die diese Arbeit verrichtende Person leidet stets mehr oder weniger an Bleivergiftung. Der Arbeiter schützt sich gewöhnlich mittels eines Respirators, außerdem ist im Kamin ein guter Zug und das Sieb ist in einem Gehäuse eingeschlossen, aber doch ist stets eine gewisse Menge von Staub vorhanden. Das Polierpulver wird auf einer Holzscheibe verwendet und wird während der Umdrehung darauf getupft. Alle mehr oder weniger grobe Ware kann auf diese Art poliert werden und obwaltet für den Arbeiter kein großes Risiko, da die Geschwindigkeit, mit der die Scheibe rotiert, noch gestattet, daß die Mischung festsitzt und nicht herumfliegt. Dieser Prozeß genügt aber, wie behauptet wird, nicht für feine Arbeit; um die feine Polierung solcher Arbeit zu ermöglichen, werden besondere aus Borsten verfertigte Bürsten verwendet. Sie sind an einer eisernen Spindel anmontiert und haben gewöhnlich einen Durchmesser von 15—18 cm, bei einer Breite von $2^1/_2$—4 cm. Sie werden bis zu einer Geschwindigkeit von ungefähr 2000 Umdrehungen in der Minute angetrieben. Das Polierpulver bringt man auf diese Bürsten, die verschiedene Größe haben, auf die nämliche Art, wie auf die hölzerne Scheibe, nämlich durch Auftupfen. Für kleinere Werkstücke, wie Wasser- und Weingläser, bringt der Arbeiter die Poliermischung selbst an, indem er das Glas mit der rechten Hand gegen die Bürste hält und unterdes mit der linken die Mischung zuführt. Wo jedoch größere Waren zu bearbeiten sind, kann dies der Arbeiter nicht mit einer Hand tun und wird die Hilfe eines Burschen in Anspruch genommen, der das sogenannte Zuführen besorgt. Dieser Bursche steht teils an der Vorderseite, teils zur Seite der Bürste und führt die Mischung mit einer Hand mittels eines Strohwisches zu. In dieser Stellung wird der Gehilfe durch das von der Bürste wegfliegende Polierpulver angespritzt, und wird von den Arbeitern im allgemeinen diese für die gefahrbringendste Beschäftigung angesehen. Früher — und es ist noch nicht lange her — wurden alle verschiedenen Arbeitsverrichtungen ausnahmslos in den Werkstätten ausgeführt, und man fand daher häufig die Arbeiter geradezu in einem Nebel von feinem Staub arbeiten, der von den Bürsten weggeschleudert worden war. Es wurde damals nicht versucht, die weniger gefahrbringenden Teile der Arbeit, wie das Matt- und Nachschleifen aus der allgemeinen Werkstätte auszuscheiden, obgleich das Bleipolieren bloß ungefähr ein Fünftel der Zeit des Arbeiters in Anspruch nimmt. Sobald das Glas mit dem Poliermittel poliert ist, wird es in eine andere Abteilung gebracht, wo Mädchen als sogenannte „Auswischer" beschäftigt sind. Sie nehmen das Glas mit dem darauf getrockneten Polierstaub, tauchen es in ein Gefäß mit Wasser und wischen es dann trocken ab. Manche von diesen Mädchen haben an Bleivergiftung gelitten .... Handlähmung war häufig zu sehen, in der Tat gab es kaum eine Werkstätte in dem Distrikt, in der solche Fälle von Radialislähmung nicht zu finden waren. Alle waren anämisch, und häufig fand man Albuminurie und vorzeitiges Altern unter ihnen.

In dieser Kleinindustrie muß in der Vergangenheit die Bleivergiftung beträchtlich gewesen sein. Im Jahre 1898 wurde über 19 Fälle berichtet. Ein Blick auf die Tabelle auf Seite 46 zeigt, daß die Zahl sich jetzt wesentlich verringert hat. Die Berichtsfälle sind im allgemeinen Todesfälle infolge der vor vielen Jahren zugezogenen Bleivergiftung.

Eine Art der Glasmalerei (stained glaß painting), verwandt dem glasartigen Emaillieren, gibt sehr selten Anlaß zur Entstehung von Vergiftung, da kein Staub verursacht wird (siehe das Glasemaillieren hinsichtlich der Verwendung von Aërographen beim Glasmalen).

Farben und Anstriche (33). Die meisten der Fälle sind bei der Erzeugung von Bleiweißfarben vorgekommen, obgleich auch auf die Erzeugung von Bleichromat und Braunschweigergrün (Schwerspat, mit dem Preußischblau und Chromgelb gemischt wird), mehrere Fälle zurückzuführen sind. Die folgende Tabelle zeigt die Beschäftigung der erkrankten Personen, die Zahl der Fälle, aufgeteilt entsprechend der Beschäftigung und deren Verhältnis zur Gesamtzahl von 225 genau untersuchten Fällen.

Genaue Beschäftigung der erkrankten Person	Zahl der Fälle in jeder Unterteilung	Verhältnis der Fälle zur Gesamtzahl in %
Mischen und Mahlen hauptsächlich von Bleiweiß	144	64,0
Packen (hauptsächlich von Mennige)	19	8,4
Sieben	2	0,9
Erzeugung von Chromgelb	22	9,8
Farbenwerkstätte und Filter	16	7,2
Anstreichen und Schablonieren	6	2,7
Andere Verrichtungen	16	7,0

Bei Kenntnis der Arbeitsbedingungen können wir zuversichtlich behaupten, daß das Gift in mindestens 90% der Fälle in Form von Staub in den Organismus eingetreten sein muß, und beim Rest ist die Möglichkeit, daß Staub die Ursache war, nicht ausgeschlossen.

In kleinen Fabriken wird das Faß mit Bleiweiß aufgebrochen und das Material in einen Eimer ausgeschaufelt; wenn die Menge des herausgeschaufelten Bleies einen halben Zentner wiegt, wird der Inhalt des Eimers entweder in eine zylindrische Mischmühle oder die Öffnung eines Kollerganges entleert, um mit Öl gemischt zu werden. In großen Fabriken wird das trockene Bleiweiß allgemein direkt von dem Faß durch Öffnungen oder Lucken im Fußboden in die unterhalb befindlichen Mühlen eingeschaufelt.

Gefahren und Verhütung. Staub entwickelt sich beim Umladen der Fässer infolge der Luftbewegung, die dem Ausschöpfen oder Ausschaufeln der Bleiverbindung folgt, beim Füllen der Eimer und beim Entleeren in die Mühle. Alle diese Stellen sollen und können auch in entsprechender Weise durch Anbringung von Absaugevorrichtungen an jedem der erwähnten Punkte geschützt werden. Eine teleskopartige Einrichtung der Zweigleitung, die in Verbindung mit dem Faß gebracht ist, ermöglicht es, daß der beim Ausschöpfen gebildete Staub entfernt wird, wenn auch der Inhalt des Fasses allmählich geringer wird.

Die lichteren Schattierungen von Chromgelb stellt man durch einen kalten Niederschlagsprozeß her oder, wie dies für die tieferen Chromschattierungen, Orange und Rot üblich ist, durch Kochen der Bestandteile Bleiazetat, Bleiweißbrei, Kalium- und Natriumbichromat und Natriumsulfat, wobei Schwerspat während der Herstellung der Farbe zugesetzt wird. Bei der ersten Methode entsteht keine Gefahr (oder lediglich in geringerem Grade, wenn Wasserdampf eingeführt wird, um eine raschere Lösung zu bewerkstelligen), außer beim Trocknen und Mahlen in Kollergängen, beim Sieben und Verpacken. Der Staub wird, sobald er eingeatmet ist, rasch absorbiert, und ist bei allen diesen trockenen Prozessen beim Fehlen eines sehr sorgfältig eingerichteten Abzugs oder einer Saugventilation die Gefahr groß. Bei Prozessen, die mit Aufkochen einhergehen, liegt die Gefahr in dem Dampf, der Bleichromat in feinzerteiltem Zustande mit sich führt. Bottiche und Kessel, in denen das Kochen vonstatten geht, bedürfen daher einer teilweisen Überdeckung und einer Verbindung der Haube mit einer hinreichenden Absaugevorrichtung. Bei den folgenden nassen Prozessen des Pressens der Kuchen von Bleichromat werden die Hände, Arme und Arbeitskleider dick mit Farbe bedeckt. Die Gefahr durch Chromgrün ist praktisch beschränkt auf den beim trockenen Mahlen, das gewöhnlich in großen Kollergängen durchgeführt wird, verursachten Staub[1]).

In einer Fabrik, wo trockene Farben gemahlen, gesiebt und in großem Umfange verpackt werden, sind in vielen Punkten zweckmäßige Einrichtungen zur Verhütung der Staubentwicklung notwendig. Ein instruktives Beispiel ist folgendes: Im oberen Stockwerk sieht man die Kammer, in der der Inhalt der Fässer durch eine Leitung in eine Steinmühle oder in Blackstonesichter entleert wird. Die Absaugevorrichtung ist in zwei Punkten in verschiedenen Höhen eingerichtet, um den durch die Luftbewegung entstehenden Staub aufzufangen. Eine Haube und eine Leitung ist über dem Punkte, wo nach dem Mahlen in der geschlossenen Steinmühle das Material in das Faß entleert wird, vorgesehen. Ähnlich ist das Gehäuse der zwei Blackestonesichter mit einem Ventilator verbunden und ebenso der Deckel des Fasses, in das das gemahlene Material fällt. Innerhalb des Kollerganges wird ein negativer Druck aufrechterhalten, und überwacht eine Zweigleitung die Staubbildung beim Ausschöpfen des Materiales aus dem Faß, während die andere mit dem Deckel des Behältnisses verbunden ist, in das das gemahlene Material entleert wird.

Quellen siehe am Ende des Kapitels XVII.

---

[1]) Ich hatte mehrfach Gelegenheit Bleivergiftung bei in Farbengeschäften beschäftigten Magazinarbeitern zu sehen, deren Aufgabe es war, Bleiweißfässer zu öffnen, zu entleeren, event. auch Bleiweiß mit anderen Materialien zu mischen. Es sind ferner Bleivergiftungen beobachtet worden bei der Chromfarbenerzeugung. Von 43 gefährdeten Männern der Chromfarbenerzeugung konnte bei 16, von 25 Frauen bei sechs Bleisaum festgestellt werden. Aber auch bei der Lack-, Firnis- und Sikkativerzeugung, bei der als Oxydationsmittel vor allem Bleisalze, Bleiglätte benutzt werden, kommen Bleivergiftungsfälle vor. Unter 24 Arbeitern konnte bei drei Bleisaum festgestellt werden, aber auch unten 63 gefährdeten Arbeitern der Ölfarbenerzeugung bei sieben Personen (Erhebungen des arbeitsstatistischen Amtes des Handelsministeriums V. Teil).

XVII. Beschreibung der Verrichtungen.

(Fortsetzung.)

Wagenlackieren (34). In dieser Industrie ist die Bleivergiftung besonders verbreitet, und es kann keine entsprechende Verringerung in der Zahl der von Jahr zu Jahr beobachteten Fälle wahrgenommen werden (siehe die Tabelle auf Seite 46), ebensowenig in den zahlreichen Industrien, welche unter dem Titel „Farbenverwendung in anderen Industrien", der zur Bezeichnung der Bleifarben verwendenden Industrien im ganzen dient, zusammengefaßt sind.

Von den 697 Fällen, die in den Berichten während der 10 Jahre 1900—1909 enthalten sind, entfallen 352 auf Personen- und Güterwaggonfabriken, 299 auf Betriebe zur Erzeugung gewöhnlicher Wagen und Wagnerwerkstätten und 46 (eine separate Anführung wurde erst im Jahre 1905 begonnen) auf Kraftwagenfabriken. Im Jahre 1903 wurde in 603 Fabriken und Werkstätten eine Untersuchung veranstaltet, die alle Kategorien des Kutschen- und Wagenbaues, Eisenbahnwagen- und Dampfmaschinenwerkstätten und Fabriken zur Erzeugung landwirtschaftlicher Maschinen umfaßte. Unter anderem wurde Aufklärung verlangt:

1. über die Zahl der beim Lackieren mit Bleifarben beschäftigten Personen;
2. die Beschreibung der für das Schleifen der Anstriche angewendeten Methoden und
3. die versuchten Ersatzmittel für Bleiweißfarben.

Die Zahl der beschäftigten Personen betrug 9608. In 52 Fabriken und Werkstätten wurde ein Schleifen der Anstriche überhaupt nicht vorgenommen, während von den übrigen 551 in 178 festgestellt wurde, daß ausschließlich eine nasse Methode (Bimsstein und Wasser), in 39, daß ausschließlich eine trockene Methode (Sandpapier), in 34, daß beide, sowohl die trockene als auch die nasse Methode in einem oder dem anderen Stadium der Arbeit verwendet wurden. Der Ersatz der Bleifarben war, nach den Berichten, in 94 Fällen versucht worden, jedoch fast ausschließlich für das Verkitten und nicht für die ersten oder Grundierungsanstriche.

Die Zahl 178 (für ausschließlich die nasse Methode) ist vermutlich viel zu hoch, da, wenn es auch wahr ist, daß ausschließlich Bimsstein und Wasser für die großen Flächen des Wagenkastens, die Hauptarbeit, verwendet werden, doch das trockene Abreiben mit Sandpapier der ersten zwei Anstriche (Grundierung) und der obersten Schichte (wenn diese von weißer, crême oder gelber Farbe ist), an den unteren Teilen des Wagens, den eisernen Chassis der Motorwagen und an gekrümmten Flächen, wie den Radspeichen, fast allgemein üblich ist. Der Grund für diese trockene Behandlung der Grundierungsschichte ist der, daß ein nasser Prozeß die Struktur des Holzes lockern würde. Die 52 Fabriken, in denen festgestellt wurde, daß ein Schleifen nicht stattfand, waren nahezu sämtlich Betriebe zur Reparatur oder Herstellung von offenen Eisenbahngüterwagen, welche keine spezielle sorgfältige Arbeit erfordern, und die 39 Fabriken, in denen lediglich Sandpapier beim Schleifen verwendet wurde, waren Betriebe, in denen grobe, billige, gewöhnliche Fahrzeuge, wie Lastkarren, hergestellt wurden. Die Verwendung von Sandpapier ist rascher und weniger kostspielig als die von Bimsstein und Wasser, und können die nassen Methoden nicht sehr gut auf eisernen Oberflächen verwendet werden.

Beim Lackieren von gewöhnlichen Wagen werden nach dem Abreiben der ersten zwei Grundierungsschichten mit Sandpapier sechs oder sieben Lagen von Kitt (gewöhnlich gemahlener Schiefer mit „Goldgrund" und Terpentin vermischt) aufgetragen und jede Schichte naß abgeschliffen. Lücken und Zwischenräume des Holzwerkes und Unregelmäßigkeiten auf der Oberfläche des Eisens werden gewöhnlich mit einer Ausfüllmasse oder Paste von Bleiweiß ausgefüllt, zu deren Schleifen Sandpapier verwendet wird.

Bei der Herstellung von Automobilen erhalten die verbleiten Bleche, die das Chassis bilden, nach vorheriger Zurichtung, zwei Lagen einer Bleifarbe. Diese werden leicht mit Sandpapier abgerieben oder mit Bimsstein und Wasser geschliffen. Es folgen drei Lagen von ungiftigem Kitt, die wieder mit Bimsstein oder „Germanbrick" und Wasser geschliffen werden. Das Chassis kommt dann zu einem geschickten Lackierer, der die letzten Farbschichten aufträgt. Bei Anbringung von Ornamenten und bei Ecken nimmt in allen Stadien des Prozesses Sandpapier die Stelle von Bimsstein und Wasser ein. Alle Anstrichmassen am Chassis, die erste Bleifarbenschichte am Wagendach und alle Farbschichten an den Rädern werden trocken mit Sandpapier abgerieben. Bisweilen wird ein Drittel der Arbeitszeit bloß zum Abreiben mit Sandpapier verbraucht.

Gefahren und Verhütung. Große Gefahr Bleistaub einzuatmen besteht bei der Verwendung von Sandpapier, die oft an einer Stelle unmittelbar über Mund und Nase des Arbeiters erfolgt, (siehe die Tabellen auf Seite 46, 201, 204). Das Abschleifen der Räder ist vielleicht die gefährlichste Arbeit, und kann für diese eine Staubabsaugung örtlich angewendet werden. Der Erfindungsgeist ist auf gewisse Änderungen des Vakuum-Cleaners gerichtet, damit die Saugvorrichtung an der Rückseite der Hand des Arbeiters oder in Verbindung mit einem Rahmen, in dem das Sandpapier gehalten wird, angebracht werden kann. Bei dem Prozesse des nassen Abschleifens fallen die abgeschliffenen Schichten auf den Fußboden und können nach dem Trocknen als Staub in die Atmosphäre aufsteigen.

Genau die ähnlichen Verrichtungen, oder bloß im Detail abweichend, sind schuld an dem Vorkommen von schwerer Bleivergiftung beim Lackieren von Kinderwagen, Geldschränken, Fahrrädern, Bettstellen, Gasmessern, den „metallisch" emaillierten Badewannen, bei denen auch nicht selten das Abkratzen der alten Farben eine Erkrankung verursacht, in Maschinenfabriken, bei der Schrank- und Möbelerzeugung, bei der Möbelpolitur, bei der Herstellung von Malerleinwand und dergleichen. Einige Fälle wurden berichtet unter Eisenbahnarbeitern, die beim Anstreichen von Brücken, Trägern und Signalmasten beschäftigt waren. Eine Methode zur Entfernung des Staubes bei diesen Verrichtungen wurde noch nicht erfunden. Das Abkratzen der alten Farben kann wirksam durch Gebrauch von Lösungsmitteln ersetzt werden, bei deren Gebrauch, da sie sehr leicht entflammbar sind, Vorsichtsmaßregeln gegen offenes Licht notwendig sind.

Bei der Herstellung von Meßbändern besserer Qualität wird das Meßband, nachdem es durch eine Bleiweißmischung durchgezogen wurde und getrocknet ist, durch eine Maschine zur Entfernung der Rauhheiten und sodann durch die mit Leder geschützten Finger des Arbeiters durchgeführt. Bei den beiden letzten Verrichtungen entsteht Staub, und muß dieser durch Absaugevorrichtungen entfernt werden. Ähnliche Vorkehrungen sind notwendig, wo immer Farbe verwendet wird, wie beim Lichtdruckverfahren und beim Färben künstlicher Blumen mittels eines Aërographen.

Entsprechend dem geringen Umfang, in dem die direkte Absaugung möglich ist, muß man, wenn immer möglich, auf die Ersetzung der trockenen durch nasse Verfahren bedacht sein. Spezielle Aufmerksamkeit ist der Reinhaltung des Fußbodens zuzuwenden. Obgleich bei allen Malprozessen der Staub die Hauptursache der Vergiftung bildet, würden wir hier der Verunreinigung der Hände und dem Essen der Speisen mit ungewaschenen Händen einen hervorragenderen Platz als Ursache einräumen, als bei irgendeinem der anderen Prozesse, die die Verwendung von Blei oder Bleifarben mit sich bringen. Bei der Untersuchung der Leiche eines Schildermalers, der bloß einige Tage lang beschäftigt gewesen war und die 3 Wochen, nachdem er aus Anlaß eines Anfalles von Enzephalopathie zu arbeiten aufgehört hatte, vorgenommen wurde, fand man Farbe dick aufgelagert unter den Nägeln.

Die ersatzweise Verwendung von bleifreien Farben empfiehlt sich von selbst als einfaches Mittel. Der Fortschritt in dieser Richtung ist jedoch, wenigstens soweit er die erwähnten Industrien betrifft, beschränkt. Einige wichtige Firmen der Automobilbranche verwenden überhaupt keine Bleifarben; mehr als eine große Eisenbahngesellschaft, bei der auf der Außenseite der Wagen keine weiße Farbe in Verwendung kommt, und einige Kinderwagenerzeuger, tun dasselbe. Es ist schwierig, zu erfahren, wie weit bleifreie Farben die bleihaltigen ersetzen[1]).

---

[1]) Die technischen Verhältnisse in der deutschen und österreichischen Wagenlackiererei sind dieselben wie in der englischen. Was die Verwendung von Bleiweiß bei Eisenbahnwaggons anbelangt, so haben mehrere deutsche Eisenbahnverwaltungen die Verwendung von Bleiweiß zu Waggonanstrichen untersagt. (T.)

Bei der Erzeugung von Gardinenstangen, bei welcher Kleinindustrie über einige schwere Erkrankungen berichtet wurde, wurde die Anregung eines Gewerbeinspektors, Lithopon zu verwenden, mit völligem Erfolg befolgt. Ein Patentgraphit hat das Orangeminium ersetzt, mit dem die hölzernen Modelle zum Formen der Gußformen der in Metall zu gießenden Waren häufig angestrichen sind.

Anstreichen (35). Die Arbeit des Anstreichers und Installateurs außerhalb einer Werkstätte fällt nicht unter das Fabrik- und Werkstättengesetz vom Jahre 1901, ausgenommen in beschränktem Umfang bei Neubauten, unter § 105 und selbst in diesem Falle findet die durch § 73 verfügte Verpflichtung zur Anzeige von Bleivergiftungen keine Anwendung. Wenn jedoch ein Anstreicher einen Teil seiner Arbeitszeit beim Mischen von Farben in einer dem Baumeister gehörigen Werkstatt beschäftigt ist, dann kann mit Recht die Frage erhoben werden, ob nicht die Bleivergiftung in gewissem Maße auf die Beschaffenheit einer solchen Werkstätte zurückzuführen ist. Ungeachtet des beschränkten Umfanges, in dem das Gesetz auf die Bleivergiftung von Anstreichern und Installateuren sich bezieht, erstatten manche praktische Ärzte mit Rücksicht darauf, daß die Bleivergiftung gewerblichen Ursprunges ist, die Anzeige, mit dem Ergebnis, daß deren Zahl alljährlich die in irgendeinem anderen Bleiberuf unseres Landes gemeldete beträchtlich überschreitet. So betrug die Zahl in den 10 Jahren 1900—1909 1973 einschließlich 383 Todesfälle. Das Verhältnis der Todesfälle zur Zahl der Personen ist viel höher als für die Bleiindustrie im allgemeinen (19,4% im Vergleich zu 4%). Wenn das Verhältnis der Fälle zu den Todesfällen bei Anstreichern das gleiche wäre wie in anderen Industrien, und es ist wohl billig, eine solche Annahme zu machen, so würde die Zahl der Krankheitsfälle 9418 betragen.

Bei Untersuchung der Berichtsfälle fällt das Vorherrschen der schweren Symptome — Lähmung, Gehirnerkrankung und chronische Bleivergiftung — auf. Die Ursachen der Bleivergiftungen scheinen in der Reihenfolge ihrer Wichtigkeit nachstehende zu sein:

1) Staub infolge des Abschleifens einer Bleifarbenschichte mit Sandpapier vor Anbringung einer anderen,

2) Staub beim Mischen von trockenem Bleiweiß mit Öl;

3) Staub aus den auf den Arbeitskleidern getrockneten Farben;

4) die Verunreinigung der Speisen durch ungewaschene Hände und

5) Dämpfe beim Abbrennen alter Farben.

Die Verwendung von bleifreien Farben. Die Meinungen über die Möglichkeit des Ersatzes des Bleiweißes beim Anstreichen durch Zinksulfid oder Zinkoxyd oder eine Mischung von beiden gehen noch auseinander, trotz der sorgfältigen Untersuchungen dieses Punktes durch Untersuchungskommissionen, die hauptsächlich von der französischen, österreichischen und holländischen Regierung eingesetzt wurden. Es besteht jedoch eine allgemeine Übereinstimmung der

Meinungen darüber, daß zum Malen der Innenwände der Häuser und aller Oberflächen, welche dem Wetter nicht ausgesetzt sind, Zinkfarben, ganz abgesehen von ihrer nichtgiftigen Beschaffenheit, gegenüber den Bleiweißfarben den Vorteil haben, den Farbenton nicht zu ändern. Die Technik der Anwendung von Zinkoxydfarben differiert sehr von der der Anwendung von Bleiweißfarben. Da sie weniger dicht sind, müssen sie mit einer größeren Menge Öl verrieben werden und müssen die Verdünnungs- und Trockenmittel für das Streichfertigmachen der dichten Pasta von denen, welche für das Verdünnen und Mischen des Bleiweißes gebräuchlich sind, abweichen. Die Lagen von Zinkoxyd sollen so dünn als möglich aufgetragen werden, und hierin liegt ein Nachteil, daß, wo 3 Schichten von Bleiweiß genügen, 4 Schichten Zinkoxyd nötig sind, wenn die Farbe nicht kunstgerecht aufgetragen wurde. Die beste Methode des Auftragens von Zinkoxydfarbe mit dem Pinsel muß gelernt werden, um mit dem besten Effekt ausgeführt werden zu können. Daher kann man von dem gewöhnlichen an den Gebrauch von Bleifarben gewöhnten Anstreicher nicht erwarten, daß er das nämliche Resultat mit in der gleichen Weise behandelten Zinkfarben erhält. Zinkoxyde differieren auch untereinander an Wert als Farbstoffe je nach ihrer Herstellungsart. Das durch direktes Rösten des Erzes (Franklinit und Zinkit) gewonnene ist dem überlegen, das durch die indirekte Methode der Oxydation von Zink hergestellt wird.

Zinksulfid bildet einen Bestandteil von vielen weißen Farben, die aus Zinkoxyden, Schwerspat und oft Bleisulfat gemischt werden. Der Mangel an Deckkraft wird so verborgen, und eine solche Mischung hat die wichtige, den Malern als „Körper“ bekannte Eigenschaft. Unter verschiedenen Namen wie „Orrs Emailweiß“, Patentzinkweiß und Lithopon haben solche Mischungen einen großen Absatz und können für viele Zwecke als Ersatz für Bleiweißfarben gelten.

Ausgedehnte Untersuchungen wurden in den letztverflossenen Jahren auf dem Kontinent über die Rolle, die die Verwendung von Bleiweißfarben bei Entstehung von Bleivergiftungen spielt, über die gebräuchlichen Verrichtungen und die Möglichkeit von Ersatzfarben durchgeführt, in Österreich von 1904—1907, in Deutschland 1905, in Holland von 1903—1909, in Frankreich von 1901—1909, in der Schweiz 1904 und in Belgien von 1904—1909. Im Jahre 1902 verbot die französische Regierung durch ein Dekret, betreffend das Zimmermalen und Anstreichen,

1) die Verwendung von Bleiweiß, ausgenommen, wenn es fertig mit Öl gemischt ist;
2) das direkte Hantieren mit Bleiweiß;
3) das trockene Abschleifen oder Abreiben von gemalten Oberflächen mit Sandpapier.
4) Verordnete sie die Anschaffung der gewöhnlichen Mittel zur Erhaltung der Reinlichkeit, einschließlich der Arbeitskleider.

Dieses Dekret wurde im Jahre 1904 auf alle Arten des Malens unter Verwendung von Bleiweiß ausgedehnt. Schließlich wurde 1909 mit der Wirksamkeit von 1914 ein Gesetz angenommen, das die Verwendung von Bleiweiß zu Anstreicharbeiten gänzlich verbietet.

In Belgien trat an Stelle von Verordnungen, die auf Grund königlichen Dekretes vom Jahre 1905 erlassen worden waren und in denen unter anderen die vierteljährige periodische ärztliche Untersuchung der Anstreicher vorgeschrieben war, das Gesetz vom 20. August 1909 in Kraft, das den Verkauf, Transport und die Verwendung von Bleiweiß in Form von Pulver, Klumpen oder kleinen Stücken verbietet und anordnet, daß das für Malzwecke bestimmte Bleiweiß mit Öl fertig verrieben sein müsse. Das trockene Abreiben und Schleifen mit Sandpapier ist ebenfalls verboten.

Im Deutschen Reich ist die Anstreicherarbeit durch Verordnung vom 27. Juni 1905 geregelt, deren Hauptbestimmungen folgende sind:

1) Die Verhinderung der unmittelbaren Berührung mit Bleiweiß beim Reiben und Mischen und entsprechender Schutz gegen den dabei gebildeten Staub;
2) das Verreiben des Bleiweißes mit Öl oder Firnis auf mechanischem Wege und die Verhinderung des Entweichens des Staubes in den Arbeitsraum;
3) vorheriges Anfeuchten trockener Ölfarben vor dem Abkratzen, Glätten oder Abbimsen.
4) und 5) Anschaffung von Arbeitsanzügen und Waschgelegenheiten einschließlich Seife, Nagelbürsten und Handtüchern (bei Neubauten müssen die Arbeiter in der Lage sein, sich in einem frostfreien Raum zu waschen).
6) Belehrung der Arbeiter durch den Unternehmer über die mit der Arbeit verbundenen Gefahren durch Einhändigung einer Abschrift der Verordnung und des Merkblattes.

Ferner müssen, wo Malverrichtungen in Fabriken oder Werkstätten als Hilfsarbeiten für andere Verrichtungen ausgeführt werden,

7) Waschgelegenheiten in einem besonderen, heizbaren Raum und ein Raum zur Aufbewahrung der Kleider vorgesehen sein.
8) Periodische ärztliche Untersuchung in halbjährigen Intervallen.
9) Verbot des Rauchens und des Genusses von Alkohol in den Arbeitsräumen.

Die österreichische Verordnung vom 15. April 1909 schließt sich eng an die deutschen Vorschriften an und unterscheidet sich aber darin, daß sie

1) den Gebrauch von Bleiweißfarben für die Innenwände von Häusern und auf jeder dem Wetter nicht ausgesetzten Fläche verbietet;
2) die Anbringung einer Aufschrift an Kannen und Fässern vorschreibt, daß sie Blei enthalten und
3) daß die ärztliche Untersuchung in vierteljährigen, statt in halbjährigen Zwischenräumen stattfindet.

Zurzeit (1912) befassen sich Komitees, die vom Ministerium des Innern eingesetzt worden sind, mit der Untersuchung der Wagenlackiererei und der Anstreichergewerbe in unserem Lande.

Die Ergebnisse der sorgfältigen und detaillierten Versuche, welche die von der holländischen Regierung eingesetzte Bleiweißkommission hinsichtlich dieses Gegenstandes vorgenommen hat, sind im folgenden kurz zusammengefaßt:

I. Zinkweißfarben sind viel besser geeignet, der Einwirkung von Schwefelwasserstoffgas zu widerstehen als Bleiweißfarben.

II. Zinkweißfarben widerstehen nicht so gut der Einwirkung von schwefeliger Säure in der Atmosphäre wie die Bleiweißfarben. Da dieses Gas im Kohlenrauch von Lokomotiven, Dampfern, Schornsteinen usw. vorhanden ist, würden die solchem Rauch viel ausgesetzten Zinkweißanstriche z. B. in Eisenbahnstationen und dergleichen bald zerstört werden und können deshalb die Bleiweißanstriche nicht ersetzen.

III. Zinkweißfarben, die auf Zink, Portlandzement oder Eisen (auf letzterem, nachdem es vorher mit einer Deckschichte von Mennige oder Eisenoxyd versehen wurde) aufgetragen werden, können der Einwirkung der freien Luft während eines Zeitraumes von fünf Jahren ebensowohl widerstehen wie Bleiweißfarben und können die letzteren vollständig ersetzen, vorausgesetzt, daß sie der Einwirkung von schwefelige Säure enthaltenden Dämpfen nicht ausgesetzt sind.

VI. Im Innern von Gebäuden leisten Zinkweißfarben, auf Holz, Eisen, Zink, Portlandzement und Gips aufgetragen, ebenso gute Dienste wie Bleiweißfarben und können diese vollständig ersetzen, vorausgesetzt, daß sie nicht zu sehr schwefelige Säure haltigen Dämpfen oder zuviel Feuchtigkeit ausgesetzt sind.

V. Zinkweißfarben auf Holz sind, wenn sie nicht zu sehr der Einwirkung von schwefeliger Säure ausgesetzt sind, in vielen Fällen durch fünf Jahre in freier Luft ebenso dauerhaft wie Bleiweißfarben und können diese mit gutem Erfolg ersetzen. An allen Stellen jedoch, wo sich Wasser ansammelt, wie auf Fensterbrettern, der Unterseite von Gesimsen usw. werden sie selbst schon nach drei oder vier Jahren bis zu einem solchen Grad verdorben sein, daß zwecks Erhaltung des Holzes ein neuer Anstrich notwendig wird; in dieser Hinsicht stehen sie daher den Bleiweißfarben nach.

VI. Zinkweißfarben, wie sie von der Bleiweißkommission mit Erfolg verwendet wurden, decken mindestens ebenso gut, wie die in diesem Lande üblichen Bleiweißfarben.
Der Zinkweißkitt, den die Bleiweißkommission verwendet hat, ist genau so zweckdienlich wie gewöhnlicher Bleiweißkitt.

VII. Das Anstreichen mit Zinkweißfarben, wie sie die Kommission bei neuem Holzwerk im Freien verwendet hat, kostet nicht mehr als das Anstreichen mit den für diesen Zweck üblichen Bleiweißfarben.

VIII. Das Anstreichen auf bestehenden Anstrichen, der sogenannte Wiederanstrich in freier Luft mit Zinkweißfarben von der Art der von der Kommission verwendeten kostet mehr als der mit Bleiweißfarben, die bisher in Verwendung waren, insofern die Vorbereitung des mit Zinkweißfarben gestrichenen Holzes größere Auslagen beim Vorrichten zum Wiederanstrich verursacht, als wenn mit Bleiweiß angestrichenes Holz für einen Wiederanstrich mit Bleiweiß vorgerichtet wird.
Im Falle gestrichenes Holz der freien Luft ausgesetzt ist, ist jedoch die Möglichkeit nicht ausgeschlossen, daß, wo solches Holz ungünstigen Feuchtigkeitsbedingungen ausgesetzt ist (vgl. Punkt V), es früher wieder angestrichen werden muß, als wenn es mit Bleiweißfarben gestrichen gewesen wäre.
Unter diesen Umständen werden die Kosten der Erhaltung des mit Zinkweißfarben gestrichenen Holzes, das der freien Luft ausgesetzt ist, im Vergleich zu dem mit Bleiweißfarben gestrichenen Holze noch weiter erhöht.

IX. Lithoponfarben können Bleiweißfarben im Freien nicht ersetzen. Sie haben sich in dieser Hinsicht als vollständig ungeeignet erwiesen.

X. Für Anstricharbeiten über Wasser hat sich die Grundierung mit Eisenoxyd im Verlauf von fünf Jahren als ebenso gut und zweckdienlich erwiesen wie die Grundierung mit Mennige. Für Anstriche unter Wasser kann Eisenoxyd nicht verwendet werden.
Der Anstrich mit Eisenoxydfarben ist billiger als ein solcher mit Mennigefarben.
Falls Eisenoxyd zur Grundierung verwendet wird, wird weit mehr technische Geschicklichkeit für das Anbringen der Deckschichten erfordert, als wenn Mennige als erste Schichte verwendet wird[1]).

---

[1]) Die größte Zahl der Bleivergiftungen kommt in Deutschland und Österreich bei den Anstreichern vor, und rein praktisch gesprochen kommt daher der Verhütung der Bleivergiftung unter den Anstreichern größere Bedeutung zu als der in allen anderen Industrien. Gewiß gibt es Betriebe, in denen die Gefährdung der Arbeiter eine größere ist, aber die absolute Zahl der Gefährdeten ist stets eine relativ geringe. Wie groß die absolute Zahl der Bleivergiftungsfälle, wie groß die relative Zahl der Erkrankten, kann man wohl am besten aus den Tabellen sehen, die über Berlin und Wien (siehe Tabelle 19 u. 20) berichten. Wie die Bleivergiftung auf die Lebensdauer der Maler und Anstreicher wirkt, geht aus der Berechnung auf Tabelle 21 hervor, der die von Koelsch (Erhebungen der kgl. bayrischen Gewerbeaufsichtsbeamten über das Malergewerbe 1910/11) gebrachten Zahlen zugrunde liegen. Wir sehen, daß bei Nichteinrechnung der unter 20jährigen — denn unter den gewerblichen Lohnarbeitern und den Malern und Anstreichern (Meistern und Gehilfen) sind die unter 20 Jahren natürlich in ganz verschiedener Stärke vertreten — die Prozentzahl der Maler und Anstreicher (Meister und Gehilfen) schon im 5. Jahrzehnt geringer ist als unter der Gesamtbevölkerung (eher mit dieser, als mit den Lohnarbeitern allein darf unsere Gruppe verglichen werden) und daß diese Differenz nun von Jahrzehnt zu Jahrzehnt zunimmt. Bemerkt sei, daß unter

Schiffsbau (36). Die im Schiffsbau vorgekommenen Fälle sind nicht so sehr auf das Mischen der Farben oder der Mennigepaste als

---

„Anstreichern" jene zu verstehen sind, die — meist auf Holz oder Metall — mit Ölfarben arbeiten, unter Malern jene, die Außen- oder Innenwände mit Leimfarben bemalen, nur selten und nur zu ganz bestimmten Zwecken: Linien ziehen, Lichter aufsetzen, Ölfarben anwenden. Zwischen Lackierern und Anstreichern läßt sich die Grenze nicht scharf ziehen, erstere verrichten technisch dieselbe Arbeit wie die Anstreicher als Wagenlackierer oder Blechwarenlackierer, oder als Möbellackierer. Eine Gefährdung durch Bleifarben besteht eigentlich nur für Anstreicher und Lackierer. Durch die sehr gründlichen Untersuchungen des österr. Handelsministeriums wurde festgestellt, welche große Mengen Bleistaub die Anstreicher und Lackierer einzuatmen haben beim Abschleifen der verschiedenen Schichten, aus denen ein Anstrich besteht. Da dieses Abschleifen nur bei feineren Arbeiten, wie sie fast ausschließlich nur auf Gegenständen im Innern von Wohnungen angewendet werden, vorgenommen wird, so ist weitaus die Mehrzahl aller Bleivergiftungsfälle auf Innenanstrich zurückzuführen. Es kamen in Wien auf 1600 dz Bleiweiß, die für Innenanstrich verwendet wurden, pro Jahr ungefähr 163 Bleivergiftungsfälle, auf annähernd 4700 dz Bleiweiß und Minium für Außenanstrich nur 50 Fälle. Es ist also die Verhütung der Bleivergiftung bei Innenanstrich von größerer Bedeutung, und wie aus den obigen Ausführungen hervorgeht, ist sie insofern leichter durchführbar, als gerade bei Innenanstrich ein Ersatz des Bleiweißes durch ungiftige Farben (Zinkweiß und Lithopone) vollkommen möglich ist. Die österreichische Verordnung spricht auch das Verbot der Verwendung von Bleifarben zu Innenanstrich aus. Wie sehr durch diese Bestimmung die Zahl der Bleivergiftungen unter den Anstreichern zurückgegangen ist, geht wohl aus den in Tabelle 1 und 19 gegebenen Zahlen hervor. Ich habe in einer ausführlichen Veröffentlichung (Zentralbl. für Gewerbehygiene April/Mai 1913) dargelegt, daß von allen Bestimmungen dieser Verordnung nur die über das Verbot der Bleifarbenverwendung zu Innenanstrichen wirklich durchgeführt wurde und daß der Rückgang der Bleivergiftungen unter den Anstreichern Wiens in noch größerem Maße als aus diesen Zahlen hervorgeht, auf das Verbot zurückzuführen ist. Eine recht beträchtliche Zahl von Bleivergiftungsfällen in Wien wird nämlich durch das Minisieren eiserner Traversen, eiserner Brücken usw. veranlaßt. Bei einer einzigen Firma, die während der Hauptsaison 150—200 Arbeiter beschäftigte, kamen vor: 1908 28, 1909 46, 1910 56, 1911 36. Dabei ist gegenwärtig der Verbrauch an Minium für Eisenanstrich, weil ja das Eisen als Baumaterial immer größere Verbreitung gewinnt, in steter Zunahme begriffen. Tauß, (Die Verwendung von bleifreien Rostschutzmitteln in Österreich, Zeitschr. f. Gewerbehygiene 1914, Mai/April) schätzt die Menge des jährlich in Österreich zu Anstrichen verwendeten Miniums auf 70—80 Waggons. Bei den meisten dieser Bauten kommt auf den Miniumanstrich noch ein anderer grauer Anstrich, der meist Bleiweiß enthält, aber auch in jüngster Zeit bleifrei hergestellt wird. Eine Reihe von angeblich bleifreien Spezialfarben des Handels ist bleihaltig, sie enthalten nach den Untersuchungen des arbeitsstatistischen Amtes in den dunkelsten Nuancen 10%, in den hellsten bis gegen 80% Bleiweiß. Bei Eisenbauten werden noch sehr viel Minium und bleihaltige Farben verwendet, bei Maschinen hingegen ist der Ersatz des Miniumanstriches durch andere Anstriche — Eisenrot — schon sehr verbreitet. Die Zahl der Bleivergiftungsfälle unter den mit Anstreichen eiserner Bauten Beschäftigten ist deshalb besonders groß, weil es sehr häufig tiefstehende Hilfsarbeiter sind, die von der Gefährlichkeit ihrer Arbeit und den notwendigen Vorsichtsmaßregeln keinen Begriff haben. Sehr gefährdet sind auch jene Arbeiter, die alten Miniumanstrich von Eisenkonstruktionen abzukratzen haben.

Da Bleifarben häufig unter Phantasienamen in den Handel kommen, so ist von Wichtigkeit die „Deklarationspflicht", d. h. die Verpflichtung, alle in den Verkauf kommenden Bleifarben deutlich als solche zu bezeichnen. Die österr. Verordnung vom 26. April 1909 enthält diese Bestimmung. Die Aktion der

vielmehr darauf zurückzuführen, daß beim Abreiben der Bleiweißfarbenschichten mit Sandpapier in Kabinen usw. beim Abraspeln und Abschaben von alten Mennigefarben oft in engen Räumen wie in Doppelböden, Tanks, Bilgen usw. Staub verursacht wird. Das Verstreuen beim Einspritzen von Mennige zwischen Platten, die Dämpfe beim Abbrennen alter Farben und beim Gebrauch von Farben in engen Räumen werden in den Berichten erwähnt. Einige Erkrankungen

österr. Regierung ist mit den Verordnungen vom 15. und 26. April 1919, die unter anderem auch das Verbot der Bleifarbenverwendung für Innenanstrich enthält, zum Abschluß gelangt. Die deutsche Verordnung über den Gebrauch von Bleifarben trifft nur allgemeine Vorsichtsmaßregeln, enthält aber keinerlei Einschränkung der Verwendung von Bleifarben. (Siehe Seite 343, 347, 319.)

Tabelle 19. Statistik der Gehilfenkrankenkasse der Zimmer- und Dekorationsmaler, Anstreicher und Lackierer in Wien.

	Mitgliederzahl			Bleivergiftung				Anstreicher		
	Anstreicher	Lackierer	Maler	Anstreicher	Lackierer	Maler	Krankheitstage	Bleivergiftung Erkr. %	Magen- und Darmkrankh. Erkr. %	Erkr. an allen Krankheiten %
1901	1871	302	1141	111	11	8	2862	5,93	—	43,61
1902	1704	272	1005	111	9	5	2034	6,52	—	44.48
1903	1810	260	1135	149	4	10	3155	8,23	—	45,75
1904	2022	258	1180	184	6	7	3964	9,10	—	47,97
1905	2212	298	1194	175	8	15	3419	7,91	4,11	51,54
1906	2173	342	1146	232	11	10	5156	10,68	2,90	48,83
1907	2219	340	1206	187	13	8	4425	8,43	3,56	50,97
1908	2014	312	1220	153	5	9	3280	7,60	4,47	57,25
1909	2051	311	1227	129	6	8	2629	6,29	4,05	51,54
1910	2308	328	1266	128	5	5	2651	5,55	4,33	47,27
1911	2581	293	1398	95	7	7	2416	3,68	3,33	45,91

Tabelle 20. Ortskrankenkasse der Maler (Anstreicher usw.) in Berlin. (Nach Geschäftsbericht für das Jahr 1912.)

	Durchschnittlicher Mitgliederstand	Bleivergiftungsfälle	Bleivergiftungstage	Bleierkrankungen %	Erkrankung %
1903	4397	470	16268	10,7	48,8
1904	5029	516	17066	10,2	50,4
1905	5328	471	16585	8,8	45.6
1906	5355	347	12872	6,5	43,3
1907	5173	379	13451	7,3	45,8
1908	4992	298	13223	6,0	45,6
1909	4781	285	11769	6,0	43,2
1910	4960	268	11135	5,5	42,6
1911	4981	302	12139	6,0	45,8
1912	5052	244	9704	4,8	46,7
1903—07	5057	437	15248	8,6	46,8
1908—12	4953	279	11594	5,6	44,8

haben Personen betroffen, die beim Einführen von rotglühenden Nieten in Löcher, die mit Mennige und Öl getränktes Werg enthielten, beschäftigt waren. Vermutlich werden hierbei Bleidämpfe ausgeschieden. Die Zahl der unter Rubrik „Schiffsbau" angeführten Fälle betrug:

1900 . . .	32	1904 . . .	48	1908 . . .	15
1901 . . .	28	1905 . . .	32	1909 . . .	27
1902 . . .	15	1906 . . .	26	1910 . . .	21
1903 . . .	24	1907 . . .	22		

Die Zahlen illustrieren die Schwierigkeit, eine Verringerung der Erkrankungen herbeizuführen, wenn die Ursache in Verhältnissen liegt, die einer Verhütung durch Absaugevorrichtungen nicht zugänglich sind. Die Möglichkeit, eine gewisse Verringerung durch andere Vorsichtsmaßregeln zu bewirken, wird jedoch durch die Verringerung (von 110 auf 60) der Zahl der Fälle auf den staatlichen Werften in den sechs Jahren 1905 bis 1910 im Vergleich mit den Jahren 1899 bis 1904 erwiesen, während in diesem Zeitraum eine Zunahme von 67 auf 87 auf allen anderen Schiffsbauwerften stattfand.

Tabelle 21. Berechnet nach den von Koelsch in den „Erhebungen der kgl. bayerischen Gewerbeaufsichtsbeamten über das Malergewerbe 1910/11" gebrachten Tabellen. Bei Nichtberücksichtigung der unter 20jährigen (berechnet nach Reichsarbeitsblatt).

	20 bis unter 30	30 bis unter 40	40 bis unter 50	50 bis unter 60	60 und darüber	
Männl. Gesamtbevölkerung	30,5	25,1	18,9	12,9	12,5	100
„ gewerbl. Lohnarbeiter	40,5	29,2	17,6	8,8	3,8	100
bayr. Berufszähl. der Maler (17060 Männer)	37,2	31,1	18,1	9,1	3,8	100

Zu Tabelle 21. Symptome der Bleivergiftung bei Malern und Anstreichern (nach Koelsch).

	absolut	%
Kolik	884	85,7
Lähmung	36	3,5
Gelenkaffektion . .	28	2,7
Gicht	18	1,7
Nervenschmerz . .	16	1,6
Sehstörungen . .	16	1,6
Nierenleiden . . .	15	1,4
Kopfschmerz . . .	13	1,3
Epilepsie	3	0,3
Ischias	1	0,1
Neurastenie . . .	1	0,1

Bleierkrankungen nach Lebensalter bei Malern und Anstreichern (nach Koelsch).

bis 20 Jahre . .	32,1 %
21 „ 30 „ . .	36,1 %
31 „ 40 „ . .	21,5 %
41 „ 50 „ . .	8,5 %
51 „ 60 „ . .	1,8 %
	100,0 %

(T.)

In den staatlichen Werften erscheinen, abgesehen von anderen Vorsichtsmaßregeln, die bei Mennigearbeiten beschäftigten Arbeiter periodisch vor dem Arzt, und man läßt keinen Arbeiter länger als zwei Tage in der Woche diese Arbeit verrichten. Ferner sind in den Wallgängen, Doppelböden und anderen beschränkten Räumen an Bord der Schiffe Eisenoxydfarben zu verwenden. Allen als Anstreicher beschäftigten Personen ist es erlaubt, fünf Minuten von ihrer Arbeitszeit zum Waschen zu verwenden.

Andere Industrien. Die Industrien und Verrichtungen, die unter dieser Rubrik zusammengefaßt sind, sind der folgenden Einteilung zu entnehmen:

Industrien.	Zahl der Fälle: 10 Jahre 1900—1909.
1. Eiserne Bottiche und Fässer	47
2. Erzeugung von Pferdegeschirr	23
3. Härten von Federn	13
4. Anderweitige Berührung mit geschmolzenem Metall	103
5. Sortieren von Metallen	13
6. Hantieren mit Blei und Staub von metallischem Blei	122
7. Schroterzeugung	14
8. Glaserzeugung	13
9. Kautschukerzeugung	23
10. Garnfärben	28
11. Erzeugung von Kupferlettern und opalisierenden Schildern	28
12. Andere Bleiverbindungen	196
13. Diverse	36
Gesamtzahl	659

1 und 2 wurden beim Verzinnen der Metalle beschrieben, da es sich um ähnliche Prozesse handelt; im Jahre 1909 wurden sie gemeinsam mit dem Verzinnen von Hohlware einer Verordnung unterworfen.

Das Tempern von stählernen Pufferfedern (3.), (37), das in Sheffield ausgeführt wird, verursacht die Entstehung von Vergiftungen infolge der Dämpfe des geschmolzenen Metalles, in das die Federn eingetaucht werden, und infolge des Staubes durch das Abschäumen, sofern nicht eine genügende Abzugsvorrichtung vorhanden ist. Eine Staubprobe, die von einem über einem Schmelztiegel hängenden Lampenschirm gesammelt wurde, enthielt, wie im Regierungslaboratorium festgestellt wurde, 48,1% metallischen Bleies oder 51,8% Bleimonoxyd. Beim Prüfen der Federn unter einer hydraulischen Presse und beim nachfolgenden Richten durch Hämmern auf einem Amboß springt die dünne Bleischicht von der Oberfläche ab und kann eingeatmet werden.

Eine „anderweitige Berührung mit geschmolzenem Metall" (4.) verursachen Verrichtungen, die nicht von anderen schon beschrieben en abweichen und bei denen die Gefahr entweder durch Dämpfe und Staub beim Abschäumen der Schlacke oder bei darauffolgenden Hantierungen entsteht, wie bei der Erzeugung von Lot, dem Verbleien von Kabeln, dem Füllen von Kupferröhren mit geschmolzenem Blei, um sie biegen zu können, und dem nachfolgenden Wiedereintauchen in das „Bad" zum Ausschmelzen des Bleies, dem Verzinnen von Nägeln, der Herstellung von Bleimodellen für Kamingitter, bei denen die Gefahr auch durch die Verwendung einer Drahtbürste zum Abreiben des anhaftenden Sandes verursacht werden kann usw.

Das „Hantieren mit Blei und Staub von metallischem Blei" (6.) schließt Verrichtungen ein, wie das Stanzen von Stempeln, das Prägen von Fahrkarten und anderen Artikeln auf einer Bleiplatte, wo die Gefahr, wenn auch vermutlich in einem geringeren Grade mit der beim Feilenhauen entstehenden verwandt ist, das Prüfen von Flintenkugeln, die Erzeugung von Metallkapseln, das Auslegen von Kisten mit Bleifolie, das Bleiemaillieren (bei dem die Gefahr im wesentlichen dieselbe ist wie beim Verbleien) usw.

Hier ist auch eingeschlossen eine Zahl von Fällen, über die vor dem Jahre 1905 unter den mit der Markierung der Schießproben in einer Handwaffenfabrik betrauten Personen berichtet wurde. Duckering (38), der diese Fälle untersucht hat, fand, daß die Geschosse durch trockenen Sand in 8 Fuß langen Kisten aufgefangen wurden. Beim Eintritt in den Sand zerfielen die Kugeln, so daß der Sand, nachdem er gewisse Zeit in Verwendung gestanden war, eine große Menge Blei enthielt und entfernt werden mußte. Zu diesem Zwecke wurde die Kiste umgestürzt und der Sand unmittelbar hinter den Zielscheiben auf dem Boden abgelagert. Das Blei wurde sodann durch Sieben mit der Hand abgeschieden und der Sand wieder verwendet. Bei diesen Verrichtungen entstand viel herumfliegender Staub, der von den Markierern eingeatmet wurde, die in einem offenen Laufgraben unmittelbar vor und unter den Zielscheiben standen.

Metallkapseln. Einige Fälle kamen auch bei der Erzeugung von Flaschenkapseln vor; die Kapsel besteht aus einem zwischen zwei Zinnblättern ausgewalzten Bleiblatte. Die Fälle, die bei den zuerst vorzunehmenden Verrichtungen des Schmelzens und Walzens entstehen, unterscheiden sich nicht von den bereits beschriebenen, auf die Berührung mit geschmolzenem Blei und das Hantieren mit Blei zurückzuführenden. Die am schwierigsten zu behandelnden sind jene, welche beim Endprozeß des Reinigens und Färbens unterlaufen. Vor dem Färben mit Firnisfarben bringt man die Kapsel auf eine rasch umlaufende Drehbank, und es wird die einen Lappen mit Reinigungsmittel haltende Hand des Arbeiters fest an die Kapsel angelegt. Unausweichlich entsteht eine kleine Menge Staub, und solcher von der Arbeitsbank gesammelte Staub enthielt, wie man fand, 11,5—25,6% Blei, während Staub, der sich auf einem Balken $2^3/_4$ m über dem

Erdboden abgesetzt hatte, 9,3% enthielt. Von 31 beim Reinigen und Färben beschäftigten Arbeitern bewiesen 15 die Bleiaufnahme durch Vorhandensein eines Bleisaumes am Zahnfleisch, bei einem bestand eine beträchtliche Schwäche der Strecker des linken Handgelenkes. Ähnliche Erfahrungen von Bleivergiftungen in dieser Industrie wurden in deutschen und österreichischen Fabriken gemacht.

Periodische ärztliche Untersuchung in vierteljährigen Zwischenräumen wurde in der größten Fabrik mit gutem Erfolg eingeführt, da sie ermöglicht, daß die Frühsymptome von Bleiaufnahme zeigenden Personen zu anderen Verrichtungen versetzt werden. Absaugevorrichtungen wurden versucht, jedoch ausgenommen an den wenigen Drehbänken, wo allein das Reinigen erfolgt, mit Rücksicht auf die Natur der Arbeit ohne vollständigen Erfolg[1]).

Schroterzeugung. Beim Schroterzeugen entstehen Vergiftungen infolge des beim Sieben des Schrotes behufs Sortierung nach den verschiedenen Größen entstehenden Staubes, einer Verrichtung, die in vollständig geschlossenen Sieben und unter negativem Druck ausgeführt werden sollte. Der aus einem Glasgehäuse über einer Siebmaschine gesammelte Staub enthielt 60,3% metallischen Bleies. Die Probe war frei von Arsenik.

Das „Schlagen" von mit Bleichromat gefärbtem Garn. Baumwollgarne werden in einem beträchlichen Umfange mit Bleichromat gefärbt, hauptsächlich für den orientalischen Markt (10.). Nach Orangechrom, das am meisten mit Blei beschwert ist, besteht hier die meiste Nachfrage. Die Orangechromfarbe erhält man durch Tauchen der

[1]) Eine große Anzahl von Bleivergiftungen war durch viele Jahre in einer Wiener Flaschenkapselfabrik zu beobachten (vgl. Sternberg, Erfahrungen über gewerbliche Bleivergiftungen in Wien, Das österr. Sanitätswesen 1906, und mein Referat auf dem Hyg. Kongreß 1907 in Berlin). Vor allem gefährdet waren die mit dem oben beschriebenen Reinigen der Kapseln beschäftigten Arbeiterinnen, die „Putzerinnen". Bei dem durchschnittlichen Stand von 25 bis 30 Personen kamen in einzelnen Jahren über 100 Bleivergiftungen unter diesen Personen vor, relativ selten war die Bleivergiftung unter anderen Arbeitergruppen. Bei einer von Sternberg vorgenommenen Untersuchung erwiesen sich von 23 Putzerinnen 18 bleikrank, von 40 Färberinnen 10. Es fehlten damals im Betriebe selbst die primitivsten Schutzvorrichtungen. Durch Einführung der Schutzvorrichtungen für persönliche Prophylaxe, schließlich aber dann durch Einrichtung von Absaugevorrichtungen und teilweise maschinellen Betrieb, gelang es, die Bleivergiftungen gänzlich zum Schwinden zu bringen. Ich hatte Gelegenheit, auch anderwärts Flaschenkapselfabriken zu sehen, in denen die Arbeiterinnen aber keine Zeichen von Bleivergiftung boten. Die Erklärung liegt darin, daß es ganz auf die Dicke der Zinnschichte ankommt. Ist diese sehr dünn, so wird sie beim Putzen rasch durchgerieben, das darunterliegende Blei kommt zum Vorschein, und es entsteht reichlich Bleistaub, ist sie dick, so ist die Reinigung vollständig ungefährlich. In der Wiener Fabrik ergab die Untersuchung von Staub an Putzlappen und Arbeitstischen sehr große Bleimengen, die Flaschenkapseln selbst zeigten an ihrer Oberfläche feine Risse im Zinn, in denen das Blei zutage trat. Da es schließlich auch vom Standpunkt des Verbrauchers nicht wünschenswert ist, daß die Kapseln Blei zutage treten lassen, so wäre nicht nur vom gewerbehygienischen, sondern auch vom Standpunkt des Konsumentenschutzes eine gewisse Dicke der Zinnschichte zu fordern. (T.)

Garnsträhne in eine Kalklösung und sodann in Bleiazetat. Dieser Prozeß wird ein zweites Mal wiederholt und sonach das Chromat durch Eintauchen in Natriumbichromat und schließliches Kochen in Kalkwasser gebildet (39).

Bei der Herstellung der gelben Chromfarbe wird das Garn nur einmal in einem Bad von Bleiazetat behandelt. Andere hergestellte Farben sind Chromzitron und durch Hinzufügen eines Indigobades Chromgrün.

Die ersten Verrichtungen beim Färben geben selten Anlaß zur Vergiftung. Es verursacht jedoch die starke Lösung von Natriumchromat häufig charakteristische Geschwüre an der Haut, sogenannte Chromgeschwüre. Die Gefahr entsteht durch die Staubentwicklung beim Prozeß des „Schlagens“ (auch „noddling“ genannt) des getrockneten Garnes über Balken. Die Garnsträhne werden in der Regel von Frauen gezogen und „geschlagen“ und bei orangechrom gefärbten hierbei beträchtliche Mengen von Staub freigesetzt. Man erzählte uns, daß ein Strähnchen von dieser Sorte Garn einem orientalischen Käufer nur dann gefällt, wenn beim Schütteln Staub sichtbar ist.

Die Industrie wurde im Jahre 1895 mit Rücksicht auf schwere Krankheits- und Todesfälle in Glasgow und Manchester als gefahrbringend bezeichnet und spezielle Vorschriften nicht bloß für die Verrichtung des Schlagens, sondern auch für das Winden, Haspeln und Weben des gefärbten Garnes erlassen, Arbeiten, bei denen Fälle von Vergiftung sehr selten sind.

Eine eingehende Untersuchung wurde im Jahre 1906 in 11 Fabriken angestellt, in denen Garn in beträchtlichem Umfange mittels Bleichromat gefärbt wird, in 8 hauptsächlich für den Export nach Indien, in 3 für den heimischen Markt. Das für den heimischen Markt gefärbte Garn gibt beim Schlagen weniger Staub ab, da das Material noch einem Waschprozeß in Wasser und verdünnter Säure unterworfen wird. Bisweilen passiert es auch eine Stärkekleisterlösung, die das Bleichromat weit fester an das Garn fixiert.

Ein Beweis für die größere Gefahr des Orangechromes wurde in der Tatsache gefunden, daß Dupré in der Lage war, ein Pfund Staub (0,29 %) aus 345 Pfund Orangegarn und bloß 1 Pfund (0,003 %) aus 3300 Pfund von lichtgelblichem oder grünem Garn auszuwaschen.

In keiner der Fabriken waren die Arbeiter lediglich bei der Herstellung des gefahrbringenden gelb- oder orangechrom gefärbten Garnes beschäftigt. In manchen dauert die Arbeit 1 bis 2 Stunden täglich, in anderen 1 oder 2 Stunden täglich in jeder zweiten Woche oder durch eine Woche innerhalb von je 3 oder 4 Wochen und vielleicht in einem Dutzend Fabriken wird die Arbeit nicht häufiger als einen halben Tag im Monat oder selbst einen in 3 Monaten verrichtet.

Besondere Aufmerksamkeit widmete man der Beschaffenheit der Staubabsaugung an dem Schlagpfosten, da dies das Wichtigste zum Schutze der Arbeiter ist. Sie war in 8 von den neun hauptsächlichsten Garnfärbereien vorgesehen. Die Ausnahme betraf einen Betrieb, wo die Arbeit bloß für den heimischen Markt verrichtet wurde. In einer

Fabrik wurde ein 75 cm-Blackmanventilator an der Mauer angebracht, ohne Verbindung mittels Leitungen und Hauben zum Schlagpfosten. In 4 Fabriken waren Hauben und Leitungen aus Holz von viereckigem Querschnitt mit rechtwinkeliger Biegung über den Pfosten angebracht. In anderen 4 bestanden Hauben und Leitungen aus Metall und hatten kreisförmigen Querschnitt. Die Geschwindigkeiten in Metern per Minute (mittels eines Davisschen Selbstzählanemometers bestimmt) wurde an der Öffnung der Zweigleitung hinter oder unter dem Pfosten festgestellt. Der Wert der anemometrischen Untersuchungen zum Entdecken von Verstopfungen oder Unterbrechungen in den Leitungen geht aus der folgenden Tabelle deutlich hervor.

Geschwindigkeit des Luftstroms in Metern.

(1)	(2)	(3)		(5)	(6)			(7)	(8)		(10)
Ventilator											
73	250	101		366	128	137	64	238	174	214	259
137		137	6		128	156	64		174	214	
146	82	137	82	238	110	128	119	201	165	149	259
146	(229)	128	82		110	128	131	165	174	174	
146	101	0	76		82	37	128	156	165	162	
137	(134)	0	92		92	37	149		174	165	
99	98	92	55		107	146	137	92	92	137	
85	(128)	76	46		88	146	128		92	137	
8		40	107		131	119	156			128	
8		67	55		128	110	140			122	
		110	92		73		128				
		73	85		137		146				
			64		119						
			64		119						

(1) Den Zug erhielt man hier aus dem Hauptschornstein. Die kleinen Geschwindigkeiten an den letzten Pfosten rührten, wie in der Folge gefunden wurde, daher, daß der Doppelschlagpfosten mittels einer sehr engen Leitung an das Ende der großen Leitung, welche zu den anderen Pfosten führte, angeschlossen war.

(2) Eine hölzerne Leitung, angeschlossen an einen Ventilator. Die Öffnungen in die Leitung konnten mittels eines Schiebers vergrößert oder verkleinert werden. Die in Klammern gesetzten Zahlen wurden bei ganz offenem Schieber gefunden.

(3) In dieser Fabrik wurde ursprünglich ein 75 cm-Ventilator einfach an der Mauer angebracht. In der Folge wurde er eingeschlossen und Holzleitungen bis auf 30 cm von dem Schlaggestelle geführt. 4 der Zweigleitungen erwiesen sich als verstopft.

(5) Hölzerne Leitungen und Abzugsvorrichtungen hinter dem Gestell, beide dicht an dem Ventilator.

(6) Runde Metalleitungen mit gekrümmten Winkeln, 20—25 cm hinter dem Pfosten angebracht. Alle in Verbindung mit einem 140 cm-Ventilator. Die kleinen Geschwindigkeiten (37 m) an 2 Pfosten waren zurückzuführen auf die lose Verbindung der Zweigleitungen, welche unten Luft eindringen ließen.

(7) Metalleitung, 75 cm vom Pfosten entfernt und unmittelbar unter und nicht hinter dem Gestell angebracht. Das Aufsteigen von Staub über den Pfosten wurde durch einen Glasschirm verhütet, dessen Vorspringen auch verhinderte, daß der Arbeiter den Pfosten zu nahe kam oder seinen Kopf darüber beugte.

(8) Metalleitungen, 23 cm im Durchmesser. Das Auftreten von Krankheiten war hier am größten, ungeachtet guten Zuges, da die Zweigleitungen nicht nahe genug an den Punkt herangebracht wurden, wo das „Schlagen" erfolgte, sondern 40 cm vom Mittelpunkt des Pfostens entfernt waren und das Schlagen in einer Entfernung von 60 cm von der Leitung geschah, wobei ein Mann zwischen dem Abzug und dem Gestell stand.

(10) Der Abzug, eingerichtet wie in (7), unterhalb des Gestelles ohne Schutz der Arbeiter durch einen Glasschirm.

Gegenwärtig gilt für die Industrie die erwähnte Verordnung. So klar ist es, daß örtlich angewendete Absaugevorrichtungen von überragender Bedeutung bei der Verhütung von Vergiftung sind, daß, trotzdem die Verrichtung des „Schlagens" bloß selten vorgenommen wird, keine Ausnahme von diesem Erfordernis gestattet wird. Periodische Bestimmung der Geschwindigkeit des Zuges an jeder Saugöffnung durch den Unternehmer soll das Verstopftsein der Leitungen verhüten.

Die Verordnung gilt nicht für das Spulen und Weben von mit Bleichromat gefärbtem Garn. Selten erreicht in den Spinnereien und Webereien von Blackburn die Menge des fraglichen besonderen Garnes 5% der Gesamtmenge der verwendeten gefärbten Garne. § 74 des Gesetzes vom Jahre 1901 genügt, um den vereinzelten Fällen, in denen eine Schädigung der Gesundheit auftritt, zu begegnen. Die Gewohnheit, chromgefärbten Zwirn zu beißen, hat Veranlassung zur Entstehung von Bleivergiftung gegeben. Die Verordnung findet auch keine Anwendung auf die Behandlung von Kaliko oder Cloth, in die Blei gefärbtes Garn aufgenommen sein mag. Derartige Vergiftungen, soweit sie vorkommen können, müssen praktisch beschränkt bleiben auf die in den Farbmischanlagen beschäftigten Personen[1]).

Erzeugung von Kautschuk (9.). Bleiglätte, Massikot, Mennige und Bleisulfid werden allgemein mit Gummi gemischt. Bleiglätte wird nicht bloß als wertvoller Füllstoff für Gummi angesehen, sondern hat auch die Eigenschaft, die Vulkanisation zu beschleunigen. Alle Hartgummiwaren, bei denen eine dunkle oder schwarze Färbung verlangt wird, beruhen darauf.

---

[1]) In Wien kamen früher unter Seidenfärbern und Fransenknüpferinnen Bleivergiftungsfälle vor. Es wurden schwarze Seidengarne durch Eintauchen in Bleizuckerlösung beschwert, meist bis zu 200, aber auch bis zu 800% ihres ursprünglichen Gewichtes. — Die überschüssige Bleiverbindung wurde durch Schlagen, so wie oben beschrieben, oder durch zentrifugieren in einer primitiven Zentrifuge entfernt: immer aber haftete noch viel Staub an den Garnen, die dann in der Heimarbeit zu Fransen geknüpft wurden. Die Fransenknüpferinnen selbst sowie ihre Kinder erkrankten an Bleivergiftung. 100 kg Seide gaben 2—5 kg Abfall der 41% Bleizucker enthielt. Durch einen Minist.-Erl. vom 17. Juli 1906 wurde das Beschweren der Seide mittels Bleizucker verboten. (T.)

Jedes Jahr werden einige Fälle aus dem Prozeß des Mischens der Sätze im Wägeraum der Kautschukfabriken gemeldet oder noch häufiger von den heißen Kalanderwalzen, wo der Satz von trockenem Pulver, der die Bleiverbindung enthält, allmählich mit der Hand auf dem Gummi verteilt wird, um so eine enge Mischung zu bewirken. Die erhitzte Luft über den Walzen verursacht ein Aufwirbeln von Staub. Entsprechend den Zwecken, für die der Kautschuk verwendet wird, variiert die Menge Bleiglätte im Satz. In einer Fabrik zeigten von 14 bei den Kalanderwalzen beschäftigten Arbeitern zehn Bleisaum, fünf waren merklich anämisch, einer litt an Schwäche der Strecker der Handgelenke und zwei an Schwäche der Fingerstrecker (40). Aber nur mehr über einen Fall wurde berichtet, seitdem über jeder Kalanderwalze eine Absaugungseinrichtung lokal angewendet wird. In einer Kautschukreifenfabrik folgten fünf Fälle in rascher Aufeinanderfolge, alle bei an den Walzen beschäftigten Personen. Daher sollte ohne Zaudern eine Absaugevorrichtung verlangt werden, wo immer die Beschäftigung beim Mischen der Sätze oder an den Walzen eine beständige ist. Im allgemeinen ist jedoch die Arbeit beim Auswägen eine unterbrochene, und wird durch das Tragen eines Respirators Abhilfe geschaffen.

Es wurde hier kein Versuch gemacht, alle Industrien und Prozesse, in denen Bleivergiftungen entstehen können, aufzuzählen. Die Aufgabe würde auch sehr ermüdend werden, da sie so zahlreich sind. Es ist auch nicht notwendig, Details von allen, die bekannt sind, zu geben, da es zweifelhaft ist, ob irgendein Unterschied in Entstehen oder Behandlung gegenüber den vielen bereits beschriebenen besteht[1]).

Quellen:

1. Special Report on Dangerous or Injurious Processes in the Smelting of Materials containing Lead, and in the Manufacture of Red and Orange Litharge and Flaked Litharge, by E. L. Collis, M. B. Cd. 5152. 1910. Wyman and Sons, Ltd. Price 6 d.
2. Annual Report of the Chief Inspector of Factories for 1901. p. 213.
3. Ibid., p. 242.
4. Ibid., for 1906, p. 272.
5. H. O. Hofmann: Metallurgy of Lead, 1906.
6. Annual Report of the Chief Inspector of Factories for 1900, p. 438.
7. Ibid., for 1910, p. 154.
8. Special Report above p. 15.
9. Layet: Erwähnt von Oliver in Dangerous Trades, p. 288.
10. Dixon Mann: Forensic Medicine and Toxicology, p. 477.
11. Sommerfeld: Bekämpfung der Bleigefahr, S. 220.

---

[1]) Bleivergiftungen finden sich auch bei Berufen, in denen man sie kaum erwarten würde; so waren in Wien eine Zeitlang Bleivergiftungen bei Stockdrechslern ziemlich häufig infolge der Mode, weiße Schirmstöcke zu tragen; ich sah Bleivergiftung bei Schustern — Färben weißer Schuhe mit Bleiweiß, — ebenso bei Handschuhmachern, bei Arbeitern einer Asbestfabrik, die Gewebe herstellte, in die Bleifäden eingeflochten wurden (vgl. Teleky, Gewerbliche Bleivergiftungsfälle mit seltener Entstehungsursache. Wochensch. f. soziale Medizin April 1908, Hans Katz, Beihefte zum Österr. Sanitätswesen: 1913 Nr. 38). (T.)

12. Sommerfeld: Erwähnt von Silberstein. Siehe unten, p. 257.
13. Silberstein: Die Krankheiten der Buchdrucker, in Weyls Handbuch der Arbeiterkrankheiten, p. 257. Gustav Fischer, Jena 1908.
14. Tatham: Decennial Supplement to Sixty-fifth Annual Report of the Registrar-General Cd. 2619.
15. Third Interim Report of the Departmental Committee on Certain Miscellaneous Dangerous Trades. C. 9073. — 1898.
Report on the Draft Regulations for File Cutting by Hand, by Chester Jones. Cd. 1658. — 1903.
16. Annual Report of the Chief Inspector of Factories for 1904, p. 125.
17. Ibid., for 1906, p. 273.
18. Special Report on Dangerous or Injurious Processes in the Coating of Metal with Lead or a Mixture of Lead and Tin, by Miss A. M. Anderson, H. M. Principal Lady Inspector of Factories, and T. M. Legge, M. D. H. M. Medical Inspector of Factories; together with a Report on an Experimental Investigation into the Conditions of Work in Tinning Workshops, and Appendices, by G. Elmhirst Duckering, one of H. M. Inspectors of Factories Cd. 3793. Wyman and Sons, London 1907.
Annual Report of the Chief Inspector of Factories for 1902, pp. 296—318.
Report on Draft Regulations on the Tinning of Metal Articles, by E. T. H. Lawes.
The Cause of Lead Poisoning in the Tinning of Metals, by G. E. Duckering.
19. The Health of Brass Workers, by T. M. Legge. Annual Report of the Chief Inspector of Factories for 1905, pp. 388—397.
20. Ibid., for 1898, pp. 119—123; und mehrere Bemerkungen in andern Annua Reports.
21. The Bischof Process for the Manufacture of White Lead, by Professor Sir William Ramsay K. C. B. D. Sc. 1906.
22. Report of the Departmental Committee of the Use of Lead, and the Danger or Injury to Health arising from Dust and other Causes in the Manufacture of Earthenware and China: vol. I, Report; vol. II, Appendices, Cd. 5277—8. — 1910.
Lead Compounds in Pottery: Report to H. M. Principal Secretary of State for the Home Department on the Employment of Compounds of Lead in the Manufacture of Pottery; their Influence upon the Health of the Workpeople; with Suggestions as to the Means which might be adoptes to Counteracttheir Evil Effects, by Prof. T. E. Thorpe, LL. D., F. R. S., Principal of the Government Laboratory; and Prof. Thomas Oliver, M. D. F. R. C. P., Physician to the Royal Infirmary, Newcastle-on-Tyne, London: Eyre and Spottiswoode, February, 1899, Price $5^1/_2$ d.
23. Work of the Government Laboratory on the Question of the Employment of Lead Compounds in Pottery, by Prof. T. E. Thorpe, Cd. 679. 1901.
24. H. R. Rogers: Report of a Series of Experiments for Determining the Amount of Lead in the Glaze of Finished Ware, based on the Method described by Sir Henry Cunynghame, K. C. B., in his evidence before the Departmental Committee on the Use of Lead (vgl. 22 oben).
25. Siehe 22, oben pp. 93, 94.
26. C. R. Pendock: Nicht veröffentlichter Bericht.
27. Special Report on Dangerous and Injurious Processes in the Enamelling and Tinning of Metals by Miss A. M. Anderson and T. M. Legge in Annual Report of the Chief Inspector of Factories for 1902, pp. 296—318.
28. Annual Report of the Chief Inspector of Factories for 1910, p. 154.
29. Zeitschrift für Gewerbehygiene, Unfallverhütung und Arbeiter-Wohlfahrtseinrichtungen, Januar 1902.
30. Annual Report of the Chief Inspector of Factories for 1901, pp. 221—229.
Die in elektrischen Akkumulatorenfabriken beobachteten Gesundheitsschädigungen. Arbeiten aus dem Kaiserlichen Gesundheitsamte, von Dr. Wutzdorff, 1898.

31. Third Interim Report of the Departmental Committee appointed to inquire into and report upon Certain Miscellaneous Dangerous Trades, pp. 16–19, Cd. 9073. — 1898.
32. D'Arcy Ellis: Brit. Med. Journ., vol. II, pp. 406–408. — 1901.
33. Report on the Manufacture of Paints and Colurs containing Lead, as affecting the Health of the Operatives employed, by T. M. Legge, M. D., Cd. 2466. — 1905.
Painters' Colours, Oils and Varnishes, by G. H. Hunt, Griffin, p. 357. — 1901.
34. Annual Report of the Chief Inspector of Factories for 1905, pp. 366–368, und Berichte in andern Annual Reports.
35. Report of the Departmental Committee appointed to inquire into the Dangers attendant on Building Operations, Appendix IX, pp. 184–187, Cd. 3848. — 1907.
Painters' Colours, Oils and Varnishes, by G. H. Hunt, Griffin, 1901.
36. Annual Report of the Chief Inspector of Factories for 1910, pp. 176–176.
37. Ibid., for 1906, pp. 272–273.
38. Annual Report of the Chief Inspectors of Factories for 1905, pp. 368–369.
39. Dangerous Trades Committee's Final Report, Cd. 9509, pp. 26–30.
Alex. Scott: Minutes of Evidence of Various Lead Industries Committee, 1894, Cd. 7239–1, pp. 105–108.
J. S. Clayton: Industrial Lead Poisoning among Yarn Workers. Brit. Med. Journ., vol. I, p. 310. — 1906.
40. Annual Report of the Chief Inspector of Factories for 1901, p. 231.

Anhang.

Deutsche und deutsch-österreichische

Verordnungen zur Bekämpfung der Bleigefahr.

Zusammengestellt im Institut für Gewerbehygiene
von
Else Blänsdorf, Bibliothekarin.

I. Deutsches Reich.

Gewerbeordnung für das Deutsche Reich.

(Fassung der Bekanntmachung vom 26. Juli 1900.)

§§ 120a—e.

§ 120a.

Die Gewerbeunternehmer sind verpflichtet, die Arbeitsräume, Betriebsvorrichtungen, Maschinen und Gerätschaften so einzurichten und zu unterhalten und den Betrieb so zu regeln, daß die Arbeiter gegen Gefahren für Leben und Gesundheit soweit geschützt sind, wie es die Natur des Betriebes gestattet.

Insbesondere ist für genügendes Licht, ausreichenden Lufraum und Luftwechsel, Beseitigung des bei dem Betrieb entstehenden Staubes, der dabei entwickelten Dünste und Gase sowie der dabei entstehenden Abfälle Sorge zu tragen.

Ebenso sind diejenigen Vorrichtungen herzustellen, welche zum Schutze der Arbeiter gegen gefährliche Berührungen mit Maschinen oder Maschinenteilen oder gegen andere in der Natur der Betriebsstätte oder des Betriebs liegende Gefahren, namentlich auch gegen die Gefahren, welche aus Fabrikbränden erwachsen können, erforderlich sind.

Endlich sind diejenigen Vorschriften über die Ordnung des Betriebs und das Verhalten der Arbeiter zu erlassen, welche zur Sicherung eines gefahrlosen Betriebs erforderlich sind.

§ 120b.

Die Gewerbeunternehmer sind verpflichtet, diejenigen Einrichtungen zu treffen und zu unterhalten und diejenigen Vorschriften über das Verhalten der Arbeiter im Betriebe zu erlassen, welche erforderlich sind, um die Aufrechterhaltung der guten Sitten und des Anstandes zu sichern.

Insbesondere muß, soweit es die Natur des Betriebs zuläßt, bei der Arbeit die Trennung der Geschlechter durchgeführt werden, sofern nicht die Aufrechterhaltung der guten Sitten und des Anstandes durch die Einrichtung des Betriebes ohnehin gesichert ist.

In Anlagen, deren Betrieb es mit sich bringt, daß die Arbeiter sich umkleiden und nach der Arbeit sich reinigen, müssen ausreichende, nach Geschlechtern getrennte Ankleide- und Waschräume vorhanden sein.

Die Bedürfnisanstalten müssen so eingerichtet sein, daß sie für die Zahl der Arbeiter ausreichen, daß den Anforderungen der Gesundheitspflege entsprochen wird und daß ihre Benutzung ohne Verletzung von Sitte und Anstand erfolgen kann.

§ 120c.

Gewerbeunternehmer, welche Arbeiter unter achtzehn Jahren beschäftigen, sind verpflichtet, bei der Einrichtung der Betriebsstätte und bei der Regelung des Betriebs diejenigen besonderen Rücksichten auf Gesundheit und Sittlichkeit zu nehmen, welche durch das Alter dieser Arbeiter geboten sind.

§ 120d.

Die zuständigen Polizeibehörden sind befugt, im Wege der Verfügung für einzelne Anlagen die Ausführung derjenigen Maßnahmen anzuordnen, welche zur Durchführung der in §§ 120a bis 120c enthaltenen Grundsätze erforderlich und nach der Beschaffenheit der Anlage ausführbar erscheinen. Sie können anordnen, daß den Arbeitern zur Einnahme von Mahlzeiten außerhalb der Arbeitsräume angemessene, in der kalten Jahreszeit geheizte Räume unentgeltlich zur Verfügung gestellt werden.

Soweit die angeordneten Maßregeln nicht die Beseitigung einer dringenden, das Leben oder die Gesundheit bedrohenden Gefahr bezwecken, muß für die Ausführung eine angemessene Frist gelassen werden.

Den bei Erlaß dieses Gesetzes bereits bestehenden Anlagen gegenüber können, solange nicht eine Erweiterung oder ein Umbau eintritt, nur Anforderungen gestellt werden, welche zur Beseitigung erheblicher, das Leben, die Gesundheit oder die Sittlichkeit der Arbeiter gefährdender Mißstände erforderlich oder ohne unverhältnismäßige Aufwendungen ausführbar erscheinen.

Gegen die Verfügung der Polizeibehörde steht dem Gewerbeunternehmer binnen zwei Wochen die Beschwerde an die höhere Verwaltungsbehörde zu. Gegen die Entscheidung der höheren Verwaltungsbehörde ist binnen vier Wochen die Beschwerde an die Zentralbehörde zulässig; diese entscheidet endgültig. Widerspricht die Verfügung den von der zuständigen Berufsgenossenschaft erlassenen Vorschriften zur Verhütung von Unfällen, so ist zur Einlegung der vorstehend bezeichneten Rechtsmittel binnen der dem Gewerbeunternehmer zustehenden Frist auch der Vorstand der Berufsgenossenschaft befugt.

§ 120e.

Durch Beschluß des Bundesrats können Vorschriften darüber erlassen werden, welchen Anforderungen in bestimmten Arten von Anlagen zur Durchführung der in den §§ 120a bis 120c enthaltenen Grundsätze zu genügen ist.

Soweit solche Vorschriften durch Beschluß des Bundesrats nicht erlassen sind, können dieselben durch Anordnung der Landes-Zentralbehörden oder durch Polizeiverordnungen der zum Erlasse solcher berechtigten Behörden erlassen werden. Vor dem Erlasse solcher Anordnungen und Polizeiverordnungen ist den Vorständen der beteiligten Berufsgenossenschaften oder Berufsgenossenschafts-Sektionen Gelegenheit zu einer gutachtlichen Äußerung zu geben. Auf diese finden die Bestimmungen des § 113 Abs. 2, 4 und des § 115 Abs. 4 Satz 1 des Gewerbe-Unfallversicherungsgesetzes (Reichs-Gesetzbl. 1900 S. 573, 585) Anwendung.

Durch Beschluß des Bundesrats können für solche Gewerbe, in welchen durch übermäßige Dauer der täglichen Arbeitszeit die Gesundheit der Arbeiter gefährdet wird, Dauer, Beginn und Ende der zulässigen täglichen Arbeitszeit und der zu gewährenden Pausen vorgeschrieben und die zur Durchführung dieser Vorschriften erforderlichen Anordnungen erlassen werden.

Die durch Beschluß des Bundesrats erlassenen Vorschriften sind durch das Reichs-Gesetzblatt zu veröffentlichen und dem Reichstage bei seinem nächsten Zusammentritte zur Kenntnisnahme vorzulegen.

Bekanntmachung, betreffend die Einrichtung und den Betrieb der Bleihütten

Vom 16. Juni 1905. (R. G. Bl. S. 545.)

Auf Grund des § 120e der Gewerbeordnung hat der Bundesrat über die Einrichtung und den Betrieb der Bleihütten folgende Vorschriften erlassen:

Allgemeine Vorschriften.

§ 1. Die Räume, in denen Bleierze geröstet, gesintert oder geschmolzen, Werkblei gewonnen und weiter verarbeitet, Reichblei abgetrieben, Glätte, Mennige oder andere oxydische Bleiverbindungen hergestellt, gemahlen, gesiebt, gelagert oder verpackt werden oder Zinkschaum abdestilliert wird, müssen geräumig, hoch und so eingerichtet sein, daß in ihnen ein ausreichender beständiger Luftwechsel stattfindet.

Sie müssen mit einem ebenen und festen Fußboden versehen sein, der eine leichte Beseitigung des Staubes auf feuchtem Wege gestattet.

Die Wände müssen, damit Staubansammlung vermieden wird, eine ebene Oberfläche haben; sie müssen mindestens einmal jährlich entweder abgewaschen oder mit Kalk angestrichen werden. Diese Bestimmung findet auf Röstschuppen mit Holzwänden keine Anwendung.

§ 2. Für die Arbeiter an den Öfen und Schmelzkesseln muß in der Nähe der Arbeitsstellen gutes, gegen Eindringen von Staub geschütztes Trinkwasser in reichlichen Mengen derart bereitgehalten werden, daß sie es jederzeit bequem erreichen können, ohne ins Freie zu treten.

In der Nähe der Öfen sind Einrichtungen zum Besprengen des Fußbodens anzubringen.

Der Fußboden der im § 1 bezeichneten Räume ist mindestens einmal täglich feucht zu reinigen.

§ 3. Aufbereitete Bleierze und bleihaltige Hüttenprodukte dürfen, wenn sie nicht feucht sind, nur in Apparaten zerkleinert werden, die so eingerichtet sind, daß das Eindringen von Staub in die Arbeitsräume tunlichst verhindert wird. Auf das Röstgut aus den Konvertern findet diese Bestimmung keine Anwendung.

Säcke, in denen Bleierze oder bleihaltige Stoffe verpackt waren, dürfen nur in staubdichten Apparaten oder durch Waschen entstaubt und gereinigt werden.

§ 4. Die zum Beschicken der Schachtöfen bestimmten bleihaltigen Stoffe müssen, wenn sie oxydisch sind und stauben, angefeuchtet werden, bevor sie, mit anderen Materialien gemischt, auf dem Gichtboden gelagert und in die Schachtöfen eingeführt werden. Auf das Röstgut aus den Konvertern findet diese Bestimmung keine Anwendung.

§ 5. Staub, Gase und Bleidämpfe, die den Öfen und Konvertern, den Abstichrinnen, den Abstichkesseln, dem Vorsumpf, den Schlackentiegeln, den Schlackenwagen oder den Schlackentriften und den aus den Öfen gezogenen glühenden Rückständen, sowie den Raffinierkesseln entweichen, müssen möglichst nahe an der Austrittsstelle abgefangen und unschädlich abgeführt werden.

Flugstaubkammern und Flugstaubkanäle sowie ausgeblasene Öfen sind, wenn sie von den Arbeitern betreten werden müssen, vor dem Ausräumen ausreichend abzukühlen und zu durchlüften.

Besondere Vorschriften für die Betriebsabteilungen, in denen Bleifarben hergestellt werden.

§ 6. Beim Mahlen, Sieben und Packen trockener bleihaltiger Stoffe, beim Beschicken und Entleeren der Glätte- und Mennigeöfen, beim Mennigebeuteln und bei sonstigen Verrichtungen, bei denen sich bleihaltiger Staub entwickelt, muß durch Absauge- und Abführungsvorkehrungen oder durch andere geeignete Vorrichtungen das Eintreten von Staub in die Arbeitsräume verhindert werden.

§ 7. Apparate, welche bleihaltigen Staub entwickeln, müssen, insoweit nicht nach ihrer Einrichtung und Benutzungsart das Austreten von Staub wirksam verhütet wird, an allen Fugen durch dicke Lagen von Filz oder Wollenzeug oder durch Vorrichtungen von gleicher Wirkung so abgedichtet sein, daß das Eintreten des Staubes in den Arbeitsraum verhindert wird.

Apparate dieser Art müssen mit Einrichtungen versehen sein, welche eine Spannung der Luft in ihnen verhindern. Sie dürfen erst dann geöffnet werden, wenn der in ihnen entwickelte Staub sich abgesetzt hat und völlig abgekühlt ist.

Besondere Vorschriften für die Zinkschaumdestillationsanlagen.

§ 8. Neu zu erbauende Zinkschaumdestillationsöfen, für die gemäß §§ 16ff., § 25 der Gewerbeordnung eine besondere Genehmigung erforderlich ist, müssen so angelegt werden, daß

1. vor ihren Beschickungsöffnungen ein lichter Raum von mindestens 3 m vorhanden ist;

2. die unter den Destillationsräumen etwa vorhandenen Gänge (Röschen) geräumig, im Scheitel mindestens 3,5 m hoch, hell und luftig sind.

§ 9. Staub, Gase und Dämpfe, die den Zinkschaumdestillationsöfen entweichen, müssen möglichst nahe an der Austrittsstelle abgefangen und zum Hüttenraume hinausgeführt werden.

Durch geeignete Abführungsvorkehrungen muß auch das Eindringen der Feuerungsgase in den Hüttenraum tunlichst verhindert werden.

§ 10. Das Sieben und Verpacken der bei der Zinkschaumdestillation gewonnenen Nebenprodukte (Poussière, Flugstaub) darf nur in einem besonderen, von anderen Arbeitsräumen getrennten Raume ausgeführt werden, der den Vorschriften des § 1 entspricht.

Das Sieben darf nur in Apparaten vorgenommen werden, die so eingerichtet sind, daß eine Verstäubung nach außen nicht stattfinden kann.

Beschäftigung von Arbeitern.

§ 11. Arbeiterinnen und jugendlichen Arbeitern darf in den in § 1 bezeichneten Räumen, in den Flugstaubkammern und Flugstaubkanälen und beim Transport des Flugstaubs eine Beschäftigung nicht gewährt und der Aufenthalt in den genannten Räumen nicht gestattet werden.

§ 12. In den im § 1 bezeichneten Räumen, in den Flugstaubkammern und Flugstaubkanälen sowie zum Transporte des Flugstaubs dürfen Personen zur Beschäftigung neu nur eingestellt werden, wenn durch ein Zeugnis eines von der höheren Verwaltungsbehörde dazu ermächtigten Arztes bescheinigt wird, daß weder ihre Gesundheit noch ihre körperliche Entwickelung zu Bedenken gegen die Beschäftigung Anlaß geben. Die Bescheinigungen sind zu sammeln, aufzubewahren und dem Gewerbeaufsichtsbeamten (§ 139b der Gewerbeordnung) sowie dem zuständigen Medizinalbeamten auf Verlangen vorzulegen.

§ 13. Die bei der Bedienung der Schachtöfen tätigen Arbeiter, abgesehen von den Arbeitern auf den Gichtböden, dürfen nicht länger als acht Stunden täglich beschäftigt werden. Dasselbe gilt für Arbeiter, die im Innern kaltgestellter Öfen beschäftigt sind oder beim Ausräumen von Flugstaubkammern und Flugstaubkanälen, welche nassen Flugstaub enthalten.

Beim Ausräumen von Flugstaubkammern und Flugstaubkanälen, die trockenen Flugstaub enthalten, dürfen Arbeiter im Innern der Kammern und Kanäle täglich höchstens vier Stunden mit Räumungs- und Transportarbeiten dieser Art, überhaupt aber nicht länger als acht Stunden täglich beschäftigt werden.

Die übrigen Arbeiter, welche in den im § 1 bezeichneten Räumen arbeiten, dürfen innerhalb eines Zeitraums von vierundzwanzig Stunden nicht länger als 10 Stunden ausschließlich der Pausen beschäftigt werden.

Ausgenommen von den vorstehenden Bestimmungen sind diejenigen Arbeiter, welche zur Herbeiführung des wöchentlichen Schichtwechsels mit Arbeiten beschäftigt werden, die nach den reichsgesetzlichen Bestimmungen über die Ausnahmen von der Sonntagsruhe am Sonntag erlaubt sind.

Arbeitskleider, Waschgelegenheit und dergleichen.

§ 14. Der Arbeitgeber hat die mit dem Ausräumen der Flugstaubkammern und Flugstaubkanäle, die mit der Ausbesserung kaltgestellter Öfen, sowie die mit dem Mahlen, Sieben und Verpacken von Glätte, Mennige und anderen Bleifarben beschäftigten Arbeiter mit vollständigen Arbeitsanzügen einschließlich einer Mütze sowie mit Mundschützern (Respiratoren, Mundschwämmen oder dergleichen) zu versehen.

§ 15. Arbeiten, bei denen eine Berührung mit gelösten Bleisalzen stattfindet, darf der Arbeitgeber nur durch Arbeiter ausführen lassen, welche zuvor die Hände entweder eingefettet oder mit undurchlässigen Handschuhen versehen haben.

§ 16. Die in den §§ 14, 15 bezeichneten Arbeitsanzüge, Mundschützer (Respiratoren, Mundschwämme oder dergleichen) und Handschuhe hat der Arbeitgeber jedem damit zu versehenden Arbeiter besonders in ausreichender Zahl und zweckentsprechender Beschaffenheit zu überweisen. Er hat dafür Sorge zu tragen, daß diese Gegenstände stets ihrer Bestimmung gemäß und nur von denjenigen Arbeitern benutzt werden, welchen sie zugewiesen sind, und daß sie in bestimmten Zwischenräumen, und zwar die Arbeitsanzüge mindestens jede Woche, die Mundschützer (Respiratoren, Mundschwämme oder dergleichen) und Handschuhe vor jedem Gebrauche gereinigt und während der Zeit, wo sie sich nicht im Gebrauche befinden, an dem für jeden Gegenstand zu bestimmenden Platze aufbewahrt werden.

§ 17. In einem staubfreien Teile der Anlage muß für die Arbeiter ein Wasch- und Ankleideraum und, getrennt davon, ein Speiseraum vorhanden sein. Beide Räume müssen sauber und staubfrei gehalten und während der kalten Jahreszeit geheizt werden. An einer geeigneten Stelle muß sich Gelegenheit zum Erwärmen der Speisen befinden.

In dem Wasch- und Ankleideraume müssen Wasser, Seife und Handtücher sowie Einrichtungen zur getrennten Verwahrung der Arbeitsanzüge und derjenigen Kleidungsstücke, welche vor Beginn der Arbeit abgelegt werden, in ausreichender Menge vorhanden sein.

Der Arbeitgeber hat den mit dem Ausräumen und Reinigen der Flugstaubkammern, Flugstaubkanäle und der kaltgestellten Öfen beschäftigten Arbeitern täglich nach Beendigung dieser Arbeit, den übrigen mit oxydischen bleihaltigen Stoffen in Berührung kommenden Arbeitern mindestens einmal wöchentlich während der Arbeitszeit Gelegenheit zu geben, in einem geeigneten, während der kalten Jahreszeit geheizten Raume innerhalb der Betriebsanlage ein warmes Bad zu nehmen.

Überwachung des Gesundheitszustandes.

§ 18. Der Arbeitgeber hat die Überwachung des Gesundheitszustandes der Arbeiter einem von der höheren Verwaltungsbehörde hierzu ermächtigten, dem Gewerbeaufsichtsbeamten (§ 139b der Gewerbeordnung) namhaft zu machenden Arzte zu übertragen, von diesem mindestens einmal monatlich die Arbeiter im Betrieb aufsuchen und bei ihnen auf die Anzeichen etwa vorhandener Bleierkrankung achten zu lassen.

Der Arbeitgeber darf Arbeiter, die nach ärztlichem Urteil einer Bleierkrankung verdächtig sind, zur Beschäftigung in den im § 1 bezeichneten Räumen, zum Ausräumen der Flugstaubkammern, Flugstaubkanäle und kaltgestellten Öfen und zum Transport des Flugstaubs bis zu ihrer völligen Genesung nicht zulassen. Solche Arbeiter, die sich den Einwirkungen des Bleies gegenüber besonders empfindlich erweisen, sind dauernd von jenen Beschäftigungen auszuschließen.

§ 19. Der Arbeitgeber ist verpflichtet, zur Kontrolle über den Wechsel und Bestand sowie über den Gesundheitszustand der Arbeiter ein Buch zu führen oder durch einen Betriebsbeamten führen zu lassen. Er ist für die Vollständigkeit und Richtigkeit der Eintragungen, soweit sie nicht vom Arzte bewirkt werden, verantwortlich.

Dieses Kontrollbuch muß enthalten:

1) den Namen dessen, welcher das Buch führt,

2) den Namen des mit der Überwachung des Gesundheitszustandes der Arbeiter beauftragten Arztes,

3) Vor- und Zunamen, Alter, Wohnort, Tag des Eintritts und des Austritts jedes Arbeiters sowie die Art seiner Beschäftigung,

4) den Tag und die Art der Erkrankung eines Arbeiters,

5) den Tag der Genesung,

6) die Tage und Ergebnisse der im § 18 vorgeschriebenen allgemeinen ärztlichen Untersuchungen.

Das Krankenbuch ist dem Gewerbeaufsichtsbeamten (§ 139b der Gewerbeordnung) sowie dem zuständigen Medizinalbeamten auf Verlangen vorzulegen.

Schlußbestimmungen.

§ 20. Der Arbeitgeber hat für die Arbeiter verbindliche Vorschriften folgenden Inhalts zu erlassen:

1. Die Arbeiter dürfen Nahrungsmittel nicht in die Arbeitsräume mitnehmen. Das Einnehmen der Mahlzeiten ist nur außerhalb der Arbeitsräume gestattet.

2. Die Arbeiter dürfen erst dann den Speiseraum betreten, Mahlzeiten einnehmen oder die Hütte verlassen, wenn sie zuvor ihre Arbeitsanzüge (§ 14) abgelegt und Hände und Gesicht sorgfältig gewaschen haben.

3. Die Arbeiter haben die Arbeitsanzüge, Mundschützer (Respiratoren, Mundschwämme oder dergleichen) und Handschuhe in denjenigen Arbeitsräumen und bei denjenigen Arbeiten, für welche sie geliefert sind, zu benutzen.

4. Das Rauchen von Zigarren und Zigaretten während der Arbeit ist verboten.

5. Die in der Anlage vorhandene Badeeinrichtung soll von den mit dem Ausräumen und Reinigen der Flugstaubkammern, Flugstaubkanäle und kaltgestellten Öfen beschäftigten Arbeitern täglich nach Beendigung dieser Arbeit, von den übrigen mit oxydischen bleihaltigen Stoffen in Berührung kommenden Arbeitern einmal wöchentlich benutzt werden. Diese Vorschrift findet auf diejenigen Arbeiter keine Anwendung, für welche das Baden von dem im § 18 bezeichneten Arzte als unzuträglich erachtet wird.

Außerdem ist in den zu erlassenden Vorschriften vorzusehen, daß Arbeiter, welche trotz wiederholter Warnung den vorstehend bezeichneten Vorschriften zuwiderhandeln, vor Ablauf der vertragsmäßigen Zeit und ohne Aufkündigung entlassen werden können.

Ist für den Hüttenbetrieb eine Arbeitsordnung erlassen (§ 134a der Gewerbeordnung), so sind die vorstehend bezeichneten Vorschriften in die Arbeitsordnung aufzunehmen.

§ 21. In jedem Arbeitsraume sowie in dem Ankleide- oder dem Speiseraume muß eine Abschrift oder ein Abdruck dieser Bestimmungen und der gemäß § 20 vom Arbeitgeber erlassenen Vorschriften an einer in die Augen fallenden Stelle aushängen.

Der Arbeitgeber ist für die Handhabung der im § 20 Abs. 1 bezeichneten Vorschriften verantwortlich. Er hat einen Meister oder Vorarbeiter zu beauftragen, die genaue Befolgung der im § 20 Abs. 1 unter Nr. 2 und 5 vorgesehenen Bestimmungen ständig zu überwachen. Die zur Überwachung bestellte Person ist nach Maßgabe des § 151 der Gewerbeordnung für die Befolgung der Vorschriften und für die Anwendung der nötigen Vorsicht verantwortlich.

§ 22. Neue Bleihütten dürfen erst in Betrieb gesetzt werden, nachdem ihre Errichtung dem zuständigen Gewerbeaufsichtsbeamten (§ 139b der Gewerbeordnung) angezeigt ist. Dieser hat nach Empfang der Anzeige durch persönliche Revision festzustellen, ob die Einrichtung der Hütte den erlassenen Vorschriften entspricht.

§ 23. Die vorstehenden Bestimmungen treten mit dem 1. Januar 1906 in Kraft.

Soweit zur Durchführung der Vorschriften der §§ 1, 5 Abs. 1, §§ 6, 9, 10 und 17 bauliche Veränderungen erforderlich sind, können hierzu von der höheren Verwaltungsbehörde Fristen bis höchstens zum 1. Januar 1908 gewährt werden.

Wenn es aus überwiegenden Gründen des öffentlichen Interesses dringend geboten ist, kann der Bundesrat für einzelne Betriebe diese Frist bis zum 1. Januar 1913 verlängern, auch bis dahin Ausnahmen von den Vorschriften des § 13 Abs. 1 und 2 zulassen.

Berlin, den 16. Juni 1905.

Der Stellvertreter des Reichskanzlers
Graf von Posadowsky.

Bekanntmachung, betreffend Betriebe, in denen Maler-, Anstreicher-, Tüncher-, Weißbinder- oder Lackiererarbeiten ausgeführt werden.

Vom 27. Juni 1905. **(R. G. Bl. S. 555.)**

Auf Grund des § 120e der Gewerbeordnung hat der Bundesrat für Betriebe, in denen Maler-, Anstreicher-, Tüncher-, Weißbinder- oder Lackiererarbeiten ausgeführt werden, folgende Vorschriften erlassen:

I. Vorschriften für die Betriebe des Maler-, Anstreicher-, Tüncher-, Weißbinder- oder Lackierergewerbes.

§ 1. Bei dem Zerkleinern, dem Mengen, dem Mischen und der sonstigen Verarbeitung von Bleiweiß, anderen Bleifarben oder ihren Gemischen mit anderen Stoffen in trockenem Zustande dürfen die Arbeiter mit den bleihaltigen Farbstoffen nicht in unmittelbare Berührung kommen und müssen vor dem sich entwickelnden Staube ausreichend geschützt sein.

§ 2. Das Anreiben von Bleiweiß mit Öl oder Firnis darf nicht mit der Hand, sondern nur auf mechanischem Wege in Behältern vorgenommen werden, die so eingerichtet sind, daß auch bei dem Einfüllen des Bleiweißes kein Staub in die Arbeitsräume gelangen kann.

Dasselbe gilt auch von anderen Bleifarben. Jedoch dürfen diese auch mit der Hand angerieben werden, wenn dabei nur männliche Arbeiter über 18 Jahre beschäftigt werden und die von einem Arbeiter an einem Tage anzureibende Menge bei Mennige 1 Kilogramm, bei anderen Bleifarben 100 Gramm nicht übersteigt.

§ 3. Das Abschleifen und Abbimsen trockener Ölfarbenanstriche oder Spachtel, welche nicht nachweislich bleifrei sind, darf nur nach vorheriger Anfeuchtung ausgeführt werden.

Der Schleifschlamm und die beim Abschleifen und Abbimsen entstehenden Abfälle sind, bevor sie trocken geworden sind, zu entfernen.

§ 4. Der Arbeitgeber hat dafür zu sorgen, daß sich die Arbeiter, welche mit Bleifarben oder ihren Gemischen in Berührung kommen, mit Malerkitteln oder anderen vollständig deckenden Arbeitsanzügen und einer Kopfbedeckung versehen und sie während der Arbeit benutzen.

§ 5. Allen Arbeitern, die mit Maler-, Anstreicher-, Tüncher-, Weißbinder- oder Lackiererarbeiten beschäftigt werden, bei denen sie Bleifarben oder deren Gemische verwenden, müssen Waschgefäße, Bürsten zum Reinigen der Hände und Nägel, Seife und Handtücher zur Verfügung gestellt werden.

Werden solche Arbeiten auf einem Neubau oder in einer Werkstatt ausgeführt, so muß den Arbeitern Gelegenheit gegeben werden, sich an einem frostfreien Orte zu waschen und ihre Kleidungsstücke sauber aufzubewahren.

§ 6. Der Arbeitgeber hat die Arbeiter, welche mit Bleifarben oder deren Gemischen in Berührung kommen, auf die ihnen drohenden Gesundheitsgefahren hinzuweisen und ihnen bei Antritt des Arbeitsverhältnisses das nachstehend abgedruckte Merkblatt, sofern sie es noch nicht besitzen, sowie einen Abdruck dieser Bestimmungen auszuhändigen.

II. Vorschriften für Betriebe, in denen Maler-, Anstreicher-, Tüncher-, Weißbinder- oder Lackiererarbeiten im Zusammenhange mit einem anderen Gewerbebetrieb ausgeführt werden.

§ 7. Für die Beschäftigung von Arbeitern, welche in einem anderen Gewerbebetriebe ständig oder vorwiegend bei Maler-, Anstreicher-, Tüncher-, Weißbinder- oder Lackiererarbeiten verwendet werden und dabei Bleifarben oder deren Gemische — und zwar nicht nur gelegentlich — benutzen, gelten die Bestimmungen der §§ 1 bis 6.

Findet eine solche Beschäftigung in einer Fabrik oder auf einer Werft statt, so gelten außerdem die Bestimmungen der §§ 8 bis 11.

§ 8. Den Arbeitern muß ein besonderer Raum zum Waschen und Ankleiden zur Verfügung gestellt werden, der sauber zu halten, bei kalter Witterung zu heizen und mit Einrichtungen zur Verwahrung der Kleidungsstücke zu versehen ist.

§ 9. Der Arbeitgeber hat für die Arbeiter verbindliche Vorschriften zu erlassen, welche folgende Bestimmungen für die mit Bleifarben und deren Gemischen in Berührung kommenden Arbeiter enthalten müssen:

1. die Arbeiter dürfen Branntwein auf der Arbeitsstätte nicht genießen;
2. die Arbeiter dürfen erst dann Speisen und Getränke zu sich nehmen oder die Arbeitsstätte verlassen, wenn sie zuvor die Arbeitskleider abgelegt und die Hände sorgfältig gewaschen haben;
3. die Arbeiter haben die Arbeitskleider bei denjenigen Arbeiten, für welche es von dem Arbeitgeber vorgeschrieben ist, zu benutzen;
4. das Rauchen von Zigarren und Zigaretten während der Arbeit ist verboten.

Außerdem ist in den zu erlassenden Vorschriften vorzusehen, daß Arbeiter, welche trotz wiederholter Warnung den vorstehend bezeichneten Vorschriften zuwiderhandeln, vor Ablauf der vertragsmäßigen Zeit und ohne Aufkündigung entlassen werden können.

Ist für einen Betrieb eine Arbeitsordnung erlassen (§ 134a der Gewerbeordnung), so sind die vorstehend bezeichneten Bestimmungen in die Arbeitsordnung aufzunehmen.

§ 10. Der Arbeitgeber hat die Überwachung des Gesundheitszustandes der Arbeiter einem von der höheren Verwaltungsbehörde hierzu ermächtigten, dem Gewerbeaufsichtsbeamten (§ 139b der Gewerbeordnung) namhaft zu machenden approbierten Arzte zu übertragen, der mindestens einmal halbjährlich die Arbeiter auf die Anzeichen etwa vorhandener Bleierkrankung zu untersuchen hat.

Der Arbeitgeber darf Arbeiter, die bleikrank oder nach ärztlichem Urteil einer Bleierkrankung verdächtig sind, zu Beschäftigungen, bei welchen sie mit Bleifarben oder deren Gemischen in Berührung kommen, bis zu ihrer völligen Genesung nicht zulassen.

§ 11. Der Arbeitgeber ist verpflichtet, zur Kontrolle über den Wechsel und Bestand sowie über den Gesundheitszustand der Arbeiter ein Buch zu führen oder durch einen Betriebsbeamten führen zu lassen. Er ist für die Vollständigkeit und Richtigkeit der Eintragungen, soweit sie nicht vom Arzte bewirkt werden, verantwortlich.

Dieses Kontrollbuch muß enthalten:

1. den Namen dessen, welcher das Buch führt,
2. den Namen des mit der Überwachung des Gesundheitszustandes der Arbeiter beauftragten Arztes,
3. Vor- und Zuname, Alter, Wohnort, Tag des Eintritts und des Austritts eines jeden der im Abs. 1 bezeichneten Arbeiter sowie die Art seiner Beschäftigung,
4. den Tag und die Art der Erkrankung eines Arbeiters,
5. den Tag der Genesung,
6. die Tage und Ergebnisse der im § 10 vorgeschriebenen allgemeinen ärztlichen Untersuchungen.

Das Kontrollbuch ist dem Gewerbeaufsichtsbeamten (§ 139b der Gewerbeordnung) sowie dem zuständigen Medizinalbeamten auf Verlangen vorzulegen.

§ 12. Die vorstehenden Bestimmungen treten am 1. Januar 1906 in Kraft.

Anlage.

Blei-Merkblatt.

Wie schützen sich Maler, Anstreicher, Tüncher, Weißbinder, Lackierer und sonst mit Anstreicherarbeiten beschäftigte Personen vor Bleivergiftung?

Alle Bleifarben (Bleiweiß, Bleichromat, Massikot, Glätte, Mennige, Bleisuperoxyd, Pattisonsches Bleiweiß, Casseler Gelb, Englisches Gelb, Neapelgelb, Jodblei u. a.) sind **Gifte**.

Maler, Anstreicher, Tüncher, Weißbinder, Lackierer und sonst mit Anstreicherarbeiten beschäftigte Personen, die mit Bleifarben in Berührung kommen, sind der Gefahr der Bleivergiftung ausgesetzt.

Die Bleivergiftung kommt gewöhnlich dadurch zustande, daß Bleifarben, wenn auch nur in geringer Menge, durch Vermittlung der beschmutzten Hände, Barthaare und Kleider beim Essen, Trinken oder beim Rauchen, Schnupfen und Kauen von Tabak in den Mund aufgenommen oder während der Arbeit als Staub eingeatmet werden.

Die Folgen dieser Bleiaufnahme machen sich nicht alsbald bemerkbar; sie treten vielmehr erst nach Wochen, Monaten oder selbst Jahren auf, nachdem die in den Körper gelangten Bleimengen sich so weit angesammelt haben, daß sie Vergiftungserscheinungen hervorzubringen imstande sind.

Worin äußert sich die Bleivergiftung?

Die ersten Zeichen der Bleivergiftung pflegen in einem blaugrauen Saume am Zahnfleische, Bleisaum genannt, und in einer durch Blässe des Gesichts und der Lippen sich kundgebenden Blutarmut zu bestehen. Die weiteren Krankheitserscheinungen sind sehr mannigfaltig. Am häufigsten tritt die Bleikolik auf: Der Kranke empfindet heftige krampfartige, von der Nabelgegend ausgehende Leibschmerzen (Kolikschmerzen); der Leib ist eingezogen und hart; dabei bestehen häufig Erbrechen und Stuhlverstopfungen, selten Durchfall. In anderen Krankheitsfällen zeigen sich Lähmungen; sie betreffen gewöhnlich diejenigen Muskeln, durch welche das Strecken der Finger besorgt wird, und treten meistens an beiden Armen auf; ausnahmsweise werden auch andere Muskeln an den Armen oder Muskeln an den Beinen oder am Kehlkopfe befallen. Mitunter äußert sich die Bleivergiftung in heftigen Gelenkschmerzen; von ihnen werden meist die Kniegelenke, seltener Gelenke an den oberen Gliedmaßen ergriffen. In besonders schweren Fällen treten Erscheinungen einer Erkrankung des Gehirns auf (heftige Kopfschmerzen, allgemeine Krämpfe, tiefe Bewußtlosigkeit oder große Unruhe, Erblindung). Endlich steht die Bleivergiftung mit dem als Schrumpfniere bezeichneten schweren Nierenleiden und mit der Gicht in einem ursächlichen Zusammenhange. — Bei bleikranken Frauen sind Fehl- oder Totgeburten häufig. Lebend zur Welt gebrachte Kinder können infolge von Bleisiechtum einer erhöhten Sterblichkeit in den ersten Jahren unterliegen. Von bleikranken Frauen an der Brust genährte Kinder werden mittelst der Milch vergiftet.

Abgesehen von den schweren, mit Gehirnerscheinungen einhergehenden Fällen, welche nicht selten tödlich verlaufen, pflegen die Bleivergiftungen meist zu heilen, wenn die Kranken sich der weiteren schädigenden Einwirkung des Bleies entziehen können. Die Heilung tritt nach mehreren Wochen oder in schweren Fällen auch erst nach Monaten ein.

Verhütung der Bleierkrankung.

Die weit verbreitete Annahme, daß der regelmäßige Gebrauch gewisser Arzneien (Jodkalium, Glaubersalz u. a.) oder Milchtrinken ausreichende Mittel zur Vorbeugung der Bleivergiftung sind, ist nicht zutreffend. Dagegen ist einer kräftigen und fettreichen Ernährung und insofern auch dem Milchtrinken ein gewisser Wert beizulegen.

Den wirksamsten Schutz vor Bleierkrankungen verleihen Sauberkeit und Mäßigkeit. Personen, welche, ohne gerade zu den Trinkern zu gehören, geistige Getränke in reichlichen Mengen zu sich zu nehmen pflegen, sind der Bleivergiftungsgefahr in höherem Maße ausgesetzt als Enthaltsamere. Branntwein sollte, namentlich während der Arbeitszeit, nicht genossen werden. In bezug auf die Sauberkeit müssen die mit Bleifarben in Berührung kommenden Personen ganz besonders peinlich sein und dabei vornehmlich folgendes beachten:

1. Hände und Arbeitskleider sind bei der Arbeit tunlichst vor Verunreinigungen mit Bleifarben zu hüten. Es empfiehlt sich, die Nägel stets möglichst kurz geschnitten zu halten.

2. Da Verunreinigungen der Hände mit Bleifarben nicht gänzlich zu vermeiden sein werden, ist das Rauchen, Schnupfen und Kauen von Tabak während der Arbeit zu unterlassen.

3. Die Arbeiter dürfen erst dann Speisen und Getränke zu sich nehmen oder die Arbeitsstätte verlassen, nachdem sie zuvor die Arbeitskleider abgelegt und die Hände mit Seife, womöglich mit Bimstein- oder Marmorseife, gründlich gewaschen haben. Einer gleichen Reinigung bedürfen das Gesicht und besonders der Bart, wenn sie während der Arbeit beschmutzt worden sind. Läßt sich das Trinken während der Arbeit ausnahmsweise nicht vermeiden, so sollen die Ränder der Trinkgefäße nicht mit den Händen berührt werden.

4. Die Arbeitskleider sind bei denjenigen Arbeiten, für welche es von dem Arbeitgeber vorgeschrieben ist, zu benutzen.

Um die Einatmung bleihaltigen Staubes zu vermeiden, sind die in den Bestimmungen hiergegen enthaltenen Vorschriften genau zu befolgen; insbesondere ist das Anreiben von Bleiweiß und dergleichen mit Öl oder Firnis nicht mit der Hand, sondern in staubdichten Behältern vorzunehmen; ferner sollen Bleifarbenanstriche nicht trocken abgebimst oder abgeschliffen werden.

Erkrankt ein Arbeiter, welcher mit Bleifarben in Berührung kommt, trotz aller Vorsichtsmaßregeln unter Erscheinungen, welche den Verdacht einer Bleivergiftung (siehe oben) erwecken, so soll er in seinem und in seiner Familie Interesse die Hilfe eines Arztes sogleich in Anspruch nehmen und diesem gleichzeitig mitteilen, daß er mit Bleifarben zu arbeiten gehabt hat.

Berlin, den 27. Juni 1905.

Der Stellvertreter des Reichskanzlers
Graf von Posadowsky.

Bekanntmachung, betreffend die Einrichtung und den Betrieb von Anlagen zur Herstellung elektrischer Akkumulatoren aus Blei oder Bleiverbindungen.

Vom 6. Mai 1908. (R. G. Bl. S. 172.)

Auf Grund des § 120e der Gewerbeordnung hat der Bundesrat über die Einrichtung und den Betrieb von Anlagen zur Herstellung elektrischer Akkumulatoren aus Blei oder Bleiverbindungen folgende Vorschriften erlassen:

§ 1. In Anlagen zur Herstellung elektrischer Akkumulatoren aus Blei oder Bleiverbindungen müssen die Arbeitsräume, in denen die Bearbeitung oder Verarbeitung von Blei oder Bleiverbindungen stattfindet, mindestens drei Meter hoch und mit Fenstern versehen sein, welche geöffnet werden können und eine ausreichende Lufterneuerung ermöglichen.

Die Räume zum Formieren (Laden) der Platten müssen mit wirksamen Ventilationseinrichtungen versehen sein.

§ 2. In den Räumen, in denen bei der Arbeit ein Verstauben oder Verstreuen von Blei oder Bleiverbindungen stattfindet, muß der Fußboden so eingerichtet sein, daß er kein Wasser durchläßt. Die Wände und Decken dieser Räume müssen, soweit sie nicht mit einer glatten, abwaschbaren Bekleidung oder mit einem Ölfarbenanstriche versehen sind, mindestens einmal jährlich mit Kalk frisch angestrichen werden.

Die Verwendung von Holz, weichem Asphalt oder Linoleum als Fußbodenbelag sowie von Tapeten als Wandbekleidung ist in diesen Räumen nicht gestattet.

§ 3. Die Schmelzkessel für Blei sind mit gut ziehenden, ins Freie oder in einen Schornstein mündenden Abzugsvorrichtungen (Fangtrichtern) zu überdecken.

§ 4. Wo eine maschinelle Bearbeitung der Bleiplatten (Gitter oder Rahmen durch Bandsägen, Kreissägen, Hobelmaschinen oder dergleichen stattfindet, muß durch geeignete Vorrichtungen tunlichst dafür Sorge getragen werden, daß abgerissene Bleiteile und Bleistaub unmittelbar an der Entstehungsstelle abgefangen werden.

§ 5. Apparate zur Herstellung von metallischem Bleistaube müssen so abgedichtet und eingerichtet sein, daß weder bei dem Herstellungsverfahren noch bei ihrer Entleerung Bleistaub entweichen kann.

§ 6. Das Sieben, Mischen und Anfeuchten der zur Füllung der Platten dienenden Masse, sofern sie Blei oder Bleiverbindungen enthält, das Abziehen der aus Papier oder dergleichen bestehenden Hüllen von den getrockneten Platten sowie alle sonstigen mit Staubentwickelung verbundenen Hantierungen mit der trockenen oder getrockneten Füllmasse dürfen nur unter wirksamen Abzugsvorrichtungen oder in Apparaten vorgenommen werden, welche so eingerichtet sind, daß eine Verstäubung nach außen nicht stattfinden kann.

§ 7. Geöffnete Behälter mit Bleistaub oder Bleiverbindungen sind auf einem Roste und mit diesem auf einem ringsum mit Rand versehenen Untersatze so aufzustellen, daß bei der Entnahme aus dem Behälter verstreute Stoffe in dem Untersatz aufgefangen werden.

§ 8. Die folgenden Verrichtungen:

a) die maschinelle Bearbeitung der Bleiplatten, Gitter oder Rahmen (§ 4),
b) die Herstellung metallischen Bleistaubs (§ 5),
c) das Herstellen und Mischen der Füllmasse (§ 6), soweit es maschinell erfolgt,

müssen je in einem besonderen, von anderen Arbeitsräumen getrennten Raume ausgeführt werden.

§ 9. Die Tische, auf denen die Füllmasse in die Platten (Gitter, Rahmen) eingestrichen oder eingepreßt wird, müssen eine glatte und dichtgefugte Oberfläche haben; sie müssen täglich mindestens einmal feucht gereinigt werden.

§ 10. Lötarbeiten, welche unter Anwendung eines Wasserstoff-, Wassergas- oder Steinkohlengas-Gebläses ausgeführt werden, dürfen, soweit es die Natur der Arbeit gestattet, nur an bestimmten Arbeitsplätzen unter wirksamen Absaugevorrichtungen vorgenommen werden.

Diese Vorschrift findet keine Anwendung auf diejenigen Lötarbeiten, welche zur Verbindung der Elemente dienen und nicht außerhalb der Formierräume vorgenommen werden können.

§ 11. Das zur Herstellung von Wasserstoffgas dienende Zink und die im Betriebe zur Verwendung kommende Schwefelsäure müssen technisch rein sein.

§ 12. Die Arbeitsräume sind von Verunreinigungen mit Blei oder Bleiverbindungen möglich frei zu halten.

In den im § 2 bezeichneten Räumen muß der Fußboden täglich mindestens einmal, und zwar nach Beendigung der Arbeitszeit, feucht gereinigt werden.

§ 13. Der Arbeitgeber hat allen bei der Herstellung von Akkumulatoren beschäftigten Arbeitern Arbeitsanzüge und Mützen in ausreichender Zahl und in zweckentsprechender Beschaffenheit zur Verfügung zu stellen.

Er hat durch geeignete Anordnungen und Beaufsichtigung dafür Sorge zu tragen, daß die Arbeitskleider nur von denjenigen Arbeitern benutzt werden, denen sie zugewiesen sind, mindestens wöchentlich gewaschen und während der Zeit, wo sie sich nicht im Gebrauche befinden, an den dafür bestimmten Plätzen aufbewahrt werden.

§ 14. In einem staubfreien Teile der Anlage muß für die Arbeiter ein Wasch- und Ankleideraum und getrennt davon ein Speiseraum vorhanden sein. Diese Räume müssen sauber und staubfrei gehalten und während der kalten Jahreszeit geheizt werden.

In dem Wasch- und Ankleideraume müssen Wasser, Gefäße zum Mundspülen, zum Reinigen der Hände und Nägel geeignete Bürsten, Seife und Handtücher, sowie Einrichtungen zur Verwahrung derjenigen Kleidungsstücke, welche vor Beginn der Arbeit abgelegt werden, in ausreichender Menge vorhanden sein.

Der Arbeitgeber hat seinen Arbeitern wenigstens einmal wöchentlich Gelegenheit zu geben, ein warmes Bad zu nehmen.

§ 15. Die Verwendung von Arbeiterinnen sowie von jugendlichen Arbeitern zu solchen Verrichtungen, welche sie mit Blei oder Bleiverbindungen in Berührung bringen, ist untersagt.

§ 16. Der Arbeitgeber darf zur Beschäftigung bei der Herstellung von Akkumulatoren nur solche Personen einstellen, welche die Bescheinigung eines von der höheren Verwaltungsbehörde dazu ermächtigten Arztes darüber beibringen, daß sie nach ihrem Gesundheitszustande für diese Beschäftigung geeignet sind. Die Bescheinigungen sind zu sammeln, aufzubewahren und dem Aufsichtsbeamten (§ 139b der Gewerbeordnung) auf Verlangen vorzulegen.

§ 17. Die Beschäftigung der zum Mischen und Herstellen, sowie zum Einstreichen der Füllmasse in die Platten (Gitter oder Rahmen) verwendeten Arbeiter ist wahlweise so zu regeln, daß die Arbeitszeit

a) entweder die Dauer von acht Stunden täglich nicht übersteigt und durch eine Pause von mindestens eineinhalb Stunden unterbrochen wird,
b) oder die Dauer von sechs Stunden täglich nicht übersteigt und nicht zum Zwecke der Nahrungsaufnahme unterbrochen wird.

Wird die Arbeitszeit in der in lit. b bezeichneten Weise geregelt, so dürfen die bezeichneten Arbeiter im Betrieb auch anderweit beschäftigt werden, sofern sie bei dieser anderweiten Arbeit mit Blei oder Bleiverbindungen nicht in Berührung kommen und zwischen beiden Beschäftigungsarten eine Pause von mindestens zwei Stunden gewährt wird.

Der Arbeitgeber hat binnen einer Woche nach der Betriebseröffnung die hiernach von ihm gewählte Regelung der Arbeitszeit bei der Ortspolizeibehörde anzuzeigen und darf eine andere Regelung nur nach vorheriger Anzeige zur Ausführung bringen.

§ 18. Der Arbeitgeber hat die Überwachung des Gesundheitszustandes seiner Arbeiter einem dem Aufsichtsbeamten namhaft zu machenden approbierten Arzte zu übertragen, welcher die Arbeiter mindestens einmal monatlich auf die Anzeichen etwa vorhandener Bleierkrankung zu untersuchen hat.

Auf Anordnung des Arztes sind Arbeiter, welche Krankheitserscheinungen infolge der Bleieinwirkung zeigen, bis zur völligen Genesung, solche Arbeiter aber, welche sich dieser Einwirkung gegenüber besonders empfindlich erweisen, dauernd von der Beschäftigung mit Blei oder Bleiverbindungen fernzuhalten.

§ 19. Der Arbeitgeber ist verpflichtet, zur Kontrolle über den Wechsel und Bestand, sowie über den Gesundheitszustand der Arbeiter ein Buch zu führen oder durch einen Betriebsbeamten führen zu lassen. Er ist für die Vollständigkeit und Richtigkeit der Einträge, soweit sie nicht vom Arzte bewirkt werden, verantwortlich.

Dieses Kontrollbuch muß enthalten:

1. Vor- und Zunamen, Alter, Wohnort, Tag des Ein- und Austritts jedes Arbeiters, sowie die Art seiner Beschäftigung,
2. den Namen dessen, welcher das Buch führt,

3. den Namen des mit der Überwachung des Gesundheitszustandes der Arbeiter beauftragten Arztes,
4. den Tag und die Art der Erkrankung eines Arbeiters,
5. den Tag seiner Genesung,
6. die Tage und die Ergebnisse der im § 18 vorgeschriebenen allgemeinen ärztlichen Untersuchungen.

§ 20. Der Arbeitgeber hat für die bei der Herstellung von Akkumulatoren beschäftigten Arbeiter verbindliche Bestimmungen über folgende Gegenstände zu erlassen:

1. Die Arbeiter dürfen Nahrungsmittel nicht in die Arbeitsräume mitnehmen. Das Mitbringen und der Genuß von Branntwein im Betrieb ist untersagt. Das Einnehmen von Mahlzeiten ist nur außerhalb der Arbeitsräume gestattet.
2. Die Arbeiter haben die ihnen überwiesenen Arbeitskleider bestimmungsgemäß zu benutzen.
3. Die Arbeiter dürfen erst dann den Speiseraum betreten, Mahlzeiten einnehmen oder die Anlage verlassen, wenn sie zuvor die Arbeitskleider abgelegt, Hände und Gesicht sorgfältig gewaschen, sowie den Mund ausgespült haben.
4. Den Arbeitern ist das Rauchen, Schnupfen und Kauen von Tabak während der Arbeitszeit untersagt.

In den zu erlassenden Bestimmungen ist vorzusehen, daß Arbeiter, die trotz wiederholter Warnung den vorstehend bezeichneten Bestimmungen zuwiderhandeln, vor Ablauf der vertragsmäßigen Zeit und ohne Aufkündigung entlassen werden können.

Ist für einen Betrieb eine Arbeitsordnung erlassen (§ 134a der Gewerbeordnung), so sind die vorstehend bezeichneten Bestimmungen in die Arbeitsordnung aufzunehmen.

§ 21. In jedem Arbeitsraume sowie in dem Ankleide- und dem Speiseraume muß eine Abschrift oder ein Abdruck der §§ 1—20 dieser Vorschriften sowie der gemäß § 20 vom Arbeitgeber erlassenen Bestimmungen an einer in die Augen fallenden Stelle aushängen.

§ 22. Im Falle der Zuwiderhandlung gegen die §§ 1—21 dieser Vorschriften kann die Polizeibehörde die Einstellung des Betriebs, soweit er durch die Vorschriften betroffen wird, bis zur Herstellung des vorschriftsmäßigen Zustandes anordnen (§ 147 Abs. 4 der Gewerbeordnung).

§ 23. Die vorstehenden Bestimmungen treten mit dem 1. Juli 1908 in Kraft und an die Stelle der durch die Bekanntmachung des Reichskanzlers vom 11. Mai 1898 (Reichs-Gesetzbl. S. 176) verkündeten Bestimmungen.

Berlin, den 6. Mai 1908.

Der Stellvertreter des Reichskanzlers
v. Bethmann Hollweg.

Bekanntmachung, betreffend die Einrichtung und den Betrieb der Buchdruckereien und Schriftgießereien.

Vom 31. Juli 1897. (R. G. Bl. S. 614.)

[Mit Berücksichtigung der zusätzlichen Bekanntmachungen des Reichskanzlers vom 5. Juli 1907 (R. G. Bl. S. 405) und vom 22. Dezember 1908 (R. G. Bl. S. 654).]

Auf Grund des § 120e der Gewerbeordnung hat der Bundesrat folgende Vorschriften über die Einrichtung und den Betrieb der Buchdruckereien und Schriftgießereien erlassen:

I. Auf Räume, in welchen Personen mit dem Setzen von Lettern oder mit der Herstellung von Lettern oder Stereotypplatten beschäftigt werden, finden folgende Vorschriften Anwendung:

1. Der Fußboden der Arbeitsräume darf nicht tiefer als einen halben Meter unter dem ihn umgebenden Erdboden liegen. Ausnahmen dürfen durch die höhere Verwaltungsbehörde zugelassen werden, wenn durch zweckmäßige Isolierung des Bodens und ausreichende Licht- und Luftzufuhr den gesundheitlichen Anforderungen entsprochen ist.

Unter dem Dache liegende Räume dürfen als Arbeitsräume nur dann benutzt werden, wenn das Dach mit gerohrter und verputzter Verschalung versehen ist.

2. In Arbeitsräumen, in welchen die Herstellung von Lettern und Stereotypplatten erfolgt, muß die Zahl der darin beschäftigten Personen so bemessen sein, daß auf jede mindestens fünfzehn Kubikmeter Luftraum entfallen. In Räumen, in welchen Personen nur mit anderen Arbeiten beschäftigt werden, müssen auf jede Person mindestens zwölf Kubikmeter Luftraum entfallen.

In Fällen vorübergehenden außerordentlichen Bedarfs kann die höhere Verwaltungsbehörde auf Antrag des Unternehmers eine dichtere Belegung der Arbeitsräume für höchstens 30 Tage im Jahre insoweit gestatten, daß mindestens zehn Kubikmeter Luftraum auf die Person entfallen.

3. Die Räume müssen, wenn auf eine Person wenigstens fünfzehn Kubikmeter Luftraum kommen, mindestens 2.60 m, andernfalls mindestens 3 m hoch sein.

Die Räume müssen mit Fenstern versehen sein, welche nach Zahl und Größe genügen, um für alle Arbeitsstellen ausreichendes Licht zu gewähren. Die Fenster müssen so eingerichtet sein, daß sie zum Zwecke der Lüftung ausreichend geöffnet werden können.

Arbeitsräume mit schräg laufender Decke dürfen im Durchschnitt keine geringere als die im Absatz 1 bezeichnete Höhe haben.

4. Die Räume müssen mit einem dichten und festen Fußboden versehen sein, der eine leichte Beseitigung des Staubes auf feuchtem Wege gestattet. Hölzerne Fußböden müssen glatt gehobelt und gegen das Eindringen der Nässe geschützt sein.

Die Wände und Decken müssen, soweit sie nicht mit einer glatten abwaschbaren Bekleidung oder mit einem Ölfarbenanstrich versehen sind, mindestens einmal jährlich mit Kalk frisch angestrichen werden. Die Bekleidung und der Ölfarbenanstrich müssen jährlich einmal abgewaschen und der Ölfarbenanstrich, wenn er lackiert ist, mindestens alle zehn Jahre, wenn er nicht lackiert ist, alle fünf Jahre erneuert werden.

Die Setzerpulte und die Regale für die Letternkasten müssen entweder ringsherum dichtschließend auf dem Fußboden aufsitzen, so daß sich unter denselben kein Staub ansammeln kann, oder mit so hohen Füßen versehen sein, daß die Reinigung des Fußbodens auch unter den Pulten und Schriftregalen leicht ausgeführt werden kann.

5. Die Arbeitsräume sind täglich mindestens einmal gründlich zu lüften. Ferner ist dafür Sorge zu tragen, daß in ihnen ein ausreichender Luftwechsel während der Arbeitszeit stattfindet.

6. Die Schmelzkessel für das Lettern- und Stereotypenmetall sind mit gut ziehenden, ins Freie oder in einen Schornstein mündenden Abzugsvorrichtungen (Fangtrichtern) für entstehende Dämpfe zu überdecken.

Das Legieren des Metalls und das Ausschmelzen der sogenannten Krätze darf nur in besonderen Arbeitsräumen, in anderen nur nach Entfernung der mit diesen Verrichtungen nicht beschäftigten Arbeiter erfolgen.

7. Die Räume und deren Einrichtungen, insbesondere auch Wände, Gesimse, Regale sind zweimal im Jahre gründlich zu reinigen.

Die Fußböden sind täglich mindestens einmal durch Abwaschen oder feuchtes Abreiben vom Staube zu reinigen.

Bei Fußböden aus Holz und solchen mit Linoleumbelag kann das tägliche Abwaschen oder feuchte Abreiben für den Fall unterbleiben, daß sie mit einem nicht trocknenden Mineralöl angestrichen sind und täglich abgefegt werden. Der Ölanstrich muß auf Holzfußböden nach längstens acht Wochen, auf Linoleumfußböden nach längstens zwei Wochen erneuert werden.

8. Die Letternkasten sind, bevor sie in Gebrauch genommen werden und solange sie in Benutzung stehen, nach Bedarf, mindestens aber zweimal im Jahre zu reinigen.

Das Ausblasen der Kasten darf nur mittels eines Blasebalgs im Freien stattfinden und jugendlichen Arbeitern nicht übertragen werden.

9. In den Arbeitsräumen sind mit Wasser gefüllte und täglich zu reinigende Spucknäpfe, und zwar mindestens einer für je fünf Personen, aufzustellen.

Das Ausspucken auf den Fußboden ist von den Arbeitgebern zu untersagen.

10. Für die Setzer sowie die Gießer, Polierer und Schleifer sind in den Arbeitsräumen oder in deren unmittelbarer Nähe in zweckentsprechenden Räumen ausreichende Wascheinrichtungen anzubringen und mit Seife auszustatten; für jeden Arbeiter ist mindestens wöchentlich ein reines Handtuch zu liefern.

Soweit nicht genügende Wascheinrichtungen mit fließendem Wasser vorhanden sind, muß für höchstens je fünf Arbeiter eine Waschgelegenheit eingerichtet werden. Es muß ferner dafür gesorgt werden, daß bei der Wascheinrichtung stets reines Wasser in ausreichender Menge vorhanden ist und daß das gebrauchte Wasser an Ort und Stelle ausgegossen werden kann.

Die Arbeitgeber haben mit Strenge darauf zu halten, daß die Arbeiter jedesmal, bevor sie Nahrungsmittel innerhalb des Betriebes zu sich nehmen oder den Betrieb verlassen, von der vorhandenen Waschgelegenheit Gebrauch machen.

11. Kleidungsstücke, welche während der Arbeitszeit abgelegt werden, sind außerhalb der Arbeitsräume aufzubewahren. Innerhalb der Arbeitsräume ist die Aufbewahrung nur gestattet, wenn dieselbe in verschließbaren oder mit einem dichtschließenden Vorhange versehenen, gegen das Eindringen von Staub geschützten Schränken erfolgt. Die letzteren müssen während der Arbeitszeit geschlossen sein.

12. Alle mit erheblicher Wärmeentwicklung verbundenen Beleuchtungseinrichtungen sind derart anzuordnen oder mit solchen Schutzvorkehrungen zu versehen, daß eine belästigende Wärmeausstrahlung nach den Arbeitsstellen vermieden wird.

13. Der Arbeitgeber hat, um die Durchführung der unter Ziffer 8, 9 Absatz 2, 10 Absatz 3 und 11 getroffenen Bestimmungen zu regeln und sicherzustellen, für die Arbeiter verbindliche Vorschriften zu erlassen.

Werden in einem Betrieb in der Regel zwanzig Arbeiter beschäftigt, so sind diese Vorschriften in die nach § 134a der Gewerbeordnung zu erlassende Arbeitsordnung aufzunehmen.

II. In jedem Arbeitsraum ist ein von der Ortspolizeibehörde zur Bestätigung der Richtigkeit seines Inhalts unterzeichneter Aushang anzubringen, aus dem ersichtlich ist:

a) die Länge, Breite und Höhe des Raumes,
b) der Inhalt des Luftraumes in Kubikmeter,
c) die Zahl der Arbeiter, die demnach in dem Arbeitsraume beschäftigt werden darf.

In jedem Arbeitsraume muß ferner an einer in die Augen fallenden Stelle eine Tafel aushängen, die in deutlicher Schrift die Bestimmungen unter I wiedergibt.

III. Abweichungen von den Vorschriften unter I Ziffer 3 Absatz 1, 3 können auf Antrag des Unternehmers durch die höhere Verwaltungsbehörde für solche Anlagen zugelassen werden, in welchen in der Regel nicht mehr als fünf Arbeiter beschäftigt werden, sofern die für den Betrieb benutzten Arbeitsräume bereits am 31. Juli 1897 im Besitze des jetzigen Unternehmers oder eines Familienangehörigen gewesen sind.

IV. Die bevorstehenden Bestimmungen treten für neu zu errichtende Anlagen sofort in Kraft.

Für Anlagen, die zur Zeit des Erlasses dieser Bestimmungen bereits im Betriebe sind, treten die Vorschriften unter I Ziffer 5 Satz 1 sowie Ziffer 7—9 sofort, die übrigen Vorschriften mit Ablauf eines Jahres nach dem Tage ihrer Verkündigung in Kraft.

Berlin, den 31. Juli 1897.

Der Stellvertreter des Reichskanzlers
Graf von Posadowsky.

Bekanntmachung, betreffend die Einrichtung und den Betrieb der Zinkhütten und Zinkerzrösthütten.

Vom 13. Dezember 1912. (R. G. Bl. S. 564.)

Auf Grund des § 120e der Gewerbeordnung hat der Bundesrat über die Einrichtung und den Betrieb der Zinkhütten und Zinkerzrösthütten folgende Vorschriften erlassen:

§ 1. Die Räume, in denen Zinkerz zerkleinert, kalziniert oder geröstet oder Rohzink durch Destillation gewonnen wird, müssen geräumig, hoch und so eingerichtet sein, daß in ihnen ein ausreichender beständiger Luftwechsel stattfindet.

Sie müssen mit einem ebenen und festen Fußboden versehen sein, der eine leichte Beseitigung des Staubes durch Absaugen oder auf feuchtem Wege gestattet.

Die Wände müssen, um eine Staubansammlung zu vermeiden, eine ebene Oberfläche haben; sie müssen, soweit sie nicht mit einer abwaschbaren Bekleidung oder mit einem Ölfarbenanstriche versehen sind, mindestens einmal jährlich mit Kalk frisch angestrichen werden.

Das Dachgebälk und die Kappen der Destillationsöfen sind mindestens einmal jährlich durch Absaugen oder in anderer geeigneter Weise von Staub gründlich zu reinigen.

§ 2. In den im § 1 bezeichneten Räumen muß in der Nähe der Arbeitsstellen gutes, gegen Eindringen von Staub geschütztes Trinkwasser in reichlichen Mengen für die Arbeiter derart bereitgehalten werden, daß sie es jederzeit bequem erreichen können, ohne ins Freie zu treten.

In der Nähe der Öfen sowie in den Röschen sind Einrichtungen zum Besprengen des Fußbodens anzubringen.

Der Fußboden in den im § 1 bezeichneten Räumen ist mindestens einmal täglich durch Absaugen oder feucht zu reinigen.

§ 3. Die Zerkleinerung der Zinkerze darf nur in Apparaten erfolgen, die so eingerichtet sind, daß das Austreten von Staub wirksam verhindert wird.

§ 4. Die Röstöfen sowie die Kalzinieröfen sind mit wirksamen Abzugsvorrichtungen für die entweichenden Gase zu versehen. Es ist dafür zu sorgen, daß die Wirksamkeit der Abzugsvorrichtungen während des Ofenbetriebs nicht unterbrochen wird.

§ 5. Die zum Beschicken der Destillationsöfen bestimmten Erze dürfen zur Vermeidung der Staubbildung nur in feuchtem Zustand vor den Öfen gelagert, mit anderem Material gemischt und in die Öfen eingeführt werden.

§ 6. Staub, Gase und Dämpfe, die den Destillationsöfen entweichen, müssen durch wirksame Einrichtungen möglichst nahe an der Austrittsstelle abgefangen und zum Hüttenraume hinausgeführt werden.

Durch geeignete Abführungsvorkehrungen muß auch das Eindringen der Feuerungsgase in den Hüttenraum tunlichst verhindert werden.

§ 7. Die Räumasche darf nicht in den Hüttenraum gezogen werden; sie muß in geschlossenen Kanälen oder Taschen unter den Öfen aufgefangen und aus diesen Kanälen oder Taschen unmittelbar in Wagen entleert werden, die sich unterhalb der Destillationsräume befinden.

Die höhere Verwaltungsbehörde kann widerruflich und nicht über den 31. Dezember 1922 hinaus Ausnahmen von dieser Vorschrift zulassen, sofern Einrichtungen der im Abs. 1 bezeichneten Art nur durch unverhältnismäßig kostspielige Umbauten hergestellt werden können.

§ 8. Das Sieben und Verpacken der bei der Zinkdestillation gewonnenen Nebenerzeugnisse (Zinkstaub, Flugstaub) darf nur in einem besonderen, von anderen Arbeitsräumen getrennten Raume ausgeführt werden, der den Vorschriften des § 1 entspricht.

Das Sieben darf nur in Apparaten vorgenommen werden, die so eingerichtet sind, daß das Austreten von Staub wirksam verhindert wird.

§ 9. Arbeiterinnen und jugendliche Arbeiter dürfen nicht beschäftigt werden:

1. bei der Bedienung der Zinkdestillationsöfen,
2. beim Entleeren der Ballons und Vorlagen,

3. beim Entleeren der Kanäle und Flugstaubkammern, die an Zinkdestillations-, Zinkerzkalzinier- und Zinkerzröstöfen angeschlossen sind,
4. beim Sieben und Verpacken sowie bei der Beförderung der bei der Zinkdestillation gewonnenen Nebenerzeugnisse,
5. beim Sieben von trockener Räumasche und trockener Asche aus den Feuerungen,
6. beim Verladen und Abfahren der Räumasche und der Asche aus den Feuerungen,
7. mit sonstigen Arbeiten, die ein Betreten der Destillationsräume erforderlich machen, insbesondere mit dem Heranschaffen des Beschickungsmaterials an die Öfen.

Die Vorschrift in Ziffer 7 findet keine Anwendung auf die Beschäftigung jugendlicher männlicher Arbeiter mit den Maurerarbeiten bei der Herstellung neuer oder der Ausbesserung kalter Öfen. Diese Beschäftigung darf jedoch nur in Räumen stattfinden, in denen keine Destillationsöfen im Betriebe sind.

§ 10. Arbeiter zwischen sechzehn und achtzehn Jahren dürfen beim Verladen und Abfahren der Räumasche sowie der Asche aus den Feuerungen und beim Sieben und Verpacken der bei der Zinkdestillation gewonnenen Nebenerzeugnisse nicht beschäftigt werden.

Zu anderen Arbeiten in dem Destillationsbetriebe dürfen sie nur zugelassen werden, wenn durch ein Zeugnis eines von der höheren Verwaltungsbehörde dazu ermächtigten approbierten Arztes bescheinigt wird, daß weder ihre Gesundheit noch ihre körperliche Entwickelung zu Bedenken gegen die Beschäftigung Anlaß gibt. Die Bescheinigungen sind zu sammeln, aufzubewahren und dem Gewerbeaufsichtsbeamten sowie den Medizinalbeamten auf Verlangen vorzulegen.

§ 11. In einem staubfreien Teile der Anlage muß für die Arbeiter ein Wasch-, Bade- und Umkleideraum und getrennt davon ein Speiseraum vorhanden sein. Diese Räume müssen möglichst in der Nähe der Arbeitsstellen liegen, sauber und staubfrei gehalten und während der kalten Jahreszeit geheizt werden.

In den Umkleideräumen müssen Einrichtungen zur Verwahrung der Arbeits- und der Straßenkleidung in ausreichender Menge und solcher Beschaffenheit vorhanden sein, daß die Straßenkleidung nicht der Gefahr der Beschmutzung ausgesetzt ist; Wasser, Seife und Handtücher sind den Arbeitern in ausreichender Menge unentgeltlich zur Verfügung zu stellen.

Den Arbeitern ist wenigstens zweimal wöchentlich Gelegenheit zu geben, ein warmes Bad zu nehmen. Sofern nicht nach dem Urteil des Gewerbeaufsichtsbeamten dringende Rücksichten auf den Betrieb dies ausgeschlossen erscheinen lassen, ist diese Gelegenheit innerhalb der Arbeitszeit zu geben.

§ 12. Die Untersuchung und die Überwachung des Gesundheitszustandes der Arbeiter ist einem von der höheren Verwaltungsbehörde dazu ermächtigten, dem Gewerbeaufsichtsbeamten namhaft zu machenden approbierten Arzte zu übertragen; dieser muß jeden Arbeiter vor der Einstellung untersuchen. Es dürfen nur solche Arbeiter eingestellt werden, bei denen dies der Arzt für unbedenklich erklärt. Der Arzt hat ferner die Arbeiter mindestens einmal monatlich im Betrieb aufzusuchen, bei ihnen auf Krankheitserscheinungen, insbesondere auf Anzeichen einer Bleierkrankung zu achten und solche, die ihm verdächtig erscheinen, eingehend zu untersuchen.

Auf Anordnung des Arztes sind Arbeiter, welche Krankheitserscheinungen infolge der Einwirkung des Betriebs, namentlich Zeichen von Bleivergiftung aufweisen, bis zur völligen Genesung, solche Arbeiter aber, die sich diesen Einwirkungen gegenüber besonders empfindlich erweisen, dauernd von den im § 9 Abs. 1 bezeichneten Verrichtungen fernzuhalten.

§ 13. Der Arbeitgeber ist verpflichtet, zur Kontrolle über den Wechsel und Bestand sowie über den Gesundheitszustand der Arbeiter ein Buch zu führen oder durch einen Betriebsbeamten führen zu lassen. Er ist für die Vollständigkeit und Richtigkeit der Eintragungen, soweit sie nicht vom Arzte bewirkt werden, verantwortlich.

Dieses Kontrollbuch muß enthalten:

1. den Namen dessen, welcher das Buch führt,

2. den Namen des mit der Überwachung des Gesundheitszustandes der Arbeiter beauftragten Arztes,
3. Vor- und Zunamen, Alter, Wohnort, Tag des Ein- und Austritts jedes Arbeiters sowie die Art seiner Beschäftigung,
4. das Ergebnis der Aufnahmeuntersuchung,
5. den Tag und die Art jeder Erkrankung eines Arbeiters nebst einer Angabe, ob die Erkrankung nach Ansicht des Arztes mit Blei zusammenhängt oder nicht,
6. den Tag der Genesung,
7. die Tage und Ergebnisse der im § 12 vorgeschriebenen Besichtigungen und Untersuchungen.

Statt eines Buches können — mit Zustimmung der höheren Verwaltungsbehörde — auch Karten benutzt werden, wenn sie alle erforderlichen Angaben enthalten und für ihre Vollständigkeit Gewähr geleistet wird.

Dem Gewerbeaufsichtsbeamten und dem Medizinalbeamten sind das Buch oder die Kartensammlung auf Verlangen jederzeit vorzulegen.

§ 14. Die Arbeiter dürfen Nahrungsmittel nicht in die Arbeitsräume mitnehmen. Das Einnehmen der Mahlzeiten ist nur außerhalb der Arbeitsräume gestattet. Die Arbeiter dürfen erst dann den Speiseraum betreten, Mahlzeiten einnehmen oder die Anlage verlassen, wenn sie zuvor Hände und Gesicht sorgfältig gewaschen haben.

Der Arbeitgeber hat die Durchführung dieser Vorschriften zu überwachen.

§ 15. Neu zu erbauende Destillationsöfen, hinsichtlich deren gemäß §§ 16 ff., 25 der Gewerbeordnung eine besondere Genehmigung erforderlich ist, müssen so angelegt werden, daß

1. vor ihren Beschickungsöffnungen ein lichter Raum von mindestens 6 Meter, bei Öfen, deren Beschickungsöffnungen sich gegenüberliegen, ein Zwischenraum von mindestens 10 Meter vorhanden ist;
2. die unter den Destillationsräumen befindlichen Gänge (Röschen) geräumig, im Scheitel mindestens 3,5 Meter hoch, hell und luftig sind.

§ 16. Falls technische Neuerungen in Zinkhüttenbetrieben es unmöglich oder zwecklos machen sollten, die Bestimmungen in §§ 1 bis 8, 15 vollständig durchzuführen, so kann die höhere Verwaltungsbehörde widerruflich Ausnahmen zulassen, wenn sichergestellt ist, daß die Arbeiter auf andere Weise gegen Gefahren für Leben und Gesundheit mindestens ebenso geschützt sind, wie es die genannten Bestimmungen vorsehen.

§ 17. Unberührt durch die vorstehenden Bestimmungen bleibt die Befugnis der zuständigen Behörden im Wege der Verfügung für einzelne Anlagen gemäß §§ 120d, 120f der Gewerbeordnung weitere Anordnungen zum Schutze des Lebens und der Gesundheit der Arbeiter zu treffen.

§ 18. In jedem Arbeitsraume sowie in dem Ankleide- und dem Speiseraume muß eine Abschrift oder ein Abdruck dieser Bekanntmachung an einer in die Augen fallenden Stelle aushängen.

§ 19. Die vorstehenden Bestimmungen treten am 1. Januar 1913 in Kraft und an Stelle der Bekanntmachungen vom 6. Februar 1900 (Reichs-Gesetzbl. S. 32) und vom 25. November 1910 (Reichs-Gesetzbl. S. 1105).

Die höhere Verwaltungsbehörde kann widerruflich gestatten, daß Arbeiterinnen, die vor dem 1. Januar 1913 mit den im § 9 Abs. 1 Ziffer 2, 3, 5 oder 7 bezeichneten Arbeiten beschäftigt waren, noch bis zum 1. Januar 1920 zu diesen Arbeiten weiterverwendet werden unter der Bedingung, daß diese Beschäftigung nur vor Beginn oder nach Beendigung des sogenannten Manövers an den Öfen stattfindet.

Für die Zeit bis zum 1. Januar 1920 kann die höhere Verwaltungsbehörde widerruflich Ausnahmen von der im § 9 Abs. 2 Satz 2 ausgesprochenen Beschränkung zulassen.

Die auf Grund der bisherigen Bestimmungen erteilten Ausnahmen treten am 31. Dezember 1913 außer Kraft.

Berlin, den 13. Dezember 1912.

Der Stellvertreter des Reichskanzlers
Delbrück.

Verordnung über die Einrichtung und den Betrieb von Anlagen zur Herstellung von Bleifarben und anderen Bleiverbindungen.

Vom 27. Januar 1920. **(R. G. Bl. S. 109.)**

Auf Grund des § 120e der Gewerbeordnung werden mit Zustimmung des Reichsrats folgende Vorschriften über die Einrichtung und den Betrieb von Anlagen zur Herstellung von Bleifarben und anderen Bleiverbindungen erlassen:

§ 1. Die nachstehenden Vorschriften gelten für alle Anlagen, in denen Bleifarben oder andere Bleiverbindungen (Bleiweiß, Bleichromat, Bleisulfat, Massikot, Glätte, Mennige, Bleisuperoxyd, englisches Gelb, Neapel-Gelb, Bleizucker usw.) oder Gemische von ihnen mit anderen Stoffen als Haupt- oder Nebenerzeugnis hergestellt werden.

Die Vorschriften finden keine Anwendung

a) auf Bleihütten, auch wenn in ihnen Stoffe der im Abs. 1 bezeichneten Art hergestellt werden,

b) auf Betriebe, in denen nur solche bleihaltige Farben, die bereits mit Öl oder Firnis angerieben sind, miteinander oder mit anderen nicht bleihaltigen Stoffen gemischt, weiterverarbeitet oder verpackt werden,

c) auf die Herstellung von solchen bleihaltigen Farben, Stoffen und Gemischen, deren Bleigehalt weniger als 1 Hundertteil beträgt, oder die das Blei ausschließlich als Bleiglanz enthalten.

Für die Betriebe des Maler-, Anstreicher-, Tüncher-, Weißbinder- und Lackierergewerbes und für Betriebe, in denen Maler-, Anstreicher-, Tüncher-, Weißbinder- und Lackiererarbeiten im Zusammenhange mit einem anderen Gewerbebetrieb ausgeführt werden, bewendet es bei den Bestimmungen der Bekanntmachung des Reichskanzlers vom 27. Juni 1905 (Reichs-Gesetzbl. S. 555).

Werden die im Abs. 1 bezeichneten Stoffe in besonderen, von der übrigen Anlage völlig getrennten Abteilungen hergestellt, gemischt oder verpackt, so gelten die Vorschriften nur für diese Abteilungen und für die darin ständig oder vorübergehend beschäftigten Personen.

§ 2. Die Räume, in denen die im § 1 Abs. 1 bezeichneten Stoffe hergestellt, befördert oder verpackt werden, müssen geräumig, hoch und so eingerichtet sein, daß in ihnen ein ausreichender, beständiger Luftwechsel stattfindet.

Sie müssen mit einem ebenen, festen und dichten Fußboden versehen sein, der eine leichte Beseitigung des Staubes auf feuchtem Wege oder durch Absaugen gestattet. Der Fußboden ist nach Bedarf, mindestens aber einmal täglich auf feuchtem Wege oder durch Absaugen gründlich zu reinigen. Etwa vorhandene Schienen oder Rillen sind jeden Tag nach Schluß der Arbeit sorgfältig zu reinigen. In jedem der im Abs. 1 genannten Räume muß entweder eine Vorrichtung zum Absaugen des Staubes oder eine Zapfstelle der Wasserleitung mit Schlauchanschluß vorhanden sein. Die Benutzung beweglicher Absaugevorrichtungen ist zulässig. Der abgesaugte Staub ist unschädlich niederzuschlagen, so daß er nicht in die Arbeitsräume oder in den Atmungsbereich der Arbeiter gelangen kann.

Die Wände müssen eine ebene und dichte Oberfläche haben und mindestens zweimal jährlich mit Kalkmilch angestrichen werden oder, wenn sie mit einer abwaschbaren Bekleidung (Kacheln, Fliesen usw.) oder mit einem Ölfarbenanstriche versehen sind, mindestens zweimal jährlich abgewaschen werden. Die Öfen, Apparate, Leitungen, Transmissionen, Treppengeländer usw. sind von Staub und sonstigen Verunreinigungen frei zu halten und nach Bedarf, mindestens aber alle zwei Wochen, in geeigneter Weise gründlich zu reinigen.

Die Handgriffe und Stiele der Schaufeln, Spaten, Rührstangen und sonstigen Werkzeuge sind täglich nach Schluß der Arbeit sorgfältig zu säubern.

§ 3. Das Eintreten bleihaltigen Staubes sowie bleihaltiger Gase und Dämpfe in die Arbeitsräume muß durch geeignete Vorrichtungen wirksam verhindert werden. Apparate, in denen Mennige, Bleiweiß, Bleisulfat oder andere Bleiverbindungen durch Verdampfen, Zerstäuben oder Erhitzen von Blei oder Bleiverbindungen hergestellt werden, müssen mit einer mechanischen Absaugevorrichtung verbunden sein, die dauernd im Innern der Apparatur einen Unterdruck gegenüber der Außenluft erhält. Arbeitsräume, welche gegen das Eintreten bleihaltigen Staubes oder bleihaltiger Gase und Dämpfe nicht vollständig geschützt werden können, sind gegen andere Arbeitsräume so abzuschließen, daß in diese Staub, Gase oder Dämpfe nicht eintreten können.

Bei neuen Anlagen, oder wenn bestehende Anlagen wesentlich verändert werden, müssen in jedem Falle die Räume, in denen trockene bleihaltige Stoffe zerkleinert, gemahlen, gesiebt und verpackt werden, von den übrigen Arbeitsräumen durch dichte Wände getrennt werden.

In neuen Anlagen oder solchen. die wesentlich verändert werden, müssen die Mennigeöfen mechanisch beschickt und entleert werden. Mennigeöfen ohne mechanische Beschickung oder Entleerung dürfen nach dem 1. Januar 1925 auch in alten unveränderten Anlagen nicht mehr betrieben werden.

§ 4. Schmelzkessel für Blei sind mit gutziehenden Abzugsvorrichtungen (Fangtrichtern) zu überdecken, die dicht anliegen und mit Arbeitsöffnungen versehen sind. Ihre Abzugsrohre müssen ins Freie oder in einen Schornstein münden. Die beim Schmelzen von Blei abgeschöpfte Bleiasche darf nicht auf den Boden geworfen werden. Sie ist in einem besonderen dichten Gefäß aufzubewahren.

§ 5. Die Innenflächen der Oxydierkammern müssen möglichst glatt und dicht hergestellt sein. Vor jeder Oxydierkammer ist die Zapfstelle einer Wasserleitung mit Schlauchanschluß anzubringen.

Nach Beendigung des Oxydationsprozesses sind die Kammern durch Einleiten von Wasserdampf während mindestens 24 Stunden gründlich zu durchfeuchten. Vor dem Betreten sind sie ausreichend abzukühlen und zu durchlüften, ohne daß ein Austrocknen der Kammern, der Gestelle und des Bleiweißes eintreten darf. Soweit als möglich ist das Bleiweiß von den Latten oder Rundhölzern mittels eines kräftigen Wasserstrahls abzuspritzen. Das auf den Wänden, Gerüsten, Latten oder Rundhölzern liegende Bleiweiß ist von diesen möglichst vollständig zu entfernen. Die Oxydierkammern sind, solange in ihnen gearbeitet wird, genügend zu erhellen.

Die Rohbleiweißvorräte sind während der Überführung nach dem Schlämmeraum und solange sie in diesem lagern, feucht zu halten.

Vor dem Behängen sind die Wände der Oxydierkammern sowie die darin befindlichen Gerüste, Latten und Rundhölzer ausreichend zu befeuchten.

Der Arbeitgeber hat einen mit diesen Vorschriften und den sonst erforderlichen Vorsichtsmaßregeln genau vertrauten Meister oder Vorarbeiter zu beauftragen, die bei Entleerung der Oxydierkammern vorkommenden Arbeiten unausgesetzt zu beaufsichtigen. Die zur Beaufsichtigung bestellte Person ist nach Maßgabe des § 151 der Gewerbeordnung für die Befolgung der Vorschriften und für die Anwendung der nötigen Vorsicht verantwortlich.

§ 6. Bei der Verarbeitung und Beförderung nasser bleihaltiger Farben oder Stoffe, namentlich beim Schlämmen und Naßmahlen, ist die Handarbeit durch Anwendung mechanischer Vorrichtungen soweit zu ersetzen, daß das Beschmutzen der Hände und Kleider der Arbeiter sowie des Fußbodens auf das möglichst geringe Maß beschränkt wird.

Die Absitzbottiche oder Kästen dürfen, soweit sie mechanisch oder von außen entleert werden können, beim Entleeren nicht betreten werden.

§ 7. Die Innenflächen der Trockenkammern, die beim Beschicken oder Entleeren betreten werden, müssen möglichst glatt und dicht, die Fußböden eben, fest und dicht hergestellt sein, so daß sie leicht durch Absaugen oder Abwaschen gereinigt werden können. Wände, Fußböden und Gestelle der Trockenkammern sind dauernd sauber zu halten.

Neue Trockenkammern für Bleiweiß sind so einzurichten, daß sie nicht betreten zu werden brauchen.

§ 8. Beim Mahlen, Sieben und Packen trockener bleihaltiger Farben oder Stoffe, beim Beschicken und Entleeren der Glätte- und Mennigeöfen, beim Mennigebeuteln und bei allen sonstigen Verrichtungen, bei denen sich bleihaltiger Staub entwickelt, muß durch Absauge- und Abführungsvorkehrungen oder durch andere geeignete Vorrichtungen das Eintreten von Staub in die Arbeitsräume wirksam verhindert werden. Das Mahlen und Sieben trockener bleihaltiger

Stoffe darf nur in dicht geschlossenen Apparaten erfolgen, die mit einer mechanischen Absaugevorrichtung verbunden sind, welche im Innern des Apparats dauernd einen Unterdruck gegenüber der Außenluft erhält.

Das Verpacken von Glätte, Mennige und trockenem Bleiweiß in Packungen von 60 Kilogramm und mehr darf nur durch mechanische Vorrichtungen erfolgen, die mit wirksamer Staubabsaugung versehen sind.

§ 9. Zum Anreiben von Bleiweiß mit Öl oder Firnis darf kein trockenes Bleiweiß, sondern nur nasses Bleiweiß (sogenannter Wasserteig) verwendet werden. Auch die Verwendung von trockenem und dann wieder mit Wasser befeuchtetem Bleiweiß ist hierbei nicht zulässig.

§ 10. Arbeiterinnen dürfen in Anlagen der im § 1 Abs. 1 bezeichneten Art nur beim Reinigen der Aufenthalts-, Speise-, Umkleide-, Wasch- und Baderäume sowie beim Waschen und Ausbessern der Arbeitskleider beschäftigt werden. Räume, in denen bleihaltige Stoffe hergestellt, gemischt, verpackt, gelagert oder befördert werden, dürfen sie nicht betreten.

In Anlagen, in denen ausschließlich oder vorwiegend Bleifarben oder andere Bleiverbindungen hergestellt werden, dürfen Arbeiter unter 18 Jahren nicht beschäftigt werden und sich nicht aufhalten. In anderen Anlagen dürfen sie nur in Räumen beschäftigt werden und sich aufhalten, in denen sie mit bleihaltigen Stoffen, Staub, Gasen oder Dämpfen nicht in Berührung kommen können.

Die Bestimmungen im Abs. 1 und 2 finden im Falle des § 1 Abs. 4 nur auf die Abteilungen Anwendung, in denen bleihaltige Stoffe hergestellt, gemischt oder verpackt werden.

§ 11. Der Arbeitgeber hat die Arbeiter, die mit bleihaltigen Stoffen in Berührung kommen, vorher über die gesundheitsschädlichen Wirkungen des Bleies und das im Umgang damit erforderliche Verhalten belehren und ihnen das vom Reichsarbeitsminister festgestellte Merkblatt aushändigen zu lassen.

§ 12. Die Oxydierkammern dürfen nicht nach 9 Uhr abends und nicht vor 5 Uhr morgens entleert und beschickt werden.

Die Arbeiter, welche die Oxydierkammern beschicken oder entleeren, dürfen höchstens sechs Stunden täglich beschäftigt werden. Nach je 2 Stunden Arbeitszeit ist ihnen eine mindestens einstündige Pause zu gewähren.

Die Arbeiter dürfen an den Tagen, an denen sie trockene Stoffe der im § 1 Abs. 1 bezeichneten Art verpacken oder die damit gefüllten Fässer zuschlagen, höchstens sechs Stunden beschäftigt werden, auch wenn sie während eines Teiles dieser Zeit andere Arbeiten verrichten. Zwischen den Arbeitsstunden ist ihnen eine Pause von mindestens zwei Stunden zu gewähren. Diese Bestimmung findet keine Anwendung, wenn die Arbeiter innerhalb einer Schicht höchstens zwei Stunden mit dem Packen bleihaltiger Stoffe und Farben beschäftigt werden sowie auf die Beschäftigung an solchen Packmaschinen, welche mit zuverlässig wirkenden Staubabsaugevorrichtungen versehen sind.

Während der Pausen müssen die Arbeiter die Arbeitsräume verlassen.

§ 13. Der Arbeitgeber hat alle mit Blei oder bleihaltigen Stoffen in Berührung kommenden Arbeiter mit vollständig deckenden Arbeitsanzügen und einer Mütze, und diejenigen Arbeiter, welche in Räumen mit nassen Fußböden oder bei dem Entleeren der Oxydierkammern, der Absitz- und Kristallisierkästen beschäftigt werden, auch mit geeigneter Fußbekleidung zu versehen.

§ 14. Instandsetzungs- und Reinigungsarbeiten, bei denen der Staub nicht sofort und vollständig abgesaugt werden kann, darf der Arbeitgeber nur von Arbeitern ausführen lassen, welche Nase und Mund mit Respiratoren, Mullbinden, feuchten Schwämmen oder mit anderen wirksamen Schutzvorrichtungen bedeckt haben.

§ 15. Die in den §§ 13 und 14 bezeichneten Arbeitskleider, Respiratoren usw. hat der Arbeitgeber jedem Arbeiter besonders in ausreichender Zahl und zweckentsprechender Beschaffenheit zu überweisen. Er hat dafür Sorge zu tragen, daß diese Gegenstände stets ihrer Bestimmung gemäß und nur von denjenigen Arbeitern benutzt werden, welchen sie zugewiesen sind, und daß die Arbeitskleider auf seine Kosten mindestens wöchentlich gewaschen und ausgebessert, die Respiratoren usw. vor jedem Gebrauche gereinigt und während der Zeit, wo sie sich nicht im Gebrauche befinden, an dem für jeden Gegenstand zu bestimmenden Platze aufbewahrt werden.

Die Arbeitskleider müssen vor dem Ausbessern gewaschen werden. Das Waschen darf nur auf dem Werke selbst erfolgen.

§ 16. In den Arbeitsräumen darf sich niemand umkleiden, Kleidungstücke irgendwelcher Art dürfen dort nicht aufbewahrt werden.

Für die Arbeiter muß ein Wasch- und Ankleideraum und getrennt davon ein Speiseraum vorhanden sein. Diese Räume müssen sauber und staubfrei gehalten und während der kalten Jahreszeit geheizt werden. In dem Speiseraum oder an einer anderen geeigneten Stelle müssen sich Vorrichtungen zum Erwärmen der Speisen befinden.

In dem Wasch- und Ankleideraum ist mndestens für je zwei Arbeiter eine Wascheinrichtung aufzustellen. Für warmes und kaltes Wasser in genügender Menge ist zu sorgen. Jedem Arbeiter sind unentgeltlich zu liefern eine Bürste zum Reinigen der Nägel, ein Gefäß zum Mundausspülen, Seife in genügender Menge, wöchentlich ein sauberes Handtuch.

Zum Aufbewahren der abgelegten Kleider ist jedem Arbeiter mindestens ein Kleiderschrank mit zwei getrennten Abteilungen zur Verfügung zu stellen.

In Anlagen, in denen Bleiweiß, Mennige, Glätte oder Bleisulfat hergestellt werden, sind jedem Arbeiter zwei verschließbare Kleiderschränke zur Verfügung zu stellen, von denen der eine zur Aufbewahrung der Straßenkleider, der andere zur Aufbewahrung der abgelegten Arbeitskleider dient. Die Schränke für die Arbeitskleider und die Schränke für die Straßenkleider sind getrennt und so aufzustellen, daß die Arbeiter, nachdem sie die Arbeitskleider abgelegt haben, durch den Waschraum gehen müssen, um zu den Schränken mit den Straßenkleidern zu gelangen.

Der Arbeitgeber hat an einer geeigneten Stelle der Anlage ein Bad für die Arbeiter herzustellen, das zweckentsprechend eingerichtet, sauber gehalten und während der kalten Jahreszeit geheizt werden muß. Mindestens muß für je fünf Arbeiter der Tagschicht eine Brause oder eine Wanne vorhanden sein. Abgesehen von Anlagen, in denen Bleiweiß, Bleisulfat, Mennige oder Glätte hergestellt wird, kann die höhere Verwaltungsbehörde nach Anhörung des Arbeiterausschusses von den Vorschriften deses Absatzes Ausnahmen zulassen, wenn den Arbeitern anderweitig Gelegenhei zum Baden gesichert wird.

Während der Badezeit muß kaltes und warmes Wasser in genügender Menge zur Verfügung stehen.

Der Arbeitgeber hat durch eine Badeodnung, die im Einverständnisse mit dem Arbeiterausschuß aufgestellt ist, dafür zu sorgen, daß die Arbeiter, welche die Oxydierkammern, die Absitzkästen für Bleiweiß, Bleisuperoxyd und die Kristallisierkästen für Bleizucker entleeren, täglich, die übrigen Arbeiter mindestens zweimal wöchentlich ein Bad nehmen.

Jedem Arbeiter sind zum Baden wöchentlich mindestens ein sauberes Handtuch und Seife in genügender Menge unentgeltlich zu liefern.

§ 17. Die Untersuchung und die Überwachung des Gesundheitszustandes der Arbeiter ist einem von der höheren Verwaltungsbehörde dazu ermächtigten, dem Gewerbeaufsichtsbeamten namhaft zu machenden approbierten Arzte zu übertragen. Die Ermächtigung ist erst zu erteilen, nachdem sich der Arzt zur Befolgung der vom Reichsarbeitsminister festgestellten Dienstanweisung verpflichtet hat. Der Arzt muß jeden Arbeiter vor der Einstellung untersuchen und ihn dabei über die Gefahren der Bleierkrankung belehren. Es dürfen nur solche Arbeiter eingestellt werden, bei denen dies der Arzt für unbedenklich erklärt. In Anlagen, in denen Bleiweiß, Bleisulfat, Glätte oder Mennige hergestellt wird, hat der Arzt mindestens zweimal monatlich, in den übrigen Anlagen mindestens einmal vierteljährlich die Arbeiter im Betrieb aufzusuchen, bei ihnen auf Krankheitserscheinungen, insbesondere auf Anzeichen einer Bleierkrankung zu achten und solche, die ihm verdächtig erscheinen, eingehend zu untersuchen.

Auf Anordnung des Arztes sind Arbeiter, welche Krankheitserscheinungen infolge der Einwirkung des Betriebs, namentlich Zeichen von Bleivergiftung aufweisen, bis zur völligen Genesung, solche Arbeiter aber, die sich diesen Einwirkungen gegenüber besonders empfindlich erweisen, dauernd von Beschäftigungen auszuschließen, bei denen sie mit Blei oder bleihaltigen Stoffen in Berührung kommen.

Wenn der Unternehmer einem mit der Überwachung des Gesundheitszustandes der Arbeiter beauftragten Arzte kündigen will, so hat er dies der höheren Verwaltungsbehörde anzuzeigen und die Gründe dafür anzugeben.

§ 18. Der Arbeitgeber ist verpflichtet, zur Kontrolle über den Wechsel und Bestand sowie über den Gesundheitszustand der Arbeiter ein Buch zu führen oder durch einen Betriebsbeamten führen zu lassen. Er ist für die Vollständigkeit und Richtigkeit der Eintragungen, soweit sie nicht vom Arzte bewirkt werden, verantwortlich.

Dieses Kontrollbuch muß enthalten:

1. den Namen dessen, welcher das Buch führt,
2. den Namen des gemäß § 17 mit der Überwachung des Gesundheitszustandes der Arbeiter beauftragten Arztes,
3. Vor- und Zunamen, Alter, Wohnort, Tag des Ein- und Austritts jedes Arbeiters sowie die Art seiner Beschäftigung,
4. das Ergebnis der Aufnahmeuntersuchung,
5. den Tag und die Art jeder Erkrankung eines Arbeiters nebst einer Angabe, ob die Erkrankung nach Ansicht des Arztes (§ 17) mit Blei zusammenhängt oder nicht,
6. den Tag der Genesung,
7. die Tage und Ergebnisse der im § 17 vorgeschriebenen Besichtigungen und Untersuchungen.

Statt eines Buches können — mit Zustimmung der höheren Verwaltungsbehörde — auch Karten benutzt werden, wenn sie alle erforderlichen Angaben enthalten und für ihre Vollständigkeit Gewähr geleistet wird.

Dem Gewerbeaufsichtsbeamten und dem Medizinalbeamten sind das Buch oder die Kartensammlung auf Verlangen jederzeit vorzulegen.

§ 19. Die Arbeiter dürfen Branntwein, Bier und andere geistige Getränke nicht mit in die Anlage bringen.

Die Arbeiter dürfen Nahrungsmittel nicht in die Arbeitsräume mitnehmen. Das Einnehmen der Mahlzeiten ist ihnen, sofern es nicht außerhalb der Anlage stattfindet, nur im Speiseraume (§ 16) gestattet.

Die Arbeiter dürfen erst dann den Speiseraum betreten, Mahlzeiten einnehmen oder die Anlage verlassen, wenn sie zuvor die Arbeitskleider abgelegt, die Haare vom Staube gereinigt, Hände und Gesicht sorgfältig gewaschen und den Mund ausgespült haben.

Die Arbeiter haben die Arbeitskleider, Respiratoren usw. in den Fällen, für die es vorgeschrieben ist, zu benutzen.

Das Rauchen, Schnupfen und Kauen von Tabak während der Arbeit ist verboten.

§ 20. Der Arbeitgeber hat mit dem Arbeiterausschusse die Durchführung der in den §§ 6, 10, 12 letzter Absatz, §§ 16 und 19 gegebenen Vorschriften über das Verhalten der Arbeiter im Betriebe zu überwachen.

Arbeiter, die den Bestimmungen trotz wiederholter Ermahnung zuwiderhandeln, können vor Ablauf der vertragsmäßigen Zeit und ohne Aufkündigung entlassen werden.

§ 21. Die höhere Verwaltungsbehörde kann nach Anhörung des Arbeiterausschusses und des zuständigen Gewerbeaufsichtsbeamten in besonderen Fällen auf Antrag widerruflich

a) für die Betriebe, in denen Bleiweiß, Glätte oder Mennige in geringem Umfang hergestellt werden, Ausnahmen von den Bestimmungen des § 8 Abs. 2,
b) für Betriebe, in denen andere Bleifarben hergestellt werden, Ausnahmen von den Bestimmungen im § 2 Abs. 2 Satz 4, § 8 Abs. 1 Satz 2,

c) für Betriebe, in denen Bleifarben nicht hergestellt, sondern nur angerieben, mit anderen Stoffen gemischt oder verpackt werden, Ausnahmen von den Bestimmungen im § 2 Abs. 2 Satz 4, § 8 Abs. 1 Satz 2, Abs. 2, § 9, § 12 Abs. 3

zulassen, wenn durch geeignete Betriebseinrichtungen dafür gesorgt ist, daß die Arbeiter gegen Berührung mit bleihaltigen Stoffen oder Staub geschützt sind.

§ 22. Falls technische Neuerungen in der Herstellung der Bleifarben oder Bleiverbindungen es unmöglich oder zwecklos machen sollten, die Vorschriften unter §§ 1 bis 8 vollständig durchzuführen, so kann die höhere Verwaltungsbehörde nach Anhörung des Arbeiterausschusses und des zuständigen Gewerbeaufsichtsbeamten widerruflich Ausnahmen zulassen, wenn sichergestellt ist, daß die Arbeiter auf andere Weise gegen Gefahren für Leben und Gesundheit mindestens ebenso geschützt sind, wie es die genannten Bestimmungen vorsehen.

§ 23. Wenn die Besonderheiten des Betriebs oder Rücksichten auf die Arbeiter es erwünscht erscheinen lassen, kann der Reichsarbeitsminister weitere Ausnahmen von einzelnen Bestimmungen dieser Vorschriften zulassen.

§ 24. Unberührt durch die vorstehenden Bestimmungen bleibt die Befugnis der zuständigen Behörden, im Wege der Verfügung für einzelne Anlagen gemäß §§ 120d, 120f der Gewerbeordnung weitere Anordnungen zum Schutze des Lebens und der Gesundheit der Arbeiter zu treffen.

§ 25. In jedem Arbeitsraume sowie in dem Ankleide- und dem Speiseraume muß eine Abschrift oder ein Abdruck dieser Vorschriften und des Merkblatts, in den Räumen, in denen Bleiweiß, Bleisulfat, Glätte oder Mennige hergestellt wird, außerdem eine Tafel, in welche Beginn und Ende der Arbeitszeit und der Pausen für die Arbeiter eingetragen sind, an einer in die Augen fallenden Stelle aushängen.

§ 26. Neue Anlagen, welche der Herstellung der im § 1 Abs. 1 bezeichneten Stoffe dienen sollen, dürfen erst in Betrieb gesetzt werden, nachdem ihre Errichtung dem zuständigen Gewerbeaufsichtsbeamten angezeigt ist. Dieser hat nach Empfang der Anzeige durch persönliche Revision festzustellen, ob die Einrichtung der Anlage den erlassenen Vorschriften entspricht.

§ 27. Die vorstehenden Vorschriften treten mit dem Tage der Verkündung in Kraft. Gleichzeitig treten die durch die Bekanntmachung des Reichskanzlers vom 26. Mai 1903 (Reichs-Gesetzbl. S. 225) verkündeten Vorschriften außer Kraft.

Soweit zur Durchführung dieser Bekanntmachung bauliche Änderungen oder wesentliche Änderungen der Betriebseinrichtungen erforderlich sind, kann die höhere Verwaltungsbehörde nach Anhörung des Arbeiterausschusses und des zuständigen Gewerbeaufsichtsbeamten dazu Frist von höchstens drei Jahren gewähren.

Berlin, den 27. Januar 1920.

Der Reichsarbeitsminister
Schlicke

Bekanntmachung über das Bleimerkblatt.

Vom 27. Januar 1920. (R. G. Bl. S. 118.)

Das von mir auf Grund des § 11 der Verordnung über die Einrichtung und den Betrieb von Anlagen zur Herstellung von Bleifarben und anderen Bleiverbindungen vom 27. Januar 1920 (Reichs-Gesetzbl. S. 109) festgestellte Bleimerkblatt lautet, wie folgt:

Bleimerkblatt

Jeder, der beruflich mit Blei oder Bleiverbindungen (ausgenommen Bleiglanz) oder bleihaltigen Stoffen zu tun hat, ist der Gefahr der Bleivergiftung ausgesetzt. Diese Gefahr ist um so größer, als dieses Gift seine Anwesenheit dem Arbeiter weder durch den Geruch noch durch den Geschmack (Bleizucker ausgenommen) verrät und ihn daher nicht vor der Aufnahme warnt.

Die Bleivergiftung kommt gewöhnlich dadurch zustande, daß Blei, welches an den Händen oder Kleidern oder am Barte haften blieb, in ganz kleinen Mengen beim Essen, Trinken, Rauchen, Schnupfen oder Kauen von Tabak in den Mund gelangt oder während der Arbeit als Staub eingeatmet wird.

Im Körper sammelt sich das Blei langsam an und ruft nach längerer oder kürzerer Zeit — je nach der Menge des aufgenommenen Giftes und der Widerstandskraft des Arbeiters — die Vergiftung hervor.

Zeigt sich am Zahnfleisch am Rande der Zähne ein blaugrauer Saum (Bleisaum), so ist dies ein Anzeichen dafür, daß Blei bereits in bedenklicher Menge dem Körper einverleibt ist und daß eine Erkrankung an Bleivergiftung auszubrechen droht. Das Vorhandensein eines Bleisaums sollte daher den Arbeiter veranlassen, sorgsamer als er es bisher getan hat, darauf zu achten, daß er bei der Arbeit sich kein Blei mehr zuführt; noch hat er es in der Hand, einer Erkrankung zu entgehen. Andernfalls tritt oft sehr bald, zuweilen aber auch erst nach Wochen oder Monaten, die eigentliche Bleivergiftung auf, die meist recht schmerzhaft, langwierig und unter Umständen auch lebensgefährlich ist.

Verhütung der Bleierkrankung

Die Bleivergiftung läßt sich durch Vorsicht und Reinlichkeit sicher vermeiden. Insbesondere ist folgendes zu beachten:

1. Hände und Arbeitskleider sind bei der Arbeit tunlichst vor Verunreinigung mit Blei, Bleiverbindungen oder bleihaltigen Stoffen zu bewahren. Die Nägel sind stets kurz geschnitten zu halten. Bei der Arbeit ist das Rauchen, Schnupfen und Kauen von Tabak zu unterlassen. Zigarren, Tabak, Pfeifen und sonstiges Rauchgerät dürfen nicht mit in die Arbeitsräume genommen werden.
2. Die Arbeiter dürfen erst dann Speisen und Getränke zu sich nehmen oder die Arbeitsstätte verlassen, wenn sie zuvor die Arbeitskleider abgelegt und die Hände mit Seife und Bürste gründlich gewaschen haben. Einer sorgfältigen Reinigung bedürfen auch das Gesicht und besonders der Bart, wenn sie während der Arbeit beschmutzt worden sind.
3. Bei allen Bleiarbeiten sind die vorgeschriebenen Arbeitskleider zu benutzen.

   Um die Einatmung bleihaltigen Staubes zu vermeiden, sind bei den mit Staubentwicklung verbundenen Arbeiten, wenn der Staub nicht sofort und vollständig abgesaugt wird, Respiratoren, feuchte Schwämme oder Mullbinden, die Mund und Nase bedecken, zu tragen.
4. Die weitverbreitete Annahme, daß der regelmäßige Gebrauch gewisser Arzneien (Jodkalium, Schwefelpillen, Glaubersalz und andere Abführmittel) oder das Milchtrinken genügend vor Bleivergiftung schützen, ist nicht zutreffend. Dagegen ist einer kräftigeren und fettreichen Ernährung und insofern auch dem Milchtrinken ein gewisser Wert beizulegen. Der Genuß geistiger Getränke, insbesondere von Branntwein, fördert den Ausbruch einer Bleivergiftung und ist deshalb zu meiden.
5. Bewegung im Freien, Turnen, Baden usw. machen den Körper widerstandsfähiger und sollten daher möglichst gepflegt werden.

   Erkrankt ein Arbeiter, welcher mit Blei, Bleiverbindung oder bleihaltigen Stoffen in Berührung kommt, so soll er sogleich in seinem und in seiner Familie Interesse die Hilfe eines Arztes in Anspruch nehmen und diesem gleichzeitig mitteilen, daß er bei seiner Arbeit mit Blei in Berührung kommt.

Berlin, den 27. Januar 1920.

Der Reichsarbeitsminister
Schlicke

Bekanntmachung über die Dienstanweisung für die ärztliche Untersuchung von Bleiarbeitern.

Vom 27. Januar 1920. (R. G. Bl. S. 120.)

Die von mir auf Grund des § 17 der Verordnung über die Einrichtung und den Betrieb von Anlagen zur Herstellung von Bleifarben und anderen Bleiverbindungen vom 27. Januar 1920 (Reichs-Gesetzbl. S. 109) festgestellte Dienstanweisung lautet, wie folgt:

Dienstanweisung für die ärztliche Untersuchung und Überwachung des Gesundheitszustandes der Arbeiter in Anlagen zur Herstellung von Bleifarben und anderen Bleiverbindungen.

I. Untersuchung einzustellender Arbeiter

Der Arzt hat jeden Arbeiter vor der Einstellung in einem der im § 1 Abs. 1 der Bekanntmachung über die Einrichtung und den Betrieb von Anlagen zur Herstellung von Bleifarben und anderen Bleiverbindungen vom 27. Januar 1920 bezeichneten Betriebe darauf zu untersuchen, ob er sich nach seinem Gesundheitszustande zur Beschäftigung in der Anlage eignet. Vorher soll er ihn befragen, in welcher Art von Betrieben er bisher gearbeitet hat, sowie ob und unter welchen äußeren Erscheinungen er etwa früher bleikrank gewesen ist.

Weibliche Personen dürfen in den bezeichneten Betrieben, außer beim Reinigen der Aufenthalts-, Speise-, Umkleide-, Wasch- und Baderäume sowie beim Waschen und Ausbessern der Arbeitskleider, nicht beschäftigt werden, ebensowenig männliche Arbeiter unter 18 Jahren in Anlagen, in denen ausschließlich oder vorwiegend Bleifarben oder andere Bleiverbindungen hergestellt werden (§ 10 der Bekanntmachung). Solche Personen kommen also für die ärztliche Untersuchung nicht in Betracht.

Als ungeeignet zur Einstellung sind von dem Arzte alle Personen zu erachten, die bereits eine ernste Bleierkrankung, z. B. Bleilähmung, schwere oder wiederholte Anfälle von Bleikolik, durchgemacht haben, oder Personen, die noch Erscheinungen der Bleikrankheit, wenn auch nur leichten Grades, darbieten, ferner solche Personen, die in Anbetracht ihrer bisherigen Beschäftigung sicherlich Blei aufgenommen haben und nach dem vorhandenen klinischen Bilde sowie nach dem Blutbefund (insbesondere Vorhandensein von zahlreichen Körnchenzellen) den baldigen Ausbruch einer Bleierkrankung befürchten lassen. Als ungeeignet sind auch zu betrachten schwächliche oder kranke Personen, insbesondere solche mit Lungentuberkulose, Gefäß- oder syphilitischen Erkrankungen, Nierenentzündung, sowie Trinker.

Die als tauglich zur Einstellung befundenen Arbeiter sind vom Arzte am Schlusse der Untersuchung über die Gefahren der Bleierkrankung zu belehren. Der Unterweisung ist das vom Reichsarbeitsminister festgestellte gemeinverständliche Merkblatt zugrunde zu legen; sie hat sich unter Berücksichtigung der Besonderheiten des Betriebs, namentlich auf das Verhalten, das der Arbeiter zur Verhütung der Bleiaufnahme beobachten soll, und auf die Anzeichen der beginnenden Bleierkrankung zu erstrecken.

Nach vorgenommener Untersuchung hat der Arzt eine schriftliche Erklärung für den Arbeitgeber darüber auszufertigen, ob er den Untersuchten für geeignet zur Einstellung in den Betrieb erachtet.

II. Fortlaufende Untersuchungen der eingestellten Arbeiter

In Anlagen, in denen Bleiweiß, Bleisulfat, Glätte oder Mennige hergestellt wird, hat der Arzt mindestens zweimal monatlich, in den übrigen Anlagen, auf die sich die vorerwähnte Bekanntmachung erstreckt, mindestens einmal vierteljährlich die Arbeiter im Betrieb aufzusuchen, bei ihnen auf Krankheitserscheinungen, insbesondere auf Anzeichen einer Bleierkrankung, zu achten und solche, die ihm verdächtig erscheinen, eingehend zu untersuchen (§ 17 der Bekanntmachung).

Bei den Besichtigungen hat sich der Arzt zugleich durch Befragen jedes Arbeiters davon zu überzeugen, ob nicht Anzeichen dafür vorliegen, daß dieser durch die Bleiarbeit in seiner Gesundheit bereits beeinträchtigt oder sogar schon bleikrank ist. Die in dieser Beziehung ihm verdächtig erscheinenden Personen hat er in einem hierzu geeigneten Raume eingehend zu untersuchen.

Sowohl bei der Besichtigung als auch bei der Untersuchung ist namentlich auf folgende Krankheitserscheinungen, die als Anzeichen einer drohenden oder einer bereits bestehenden Bleierkrankung in Betracht kommen, zu achten: Bleisaum, Blässe, Bleikolorit (fahle, etwas gelbliche Hautfarbe, blaßgraue Verfärbung der Schleimhäute, leichte Gelbfärbung der Lederhaut, der Augen), Abmagerung, Mattigkeit, Kopfschmerzen, Appetitmangel, Verstopfung und andere Verdauungsbeschwerden, Kolikanfälle, Erkrankungen des Gefäßsystems (Arteriosklerose), Bleiarthralgie, Sensibilitätsstörungen, Bleilähmungen, Albuminurie, Hämatoporphyrinurie, Nierenerkrankung, Blutdrucksteigerung, Herabsetzung des Hämoglobingehalts des Blutes (Anämie), Auftreten von basophil gekörnten Erythrozyten (Körnchenzellen) oder anderen Blutveränderungen (polychromatophile Erythrozyten, vermehrte Leukozyten nebst zahlreichen Übergangs- und atypischen Formen), Encephalopathia saturnina, Bleikachexie.

Die zur Fesstellung der Bleikrankheit vorzunehmenden besonderen Untersuchungen hat der Arzt nach der als Anhang beigegebenen Anleitung auszuführen.

Sind bei der Untersuchung lebensgefährliche oder mit dauerndem Siechtum drohende Formen der Bleikrankheit — insbesondere Encephalopathia saturnina, Bleikachexie, chronische Nierenentzündung (nicht Albuminurie allein) — oder Bleilähmungen im Wiederholungsfalle festgestellt worden, so hat der Arzt bei dem Arbeitgeber den dauernden Ausschluß des Untersuchten von Bleiarbeiten schriftlich zu beantragen. Das gleiche gilt, wenn zwar nur leichtere Bleierkrankungen vorliegen, diese jedoch auffallend frühzeitig nach dem Eintritt in die Bleiarbeit sich entwickelt oder in kurzen Zwischenräumen und namentlich mit zunehmender Schwere sich wiederholt haben und so das Vorhandensein einer ungewöhnlich hohen Empfindlichkeit gegenüber dem Blei erkennen lassen. Der dauernde Ausschluß von Bleiarbeiten ist ferner bezüglich derjenigen Arbeiter zu beantragen, bei denen sich herausstellt, daß sie an Lungentuberkulose oder Trunksucht leiden, auch wenn keine Anzeichen von Bleiwirkung vorliegen oder wenn diese Personen nicht bleikrank sind.

Für alle übrigen Bleikranken hat der Arzt schriftlich bei dem Arbeitgeber den zeitweiligen Ausschluß von Bleiarbeiten für so lange zu beantragen, bis die Krankheitserscheinungen verschwunden sind.

Sind bei der Untersuchung nur gekörnte Erythrozyten (mehr als eine Körnchenzelle in 50 Gesichtsfeldern des Mikroskops) — unter Abwesenheit anderer Krankheiten, bei denen sich solche insbesondere neben sonstigen Blutveränderungen (wie Malaria, perniziöser Anämie, Leukämie, Krebskachexie und Nitrobenzolvergiftung) vorfinden — festgestellt worden oder haben sich Bleisaum, Bleikolorit oder Hämatoporphyrie im Harne bei einem Arbeiter feststellen lassen, so gilt dieser Befund zwar als Zeichen einer bereits bestehenden Bleiwirkung, doch ist der Untersuchte noch nicht als bleikrank, wohl aber als »Bleiträger« anzusehen. Muß bei einem »Bleiträger« nach den klinischen Erscheinungen und dem Blutbefunde (besonders zahlreiche Körnchenzellen) der baldige Ausbruch einer Bleierkrankung befürchtet werden, so hat der Arzt auch für ihn bei dem Arbeitgeber schriftlich den zeitweiligen Ausschluß von Bleiarbeiten für so lange zu beantragen, bis die Erscheinungen geschwunden sind und der Blutbefund sich gebessert hat.

Anhang

Anleitung zu besonderen Untersuchungsverfahren zur Feststellung von Bleierkrankungen.

1. Hämoglobinbestimmungen

Sie werden zweckmäßig mit der Tallquistschen Hämoglobinskala vorgenommen. Die Herabsetzung des Hämoglobins auf 80 v. H. oder weniger gilt als Zeichen der Anämie.

2. Die Untersuchung des Blutes auf granulierte Erythrozyten

Ein durch Nadelstich (in das mit Alkohol oder Äther gereinigte Ohrläppchen) gewonnenes, beim Hervorquellen sogleich abgenommenes Bluttröpfchen wird zwischen zwei dünnen Deckgläschen (von 0,08 mm Stärke) oder besser zwischen zwei Objektträgern fein ausgezogen. Nachdem das so erhaltene Ausstrichpräparat lufttrocken geworden ist, wird es in absolutem Alkohol etwa 10 bis 15 Minuten fixiert.

Die Färbung erfolgt entweder — nach Hamel[1] —, indem das dem fixierenden Alkohol entnommene Präparat mit Wasser abgespült, hierauf in noch nassem Zustand wenige Sekunden lang mit mehreren Tropfen Löfflers Methylenblau[2]) bedeckt, wieder kurz im Wasser abgespült und dann getrocknet wird, oder — nach P. Schmidt —, indem das mit Alkohol fixierte Präparat 30 Sekunden mit Azur II (Giemsa) Lösung[3] (0,05 g auf 100 Aqua dest.) gefärbt, alsdann kurz mit Wasser abgespült und getrocknet wird.

Die mikroskopische Untersuchung der Präparate erfolgt mit $^1/_{12}$ Ölimmension bei voller Belichtung und schärfster Einstellung jedes Gesichtsfeldes mit der Mikrometerschraube. Im gut ausgeführten Präparat erscheinen die roten Blutzellen als nebeneinanderliegende blaßgrüne runde Scheiben, die Kerne der weißen Blutzellen dagegen in kräftig blauer Farbe.

Zu verwerfen sind zu dick abgezogene Blutpräparate, in denen die roten Blutzellen nicht nebeneinander, sondern aufeinander oder in Geldrollenform liegen, ferner Präparate, in denen die Erythrozyten bereits Stechapfelform zeigen sowie zu stark oder zu schwach gefärbte Präparate; letztere sind kenntlic han den nicht kräftig genug gefärbten Leukozytenkernen. Sind basophile Körnchen vorhanden, so lassen sie sich in den blaßgrünen Erythrozyten als feinste blauschwarze, kranzförmig gestellte oder das ganze Blutkörperchen einnehmende Pünktchen oder Splitter erkennen. In ausgesprochenen Fällen, z. B. bei frischer Bleikolik, findet man fast in jedem zweiten oder dritten Gesichtsfeld eine oder mehrere gekörnte Zellen.

Als beweisend dafür, daß eine Bleiwirkung vorliegt, hat nach den Erfahrungen von P. Schmidt es zu gelten, wenn in 50 Gesichtsfeldern — das Gesichtsfeld zu durchschnittlich 200 Erythrozyten gerechnet — mehr als 1 Körnchenzelle gefunden wird.

3. Blutdruckmessungen

Sie werden in dem Apparat von Riva-Rocci unter Verwendung der Manschette nach v. Recklinghausen vorgenommen. 150 mm Quecksilberblutdruck zeigen eine deutliche Steigerung an.

4. Untersuchung des Harnes auf Hämatoporphyrin

Sie erfolgt zweckmäßig nach dem Verfahren von Garrod. Zu 500 ccm Harn (einschließlich des Morgenharns) sind 100 ccm 10 vom Hundert Natronlauge zuzusetzen. Fallen die Phosphate rötlich bis rotviolett zu Boden, so ist Hämatoporphyrin mit großer Wahrscheinlichkeit reichlich vorhanden, vorausgesetzt, daß die Guajakblutprobe negativ ausfällt. Die Phosphate läßt man dann in einem hohen Zylinder sich vollständig absetzen, gießt den klaren Harn ab, füllt mit Wasser auf und läßt nochmals behufs Entfernung des Alkali absetzen. Das Sediment wird auf Fließpapier filtriert und möglichst getrocknet (es ist hierzu mindestens einen halben Tag lang bei Zimmertemperatur zu halten);

---

[1]) S. Hamel, Deutsches Archiv für klinische Medizin Bd. 67, 1900 S. 357.

[2]) Frische, z. B. mit Methylenblau medizinale purissimum Grübler nach der Vorschrift des Deutschen Arzneibuchs, 5. Ausgabe (S. 602) hergestellte Löfflersche Lösungen färben fast augenblicklich, in längstens 5 Sekunden. Ältere oder nicht verschlossen gehaltene Lösungen büßen an Färbekraft ein. Das frisch gefärbte Präparat soll, nach dem Trocknen über weißes Papier gehalten, hellgrün erscheinen; zu blaß gefärbte Präparate können leicht auf die gleiche Weise nachgefärbt werden.

[3]) Zu beziehen von Dr. Grübler in Leipzig.

hierauf wird es in einer Reibeschale mit 5 vom Hundert Salzsäure enthaltendem absoluten Alkohol allmählich gelöst, einige Stunden stehengelassen und alsdann durch ein Fließpapierfilter filtriert; das Filter wird mit salzsaurem Alkohol so lange ausgewaschen, bis das Filtrat 10 ccm an Menge beträgt.

Das klare Filtrat ist sodann im Spektroskop zu untersuchen, z. B. im gradsichtigen Taschenspektroskop; sind Absorptionsstreifen im Orange und besonders im Grün sichtbar, so ist Hämatoporphyrin vorhanden. Es ist hierauf mit 2 vom Hundert Salzsäure enthaltendem Alkohol zu verdünnen, bis die Streifen im Spektroskop verschwinden. Die zur Verdünnung erforderlich gewesene Menge hat man zu vermerken: Ist der Streifen im Grün noch bei Verdünnungen von 1 : mehr als 50 (d. h. 10 ccm ursprüngliches Filtrat + 40 ccm salzsaurer Alkohol) sichtbar geblieben, so ist Bleiwirkung anzunehmen. Die Spektroskopie soll immer in derselben, mindestens 5 cm langen Glaskammer vorgenommen werden.

Berlin, den 27. Januar 1920.

Der Reichsarbeitsminister
Schlicke

II. Deutsch-Österreich.

Gesetz vom 21. April 1913, betreffend die Abänderung und Ergänzung des § 74 der Gewerbeordnung.

Mit Zustimmung beider Häuser des Reichsrates finde Ich anzuordnen, wie folgt:

Artikel I.

In dem VI. Hauptstücke der Gewerbeordnung (Kundmachung des Handelsministers im Einvernehmen mit dem Minister des Innern vom 16. August 1907, R. G. Bl. Nr. 199) haben an Stelle des gegenwärtigen § 74 der Gewerbeordnung die nachstehenden Bestimmungen in Geltung zu treten:

§ 74. Jeder Gewerbeinhaber ist verpflichtet, auf seine Kosten alle jene sanitären Vorkehrungen zu treffen und alle sonstigen Einrichtungen, insbesondere auch bezüglich der Arbeitsräume, Maschinen und Werkgerätschaften herzustellen und zu erhalten, die bei dem Betriebe seines Gewerbes mit Rücksicht auf dessen Beschaffenheit oder die Art der Betriebsstätte zum Schutze des Lebens und der Gesundheit der Hilfsarbeiter erforderlich sind.

Demgemäß hat der Gewerbeinhaber Sorge zu tragen, daß Maschinen, Werkseinrichtungen und ihre Teile derart eingefriedet oder mit solchen Schutzvorrichtungen versehen werden, daß eine Gefährdung der Arbeiter bei umsichtiger Verrichtung ihrer Arbeit nicht leicht bewirkt werden kann.

Auch gehört zu den Obliegenheiten des Gewerbeinhabers, dafür Vorsorge zu treffen, daß die Arbeitsräume während der ganzen Arbeitszeit nach Maßgabe des Gewerbes möglichst licht, rein und staubfrei erhalten werden, daß die Arbeitsräume, Arbeitsstätten und Arbeitsstellen erforderlichenfalls eine ausreichende künstliche Beleuchtung erfahren, ferner daß die Lufterneuerung immer der Zahl der Arbeiter und den Beleuchtungsvorrichtungen entspreche sowie der nachteiligen Einwirkung schädlicher Ausdünstungen entgegenwirke und daß überhaupt die Verfahrens- und Betriebsweise in einer die Gesundheit der Hilfsarbeiter tunlichst schonenden Art eingerichtet sei.

Gewerbeinhaber, die ihren Hilfsarbeitern Wohnungen überlassen, haben nicht minder dafür Sorge zu tragen, daß diesem Zwecke nur solche Räumlichkeiten gewidmet werden, deren Benutzung die körperliche Sicherheit, die Gesundheit oder Sittlichkeit der Hilfsarbeiter nicht gefährdet und bei denen, sofern es die örtlichen Verhältnisse zulassen, gesundes Trink- und Nutzwasser in entsprechender Menge gesichert erscheint.

Schließlich sind die Gewerbeinhaber verpflichtet, bei der Beschäftigung von Hilfsarbeitern bis zum vollendeten 18. Jahre und von Frauen und Mädchen überhaupt die durch deren Alter oder Geschlecht gebotene Rücksicht auf die Sittlichkeit zu nehmen.

§ 74a. Der Handelsminister ist ermächtigt, im Einvernehmen mit dem Minister des Innern nach Anhörung der Handels- und Gewerbekammern zur Durchführung der vorstehenden Bestimmungen im Verordnungswege allgemeine Vorschriften zum Schutze des Lebens und der Gesundheit der Hilfsarbeiter zu erlassen, sowie hinsichtlich einzelner Arten von Gewerben, gewerblichen Verrichtungen und Verfahren besondere Vorschriften solcher Art zu treffen. In diesen Vorschriften können insbesondere, soweit bestimmte gesundheitsgefährliche Gewerbe oder gewerbliche Verrichtungen in Betracht kommen, die Gewerbeinhaber auch allgemein verpflichtet werden, die Hilfsarbeiter einer periodischen ärztlichen Untersuchung unterziehen zu lassen.

Derartige Vorschriften finden auf bestehende, bereits genehmigte Anlagen nur insofern Anwendung, als die dadurch bedingten Änderungen der Anlage ohne Beeinträchtigung der durch den Konsens erworbenen Rechte durchführbar sind, es sei denn, daß es sich um Beseitigung von das Leben oder die Gesundheit der Arbeiter offenbar gefährdenden Mißständen handelt oder daß die gestellten Anforderungen ohne unverhältnismäßigen Kostenaufwand und ohne größere Betriebsstörung durchführbar sind. Diese Beschränkung gilt auch für bestehende Betriebe, insoweit in bezug auf ihren Standort auf Grund der §§ 13 oder 23 vom Standpunkte der Sicherheits-, Sittlichkeits-, Gesundheits-, Feuer- oder Verkehrspolizei bestimmte Anordnungen getroffen worden sind.

§ 74b. Den Gewerbeinhabern ist für die Durchführung der auf Grund der §§ 74 und 74a zu erlassenden behördlichen Anordnungen eine angemessene Frist zu gewähren.

§ 74c. In den im Sinne des § 74a erlassenen Vorschriften können den Arbeitnehmern gewisse, zum Schutze ihrer körperlichen Sicherheit und Gesundheit dienende Verhaltungsmaßregeln auferlegt werden. Zuwiderhandlungen gegen solche Vorschriften oder gegen einzelne derselben werden nach Maßgabe der Bestimmungen des X. Hauptstückes an Geld bis zu 10 K., im Uneinbringlichkeitsfalle mit Arrest im Höchstausmaße von 24 Stunden bestraft.

§ 74d. Das Gesamtministerium ist ermächtigt, nach Anhörung der Handels- und Gewerbekammern sowie sonstiger Körperschaften, welche zur Vertretung der in Betracht kommenden Interessen berufen sind, im Verordnungswege für einzelne gewerbliche Verrichtungen, bei welchen durch übermäßige Dauer der Arbeitszeit offenbar die Gesundheit der Arbeiter in erheblichem Maße gefährdet wird, die Dauer der täglichen Arbeitszeit und die zu gewährenden Ruhepausen vorzuschreiben.

Der Handelsminister im Einvernehmen mit dem Minister des Innern ist auch befugt, im Verordnungswege nach Anhörung der Handels- und Gewerbekammern jene für gewerbliche Zwecke bestimmten Maschinen zu bezeichnen, welche, sei es allgemein, sei es vorbehaltlich näher festzusetzender Ausnahmen, nur mit entsprechenden Schutzvorrichtungen in den inländischen Verkehr gebracht werden dürfen.

Artikel II.

In dem VI. Hauptstücke der Gewerbeordnung (Kundmachung des Handelsministers im Einvernehmen mit dem Minister des Innern vom 16. August 1907, R. G. Bl. Nr. 199) hat der gegenwärtige § 74a in Hinkunft die Bezeichnung § 74e zu führen.

Artikel III.

Dieses Gesetz tritt drei Monate nach seiner Kundmachung in Kraft.

Artikel IV.

Mit dem Vollzuge dieses Gesetzes ist Mein Handelsminister im Einvernehmen mit den beteiligten Ministern betraut.

Wien, am 21. April 1913.

Franz Joseph m. p.

Stürgkh m. p. **Heinold** m. p.

Schuster m. p.

Verordnung der Ministerien des Innern und des Handels im Einvernehmen mit dem Ministerium der Justiz vom 17. Juli 1906

über die Verwendung von Farben und gesundheitsschädlichen Stoffen bei Erzeugung von Lebensmitteln (Nahrungs- und Genußmitteln) und Gebrauchsgegenständen, sowie über den Verkehr mit derart hergestellten Lebensmitteln und Gebrauchsgegenständen.

Auf Grund der §§ 6 und 7 des Gesetzes vom 16. Jänner 1896, R. G. Bl. Nr. 89 ex 1897, wird verordnet:

§ 1. Das Färben von Lebensmitteln (Nahrungs- und Genußmitteln), die zum Verkaufe bestimmt sind, mit gesundheitsschädlichen Farben, Farbstoffzubereitungen und Färbemitteln und das Verkaufen und Feilhalten derartig gefärbter Lebensmittel ist verboten.

— — — — — — — — — — — — — — — — — — — —

§ 12. Gewebe, welche in 100 cm^2 mehr als 15 mg Antimon enthalten, dürfen zur Herstellung von Bekleidungsgegenständen nicht verwendet werden.

Die Verwendung von Bleiverbindungen zur Beschwerung oder Appretur von Gespinsten, Garnen, Wirkwaren, Geweben aller Art oder Posamenteriewaren ist verboten, soferne diese Gegenstände Bekleidungszwecken dienen.

Klein m. p. **Bienerth** m. p.

Fořt m. p.

Verordnung des Handelsministers im Einvernehmen mit dem Minister des Innern vom 15. April 1908,

womit Vorschriften zum Schutze des Lebens und der Gesundheit der mit gewerblichen Anstreicher-, Lackierer- und Malerarbeiten beschäftigten Personen erlassen werden.

I.

Besondere Vorschriften für gewerbliche Betriebsstätten und Arbeitsräume.

§ 1. In gewerblichen Betriebsstätten müssen jene Räume, welche für die Vornahme von Anstreicher-, Lackierer- und Malerarbeiten mit Verwendung von Bleiweiß oder bleihältigen Verbindungen bestimmt sind, soweit es sich um Neuanlagen handelt, den Erfordernissen der Ministerialverordnung vom 23. November 1905, R. G. Bl. Nr. 176, genügen. Soweit schon bestehende Anlagen in Betracht kommen, müssen dieselben entsprechend geräumig, gut ventilierbar und heizbar sein. In allen Fällen sind die bezüglichen geschlossenen Arbeitsräume mit fugenfreiem, leicht waschbarem Wand- und Bodenbelage zu versehen. Diese Arbeitsräume sind rein zu halten und hat die Reinigung stets auf nassem Wege und nach Schluß der Arbeit zu erfolgen.

§ 2. Die gewerblichen Unternehmer sind, sofern in den nach § 1 zu beurteilenden Anlagen mehr als 20 mit Anstreicher-, Lackierer- und Malerarbeiten beschäftigte Arbeiter verwendet werden, verpflichtet, diesen Arbeitern in den Betriebsstätten eigene heizbare Wasch- und Ankleideräume mit zur Verwahrung der Kleidungsstücke versehenen Einrichtungen sowie Speiseräume zur Verfügung zu stellen und für die stete Reinhaltung dieser Räume Sorge zu tragen.

II.

Besondere Betriebsvorschriften.

§ 3. In Anstreicher-, Lackierer- und Malergewerben sowie in allen jenen Gewerben, in denen Anstreicher-, Lackierer- und Malerarbeiten gewerbemäßig vorgenommen werden, sind bleihältige Farben und Kitte nur in solchen Gefäßen und Behältnissen in Verwahrung und Verwendung zu nehmen, auf welchen in wahrnehmbarer und verständlicher Weise die Bleihältigkeit des Inhaltes ersichtlich gemacht ist.

§ 4. Die gewerbemäßige Verwendung von Bleiweiß oder sonstigen bleihältigen Farben und Kitten zu Innenanstrichen ist untersagt.

Als Innenanstriche im Sinne dieser Verordnung haben jene Anstriche zu gelten, welche nach ihrer dauernden oder vorzugsweisen Gebrauchsbestimmung den Einflüssen der Witterung nicht unmittelbar ausgesetzt werden.

Das im Absatze 1 enthaltene Verbot findet keine Anwendung auf Arbeiten, welche die Herstellung des ersten Grundanstriches bei der Ausführung rein weißer Anstriche auf ebensolchen alten bleihältigen Anstrichen oder die Herstellung von Anstrichen in Räumen, in welchen der Anstrich häufig der Einwirkung von Wasser- oder anderen Dämpfen ausgesetzt ist, zum Gegenstande haben.

Ausnahmsweise kann die Gewerbebehörde unter Festsetzung der sonst gebotenen Vorsichtsmaßnahmen die Verwendung der im Absatze 1 erwähnten Präparate auch zum Innenanstriche dann gestatten, wenn es sich um die Ausführung von Arbeiten handelt, welche sonst der heimischen Industrie entgehen würden.

§ 5. Sofern die gewerbemäßige Anwendung von Bleiweiß oder bleihältigen Verbindungen im Sinne der Vorschriften des § 4 bei der Durchführung von Anstreicher-, Lackierer- und Malerarbeiten zulässig, beziehungsweise zugelassen erscheint, dürfen zu diesen Arbeiten Frauen und jugendliche Hilfsarbeiter nicht herangezogen werden.

Dieses Verbot findet, soweit jugendliche Hilfsarbeiter in Betracht kommen, auch bezüglich der Arbeiten zur Reinigung der im § 1 erwähnten Räume sowie der im § 8 erwähnten besonderen Arbeitskleider Anwendung. Die Reinigung der Arbeitskleider hat stets auf nassem Wege zu erfolgen.

Eine Ausnahme gilt in Ansehung von jugendlichen Lehrlingen, die das 14. Lebensjahr bereits vollendet haben, insoweit, als die Heranziehung derselben zu den im ersten Absatze erwähnten Arbeiten zur vollständigen Erreichung des Lehrzieles erforderlich ist. Doch darf auch diese Heranziehung im ganzen nicht länger als sechs Wochen ausmachen.

§ 6. Hilfsarbeiter, von denen dem Arbeitgeber bekannt ist, daß sie an Bleivergiftung erkrankt sind, dürfen nur nach ärztlich festgestellter Wiedergenesung und Eignung zu gewerblichen Arbeiten, bei welchen Bleiweiß oder bleihältige Verbindungen Verwendung finden, zu diesen Arbeiten, desgleichen zur Reinigung der im § 1 erwähnten Arbeitsräume sowie der im § 8 erwähnten besonderen Arbeitskleider neuerlich herangezogen werden.

§ 7. Das Zerstoßen oder Vermahlen von Bleiweiß und von bleihältigen Verbindungen sowie das Kneten derselben mit Öl oder Firnis hat nicht mit der Hand, sondern nur mit mechanischen Vorrichtungen zu erfolgen, und zwar in der Art, daß hiebei ebenso wie bei dem Einfüllen und Umfüllen der bleihältigen Materialien die Arbeiter gegen die Staubentwicklung ausreichend geschützt sind und kein Staub in die Arbeitsräume gelangen kann. Doch kann im Bedarfsfalle ein wöchentliches Quantum von 3 kg Mennige und von höchstens 0,5 kg anderer Bleifarben mit Ausnahme von Bleiweiß von dem einzelnen Arbeiter mit der Hand angerieben werden.

Das Abschleifen und Abbimsen trockener, bleihältiger Anstriche oder Kitte darf nur nach vorheriger Anfeuchtung erfolgen. Der Schleifschlamm und die beim Abschleifen entstehenden Abfälle sind noch in feuchtem Zustande zu entfernen.

Bei Bauten müssen die im § 4, Absatz 3 und 4, erwähnten Arbeiten, sofern sie nicht im Freien vorgenommen werden, in abgesonderten Räumen erfolgen, in welchen deutlich ersichtlich gemacht sein muß, daß hier mit Bleiweiß oder bleihältigen Verbindungen gearbeitet wird.

§ 8. Der Unternehmer hat dafür zu sorgen, daß sich die Arbeiter, welche mit Bleiweiß oder bleihältigen Verbindungen arbeiten, einer besonderen Arbeitskleidung und Kopfbedeckung bedienen, welche entsprechend gereinigt sein müssen. In gewerblichen Unternehmungen mit mehr als 20 Arbeitern hat der Unternehmer den betreffenden Arbeitern die entsprechende Arbeitskleidung und Kopfbedeckung beizustellen und für die regelmäßige Reinigung derselben vorzusorgen.

Ferner hat der Unternehmer den mit Bleiweiß und bleihältigen Verbindungen beschäftigten Arbeitern Wasser (zum Trinken und zum Waschen), Waschgefäße, Bürsten, Seife und Handtücher in entsprechender Menge und Beschaffenheit zur Verfügung zu stellen.

Desgleichen hat der Unternehmer den mit Bleiweiß und bleihältigen Verbindungen beschäftigten Arbeitern bei Verrichtungen mit größerer Staubentwicklung Respiratoren beizustellen.

§ 9. In den den Hilfsarbeitern beigestellten Wohn- oder Schlafräumen dürfen Bleiweiß oder bleihältige Verbindungen weder aufbewahrt, noch darf daselbst mit diesen Materialien manipuliert werden.

§ 10. Die mit Bleiweiß und bleihältigen Verbindungen beschäftigten Arbeiter sind verpflichtet, die ihnen beigestellte Arbeitskleidung und Kopfbedeckung bestimmungsgemäß zu benützen und sich der beigestellten Respiratoren bei allen mit größerer Staubentwicklung verbundenen Arbeiten zu bedienen.

Diese Arbeiter haben sich vor den Essenspausen und bei Schluß der Arbeit Gesicht, Mund und Hände gründlich zu reinigen.

Ferner haben sich diese Arbeiter auf den Arbeitsplätzen des Genusses gebrannter geistiger Getränke und des Tabaks (Zigarren, Zigaretten, Pfeifen-, Kau-, und Schnupftabak) zu enthalten und dürfen Speisen und Getränke, deren Aufbewahrung in den Arbeitsräumen strengstens untersagt ist, nur in den bestimmten Essenspausen außerhalb der Arbeitsräume und, wo hiefür abgesonderte Räume vorhanden sind, nur in diesen verzehren.

III.

Vorschriften über die besondere Aufsicht.

§ 11. In den Arbeitsräumen, in welchen mit Bleiweiß oder bleihältigen Verbindungen gearbeitet wird, ist diese Verordnung an leicht zugänglicher Stelle anzuschlagen und in stets leserlichem Zustande zu erhalten.

Jedem Arbeiter, der zu Arbeiten mit Bleiweiß oder bleihältigen Verbindungen herangezogen wird, ist bei Antritt des Arbeitsverhältnisses ein Exemplar des als Beilage dieser Verordnung abgedruckten Merkblattes unentgeltlich auszufolgen und es sind die betreffenden Arbeiter in ein besonderes Verzeichnis einzutragen.

Der Arbeitgeber hat dafür Sorge zu tragen, daß die in den vorangehenden Absätzen erwähnten Arbeiter bei Vorkommen der ersten Anzeichen von Bleierkrankungen sofort an den Krankenkassenarzt gewiesen werden.

In Betrieben, welche mehr als 20 Arbeiter beschäftigen, hat der Arbeitgeber dafür Sorge zu tragen, daß die mit Bleiweiß und bleihältigen Verbindungen beschäftigten Arbeiter mindestens alle drei Monate von einem Arzte auf die Anzeichen etwa vorhandener Bleierkrankungen untersucht werden.

In diesen Betrieben ist in die nach Absatz 2 zu führenden Verzeichnisse seitens des untersuchenden Arztes die jedesmalige Vornahme der ärztlichen Untersuchung sowie deren Ergebnis einzutragen.

Diese Verzeichnisse sind den staatlichen Aufsichtsorganen auf Verlangen vorzuweisen.

IV.

Strafbestimmungen.

§ 12. Die Übertretungen dieser Verordnung werden, soweit dieselben nicht nach den allgemeinen Strafgesetzen oder als Übertretungen der Gewerbeordnung zu ahnden sind, nach der Ministerialverordnung vom 30. September 1857, R. G. Bl. Nr. 198, der Strafamtshandlung zugeführt.

V.

Wirksamkeitsbeginn.

§ 13. Diese Verordnung tritt am 1. April 1909 in Wirksamkeit.

Bienerth m. p. **Fiedler** m. p.

Beilage.

Merkblatt.

1. Jede Arbeit, bei der Blei oder Bleipräparate verwendet werden, kann Bleivergiftung verursachen.

2. Die Bleivergiftung kommt dadurch zustande, daß Bleifarben, wenn auch nur in geringer Menge, durch Vermittlung der beschmutzten Hände, Barthaare und Kleider beim Essen und Trinken, ferner beim Rauchen, Schnupfen und Kauen von Tabak in den Mund aufgenommen, während der Arbeit als Staub eingeatmet werden oder sonst auf irgendeine Weise in den Körper gelangen.

Die Folgen dieser Bleivergiftung machen sich oft erst nach längerer Zeit bemerkbar, nachdem die in den Körper gelangten Bleimengen sich so weit angesammelt haben, daß sie Vergiftungserscheinungen hervorzubringen imstande sind.

3. Die ersten Zeichen der Bleivergiftung pflegen in einem blaugrauen Saume am Zahnfleische, Bleisaum genannt, und in einer besonderen Blässe des Gesichtes, insbesondere der Lippen zu bestehen. Unter den weiteren Krankheitserscheinungen seien insbesondere hervorgehoben: krampfartige, von der Nabelgegend ausgehende Leibschmerzen, sogenannte Bleikolik, häufig in Begleitung von Erbrechen und Stuhlverstopfung, seltener von Durchfall, Gelenksschmerzen und Lähmungserkrankungen, Kopfschmerzen, allgemeine Krämpfe, Bewußtlosigkeit, große Unruhe, sogar Erblindung und schwere Gehirnerscheinungen, welche nicht selten tödlich verlaufen.

4. Bei entsprechender rechtzeitiger ärztlicher Behandlung pflegen die Bleivergiftungen meist zu heilen, wenn die Kranken sich der weiteren schädigenden Einwirkung des Bleies entziehen können.

5. Die Bleivergiftung kann verhütet werden bei Beobachtung nachstehender

Verhaltungsvorschriften:

a) In und außer der Arbeit ist die größte Reinlichkeit zu beobachten, insbesondere ist bei der Arbeit jede Staubentwicklung zu vermeiden.

b) Bei der Arbeit sind stets besondere Arbeitskleider und eine Kopfbedeckung zu tragen, welche Kleidungsstücke wöchentlich mindestens einmal zu wechseln sind. Die Straßenkleider sind während der Arbeit vor Schmutz und Staub geschützt aufzubewahren.

c) Arbeiter, die mit Bleifarben zu tun haben, sollen kräftige und möglichst fettige Nahrung zu sich nehmen und sich des Genusses gebrannter geistiger Getränke enthalten.

d) Auf den Arbeitsplätzen ist der Genuß gebrannter geistiger Getränke sowie von Tabak in jeder Form (Zigarren, Zigaretten, Pfeifen-, Kau- und Schnupftabak) unbedingt zu vermeiden.

e) Auf die Arbeitsplätze mit- oder zugebrachte Speisen und Getränke sind bis zu deren Genuß so aufzubewahren, daß sie vor Staub und Schmutz vollkommen geschützt sind. Dieselben sollen nur in den eigens hiezu bestimmten Pausen verzehrt werden, wo abgesonderte Räume vorhanden sind, nur in diesen.

f) Vor jeder Mahlzeit und vor Arbeitsschluß sind Hände und Gesicht, insbesondere Bart und Mund mit warmem Wasser gründlich zu reinigen; der Mund ist auch vor jedem Trinken mit reinem Wasser auszuspülen.

g) Das Waschen ist womöglich nicht in den Arbeitsräumen vorzunehmen.

h) Pfeife, Tabak und Eßwaren sollen nicht in den Taschen der Arbeitskleider aufbewahrt werden.

i) Jeder Arbeiter soll mindestens einmal wöchentlich ein Bad nehmen, wobei namentlich Kopfhaare und Bart gründlich gereinigt werden müssen.

k) Jeder Arbeiter hat bei dem geringsten Unwohlsein den Arzt zu befragen und denselben bei dieser Gelegenheit darauf aufmerksam zu machen, daß er mit Bleipräparaten zu arbeiten gehabt habe.

Verordnung der Ministerien des Innern, der Finanzen und des Handels vom 26. April 1909,

betreffend die Beschränkung der Einfuhr und des Verkehres mit bleihaltigen Farben und Kitten.

Auf Grund des Artikels VII des Zolltarifgesetzes vom 13. Februar 1906, R. G. Bl. Nr. 20, wird im Einvernehmen mit der königlich ungarischen Regierung aus sanitären Gründen die Einfuhr und der Verkehr mit bleihaltigen Farben und Kitten dahin beschränkt, daß diese Gegenstände nur dann zur Einfuhr zugelassen werden und in Verkehr gebracht werden dürfen, wenn dieselben ausdrücklich und in einer wahrnehmbaren und verständlichen Weise als bleihaltig bezeichnet sind.

Als bleihaltige Farben kommen im Sinne dieser Verordnung vornehmlich in Betracht: Bleiasche der Nr. 597i, Bleiglätte, gemahlen oder in Pulverform, Massikot und Mennige der Nr. 597l; Bleiweiß der Nr. 602d; schwefelsaures Bleioxyd der Nr. 602e; die mit Lackfirnissen angeriebenen oder versetzten bleihaltigen Farben der Nr. 624, endlich die bleihaltigen Mineralfarben und die mit Ölfirnissen usw. angeriebenen oder versetzten bleihaltigen Farben der Nr. 626 des Vertragszolltarifes der beiden Staaten der österreichisch-ungarischen Monarchie (R. G. Bl. Nr. 278 ex 1907).

Diese Verordnung tritt mit dem Tage ihrer Kundmachung in Wirksamkeit.

Biliński m. p. Haerdtl m. p.

Weiskirchner m. p.

Verordnung des Handelsministeriums im Einvernehmen mit dem Ministerium des Innern vom 23. August 1911,

womit besondere Vorschriften zum Schutze des Lebens und der Gesundheit der Hilfsarbeiter in gewerblichen Betrieben erlassen werden, in welchen Buch- und Steindruckerei- sowie Schriftgießereiarbeiten vorgenommen werden.

I.

Besondere Vorschriften über die Beschaffenheit der gewerblichen Betriebsstätten, Arbeitsräume und Werkseinrichtungen.

§ 1.

Allgemeine Beschaffenheit der Arbeitsräume.

In gewerblichen Betrieben müssen, soferne im folgenden nichts anderes bestimmt ist, alle Räume, in welchen Buch- und Steindruckerei- sowie Schriftgießereiarbeiten vorgenommen werden, soweit es sich um Neuanlagen handelt — einer Neuanlage im Sinne dieser Verordnung ist ein Wechsel des Betriebslokales gleichzuhalten, insofern hiebei eine Erneuerung des Betriebsanlagenkonsenses notwendig ist — zum mindesten den Erfordernissen der Ministerialverordnung vom 23. November 1905, R. G. Bl. Nr. 176, entsprechen; soweit schon bestehende Anlagen in Betracht kommen, müssen dieselben licht, gut ventilierbar und heizbar sein. Insbesondere ist in Setzereien, ferner in den Hand- und Komplettmaschinengießer- und Fertigmacherabteilungen für eine gute natürliche Belichtung sowie für eine allen Anforderungen der Hygiene entsprechende künstliche Beleuchtung vorzusorgen.

Luftraum.

Räume, in welchen eine der im folgenden angeführten Arbeiten vorgenommen wird, müssen derart geräumig sein, daß auf jeden darin beschäftigten Arbeiter ein Luftraum von mindestens 15 m^3 und eine Bodenfläche von mindestens 3 m^2 entfällt. Die Höhe dieser Räume muß, soferne die Bauordnung nicht mehr fordert, mindestens 3 m betragen.

Diese Arbeiten sind:

1. Herstellung von bleihältigem Letternmetall (Schmelzen, Zusammenschmelzen oder Umschmelzen);
2. Herstellung von Schriften und Satzmaterial aus bleihältigem Letternmetall;
3. Stereotypiearbeiten und Hintergießen von Klischees;
4. Arbeiten an Zeilengieß- und Setzmaschinen, soferne dabei bleihältiges Letternmaterial in Verwendung kommt;
5. Arbeiten mit bleihältigem Satzmaterial, wie zum Beispiel das Setzen und Ablegen, das Sortieren, Teilen, Einschlagen und dergleichen;
6. Arbeiten mit trockenen Bleifarben;
7. Bronzieren mit Bronzepulver und Reinigen der bezüglichen Maschinen und Hilfsgerätschaften.

Für alle übrigen Räume genügt ein Luftraum von 12 m^3 und eine Bodenfläche von 2·6 m^2 für jede darin beschäftigte Person.

In Fällen vorübergehenden und außerordentlichen Bedarfes kann die Gewerbebehörde I. Instanz eine dichtere Belegung der Arbeitsräume in Setzereien für höchstens 60 Arbeitstage, in den übrigen Arbeitsräumen für höchstens 30 Arbeitstage im Jahre gestatten, und zwar für die im Absatz 2 dieses Paragraphen genannten Räume bis zu 12 m^3 und für alle übrigen bis zu 10 m^3 für jede in denselben beschäftigte Person.

Souterrainlokale.

Bei Neuanlagen dürfen Souterrainlokalitäten für die in Alinea 2, Punkt 2 bis 7, aufgezählten Arbeiten sowie für Druckarbeiten mit Ausnahme solcher an schweren Rotations- und anderen besonders schweren Druckmaschinen überhaupt nicht, für andere Arbeiten jedoch nur dann benutzt werden, wenn sie, falls ihre lichte Höhe nicht mehr als vier Meter beträgt, auf der Fensterseite wenigstens mit vier Fünftel, wenn die lichte Höhe aber mehr als vier Meter beträgt, wenigstens mit drei Viertel ihrer lichten Profilhöhe über das Niveau des anstoßenden Erdreiches hervorragen. Bei Übersiedlungen von am Verlautbarungstage dieser Verordnung bereits bestehenden und genehmigten Betrieben in Mietlokale — insofern hiebei eine Erneuerung des Betriebsanlagenkonsenses notwendig ist — haben im allgemeinen die gleichen Bestimmungen Anwendung zu finden, jedoch können Ausnahmen von der politischen Landesbehörde zugelassen werden, wenn die betreffenden Souterrainräume in Anbetracht des speziellen Zweckes, welchem sie dienen sollen, hygienisch einwandfrei sind, insbesondere genügend Tageslicht besitzen und mittels entprechend großer, direkt ins Freie und nicht in Lichthöfe führender Fenster ausgiebig durchlüftet werden können. Diese Ausnahmen dürfen jedoch, wenn es sich um Arbeiten der in Alinea 2, P. 1—4 und 6 genannten Art handelt, nur dann bewilligt werden, wenn bei den im Punkt 1 und 2 genannten Arbeiten insgesamt nicht mehr als 5 Arbeiter, bei den in den Punkten 3 und 4 genannten Arbeiten nicht mehr als je 3 und bei den im Punkt 6 genannten Arbeiten nicht mehr als 2 Arbeiter in Betracht kommen.

Trennung einzelner Arbeitsräume.

Zur Vornahme von Arbeiten, mit welchen eine größere Wärme- oder Staubentwicklung verbunden ist, wie Schmelzen von Blei oder Letternmetall, Arbeiten an Lettern- und Zeilengießmaschinen, Stereotypiearbeiten, Fertigmachen und Abschleifen der Lettern und dergleichen, müssen eigene Lokale oder wenigstens eigene Abteile zur Verfügung stehen, welche von den übrigen Arbeitsräumen, und wenn es betriebstechnisch tunlich ist, auch voneinander getrennt und derart abgeschlossen sein müssen, daß jede Belästigung oder Gefährdung der anderen nicht mit der betreffenden Arbeit beschäftigten Personen durch Wärme- oder Staubentwicklung vermieden wird.

Außerdem müssen Setzer- und Druckerräume womöglich voneinander getrennt sein.

Bronziermaschinen.

Das Bronzieren mit Bronzepulver muß, wenn dies betriebstechnisch möglich ist, in eigenen Lokalen oder Abteilungen und, wo in großem Umfange bronziert wird, mittels geeigneter, möglichst staubdicht schließender Maschinen vorgenommen werden.

§ 2.

Fußböden.

Alle im § 1, Alinea 2, genannten sowie alle jene Arbeitsräume, in welchen Druckarbeiten vorgenommen werden, müssen einen festen, ebenen und fugenfreien Fußboden aufweisen, welcher entweder mit einem nach Bedarf, mindestens aber zweimal jährlich neuerlich aufzutragenden, einwandfreien, staubbindenden Mittel angestrichen oder leicht waschbar sein muß. Einem solchen Fußboden ist, außer in Räumen, in welchen Arbeiten der im § 1, Alinea 2, P. 1—4 und 6 genannten Art verrichtet werden, sofern es sich nicht um das Anreiben lediglich geringfügiger Mengen trockener Bleifarben im Druckraum selbst handelt, auch ein gut schließender Brettelfußboden gleichzuhalten. In Räumen, in denen sich der Arbeiter bei der Verrichtung seiner Tätigkeit vorwiegend an einer und derselben Stelle aufhält, muß der Fußboden zum mindesten an diesen Stellen aus einem die Wärme schlecht leitenden Material bestehen.

Wände.

Die Wände der Räume, in welchen Arbeiten der im § 1, Alinea 2, P. 1—6, genannten Art verrichtet werden, insofern es sich nicht um das Anreiben lediglich geringfügiger Mengen trockener Bleifarben im Druckraum selbst handelt, sind mindestens bis zur Höhe von 2 Meter mit einem glatten, fugenfreien und leicht waschbaren Belag oder Ölanstrich zu versehen, welcher stets in gutem Zustande zu erhalten ist. Für den übrigen Teil der Wände und die Decke sowie für die übrigen Arbeitsräume überhaupt, genügt ein Kalkanstrich, der im Bedarfsfalle erneuert werden muß.

Eine Ausnahme von der Verpflichtung der Herstellung des Ölanstriches in Mietlokalen kann von der Gewerbebehörde gestattet werden, wenn der Unternehmer nachweist, daß er das von ihm benützte Mietlokal in unverhältnismäßig kurzer Zeit verlassen wird.

Spucknäpfe.

In allen im § 1, Alinea 1, genannten Arbeitsräumen sind mit Flüssigkeit oder mit feuchtem Material gefüllte, mindestens zweimal wöchentlich zu reinigende Spucknäpfe in genügender Anzahl aufzustellen.

§ 3.

Wasch-, Ankleideräume (Kleiderkasten), Speiseräume.

In Neuanlagen und nach Tunlichkeit auch in bestehenden Anlagen mit mehr als durchschnittlich 20 Arbeitern müssen für alle Personen, welche Arbeiten der im § 1, Alinea 1, genannten Art verrichten, in der Betriebsstätte besondere Wasch- und Ankleideräume mit zur getrennten Verwahrung der Arbeits- und Straßenkleider geeigneten Einrichtungen vorhanden sein, welche Räume in der kalten Jahreszeit entsprechend temperiert sein müssen.

In bereits bestehenden Anlagen, in welchen die Beistellung solcher besonderer Räume nicht tunlich ist, sowie in gewerblichen Betrieben mit nicht mehr als durchschnittlich 20 Arbeitern sind den im vorigen Absatze erwähnten Personen mindestens gut schließende Kleiderkasten zur Verfügung zu stellen, die so eingerichtet sein müssen, daß die Arbeits- und Straßenkleider voneinander getrennt darin aufbewahrt werden können.

In gewerblichen Betrieben, in welchen Druckerei- oder Schriftgießereiarbeiten regelmäßig auch zur Nachtzeit, das ist in den Stunden zwischen acht Uhr abends und fünf Uhr morgens, vorgenommen werden, muß den mit Arbeiten der im § 1, Alinea 1, genannten Art beschäftigten Personen überdies in der Betriebsstätte ein geeigneter, abgesonderter Raum zur Einnahme von Speisen und Getränken beigestellt werden, welcher ebenfalls in der kalten Jahreszeit entsprechend temperiert sein muß.

§ 4.

Schutzvorkehrungen gegen Unfälle.

Hinsichtlich der Dampfkessel- und Kraftmaschinenanlagen, der Transmissionen, der Arbeitsmaschinen und Werkseinrichtungen, der Aufzüge und Hebezeuge sowie der Transporteinrichtungen gelten die Vorschriften der Ministerialverordnung vom 23. November 1905, R. G. Bl. Nr. 176, insofern im nachfolgenden nicht weitergehende Bestimmungen getroffen werden:

a) Jede Arbeitsmaschine hat eine eigene Abstellvorrichtung zu erhalten, die vom gewöhnlichen Standorte des an der betreffenden Maschine beschäftigten Arbeiters aus jederzeit rasch und leicht mit einem Griffe erreichbar und derart eingerichtet, bzw. gesichert sein soll, daß ein Selbsteinrücken ausgeschlossen ist. Flachdruckpressen mit beiderseitigen Einlegern sowie Rotationsmaschinen sind mit solchen Abstellvorrichtungen an beiden Längsseiten auszustatten. Bei Schnellpressen und Rotationsmaschinen ist auch ein vorzeitiges oder unbeabsichtigtes Ingangsetzen derselben durch eine geeignete Vorrichtung zu verhindern. Bei elektrischem Antriebe von Schnellpressen und Rotationsmaschinen ist außer dem Anlasser auch ein Ausschalter, und zwar letzterer in entsprechender Entfernung vom ersteren, anzubringen.

b) Bei Rotationsmaschinen sind auch Signalvorrichtungen herzustellen, welche in einer den Maschinenlärm übertönenden Stärke die Ingangsetzung der Maschine vorher ankündigen.

c) Bei Rotationsmaschinen und wo erforderlich auch bei Schnellpressen sind die über den Fußboden erhöhten Standplätze des Bedienungspersonals gegen Absturz zu sichern.

d) Für den Transport sowie für das Ein- und Ausheben schwerer Steine und Druckformen sind geeignete Vorrichtungen beizustellen. Für die Montage und Reparatur großer Maschinen sind zum Einfügen schwerer Zylinder und Maschinenbestandteile geeignete Vorrichtungen zu verwenden.

e) Tiegeldruckpressen sind mit Vorrichtungen auszustatten, welche eine durch das Schließen der Presse bewirkte Gefährdung der Hände des Arbeiters wirksam verhindern.

f) Die Schlitze für die Messerführung der Papierschneidemaschinen sind an der Vorderseite der Maschine durch Schutzbleche zu verdecken.

§ 5.

Schutz gegen Gase, Dämpfe und Wärmestrahlung.

Die Kessel der Schmelzöfen zur Herstellung von Letternmaterial, Stereotypplatten u. dgl. sind ebenso wie — wenn es technisch möglich ist — die Schmelztöpfe der Lettern- und Zeilengießmaschinen mit gut ziehenden, direkt ins Freie oder in einen geeigneten Schornstein mündenden Abzugsvorrichtungen zu überdecken und letztere derart anzubringen oder mit einem schlechten Wärmeleiter zu verkleiden, daß eine Belästigung der Arbeitspersonen durch Wärmestrahlung vermieden wird.

Die Schmelztöpfe selbst sind nach Tunlichkeit ebenfalls mit einem schlechten Wärmeleiter zu verkleiden.

Untersatztassen.

Unter den Lettern- und Zeilengießmaschinen sind entsprechend große Blechplatten oder Blechtassen anzubringen, wenn die Konstruktion der betreffenden Maschinen dies zuläßt.

II.

Besondere Betriebsvorschriften.

§ 6.

Unfallverhütung.

Das Hantieren an Walzen und Formen sowie das Herabdrücken der sogenannten Spieße und ähnliche Verrichtungen dürfen nur bei vollkommenem Stillstand der Maschine vorgenommen werden und sind diesbezügliche Verbote, bzw. Vorschriften in den Arbeitsräumen anzuschlagen.

Feuergefährliche Flüssigkeiten (Terpentin, Benzin, Spiritus u. dgl.) dürfen im Arbeitsraume höchstens in einer für den durchschnittlichen Tagesbedarf erforderlichen Menge und in explosionssicheren Gefäßen aufbewahrt werden.

Die bei den Arbeitsmaschinen beschäftigten Frauenspersonen dürfen während der Arbeit weder flatternde Kleidungsstücke noch freihängende Zöpfe oder offene Haare tragen. Die Ärmel ihrer Kleidungsstücke sollen, wenn sie über die Ellenbogen reichen, um die Handgelenke geschlossen sein.

Vor Beginn der Arbeit an Arbeitsmaschinen, Rotations- und Schnellpressen sind Fingerringe abzulegen.

Erste Hilfe.

In das zur ersten Hilfe bereit zu haltende Material ist auch ein entsprechender Vorrat an Tüchern, Verbandzeug, aseptischen Gazestoffen sowie antiseptischen und blutstillenden Mitteln aufzunehmen.

§ 7.

Frauen und Jugendliche.

Frauenspersonen überhaupt und männliche Hilfsarbeiter unter 16 Jahren, welche nicht Lehrlinge sind, dürfen zum Treten von Tiegeldruckpressen und zu den im § 1, Alinea 2, genannten Arbeiten sowie zu allen jenen, bei welchen eine größere Beschmutzung mit bereits angeriebenen Bleifarben nicht zu vermeiden ist, wie beispielsweise zum Waschen der Farbwalzen und Reinigen der Farbkasten, nicht verwendet werden.

Ausnahmen von diesem Verbot gelten nur:

1. hinsichtlich der Verwendung von Frauenspersonen im Alter von mehr als 17 Jahren zu Bronzierarbeiten;
2. hinsichtlich der Verwendung von Frauenspersonen im Alter von mehr als 16 Jahren zu folgenden Schriftgießereiarbeiten: Teilen, Aus-, Auf- und Einsetzen und ähnliche Sortierarbeiten, sowie Magazins- und Verpackungsarbeiten.

Lehrlinge unter 16 Jahren dürfen zum Bronzieren mit Bronzepulver, Ausblasen der Letternkasten und zu sonstigen mit größerer Staubentwicklung verbundenen Reinigungsarbeiten nicht verwendet werden.

§ 8.

Beleuchtung, Beheizung, Lüftung, Ventilation.

Alle Arbeitsräume sind während der Arbeitszeit im Bedarfsfalle ausreichend zu beleuchten und zu beheizen, stets entsprechend zu ventilieren und überdies außerhalb der Arbeitsstunden einmal täglich — die im § 1, Alinea 2, genannten mindestens zweimal täglich — gründlich zu lüften.

In gewerblichen Betrieben, in welchen Arbeiten der im § 1, Alinea 1, genannten Art in Tag- und Nachtschichten verrichtet werden, hat je eine solche gründliche Lüftung nach Beendigung jeder Schicht und außerdem noch während der großen Arbeitspause innerhalb jeder Schicht zu erfolgen.

§ 9.

Reinigung der Arbeitsräume und Werkseinrichtungen.

Die Fußböden aller Arbeitsräume müssen täglich außerhalb der Arbeitsstunden gut — wenn es zweckmäßig ist, auf feuchtem Wege — gereinigt werden.

Die im § 3 erwähnten Wasch-, Ankleide- und Speiseräume sind ebenfalls stets in reinem und zweckentsprechendem Zustande zu erhalten.

Der waschbare, nicht verstellte Teil der Wände ist mindestens einmal monatlich auf feuchtem Wege zu reinigen.

Die Setzerpulte, Regale und sonstigen Einrichtungsstücke müssen entweder so dicht auf dem Fußboden aufstehen, daß sich darunter kein Staub ansammeln kann, oder es muß unter denselben so viel Raum frei bleiben, daß der darunter befindliche Fußboden leicht gereinigt werden kann.

In stetem Gebrauche befindliche Letternkasten sind nach Bedarf, mindestens jedoch alle drei Monate, alle anderen Letternkasten aber vor der Wiederverwendung gründlich zu reinigen, und es ist das Datum der letzten Reinigung auf jedem Letternkasten ersichtlich zu machen.

Die Reinigung der Letternkasten sowie der stehenden Sätze (Stehformen) hat möglichst durch Staubsaugapparate, beziehungsweise auf feuchtem Wege, jedenfalls aber derart zu geschehen, daß die hiebei beschäftigten Personen vor sich entwickelndem Staub geschützt sind. Eine Reinigung durch Ausblasen darf nur im Freien vorgenommen werden.

Das Innere der Setzerpulte und Regale ist nach Bedarf, mindestens aber vierteljährlich, wenn möglich mit gut funktionierenden Staubsaugapparaten, zu reinigen.

Zweimal im Jahre muß eine gründliche Reinigung des ganzen Betriebes, also sämtlicher Räume, insbesondere auch der Wände, Gesimsregale u. dgl. erfolgen.

Reinigungsarbeiten, mit welchen eine größere Staubentwicklung verbunden ist, müssen außerhalb der Arbeitszeit erfolgen.

Die Verwendung gesundheitsschädlicher Wasch- und Putzmaterialien, insbesondere ungereinigter Terpentinöle ist verboten.

§ 10.

Bleifarben.

Bei der Zubereitung von bleihältigen Farben darf das Zerstoßen und Vermahlen von Bleiweiß und bleihältigen Verbindungen sowie das Mischen, Kneten, Anreiben usw. derselben mit Öl oder Firnis nur mit Hilfe mechanischer Vorrichtungen und nur in der Art erfolgen, daß hiebei ebenso wie bei dem Ein- und Umfüllen der bleihältigen Materialien die Arbeiter gegen sich entwickelnden Staub geschützt sind und daß auch kein Staub in die Arbeitsräume gelangen kann.

Auf Gefäßen und Behältnissen, in welchen bleihältige Farben in Verwahrung und Verwendung genommen werden, muß die Bleihältigkeit des Inhalts in wahrnehmbarer und verständlicher Weise ersichtlich gemacht werden.

§ 11.

Arbeitskleidung.

Der Unternehmer hat durch geeignete Anschläge darauf hinzuwirken, daß sich die mit den im § 1, Alinea 2, aufgezählten Verrichtungen beschäftigten Arbeiter sowie die Drucker und Maschinenmeister, sofern dieselben Druckarbeiten mit bleihältigem Satzmaterial oder mit Bronzepulver vorzunehmen haben, geeigneter Arbeitskleider bedienen und hat jenen Arbeitspersonen, welche die im § 1, Alinea 2, Punkt 6 und 7, aufgezählten Arbeiten verrichten, sowie den Schriftgießereiarbeiterinnen, den Schriftgießereilehrlingen und den nicht qualifizierten Schriftgießereihilfsarbeitern die Arbeitskleider, den Erstgenannten (§ 1, Alinea 2, Punkt 6 und 7) auch Kopfbedeckungen beizustellen.

Der Unternehmer hat auch dafür zu sorgen, daß — auf seine Kosten — die von ihm beigestellten Kleidungsstücke nach Bedarf auf nassem Wege gereinigt und die Arbeitskleider und Kopfbedeckungen der mit Arbeiten der im § 1, Alinea 2, Punkt 7, genannten Art beschäftigten Personen, dort, wo ständig bronziert wird, täglich, sonst aber nach der Benützung entstaubt werden.

Respiratoren.

Zu Arbeiten, welche mit größerer Staubentwicklung verbunden sind, wie insbesondere zum Bronzieren, Anreiben trockener, bleihaltiger Farben u. dgl. hat der Unternehmer dem betreffenden Arbeiter einen besonderen, stets rein zu haltenden Schutzbehelf gegen das Eindringen von Staub in Mund und Nase (Respirator u. dgl.) zur Verfügung zu stellen.

§ 12.

Trink- und Waschgelegenheit.

Der Unternehmer hat den Arbeitern, welche mit Arbeiten der im § 1, Alinea 1, genannten Art beschäftigt sind, Trinkwasser in entsprechender Menge und Beschaffenheit, ferner geeignete Waschgelegenheit mit fließendem — wo tunlich warmem — Wasser, Seife, Handbürsten und jedem dieser Arbeiter wöchentlich ein reines Handtuch zur Verfügung zu stellen.

In der Regel soll auf fünf Arbeiter mindestens eine Waschgelegenheit entfallen.

§ 13.

Pflichten der Arbeiter.

Alle Arbeiter sind, bei Vermeidung der im § 17 dieser Verordnung angedrohten Folgen, verpflichtet, den im Sinne dieser Verordnung vom Unternehmer getroffenen Anordnungen Folge zu leisten.

In gleicher Art sind die Arbeiter, welche Arbeiten der im § 1, Alinea 2, genannten Art verrichten, sowie die Drucker und Maschinenmeister, sofern dieselben Druckarbeiten mit bleihältigem Satzmaterial oder mit Bronzepulver vorzunehmen haben, verpflichtet:

die im § 11 vorgeschriebenen Arbeitskleider, Kopfbedeckungen, Schutzvorrichtungen und Schutzbehelfe bestimmungsgemäß zu benützen, sich jedesmal nach Beendigung oder bei Unterbrechung der Arbeit Gesicht, Mund und Hände gründlich mit — wo vorhanden warmem — Wasser, die Hände insbesondere auch mit Seife und Handbürste zu reinigen,

ihre Arbeitskleider nur in den im § 3 erwähnten Ankleideräumen, beziehungsweise Kleiderkasten aufzubewahren,

sich der zufolge § 15 dieser Verordnung vorgesehenen ärztlichen Untersuchung regelmäßig zu unterziehen, und

sich beim Auftreten der ersten Anzeichen einer Bleivergiftung, beziehungsweise über Auftrag des periodisch untersuchenden Arztes, an den Kassenarzt zu wenden.

Es ist den in Alinea 2 genannten Arbeitern verboten:

Speisen und alkoholische Getränke in die Arbeitsräume mitzunehmen, daselbst aufzubewahren oder dort zu genießen,

in den Räumen der Betriebsanlage, außer wo es ausdrücklich gestattet ist, zu rauchen, bzw. Tabak in irgend einer Form (Zigarren, Zigaretten, Pfeifen-, Kau- oder Schnupftabak) zu genießen,

die ihnen nach § 3 etwa zur Verfügung gestellten Speiseräume in den Arbeitskleidern und ohne vorherige gründliche Reinigung ihrer Person zu betreten und

in den Betriebsräumen frei auszuspucken.

Pflichten der Arbeitgeber.

Dem Unternehmer ist es verboten, den in Alinea 2 genannten Arbeitern das Rauchen, bzw. den Genuß von Tabak in anderen als in Speise- und Erholungsräumen ausdrücklich zu gestatten.

III.
Vorschriften über die besondere Aufsicht.

§ 14.
Pflichten der Arbeitgeber.

In allen im § 1, Alinea 1, genannten Arbeitsräumen hat der Unternehmer:

1. Ein Exemplar dieser Verordnung und
2. eine hinsichtlich ihrer Richtigkeit von der zuständigen Gewerbebehörde kostenlos zu bestätigende Aufzeichnung, betreffend die Länge, Breite und Höhe des jeweiligen Raumes in Metern, den Luftinhalt in Kubikmetern und die Zahl der Arbeiter, welche gemäß § 1 in dem Raume beschäftigt werden dürfen, an leicht sichtbarer Stelle anzuschlagen und stets in leserlichem Zustande zu erhalten.

Der Unternehmer ist ferner verpflichtet, jedem Arbeiter, der zu Arbeiten der im § 1, Alinea 1, genannten Art herangezogen wird, vorher ein Exemplar des als Beilage zu dieser Verordnung abgedruckten Merkblattes unentgeltlich auszufolgen.

Auf die genaue Einhaltung der bezüglichen Vorschriften dieser Verordnung seitens der Arbeiter hat der Unternehmer durch geeignete Anschläge, eventuell auch durch Bestellung von Aufsichtspersonen aus den Kreisen der Arbeiter hinzuwirken.

Die von der Krankenkasse den Unternehmern bekanntgegebenen Namen und Wohnorte der Krankenkassenärzte sind den Arbeitern durch Anschläge in den Werkstätten bekanntzumachen.

§ 15.
Ärztliche Untersuchung.

Die Amtsärzte der politischen Behörden I. Instanz haben alle im § 13, Alinea 2, genannten Arbeiter, und zwar in Betrieben, welche sich am Orte ihres Amtssitzes, bzw. in Orten befinden, die von ihrem Amtssitze nicht weiter als 3,8 km entfernt sind, mindestens vierteljährlich, in anderen Betrieben mindestens einmal jährlich auf die Anzeichen einer etwa vorhandenen Bleivergiftung hin zu untersuchen. Der Amtsarzt hat zu diesem Zweck vorher den Unternehmer vom Tage und von der Stunde der Untersuchung in Kenntnis zu setzen.

Die Untersuchung hat in der Betriebsstätte, in der Regel außerhalb der Arbeitszeit, und zwar entweder vor Beginn oder unmittelbar nach Beendigung derselben — jedoch nicht nach Überstunden — zu erfolgen; nur mit Zustimmung der betreffenden Geschäftsleitung kann die Untersuchung auch während der Arbeitszeit vorgenommen werden. Für die zwecks ärztlicher Untersuchung aufgewendete Zeit gebührt dem Arbeiter keinerlei Entschädigung, doch darf demselben aus diesem Grunde auch kein Abzug vom Lohn gemacht werden.

Der untersuchende Arzt hat das Ergebnis seiner Untersuchung dem Unternehmer bekannt zu geben und jene Personen, bei welchen er Anzeichen einer Bleivergiftung konstatiert, sofort an den Krankenkassenarzt zu weisen. Die Befunde sind vom untersuchenden Arzt in bestimmte, für diese Zwecke vorzuschreibende Drucksorten einzutragen und der Gewerbebehörde vorzulegen.

Suspendierung von der Arbeit.

Hilfsarbeiter, von denen dem Arbeitgeber bekannt gegeben wurde, daß sie an einer Bleivergiftung erkrankt sind, bzw. solche, an welchen der untersuchende Arzt Anzeichen einer Bleivergiftung konstatiert hat, dürfen zu Arbeiten der im § 13, Alinea 2, genannten Art erst dann wieder verwendet werden, wenn dies von ärztlicher Seite als statthaft erklärt wurde. Der Arbeiter hat zu diesem Zwecke dem Arbeitgeber eine diesbezügliche, von dem Kassen-, bzw. behandelnden Arzt unterfertigte schriftliche Bestätigung einzuhändigen.

§ 16.

Unfallsanzeige.

Von jedem Betriebsunfalle ist seitens des hievon Betroffenen oder, wenn dieser hiezu außerstande wäre, von den Zeugen des Unfalles der Geschäftsleitung Meldung zu erstatten.

IV.

Strafbestimmungen.

§ 17.

Übertretungen dieser Verordnung werden, soweit sie nicht nach dem allgemeinen Strafgesetz oder als Übertretungen der Gewerbeordnung zu ahnden sind, nach der Ministerialverordnung vom 30. September 1857, R. G. Bl. Nr. 198, bestraft.

V.

Wirksamkeitsbeginn.

§ 18.

Diese Verordnung tritt hinsichtlich jener gewerblichen Betriebe, welche nach Verlautbarung der Verordnung neu errichtet werden, sofort, hinsichtlich der am Verlautbarungstage schon bestehenden, bereits genehmigten Anlagen nach Ablauf eines Jahres vom Verlautbarungstage an gerechnet in Kraft.

Auf am Verlautbarungstage schon bestehende, bereits genehmigte Anlagen finden die Bestimmungen dieser Verordnung jedoch nur insofern Anwendung, als die dadurch bedingten Änderungen der Anlage ohne Beeinträchtigung der durch den Konsens erworbenen Rechte durchführbar sind, es sei denn, daß es sich um die Beseitigung von das Leben und die Gesundheit der Arbeiter offenbar gefährdenden Mißständen handelt, oder daß die gestellten Anforderungen ohne unverhältnismäßigen Kostenaufwand und ohne größere Betriebsstörung durchführbar sind.

Wickenburg m. p. Mataja m. p.

Beilage.

Merkblatt.

Jede Arbeit, bei der Blei, Bleiverbindungen oder Bleilegierungen verwendet werden, kann eine Bleivergiftung verursachen.

Die Bleivergiftung kommt dadurch zustande, daß Blei in irgendeiner Form, wenn auch nur in geringer Menge, aber zu wiederholten Malen, durch Vermittlung der beschmutzten Hände, Barthaare oder Kleider, beim Essen und Trinken, ferner beim Rauchen, Schnupfen und Kauen von Tabak in den Mund aufgenommen oder während der Arbeit als Staub eingeatmet wird oder sonst auf irgendeine Weise in den Körper gelangt.

Die Folgen dieser Bleiaufnahme machen sich erst nach längerer Zeit bemerkbar, wenn die in den Körper gelangten Bleimengen sich soweit angehäuft haben, daß sie Vergiftungserscheinungen hervorzubringen imstande sind.

Die ersten Zeichen der Bleivergiftung pflegen in einem blaugrauen Saum am Zahnfleisch, Bleisaum genannt, dann in einer besonderen Blässe des Gesichtes, insbesondere der Lippen, sowie in Verdauungsbeschwerden und Appetitlosigkeit zu bestehen. Unter den weiteren Krankheitserscheinungen seien insbesondere hervorgehoben: krampfartige, von der Nabelgegend ausgehende Leibschmerzen, häufig in Begleitung von Erbrechen und Stuhlverstopfung, seltener von Durchfall — sogenannte Bleikolik — Gelenksschmerzen, Lähmungserscheinungen, Kopfschmerzen, große Unruhe, allgemeine Krämpfe, Bewußtlosigkeit, sogar Erblindung und schwere Gehirnerkrankungen, welche nicht selten tödlich verlaufen.

Bei entsprechender, rechtzeitiger ärztlicher Behandlung pflegen die Bleivergiftungen meist zu heilen, wenn die Kranken sich der weiteren schädigenden Einwirkung des Bleies entziehen können.

Die Bleivergiftung kann verhütet werden bei Beobachtung nachstehender

Verhaltungsvorschriften.

1. Bei allen Arbeiten hat der Arbeiter sich der größten Reinlichkeit zu befleißen, insbesondere jede überflüssige Staubentwicklung zu vermeiden; auch außer der Arbeit ist die größte Reinlichkeit zu beobachten.

2. Bei der Arbeit sind stets besondere Arbeitskleider und bei stark staubenden Verrichtungen auch eine Kopfbedeckung sowie ein Respirator oder dergleichen zu tragen; die genannten Kleidungsstücke müssen mindestens wöchentlich einmal gewechselt werden. Die Straßenkleider sind während der Arbeit vor Schmutz und Staub geschützt aufzubewahren.

3. Arbeiter, die mit Blei, Bleiverbindungen oder Bleilegierungen zu tun haben, sollen kräftige und möglichst fettreiche Nahrung zu sich nehmen und sich des Genusses alkoholischer Getränke enthalten.

4. Speisen und alkoholische Getränke dürfen in die Arbeitsräume nicht mitgebracht, daselbst nicht aufbewahrt und genossen werden; ebenso ist der Genuß des Tabaks in jeder Form (Zigarren, Zigaretten, Pfeifen-, Kau- und Schnupftabak) in den Arbeitsräumen und Nebenräumen, außer wo es ausdrücklich gestattet ist, unbedingt zu unterlassen.

5. In die Betriebsstätte mit- oder zugebrachte Speisen und Getränke sind bis zu deren Genuß außerhalb der Arbeitsräume so aufzubewahren, daß sie vor Staub oder Schmutz vollkommen geschützt sind; dieselben sollen nur in den eigens hiezu bestimmten Pausen und dort, wo eigene Speiseräume vorhanden sind, nur in diesen genossen werden.

6. Nach Beendigung oder bei Unterbrechung der Arbeit sind Hände und Gesicht, insbesondere Bart und Mund mit — womöglich warmem — Wasser gründlich zu reinigen; der Mund ist auch vor jedem Trinken mit reinem Wasser auszuspülen.

7. Das Waschen ist, wenn irgend möglich, nicht in den Arbeitsräumen vorzunehmen.

8. Tabak, Rauchrequisiten und Eßwaren dürfen nicht in den Taschen der Arbeitskleider aufbewahrt werden.

9. Jeder Arbeiter soll mindestens einmal wöchentlich ein Bad nehmen, wobei namentlich Kopfhaare und Bart gründlich gereinigt werden müssen.

10. Jeder Arbeiter soll bei dem geringsten Unwohlsein den Arzt befragen und denselben bei dieser Gelegenheit darauf aufmerksam machen, daß er mit Blei, Bleiverbindungen oder Bleilegierungen zu arbeiten hat.

Zur weiteren Beachtung.

Das freie Ausspucken in den Betriebsräumen ist zu unterlassen.

Von jedem Betriebsunfalle ist sofort der Geschäftsleitung Meldung zu erstatten.

Verordnung des Ministeriums für öffentliche Arbeiten im Einvernehmen mit dem Ministerium des Innern vom 22. Juli 1908,

betreffend die Einrichtung und den Betrieb der nach dem allgemeinen Berggesetze errichteten Blei- und Zinkhütten.

Auf Grund des § 220 des allgemeinen Berggesetzes und des § 1 des Gesetzes vom 30. April 1870, R. G. B. Nr. 68, findet das Ministerium für öffentliche Arbeiten im Einvernehmen mit dem Ministerium des Innern für die Einrichtung und den Betrieb der nach dem allgemeinen Berggesetze errichteten Blei- und Zinkhütten nachstehendes zu verordnen:

§ 1. Blei- und Zinkhütten, welche neu errichtet werden, sind unter Berücksichtigung der herrschenden Windrichtung derart anzulegen, daß die ihnen entströmenden Gase und Dämpfe nicht anderen Arbeitsstätten, Wohnhäusern und dergleichen in der Umgebung der Hütten zugeführt werden.

Die Essen sind, soweit als tunlich, außerhalb der Hüttenräume aufzustellen und sollen eine solche Höhe erhalten, daß die durch sie abziehenden Gase und Dämpfe möglichst unschädlich abgeleitet werden.

Sofern dies mit Rücksicht auf besondere Verhältnisse, wie beispielsweise die Örtlichkeit der Hüttenanlage und die Beschaffenheit der bei den Hüttenprozessen sich bildenden Gase und Dämpfe geboten erscheint, müssen nach den von den Bergbehörden fallweise zu treffenden Anordnungen Kondensationsanlagen errichtet werden, durch welche die bei der Verhüttung entstehenden Gase und Dämpfe vor ihrem Austritte in die Atmosphäre zu leiten sind.

Nach Möglichkeit sollen Einrichtungen vorhanden sein, durch welche einzelne Teile der Hüttenanlage, beziehungsweise einzelne Vorrichtungen derselben behufs Vornahme von Reinigungs- und Reparaturarbeiten unabhängig von den anderen außer Betrieb gesetzt werden können.

§ 2. Die Räume in welchen Bleierze oder bleihaltige Zinkerze geröstet, Zinkerze kalziniert, Bleierze gesintert oder verschmolzen, Blei weiter gereinigt, Reichblei abgetrieben, Schuppenglätte oder andere oxydische Bleiprodukte im Anschlusse an den Hüttenprozeß hergestellt, gemahlen, gesiebt, gelagert oder verpackt werden, Rohzink oder Zinkschaum abdestilliert und Zinkstaub (Poussière) verarbeitet wird, müssen geräumig, hoch, gut belichtet, sowie derart eingerichtet sein, daß in ihnen in ausreichendem Maße eine beständige Erneuerung der Luft stattfindet. Kann die genügende Erhellung dieser Räume mittels Seitenbelichtung nicht bewerkstelligt werden, so sind in denselben außerdem Oberlichten herzustellen.

Räume, in welchen Manipulationen mit oxydischen Bleiverbindungen vorgenommen werden, sollen eine lichte Höhe von mindestens 4 Meter erhalten.

Gesimse, Mauerabsätze und dergleichen sind zur Hintanhaltung von Staubansammlungen in den Arbeitsräumen zu vermeiden.

§ 3. Die im § 2 bezeichneten Räume müssen einen ebenen und festen, aus Stampfbeton, Eisenplatten, Klinkersteinen oder dergleichen herzustellenden Fußboden besitzen, welcher eine leichte Beseitigung des Staubes auf feuchtem Wege gestattet.

Damit Staubansammlungen vermieden werden, müssen die Wände dieser Räume eine ebene Oberfläche haben und mindestens einmal im Jahre feucht gereinigt werden.

In Räumen, in welchen sich bleioxydhaltiger Staub in größeren Mengen entwickeln kann, ist an den Wänden ein geglätteter Zementverputz oder auf den Maueranwurf ein Leim- oder Ölfarbenanstrich anzubringen. Die Wände der anderen Arbeitsräume sind, sofern sie aus Mauerwerk bestehen, mit einem Kalkanstriche zu versehen, welcher mindestens einmal im Jahre erneuert werden muß.

Der Fußboden ist stets feucht zu erhalten und mindestens einmal täglich zu reinigen. Diese Vorschrift findet auch auf jene Räume Anwendung, in welchen die Beschickung hergerichtet oder andere die Entwicklung von bleihaltigem Staub verursachende Arbeiten vorgenommen werden.

§ 4. Sämtliche beim Blei- und Zinkhüttenbetriebe zur Verwendung kommenden Apparate sind nach Tunlichkeit derart zu situieren, daß sie von allen Seiten zugänglich sind und dem Arbeiter die Möglichkeit bieten, an denselben in bequemer Stellung seine Arbeit zu verrichten. Flamm-, Destillations- und Raffinieröfen, Kesselbatterien für den Pattinson- und Parkesprozeß und dergleichen müssen derart angeordnet werden, daß die Arbeiter bei Verrichtung ihrer Arbeit nicht von mehreren Seiten durch strahlende Wärme belästigt werden.

Apparate, in welchen sich bleihaltiger Staub oder bleihaltige Gase und Dämpfe entwickeln, sind, soweit nicht das Austreten von Staub, beziehungsweise von Gasen und Dämpfen nach ihrer Einrichtung und Benützungsart verhütet ist, an ihren Fugen derart abzudichten, daß ein Austreten des Staubes, der Gase und Dämpfe in die Arbeitsräume möglichst verhindert wird.

§ 5. Für die Arbeiter in den im § 2 bezeichneten Räumen muß in der Nähe der Arbeitsstätten gutes, gegen Eindringen von Staub geschütztes, frisches, womöglich frei auslaufendes Trinkwasser in reichlichen Mengen derart bereitgehalten werden, daß es die Arbeiter, ohne ins Freie zu treten, jederzeit bequem erreichen können. Die Beschaffung des Trinkwassers durch Zutragen in Gefäßen darf nur in dem Falle zugelassen werden, wenn in der betreffenden Hüttenanlage eine Trinkwasserleitung überhaupt nicht oder nur mit unverhältnismäßig großen Kosten hergestellt werden könnte. Als Trinkwasserbehältnisse dürfen in diesem Falle nur geschlossene Gefäße verwendet werden, welche täglich gründlich zu reinigen und wenigstens einmal in der Woche mit heißem Wasser oder Wasserdampf auszubrühen sind. Wird das Trinkwasser in Gefäßen zugetragen, so ist für eine mehrmalige Erneuerung des Wassers während der Arbeitsschicht Sorge zu tragen.

§ 6. Sofern von den Bergbehörden nicht fallweise Ausnahmen bewilligt werden, müssen in den im § 2 bezeichneten Räumen, sowie in allen anderen Räumen, in welchen die Entwicklung von bleihaltigem Staub verursachende Arbeiten vorgenommen werden, Hydranten mit Schlauchleitungen und Streudüsen oder andere geeignete Einrichtungen zum Abkühlen heißer Rückstände, zum Befeuchten des Staubes und dergleichen vorhanden sein.

§ 7. Die Zerkleinerung aufbereiteter Blei- und Zinkerze sowie bleihaltiger Hüttenprodukte darf, sofern das zu zerkleinernde Material nicht in solchem Maße angefeuchtet ist, daß eine Staubentwicklung nicht eintreten kann, nur in Apparaten erfolgen, bei welchen dem Austreten bleihaltigen Staubes in die Arbeitsräume durch Staubabsaugung wirksam vorgebeugt ist.

Säcke, in welchen Blei- oder Zinkerze oder bleihaltige Stoffe verpackt werden, dürfen nur in staubdichten Apparaten oder durch Waschen entstaubt und gereinigt werden.

§ 8. Die zum Beschicken der Öfen, Herde und Muffeln bestimmten bleihaltigen Stoffe müssen, sofern sie oxydisch sind und zur Staubentwicklung Anlaß geben können, vor ihrer Mischung mit anderen Materialien, ihrer Lagerung und Verhüttung in den bezeichneten Apparaten zur Vermeidung von Staubbildung angefeuchtet werden, soweit es ihre weitere Verarbeitung erlaubt.

§ 9. Bleihaltiger Staub, bleihaltige Gase und Dämpfe, welche den Öfen, Herden, Konvertern, den Destillationsapparaten, Abstichvorrichtungen, den Schlackentiegeln, Schlackenwagen, den Raffinier- und Pattinsonkesseln, den glühenden Rückständen und dergleichen entweichen, sind durch geeignete Vorrichtungen möglichst nahe an der Austrittsstelle abzufangen und unschädlich aus dem Arbeitsraume abzuführen.

Flugstaubkammern und Flugstaubkanäle sowie ausgeblasene Öfen sind, wenn sie von den Arbeitern betreten werden müssen, zuvor ausreichend abzukühlen und zu durchlüften.

§ 10. Beim Sieben und Packen der Schuppenglätte und anderer bleihaltiger Stoffe, wie Zinkstaub (Poussière) und bei sonstigen Verrichtungen, bei welchen sich bleihaltiger Staub entwickelt, müssen Absauge- und Abführungsvorrichtungen oder andere geeignete Vorkehrungen vorhanden sein, durch welche das Eintreten des bleihaltigen Staubes in die Arbeitsräume verhindert wird.

Das Sieben und Packen dieser Stoffe hat unter möglichstem Ausschluß von Handbetrieb stets in besonderen Räumen zu erfolgen.

§ 11. Über besonderen Auftrag der Bergbehörde sind zur Untersuchung der Beschaffenheit der Luft in den einzelnen Hüttenabteilungen nach den von dieser Behörde zu erteilenden Weisungen in bestimmten Fällen oder Zeitabschnitten Luftproben nehmen und durch geeignete Organe auf den Gehalt an Blei analysieren zu lassen.

Über das Ergebnis der Analysen ist eine laufende Vormerkung zu führen, welche der Bergbehörde und ihren Abgeordneten auf Verlangen vorzulegen ist.

§ 12. Arbeiterinnen überhaupt und männliche Arbeiter unter 18 Jahren dürfen in den im § 2 bezeichneten Räumen, dann beim Herrichten, Anschlagen und Aufgeben der Beschickung, in den Flugstaubkammern und Flugstaubkanälen, beim Reinigen und Abbrechen kaltgestellter Öfen, beim Transporte des Flugstaubes, bei Ofenreparaturen und bei sonstigen die Entwicklung von bleihaltigem Staub verursachenden Arbeiten keine Verwendung finden.

§ 13. Die Arbeiter bei den Flamm- und Schachtöfen, bei den Konvertern, Pattinson- und Raffinierkesseln, den Destillationsapparaten und Treibherden, beim Ausräumen der Flugstaubkammern und Flugstaubkanäle, welche nassen Flugstaub enthalten, beim Transporte des Flugstaubes und beim Herrichten der Beschickung im Falle der Verwendung bleioxydhaltiger Stoffe dürfen nur in achtstündiger Schicht beschäftigt werden. Für die Arbeiter bei den Flamm- und Schachtöfen, Konvertern, Pattinson- und Raffinierkesseln in Hütten, in welchen die betreffenden Apparate nur periodisch, und zwar nicht länger als zehn Wochen im Jahre mit derselben Mannschaft betrieben werden, kann an Stelle der achtstündigen Schicht die zwölfstündige mit zehnstündiger Arbeitszeit treten.

Bei den amerikanischen Herden darf die Arbeitszeit der Schmelzer sechs Stunden in der Schicht nicht übersteigen; bei den betreffenden Arbeitsverrichtungen ist die Einteilung nach Möglichkeit derart zu treffen, daß nach je zweistündiger Arbeitszeit für jeden Arbeiter eine zweistündige Ruhepause entfällt.

Beim Ausräumen der Flugstaubkammern und Flugstaubkanäle, welche trockenen Flugstaub enthalten, beim Sieben und Packen der Schuppenglätte und von bleihaltigen Stoffen anderer Art, wie Zinkstaub (Poussière), sofern diese Arbeiten nicht unter Ausschluß von Handbetrieb vorgenommen werden, darf die Dauer der Schicht nicht mehr als sechs Stunden und die wirkliche Arbeitszeit während derselben nicht mehr als vier Stunden betragen. Nach Bedarf ist diese Arbeitszeit durch angemessene Pausen zur Reinigung und Erholung zu unterbrechen. In der Belegung solcher Arbeiten ist ferner periodisch ein derartiger Wechsel zu vollziehen, daß der einzelne Arbeiter bei denselben in der Woche nicht öfter als an drei Tagen beschäftigt wird.

Beim Reinigen und Abbrechen kaltgestellter Ofen und bei der Vornahme von Ofenreparaturen dürfen die Arbeiter im Zinkhüttenbetriebe nur in achtstündiger Schicht verwendet werden. Werden solche Arbeiten in Bleihütten vorgenommen, so gelten für die dabei beschäftigten Arbeiter die Vorschriften des dritten Absatzes dieses Paragraphen.

Die Bergbehörde kann in geeigneten Fällen im Einvernehmen mit der politischen Behörde, nach Anhörung von Vertrauensmännern der Arbeiterschaft, nach Maßgabe der geltenden gesetzlichen Vorschriften jederzeit widerrufliche Ausnahmen von den im vorstehenden bestimmten Einschränkungen der Schicht- und Arbeitsdauer gewähren, wenn nach dem Ergebnisse der gepflogenen Erhebungen und dem Ausspruche des hierüber einzuvernehmenden Amtsarztes durch die Verlängerung der Schicht- und Arbeitsdauer eine Gefährdung der Gesundheit oder eine besondere Erschwernis für die betroffenen Arbeiter nicht verursacht wird.

§ 14. Der Werksbesitzer ist verpflichtet, den Arbeitern, welche bei den im § 13 genannten Apparaten und Arbeiten oder bei sonstigen Verrichtungen beschäftigt werden, bei welchen sich bleihaltiger Staub entwickelt, Arbeitskleider beizustellen, die mindestens aus Hose, Bluse und Mütze zu bestehen haben.

Wo dies hygienische Rücksichten erfordern, sind die Arbeiter auch mit Handschuhen zu versehen.

Arbeiter, welche beim Ausräumen der Flugstaubkammern und Flugstaubkanäle oder bei ähnlichen Verrichtungen beschäftigt werden, bei welchen sie der Einwirkung von bleihaltigem Staub in besonderem Maße ausgesetzt sind, müssen vom Werksbesitzer mit Staubschützern (Respiratoren, Schwämmen u. dgl.), welche Mund und Nase decken, ausgerüstet werden.

§ 15. Die im § 14 vorgeschriebenen Arbeitskleider, Arbeitshandschuhe und Staubschützer sind den bei den betreffenden Arbeitsverrichtungen beschäftigten Arbeitern in zweckentsprechender Beschaffenheit und ausreichender Zahl zuzuweisen. Der Werksbesitzer hat dafür Sorge zu tragen, daß die Arbeitskleider fortlaufend gereinigt, mindestens einmal wöchentlich ausgewaschen und je nach Bedarf ausgebessert werden; auch ist von demselben darüber zu wachen, daß die Staubschützer sich stets in brauchbarem Zustand befinden.

Die Aufbewahrung der Arbeitskleider und Staubschützer in den Arbeitsräumen ist untersagt.

§ 16. Im Anschlusse an die Arbeitsräume ist bei jeder Hütte, staubgeschützt, ein besonderer Wasch- und Baderaum, ein Garderoberaum zum Aus- und Ankleiden und ein Speiseraum für die Arbeiter zu errichten.

Diese Räume müssen rein, durch Aufwaschen mit Tüchern oder Wasserspülung stets staubfrei gehalten und in der kälteren Jahreszeit geheizt werden. Bei Neuanlagen ist der Baderaum anschließend an den Waschraum herzustellen.

Der Waschraum und der Baderaum haben undurchlässigen Boden und bis zur Höhe von wenigstens 2 Meter waschbare Wände zu erhalten. Der Waschraum ist mit Kalt- und Warmwasserzulauf und der notwendigen Zahl leicht zu reinigender Waschbecken zu versehen. Im Baderaum sind in der erforderlichen Zahl Brausen (Duschen) für kaltes und warmes Wasser und Badewannen einzurichten. Im Wasch- und Baderaum sind Wasserbecher, Nagel- und Zahnbürsten und Seife bereitzuhalten. Jeder Arbeiter, welcher gemäß § 20, Punkt 4, zur Benützung des Bades verpflichtet ist, hat wöchentlich mindestens ein Handtuch zu erhalten.

Die Wasch- und Badeanlage muß sich jederzeit in gebrauchsfähigem Zustande befinden. Jedem Arbeiter ist die Möglichkeit zu geben, die Wasch- und Badeeinrichtungen benützen zu können.

Die Aufbewahrung der Arbeitskleider und der vor Beginn der Arbeit abgelegten Kleider hat abgesondert in den hiezu bestimmten Schränken oder durch Hochziehen der Kleider im Garderoberaume zu erfolgen. Eine Aufbewahrung der Kleider durch Hochziehen derselben ist nur in vollkommen staubgeschützten Räumen statthaft.

Im Speiseraume sind an geeigneter Stelle Einrichtungen zum Erwärmen der Speisen zu treffen.

Der Bergbehörde ist vorbehalten, bei den zur Zeit des Inkrafttretens dieser Verordnung bereits bestehenden Hüttenanlagen in besonderen Fällen Erleichterungen von den Vorschriften, betreffend die Errichtung von Wasch- und Baderäumen, zu gewähren.

§ 17. Die Beaufsichtigung der Instandhaltung der Wasch- und Baderäume, der Garderobe- und der Speiseräume hat ein von der Betriebsleitung hiezu bestimmtes Aufsichts- oder anderes verläßliches Organ zu führen, welches etwaige Mängel in diesen Räumen, beziehungsweise in der Einrichtung derselben, sofern sie nicht von ihm behoben werden können, behufs Abstellung dem Betriebsleiter oder dessen Stellvertreter anzuzeigen hat.

§ 18. Als Arbeiter dürfen in Blei- und Zinkhüttenbetrieben nur Personen beschäftigt werden, welche laut ärztlicher Bescheinigung zur Verrichtung der ihnen zugewiesenen Arbeit die volle körperliche Eignung besitzen.

Der Werksbesitzer ist verpflichtet, die Arbeiter, welche bei den im § 13 genannten Apparaten und Arbeiten beschäftigt werden, mindestens einmal monatlich auf ihren Gesundheitszustand, namentlich in bezug auf etwaige Anzeichen einer Bleierkrankung, ärztlich untersuchen zu lassen.

Die bei anderen Arbeiten im Hüttenbetriebe beschäftigten Arbeiter sind dieser Untersuchung wenigstens einmal im Vierteljahre zu unterziehen.

Arbeiter, welche nach ärztlichem Ausspruche einer Bleierkrankung verdächtig sind, dürfen bis zu ihrer völligen Genesung zu Arbeiten in den im § 2 bezeichneten Räumen sowie der im § 13 genannten Art nicht zugelassen werden.

Arbeiter, welche als bleikrank erkannt worden sind, dürfen, soweit ihre weitere Beschäftigung im Werksbetriebe vom untersuchenden Arzte überhaupt als zulässig erachtet wird, nur zu den von letzterem bezeichneten Arbeiten verwendet werden.

Arbeiter, die sich den Einwirkungen des Bleies gegenüber in besonderem Maße empfindlich erweisen, sind von Arbeiten in den im § 2 bezeichneten Räumen sowie der im § 13 genannten Art dauernd auszuschließen.

§ 19. Zur Kontrolle des Gesundheitszustandes der im Hüttenbetriebe beschäftigten Arbeiter ist auf jedem Werke eine Vormerkung zu führen, welcher rücksichtlich jedes Arbeiters nachstehende Angaben zu entnehmen sein müssen:

1. Vor- und Zuname, Alter, Wohnort, Tag des Ein- und Austrittes des Arbeiters, der ärztliche Befund bei seiner Aufnahme in die Arbeit und die Art der ihm zugewiesenen Beschäftigung.

2. Die Tage und Ergebnisse der im zweiten und dritten Absatze des § 81 vorgeschriebenen ärztlichen Untersuchungen unter Beifügung des Namens des untersuchenden Arztes.

3. Im Falle der Erkrankung eines Arbeiters:
   a) der Tag und die Art der Erkrankung desselben;
   b) der Tag der Genesung desselben;
   c) die Art der dem Arbeiter nach seiner Genesung etwa zugewiesenen leichteren Beschäftigung.

Die sich auf die Ergebnisse der ärztlichen Untersuchungen beziehenden Eintragungen in der Vormerkung sind von dem mit den Untersuchungen betrauten Arzte, sofern sie nicht eigenhändig von ihm vorgenommen werden, durch Beisetzung der Unterschrift zu bestätigen.

Die Vormerkung ist der Berg- und der politischen Behörde, beziehungsweise deren Abgeordneten auf Verlangen vorzulegen.

§ 20. Der Werksbesitzer hat in der Dienstordnung (§ 200 a. B. G.) für die bei seiner Hütte beschäftigten Arbeiter Vorschriften nachstehenden Inhaltes zu erlassen:

1. Die Arbeiter haben die Arbeitskleider, Arbeitshandschuhe und Staubschützer in jenen Räumen und bei jenen Arbeiten, für welche dieselben vorgeschrieben sind (§ 14), ordnungsmäßig zu benützen, sie nach beendigter Schicht, beziehungsweise verrichteter Arbeit abzulegen und an den vorgeschriebenen Stellen aufzubewahren. Das An- und Ausziehen der Arbeitskleider darf nur im Garderoberaum vorgenommen werden; das Mitnehmen dieser Kleider in Speiseräume und Wohnungen ist strenge untersagt.

2. Die Arbeiter dürfen Nahrungsmittel nicht in die Arbeitsräume mitnehmen. Mahlzeiten dürfen nur außerhalb der Arbeitsräume im Speiseraume eingenommen werden.

3. Vor jeder Nahrungsaufnahme sowie nach Beendigung der Schicht hat sich der Arbeiter Hände, Gesicht, Mund und Zähne gründlich zu reinigen; die Reinigung hat stets im Waschraume zu erfolgen.

4. Alle Arbeiter, die bei Arbeiten beschäftigt werden, bei welchen gemäß § 13, Abs. 3 und 4, die Dauer der Schicht nicht mehr als sechs Stunden und die wirkliche Arbeitszeit während derselben nicht mehr als vier Stunden betragen darf, müssen täglich und die übrigen im Hüttenbetriebe beschäftigten Arbeiter je nach Bedarf, mindestens aber wöchentlich einmal nach beendigter Schicht am Werke baden. Von dieser Verpflichtung sind nur jene Arbeiter befreit, für welche das Baden nach ärztlichem Ausspruche unzuträglich ist.

5. Das Rauchen von Zigarren und Zigaretten ist in allen Arbeitsräumen, das Rauchen in Pfeifen und das Kauen von Tabak bei folgenden Arbeiten untersagt: Beim Ausräumen der Flugstaubkammern und Flugstaubkanäle, beim Reinigen und Abbrechen kaltgestellter Öfen, bei den amerikanischen Herden, bei der Zinkdestillation, beim Sieben, Mahlen und Packen von Glätte oder anderen bleihaltigen Erzeugnissen.

6. Arbeiter, welche trotz wiederholter Verwarnung und der über sie wegen solcher Übertretungen dienstordnungsgemäß verhängten Strafen den vorstehenden Vorschriften zuwiderhandeln, können vor Ablauf der vertragsmäßigen Frist ohne Kündigung entlassen werden.

§ 21. Der Werksbesitzer hat die mit der Beaufsichtigung des Betriebes betrauten Personen zu beauftragen, auf die genaue Befolgung der gemäß § 20, Punkt 1 bis 5, erlassenen Vorschriften nachdrücklich zu dringen und diese Befolgung unausgesetzt zu überwachen.

Die beauftragten Personen sind nach Maßgabe der Dienstordnung für die Beobachtung der bezeichneten Vorschriften verantwortlich.

§ 22. Abdrücke dieser Verordnung und der gemäß § 20 vom Werksbesitzer erlassenen Vorschriften sind in jedem Arbeitsraume, im Garderobe- und im Speiseraume anzuschlagen und an alle Betriebsbeamten und Betriebsaufseher zur Darnachachtung sowie entsprechenden Unterweisung der Arbeiterschaft abzugeben.

§ 23. Die Arbeiter sind in angemessener Weise über das Wesen und die Anzeichen der Bleierkrankungen, dann über die Mittel zu belehren, wie sie sich vor denselben bewahren können.

§ 24. Diese Verordnung tritt drei Monate nach ihrer Kundmachung im Reichsgesetzblatte in Wirksamkeit; soweit zur Durchführung einzelner Vorschriften bauliche Herstellungen oder Einrichtungen erforderlich sind, haben die Bergbehörden angemessene Fristen zu erteilen.

Bienerth m. p. **Gessmann** m. p.

Alphabetisches Sachverzeichnis.

Jene Seitenzahlen, in denen ausschließlich oder teilweise auf die Anmerkungen (Angaben deutscher Autoren oder deutsche und österreichische Verhältnisse) verwiesen wird, sind mit schräggestellten Lettern, jene in denen auf deutsche oder österreichische Gesetze und Verordnungen des Anhanges verwiesen wird, sind fett gedruckt.

Autoren-Verzeichnis.